Physiognomie und Pathognomie

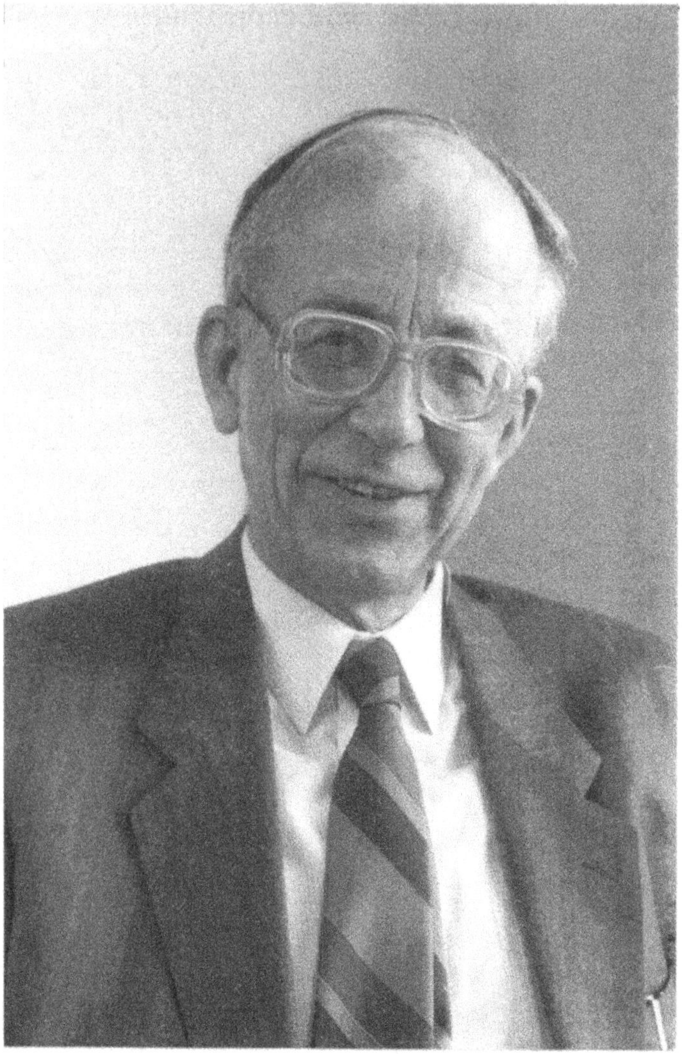

Karl Pestalozzi

Physiognomie und Pathognomie

Zur literarischen Darstellung von Individualität

Festschrift für Karl Pestalozzi
zum 65. Geburtstag

Herausgegeben von
Wolfram Groddeck und Ulrich Stadler

Walter de Gruyter · Berlin · New York
1994

Publiziert mit finanzieller Unterstützung der Schweizerischen Akademie der Geistes- und Sozialwissenschaften sowie der Max Geldner-Stiftung, Basel.

∞ Gedruckt auf säurefreiem Papier,
das die US-ANSI-Norm über Haltbarkeit erfüllt.

Die Deutsche Bibliothek — CIP-Einheitsaufnahme

Physiognomie und Pathognomie : zur literarischen Darstellung von Individualität ; Festschrift für Karl Pestalozzi zum 65. Geburtstag / hrsg. von Wolfram Groddeck und Ulrich Stadler. — Berlin ; New York : de Gruyter, 1994
ISBN 3-11-013716-X
NE: Groddeck, Wolfram [Hrsg.]; Pestalozzi, Karl: Festschrift

Printed in Germany
Datenkonvertierung: Lewis & Leins, Berlin
Druck: Arthur Collignon GmbH, Berlin
Buchbinderische Verarbeitung: Lüderitz & Bauer-GmbH, Berlin

Vorwort

Individualität – das ist das Leitwort, das die hier versammelten Aufsätze miteinander verbindet. Es ist zugleich das Gravitationszentrum, welches die wissenschaftliche Arbeit und die Lehrtätigkeit des zu Ehrenden unübersehbar geprägt hat und bis heute prägt.

Die Darstellung von Individualität sollte an Fallbeispielen vornehmlich aus der deutschsprachigen Literatur untersucht werden; so formulierten die Herausgeber die Aufgabe, mit der sie die Beiträger – sämtlich Freunde, Schüler und Schülerinnen von Karl Pestalozzi – zur Mitarbeit einluden. Mit dem Haupttitel *Physiognomie und Pathognomie* wollten wir an die Kontroverse zwischen Johann Caspar Lavater und Georg Christoph Lichtenberg anknüpfen, und zwar nicht nur wegen der historischen Bedeutung dieser Auseinandersetzung, sondern auch, weil Werk und Leben Lavaters einen der Forschungsschwerpunkte Pestalozzis darstellen. Der literarische Streit sollte als thematische Vorgabe dienen, nicht aber eine Festlegung auf eine bestimmte literaturgeschichtliche Epoche implizieren.

Wie ist Inneres – moralische oder intellektuelle Qualitäten – am Äußeren ablesbar? Diese Frage, für die Lavater und Lichtenberg unterschiedliche Antworten vorgeschlagen hatten, diente als erkenntnisleitender Ausgangspunkt und bestimmte auch die Problemstellung vor allem der Beiträge, die sich mit literarischen Zeugnissen des 18. Jahrhunderts auseinandersetzten. Es zeigte sich allerdings – und das war eine Überraschung auch für die Herausgeber –, daß diese Fragestellung im Laufe des 19. und erst recht im 20. Jahrhundert immer mehr an Bedeutung verliert. Schon in Goethes *Faust* und *Dichtung und Wahrheit,* erst recht aber bei Keller, Fontane, Nietzsche, Hofmannsthal, Musil und Marguerite Duras wird die erwähnte Fragestellung obsolet. Das Rätsel der Individualität erschöpft sich nicht mehr in der Schwierigkeit, ein tatsächlich als innere Befindlichkeit Gegebenes, aber Unanschauliches anschaulich zu machen. Vielmehr speist sich jetzt – mit der nachlassenden Bedeutung des mimesis-Gebots – das Geheimnis der Persönlichkeit zunehmend aus literaturimmanten Vorgaben, deren Entzifferung andere, kaum weniger heikle, kaum weniger anfechtbare Machinationen erfordert.

Von solchen, freilich nicht streng chronologisch einsetzenden Umbrüchen bzw. epistemologischen Verwerfungen und Neuorientierungen soll der vorliegende Band zumindest einen Eindruck vermitteln. Freilich stellt sich ein solcher Eindruck erst her, wenn man alle Beiträge des Bandes in der hier gebotenen Reihenfolge liest. Dieser sollte – das war der Ehrgeiz der Herausgeber – eine thematisch gebundene Publikation werden und so von einer verbreiteten Unart des Genres ‚Festschrift' frei sein.

Eine Festschrift freilich ist dieser Band dennoch geworden – und er soll es auch sein: Zum einen möchte er ein – wenn auch indirektes – Bild des Lehrers und Forschers Karl Pestalozzi entwerfen; zum andern ist der 65. Geburtstag des Jubilars der eigentliche Anlaß, dem dieses Buch seine Entstehung verdankt.

Freilich konnte diese Festschrift nur erscheinen, weil die Schweizerische Akademie der Geistes- und Sozialwissenschaften und die Max Geldner-Stiftung (Basel) Druckkostenzuschüsse zur Verfügung gestellt haben. Diesen Organisationen gilt unser besonderer Dank. Danken möchten wir aber auch allen, die an der Entstehung dieses Buches beteiligt waren. Neben den im Inhaltsverzeichnis und in der Tabula gratulatoria genannten Personen gehören hierzu vor allem noch Hans Georg von Arburg, Michael Gamper, Mark Sommerhalder, Alexandra Stäheli und Lilo Weber, die bei der Korrektur geholfen haben, sowie Renate Mannaa, Susanne Rade und Brigitte Schöning vom Verlag de Gruyter in Berlin.

Basel und Zürich im März 1994

Wolfram Groddeck und Ulrich Stadler

Tabula gratulatoria

Wulf Arlt, Basel
Takeo Ashizu, Kyoto-Nagaokakyoshi
Oskar Bandle, Greifensee
Gaetano und Annetta Benedetti, Basel
Karl Bertau, Erlangen
Peter André Bloch, Mulhouse
Michael Böhler, Zürich
Margret und Gottfried Boehm, Basel
Silvia und Peter Bonati, Burgdorf
Rudolf Brändle, Basel
Harald Burger, Zürich
Iso Camartin, Zürich
Peter Dalcher, Zug
Deutsches Seminar der Universität Basel
Deutsches Seminar der Universität Zürich
Rosemarie Durach, Basel
Balz Engler, Basel
Peter Faessler, St. Gallen
Gonthier-Louis Fink, Strasbourg
Andreas Fischer, Zürich
Christian Götte, Zürich
Heinz Graber, Basel
Fritz Graf, Basel
Christoph Grolimund, Basel
Brigitte und Hans-Joachim Güntherodt, Basel
Andreas Guski, Basel
Mathilde Gyger, Bettingen
Alois Haas, Zürich
Christiaan Lucas Hart Nibbrig, Lausanne
Hubert Herkommer, Bern
Karl Heusler, Basel
András Horn, Basel
Hartwig und Karin Isernhagen, Basel
Rudolf Käser, Biel
Urs Viktor Kamber, Niedererlinsbach
Annetrudi Kress, Basel
Hans Kuhn, Canberra
Rolf Max Kully, Solothurn
Heiner Löffler, Basel
Andreas Lötscher, Riehen
Gisela Luginbühl, Basel
Beatrice Mall-Grob, Basel
Hanspeter und Karin Marti, Engi
Beatrice und Peter von Matt, Dübendorf
Walter Morgenthaler, Basel
Dominik Müller, Genf
Ernst E. Müller, Arlesheim
Werner R. Müller, Bottmingen
Peter Ochsenbein, St. Gallen
Carl Rudolf und Renate Pfaltz, Binningen
Annemarie Pieper, Basel
Helmut Puff, Basel
Ruth Rauscher, Basel
Heinz Rupp, Basel
Peter und Sibylle Rusterholz, Bern

Robert Schläpfer, Itingen
Wulf Schmid-Justitz, Binningen
Rüdiger Schnell, Basel
Meinhard Schuster, Basel
Horst Sitta, Zürich
Jürgen Söring, Neuchâtel
Stefan Sonderegger, Zürich
Mathias und Marianne Stauffacher, Basel
Ekkehard W. Stegemann, Basel
Jürgen von Ungern-Sternberg, Basel
Max Wehrli, Zürich
Klaus Weimar, Zürich
Luzius und Simone Wildhaber, Basel
Luciano Zagari, Pisa

Grußwort

Lieber Karl,

nun ist auch für Dich der Tag der großen Rückschau und Vorschau auf das eigene Leben gekommen. Du siehst zurück auf eine reiche und vielfältige Wirksamkeit, die der Geisteswissenschaft verpflichtet ist. Auch wenn Du dahin neigst, deren Effizienz gegen Ende eines Jahrhunderts der Katastrophen eher skeptisch zu betrachten, wie ich aus Deiner Basler Rektoratsrede herausgehört habe, sind wir gehalten, uns pessimistischen Tendenzen zu widersetzen. Gerade weil die Zeiten großer Entwürfe endgültig vorbei zu sein scheinen, müssen wir, da das Denken sich restlos utilitaristischer Funktionalität preiszugeben droht, in unserer Geschichte die besten humanen Traditionen aufsuchen, um an diesen erneut anzuknüpfen.

Unsere Geistesgeschichte ist reich und beerbbar im Sinne Goethes, und wenn wir die Akzente in Zukunft mehr von den sciences weg auf die humanities richten im vollen Bewußtsein, daß heute zwar technisch nahezu alles möglich ist, die Humanität aber erst in unsrem Jahrhundert den größten Exzessen der Barbarei weichen mußte, befinden wir uns auf dem einzig richtigen Weg, der uns angesichts global drohender Katastrophen noch geblieben ist. Es kommt längst nicht mehr nur darauf an, daß die getrennt gewesenen Teile Deutschlands wieder zusammenwachsen, daß Europa sich einigt, sondern daß auch die Menschen auf unserer immer kleiner werdenden Welt erkennen, daß nicht ein Teil auf Kosten eines anderen überleben kann.

Wenn wir zurückblicken, weil wir Zukünftiges erkennen wollen, kann als historischer Leitsatz hilfreich sein: „Der heutige Tag ist ein Resultat des gestrigen; was dieser gewollt hat, müssen wir zu erforschen trachten, wenn wir zu wissen wünschen, was jener will".

Lieb und herzlich Dein Wilhelm

Inhaltsverzeichnis

Wolfgang Martens, München

Moralische Charaktere

Als Karl Pestalozzi vor dreissig Jahren in West-Berlin als Assistent an der Freien Universität arbeitete, saß ich zur gleichen Zeit dort an meiner Habilitationsschrift über die Moralischen Wochenschriften. Damals hatte ich vor, neben der Gattungsgeschichte, dem Welt- und Gesellschaftsbild der Wochenschriften und ihrem Verhältnis zur Literatur auch den Formenfundus dieser Zeitschriftenspezies des näheren zu untersuchen, – also die verschiedenen hier integrierten literarisch-didaktischen Darstellungsmittel im Rahmen des die Gattung konstituierenden Prinzips der fiktiven Verfasserschaft. „Im Vorhof der Dichtung" sollte der entsprechende VI. Teil heißen. Es ist nichts daraus geworden, 600 Druckseiten waren genug.[1] Das Desiderat aber, ich weiß es, besteht fort. Moralische Erzählungen, moralische Charaktere, satirische Briefe, Allegorien, Träume, Fabeln, orientalische Märchen, Dialoge, die Einführung kurioser Gesellschaften und scherzhafter Register neben moralisierenden Abhandlungen und lehrhaften Betrachtungen („Essays") durch die Verfasserfigur, – all das müßte noch näher untersucht und in seinen Bezügen zur Formenwelt der Dichtung analysiert werden. – Von einem dieser formalen Mittel soll heute die Rede sein, dem Thema der Festschrift entsprechend von einer eigentümlichen Art der Personendarstellung, dem „moralischen Charakter". Die Moralischen Wochenschriften haben dieses Medium mit Fleiß genutzt, aber auch in nichtperiodischer Moralistik, in der Satire, im Lehrgedicht ist es zu beobachten.

Der Terminus für die Sache ist damals nicht fest gewesen. „Charakter", „Charaktergemälde", „Porträt", „Charakterschilderung" sind übliche Bezeichnungen gewesen, und auch die moderne Literaturwissenschaft ist in ihrer Terminologie entsprechend nicht eindeutig, während die Anglistik, gestützt auf die im England des 17. Jahrhunderts von den „Character-Writers" als eigene Literaturgattung entwickelten Muster, sich in ihrer Begrifflichkeit weitgehend einig ist.[2] Unsere termi-

---

[1] Wolfgang Martens, *Die Botschaft der Tugend. Die Aufklärung im Spiegel der deutschen Moralischen Wochenschriften,* Stuttgart 1968, [2]1971.

nologische Unsicherheit im Umgang mit der Sache hängt zugleich damit zusammen, daß der moralische Charakter als Genre, als literarische Gattung, in den zeitgenössischen deutschen Poetiken nicht deutlich erfasst und definiert ist. Das Modell, ziemlich fest nach Form und Ethos umrissen seit den *Charakteres Ethikoi* des Theophrast, bestätigt und variiert von den englischen „Character-Writers" wie von La Bruyères *Les caractères ou les moeurs de ce siècle* im 17. Jahrhundert, übernommen von Addison und Steele in *Tatler, Spectator* und *Guardian*, – es figuriert gleichwohl nicht in unseren Anweisungspoetiken. Opitz, Harsdörffer, Gottsched kennen den moralischen Charakter als poetologischen Gegenstand so wenig wie Horaz oder Scaliger. Gottsched hat zwar selber in den *Vernünftigen Tadlerinnen* und im *Biedermann* das Genre benützt, aber in seiner Dichtungslehre handelt er von „Charakteren" nur im Hinblick auf Heldengedichte, Tragödien und Komödien. Was ein moralischer Charakter sei und wie dieser, etwa nach Art des Theophrast, entworfen werden müsse, kommt in allen vier Auflagen seiner *Critischen Dichtkunst* nicht zur Sprache, – in einer Zeit, da dies Genre moralisch-didaktischer Personendarstellung in der deutschen Literatur Hochkonjunktur hat.

Am nächsten ist einer Wesensbestimmung für das theophrastische Genre immerhin Johann Jacob Bodmer gekommen, selber einst als Mitarbeiter an den *Discoursen der Mahlern* im Abfassen moralischer Charaktere geübt. Wir finden diese Annäherung in seinen *Critischen Betrachtungen über die poetischen Gemählde der Dichter* (1741)[3], – freilich keiner Anweisungspoetik, sondern einem Grundüberlegungen zu poetischer Gestaltung anstellenden Werk. Bodmer unterscheidet hier „moralische Character der Tugenden und Laster", von ihm auch „moralische Character der Sitten" (365) genannt, und „persönliche Character". Bei den „persönlichen Charactern" handele es sich um Personenschilderung, um eine je verschiedene, individuelle Charakteristik von Menschen, wobei diese Charaktere den „moralischen Charactern der Tugenden und Laster" gegenüber „viel vermengter und aus mehreren Gemüthes=Eigenschaften zusammengesetzet" seien: „Sie begreifen in ihrem Umfange den gantzen Menschen mit seinen Tugenden, Neigungen und Gebrechen", in ihrer „Vermischung [...] verschiedener Ei-

[2] S. dazu, mit Hinweisen auf die einschlägige wissenschaftliche Literatur: Heinz Bergner (Hrsg.), *English Character-Writing*, Tübingen 1971. – Der beste deutsche Beitrag aus neuerer Zeit zu unserem Gegenstand: Ute Schneider, *Der moralische Charakter, ein Mittel aufklärerischer Menschendarstellung in den frühen deutschen Wochenschriften*, Stuttgart 1976.

[3] Johann Jacob Bodmer, *Kritische Betrachtungen über die poetischen Gemälde der Dichter* (1741), Reprint Frankfurt am Main 1971. Seitenangaben bei Zitaten in der Folge eingeklammert im Text.

genschaften" (391). Man könne einen solchen persönlichen Charakter auch einen „historischen" nennen (394). Diese persönlichen Charaktere gehörten „eigentlich in die Historie" (d.h. sie seien Gegenstand der Geschichtsschreibung), aber sie könnten „auch in der Poesie mit besonderm Nutzen gebraucht werden, wenn sie von dem Poeten nach seiner Weise, und seinen Absichten gemäß zugerichtet sind. Sie dienen ihm insgemeine in dem Trauerspiele und dem Epischen Gedichte zum Grunde der Hauptcharacter, so er daselbst aufführt." (410) Persönliche Charaktere figurieren für Bodmer also in erzählender Dichtung und im Trauerspiel.

Bei dem „moralischen Character der Tugenden und Laster" dagegen handele es sich nicht um Personenschilderung, sondern um Tugend- oder Lasterschilderung anhand von Exempeln. Die moralischen Charaktere seien „abgezogen", gäben uns

> „den Menschen [...] in einer einzigen absonderlichen Gemüthes=Beschaffenheit zu sehen, welche ihn zu einer gewissen Tugend oder einem Laster lencket, welches in den moralischen Charactern als eine symbolische Person in einer Menge Umstände auf den Schauplatz gebracht wird." (391)

Sie gehörten eigentlich zur Sittenlehre, nur machten sie dort eine „eigene Lehrart" aus, nämlich nicht die „dogmatische" Lehrart der Philosophen, sondern, vermittels ihres Unterrichts durch Exempel, die „historische" Lehrart. Bodmer rühmt in diesem Zusammenhang die *Character der Sitten* des Theophrast, dessen Moral aus der Schule des Weltweisen Aristoteles stamme. Er erinnert an La Bruyère, der freilich die theophrastischen Charaktere mit „allerhand moralischen Betrachtungen, Regeln und Einfällen" verbunden habe (371). Er verweist auf Addisons *Zuseher* und *Hofmeister.* Von den Deutschen nennt er Sebastian Brant, dessen Moral manchmal „mit angenehmen und gantz natürlichen Sitten=Charactern nach der theophrastischen Art" (374) begleitet sei. *Der Patriot, Die vernünftigen Tadlerinnen, Der Biedermann* und die norddeutschen Wochenschriften der dreissiger Jahre werden dagegen ignoriert: Die Rivalität mit den Hamburgern – Bodmer hatte einen *Antipatriot* geschrieben[4] – und der Literaturstreit mit Gottsched ließen eine Anerkennung offenbar nicht zu.

Eine nähere formale Bestimmung des theophrastischen Genres hat Bodmer nicht unternommen. Immerhin zitiert und kommentiert er das Musterbeispiel „eines vortrefflichen Characters in La Bruyère, der vollkommen nach des Theophrastus Art ausgeführet ist", – den Charakter des „Iphis" (aus dem Kapitel von der Mode, 376ff). La Bruyère habe,

[4] (Anon.) *Anklagung des verderbten Geschmackes Oder critische Anmerkungen über den Hamburgischen Patrioten und die Hallischen Tadlerinnen,* Frankfurt und Leipzig 1728.

das Beispiel zeige es, nicht „würckliche Personen mit der Aufrichtigkeit eines Geschichtschreibers vorstellen", sondern nur „das besondere Laster" (hier die Modetorheit) „lächerlich machen" wollen. Dazu habe er das Laster „in seinen eigenen Würckungen und Ausbrüchen" gezeigt, er habe „ein Stück seines Gemähldes hier, und ein anderes dorten" hergenommen und „alle diese Stücke in eine Verknüpfung zusammen" gesetzt:

> „Dadurch werden seine Gemählde zwar nicht wahr, aber doch wahrscheinlich. Sie haben ihren Grund in dem allgemeinen Wahren. [...] Sein Iphis ist in der That eine symbolische Person, in welche die übermässige Neigung sich zu zieren verwandelt worden, also daß er nicht einen Menschen alleine, sondern eine ganze Classe Leute vorstellet." (378)

In diesem Urteil Bodmers sind in der Tat wesentliche Züge des moralischen Charakters als Genre herausgearbeitet. Ohne daß der Begriff fiele, macht Bodmer deutlich, daß moralische Charakterzeichnung einen Typus, nicht ein Individuum, entwirft, – zusammengesetzt, illustrativ, paradigmatisch, eine Tugend oder, wie hier, ein Laster personifizierend.

Es spricht für Bodmers Scharfblick, daß er auch Bezüge zwischen dem von ihm gekennzeichneten „moralischen Character der Tugenden und Laster" theophrastischen Zuschnitts und in Satire und Komödie figurierenden Charakteren feststellt. Die „Character der Sitten" hätten, sagt er, in „Satyre" und „Comödie" einen Ort (383). Man habe mit Recht in Theophrasts Charakteren den „Saamen zu rechtschaffenen Comödien" gefunden; die Charaktere Theophrasts seien „selber gantz comisch" (383). Moralische Charaktere seien „der Saame", der in einer Komödie „völlig entwickelt werden muß" (383). Was die Satire angeht, so erwähnt er neben Sebastian Brant auch Albrecht von Haller. Dessen Satire *Die verdorbenen Sitten* sei „aus vortrefflich feinen und geschickten Charactern formiert, als des Appius, des Salvius, des Democrates, des Rusticus, und anderer" (379). In der Tat handelt es sich bei den Benannten deutlich um in die Verssatire übernommene moralische Charaktere. – Wir kommen auf die Beziehungen moralischer Charakteristik, wie die Wochenschriften sie betrieben haben, zur Satire und zur Typenkomödie der Aufklärung zurück.

Sehen wir uns zunächst als Beispiel, aus einer deutschen Moralischen Wochenschrift genommen, die Realisierung eines moralischen Charakters an! Sie findet sich im Stück 111 der Hamburger Wochenschrift *Der Patriot* vom 14.2.1726 und ist dort in den Brief eines „Philaretus" integriert, der, an den „Herrn Patrioten" gerichtet, insgesamt acht Schilderungen junger lasterhafter Personen von Adel hintereinander aufreiht: den müßiggängerischen Stutzer, den eingebildeten Dummkopf, den

Jagd- und Hundenarren, den Möchtegern-kriegshelden, den galanten Nichtsnutz, den zeremoniösen Komplimentenmacher, den modischen Gecken, den Sauf- und Freßbold. Wir zitieren die erste Schilderung:

„Der junge Biondinello bringet den gantzen Tag und die halbe Nacht mit läppischen Bemühungen zu. Dieser wollüstige Müssiggänger fängt seine Morgen=Arbeit auf eine gantz besondere Ahrt an. Er weidet die Augen an seinem Taschen=Spiegel, stärcket seinen von langem Schlafe ermüdeten Leib mit einem Schälchen Chocolade, und untersuchet mit aller möglichen Klugheit den Gold=Drat seiner Strumpf=Zwickel, rücket darauf nochmahls zu seinem gläsernen Schmeichler, übersiehet mit bedachtsamem Nachdencken das künstliche Gewebe seiner Haar=Locken, und bewundert die weibische Röhte seines Angesichts, und das Grübchen seines Kinnes, verdrehet auch den Mund auf eine so reizende Art, daß er der Adonis aller Schönen zu werden hoffet. Wann er endlich die Kleider angeleget; so fähret er aus, einigen Damen beym Nacht=Tische Gesellschaft zu leisten, suchet seinen leckeren Geschmack durch allerhand künstlich verdorbene Speisen zu vergnügen, und macht seinen Magen gleichsam zu einem Schlauche verschiedener theils verfälschter, theils zu starcken Weine, wodurch sein Gehirn dergestalt beschwehret wird, daß alle kühlende Getrăncke, die er in Caffee=Häusern oder in der Opera einschlurfet, ihm zwar die Hitze, nicht aber die Verwirrung benehmen. Seine Geschicklichkeiten anlangend, so kann niemand die Kugeln mit mehrerer Fertigkeit aufs Billard rollen, die Spiel=Kolben zierlicher heben, und mit gesetzterem Wesen Limonade fordern, wobey er aber seinen Unstern durch halb=ausgesprochene PAR-DIEU verfluchet, die Schultern zucket, und, nach gemachter PIROUETTE seinen Abschied nimmt. Seine Bücklinge sind so gezwungen, daß man bey Ausdrehung seiner Arme fast eine Verrenckung der Glieder besorgen müste, wenn nicht die Gewohnheit schon lange zur andern Natur bey ihm geworden wäre. Seine Hände wissen so künstlich mit dem Hute auf dem Rücken zu spielen, und die feinen Krausen des Ober=Hemdes so zierlich zu falten, daß niemand es ihm darin zuvor thun kann. Halb=gehörten Arien weiß er durch ein Ton=richtiges Kopffneigen den Tact, durch ein schallendes Klatschen aber seinen Beyfall zu geben. Hingegen machet er sich ein Gewissen, seinen Adel mit Wissenschaften zu entehren, und in seinem wüsten Verstande wurtzelt nur der Begriff der Frantzösischen Worte: BEL-AIR, GALANTERIE, OEILLADE, REGARD DEROBÉ, TON AIGRE DOUX, GRACES SIMAGRÉES, RIS ELOQUENT, und LANGAGE MUET. Was suchet aber dieser Cavalier? Den Lob=Spruch der Schmeichler, die Bewunderung der Einfältigen, und das Anbeten des Frauenzimmers."[5]

Der Text, – er stammt übrigens vom jungen Friedrich von Hagedorn -, liefert das moralische Porträt eines eitlen aristokratischen Müßiggängers, wie es in der ersten Hälfte des 18. Jahrhunderts in deutscher Moralistik immer wieder entworfen worden ist, – eines „Petit-Maitre", so gern auch genannt ob französelnder Neigungen und stutzerhafter Manieren. Mit „Biondinello" (Blondling) führt die Figur einen *typisierenden Namen,* einige der folgenden Charaktere haben auch sprechende Namen: „Don Ferino", „Streithammer", „von Sauheim".

[5] *Der Patriot,* nach der Originalausgabe Hamburg 1724-26 in drei Textbänden und einem Kommentarband kritisch hrsg. von Wolfgang Martens, Bd. 3, Berlin 1970, S. 53f.

Es handelt sich eindeutig, mit Bodmer zu sprechen, um einen „moralischen Character der Sitten", also nicht um einen „persönlichen Character", der einen individuellen „gantzen Menschen mit seinen Tugenden, Neigungen und Gebrechen" darstellte. Hagedorns Biondinello ist, nach Bodmer, „eine symbolische Person", ein moralischer Typus, nicht aus der historischen Wirklichkeit genommen, sondern „abgezogen", zusammengesetzt zum lehrhaften Exempel in der Art des Theophrast und des La Bruyère.

Daß die Figur des Biondinello aufgereiht mit sieben weiteren Charakteren vorgestellt wird, ist nichts Ungewöhnliches. Gern haben die Autoren mehrere Charakterporträts unverbunden nebeneinander gestellt (wie auch, oben erwähnt, Haller in seiner Satire *Die verdorbenen Sitten*), gruppiert gleichsam zu *kleinen moralischen Porträtgalerien*, an die Narrenrevuen des 16. Jahrhunderts erinnernd. Oder aber sie haben einen tugendhaften und einen lasterhaften Charakter konfrontiert.

Die Galerie moralischer Charaktere, mit Biondinello an erster Stelle, ist in den fingierten Brief eines „Philaretus" an den „Patrioten" integriert, der allgemein von den moralischen „Irrthümern der unreifen Jahre" handelt. Auch dies Moment ist für die Moralistik der Zeit eher die Regel. Anders als bei Theophrast, der mit seinen Charakteren ohne Umschweife zur Sache, zur exemplarischen Abbildung der jeweiligen Untugend oder Schwäche kam, sind die moralischen Charaktere, zumal in den Wochenschriften, fast stets *in einen allgemeinen, lehrhaft moralisierenden Zusammenhang gesetzt.* Moralphilosophisch (im „Essay") Abgehandeltes erhält mit den Charakteren Illustration.

Was den Umfang der Einzelcharakteristik angeht: er ist im Falle des Biondinello relativ groß. Zeilenmäßig noch längere Beschreibungen eines Charakters sind in deutscher Moralistik selten, eher fällt der Charakter knapper, lakonischer aus. Der moralische Charakter ist *eine literarische Kurzform.* Auch Theophrast und die englischen „Character-Writers" haben sich verhältnismäßig knapp gefasst, haben, zum Zweck eingängiger Didaxe, auf Abschweifung und überreiche Auspinselei verzichtet.

Die Charakteristik des Biondinello erfolgt *im Präsens,* einem vergegenwärtigenden und zugleich verallgemeinernden Präsens. Und sie geschieht fast nur in Hauptsätzen, die parataktisch gereiht sind. Das Verhalten der Figur wird also in der Regel nicht konditional, konzessiv oder kausal reflektiert. Es wird vielmehr, oft fast lakonisch, Aspekt für Aspekt, vorgestellt in seinen verschiedenen Facetten, im vorliegenden Fall zuweilen recht differenziert. Obwohl die Charakteristik unserer Exempelfigur deren Verhalten während eines Tageslaufs vorstellt, wird nicht eigentlich ein Hergang erzählt. Vielmehr handelt es sich um die Auflistung von nacheinander zutage tretenden typischen Verhaltensweisen der Figur. Das ist gattungskonform. Eine Ablaufsschilderung mit der Einführung des Imperfekts würde das Wesen der Charakteristik verändern; aus dem moralischen Charakter würde die moralische Erzählung, – was freilich in der Praxis periodischer wie nichtperiodischer Tugenddidaxe oft auch der Fall gewesen ist. (Die Übergangsformen vom moralischen Charakter zur moralischen Erzählung bedürften der Untersuchung.) – Das Perfekt übrigens oder das Plusquamperfekt wäre in die moralische Charakterschilderung ohne weiteres integrierbar: es liefert Faktisches, das Bild des Porträtierten aus der Vergangenheit für die Gegenwart Facettierendes. (Im vorliegenden Beispiel ist es nicht zu beobachten.) Und auch das Futurum wäre erlaubt, etwa in der Art: „Morgen wird Biondinello die Redoute mit seiner Gegenwart beehren, übermorgen muß er mit seinem Schneider konferieren" usw.: Es gehörte mit zum Charakterbild, das der Autor aus verschiedenen Zügen zusammensetzt.

Und damit sind wir bei einem weiteren Gattungskonstitutivum: Moralische Charaktere werden *auktorial gestaltet.* Der Autor, ob er nun bei der Schilderung in der Ich-Form spricht oder ein fingiertes Ich sprechen lässt, ob er aus der Verborgenheit plötzlich sich mit einer rhetorischen Frage vernehmen lässt (in unserem Text: „Was suchet dieser Cavalier?") oder ob er sich ganz zurückhält und das Charakterporträt „objektiv" vorstellt, – er ist doch stets wissend, überblickend, auch bei scheinbarer Wertungsindifferenz wertend, den Leser lenkend, zugegen. Im Futurum wird das nur am deutlichsten greifbar (sowie in der Ironie; von ihr ist noch zu sprechen). Der Charakter ist nicht der historischen Realität entnommen, – er ist ein Konstrukt, vom Moralisten entworfen und lehrhaft verwaltet.

Daß dieses Konstrukt nicht abstrakt bleibt, sondern anschaulich wird, lebendig, *illustrativ,* mit „realistischen" Konturen (die doch allesamt einen moralischen Aspekt haben), das macht die Kunst eines Verfassers moralischer Charaktere aus. Die direkte Bewertung (in unserem Text: „läppische Bemühungen", „dieser wollüstige Müßiggänger") ist die schlichteste Art moralischer Kennzeichnung. Der eigentliche Reiz einer Schilderung liegt im Indirekten, in der Beschreibung von Verhaltensweisen, von Kleidung, Habitus, Mimik und Gestik der Exempelfigur. Hier leistet Hagedorn Vorzügliches, etwa wenn er die zeremoniös-eitlen Bewegungen des Biondinello vergegenwärtigt. Das ganze Benehmen, das „behaviour" des Typs, ist sprechend, die moralische Diagnose drängt sich sinnfällig auf, sie muß nicht im Klartext erstellt werden. – Im vorliegenden Beispiel ist übrigens eine *Nähe zum Szenischen* unverkennbar. Charakterschilderung kann in Szenenschilderung übergehen. Die Affinität zur szenischen Vergegenwärtigung in der Typenkomödie liegt auf der Hand, – uns scheint, auch zu den satirischen Figuren- und

Szenenzeichnungen William Hogarths, die Lichtenberg so meisterhaft interpretiert hat.

Zur indirekten moralischen Diagnostik gehört nun auch die *ironische Kommentierung,* etwa wenn im vorliegenden Beispiel vom „vom langen Schlafe ermüdeten Leib" des Biondinello die Rede ist, seine „Fertigkeit" und Zierlichkeit beim Billardspielen und Limonadefordern gerühmt und seine Skrupel erwähnt werden, „seinen Adel mit Wissenschaften zu entehren". Der ironische Moralist tadelt nicht, verurteilt nicht, – er stellt bloß, er spottet auf feine Weise, er karikiert. – All dies gilt freilich nur bei „lasterhaften" Charakteren. Tugendhafte Charaktere, ohnehin in zeitgenössischer Moralistik weit in der Minderzahl und bei Theophrast und La Bruyère ganz ausgespart, werden vorwiegend in direkter Charakteristik vorgestellt. Sie entbehren naturgemäß des komisch-satirischen Reizes; ironisch kann man sich ihnen nicht nähern. Ohnehin beziehen sie ihre Existenzberechtigung in der Regel nur aus der Kontrastfunktion gegenüber den satirisch vorgestellten lasterhaften Charakteren.

Zur Charakteristik des Biondinello gehört – ein weiteres Moment – die Kennzeichnung seiner Begriffswelt, festgemacht an den französischen Termini preziöser Salongalanterie. Weiter gehen Verfasser moralischer Charaktere in der Regel nicht. Daß Exempelfiguren in wörtlicher Rede vorgeführt würden, ist die Ausnahme. Die Nähe zur Typenkomödie wäre wiederum erreicht.

Nicht unwichtig scheint uns auch folgendes: Auch wenn, wie in unserem Textbeispiel, Aussehen, Mimik und Gestik einer Figur so lebendig vergegenwärtigt sind, daß man sie fast vor sich zu sehen meint, – stets ist doch *nur das moralisch Relevante erfaßt.* Individuelles, Körpergröße, Augenfarbe, Gesundheitszustand, Gebrechen wie Hinken oder Stottern sind nicht Gegenstand moralischer Charakteristik, es sei denn, diese Gebrechen seien auf lasterhaften Lebenswandel zurückzuführen, – Feistheit auf ein Schlemmerleben, Magerkeit auf Geiz. Individuelle, moralisch neutrale Züge bleiben ausgespart. Sie kommen nur „persönlichen Charactern" im Sinne Bodmers zu. „Reine" Komik hat im moralischen Charakter keinen Ort.

Beiseite bleibt aber auch alles, was bei „lasterhaften" Charakteren über moralische Defekte hinaus reicht ins Kriminelle. Biondinello ist kein Betrüger, kein Frauenschänder, kein Dieb, kein Geldfälscher, kein Meineidiger. „Moralische Character der Tugenden und Laster" haben mit ordinären Verbrechen nichts zu tun. *Kriminelles gehört nicht vors Tribunal der Moral,* sondern vor das der Justiz. Auch die Charaktere des Theophrast und La Bruyères präsentieren stets nur moralisch qualifizierbare Verhaltensweisen und Gesinnungen, – gesellschaftlich Unvernünftiges, Lächerliches, Anstößiges.

Unser Textbeispiel charakterisiert mit Biondinello einen jungen Mann von Adel, und es folgen ihm weitere Porträts ebenfalls adliger Personen. Das ist in den bürgerlich gesonnenen Moralischen Wochenschriften nichts Ungewöhnliches. Der Adel wie das Bürgertum ist moralischer Bewertung unterwerfbar, beide Stände stehen unter der Zumutung, vernünftig einsichtsfähig zu sein. Sie sind moralisch zurechnungsfähig, und zwar in beiden Geschlechtern. (Theophrast hatte dagegen nur männliche Charaktere gezeichnet.) Kennzeichnend für das Genre ist, daß Kinder nicht Gegenstand moralischer Charakterzeichnung sind[6] und daß auch die untersten Stände mit Charakterporträts praktisch ausfallen, ebenso wie sie für die zeitgenössische Satire uninteressant sind. Für kleine Leute, Bediente, Tagelöhner, Bauern, Arme und Bettler kennt der moralische Charakter sozusagen *eine ungeschriebene Ständeklausel;* sie gelten noch nicht als vernunftgebrauchsfähig. Allenfalls ein vorwitziger Handwerker kann einmal als politischer Kannegießer ins Visier geraten. Bürgerliche, d.h. Kaufleute, Beamte, Advokaten, Magistratspersonen, Ärzte, Geistliche, Gelehrte, auch Studenten, Rentiers mit ihren Frauen und Töchtern sowie ländlicher, städtischer und höfischer Adel, – sie bilden das soziale Reservoir, aus dem moralische Charakteristik ihre Objekte bezieht. Der Schmeichler, der Schwätzer, der Eitle, der Geizhals, der Hochmütige, der Abergläubische, der Frömmler und die entsprechenden weiblichen Pendants sind in diesen gesellschaftlichen Bereichen angesiedelt, ebenso wie Gutherz, Wahrlieb, der Herr von Redlichshausen und Honoria oder die Jungfer Einsichtsvoll (um einmal sprechende Namen für die Tugendmuster einzusetzen). Wir kennen kein Beispiel, daß in deutschsprachiger Moralistik Tugenden oder Laster an Charakterporträts von Fürstlichkeiten vorgestellt worden wären. Die didaktisch erwünschte Identifikationsmöglichkeit für das Publikum wäre hier nicht gegeben. – Daß die Porträts lasterhafter Adelspersonen stets nur auf moralische Defekte – Arroganz, Unbildung, Eitelkeit, Spielsucht, Jagdvernarrtheit usw. – abhoben, nicht etwa auch auf aristokratische Privilegien oder überhaupt auf die ständische Ordnung, sei am Rande vermerkt. Die politische Relevanz moralisch-satirischer Charakteristik von Standespersonen wäre ein eigenes Kapitel.

Und noch ein Aspekt muß angesprochen werden. Ein „moralischer Character der Sitten“, wie Bodmer das genannt hat, *ist starr.* Er ist klar umrissen, seine Gesinnung steht fest, sein Charakter ist eindeutig, nicht variabel. Biondinello vertritt als „symbolische Person“ einen fixen Typus. Das ist seine vom Moralisten intendierte Aufgabe: er ex-

---

6 Christian Felix Weisses *Der Kinderfreund* (1775ff.) bietet hier eine interessante Ausnahme.

emplifiziert ein Laster oder eine Kombination von Lastern. Das heißt zugleich, daß der Typus sich nicht wandelt, sich entwickelt, wie das bei einem „persönlichen Character" möglich wäre. Derartiges liefe wider seine Funktion, ein moralisches Gebrechen sinnfällig-typisch zu vertreten. Analoges gilt für den tugendhaften Charakter. – Gleichwohl bedeutet das nicht, – jedenfalls nicht im 18. Jahrhundert -, daß ein moralischer Defekt nicht zu beseitigen, ein Fehler nicht zu korrigieren, ein „Laster" nicht abzulegen wäre. Aufklärerische Anthropologie ist alles andere als fatalistisch. Im Gegenteil: der Mensch ist formbar, erziehbar, verbesserbar! Laster sind nur mangelnder Aufklärung, mangelnder Vernunftübung anzulasten. „Stolz, Aberglaube, Zorn, Bewundrung, Geiz und Neid/ sind alles, was sie sind, nur durch Unwissenheit", so wird es Hagedorn später (1747) formulieren[7]. Gerade auch *Der Patriot*, die Wochenschrift, die den Biondinello als festen Typ vorgestellt hat, hat mehrfach auf die Veränderbarkeit des Menschen hingewiesen:

> „Das beste am Menschen ist, daß er sich verändern kann, und er verändert sich wohl oder übel, nachdem er sich vernünfftig oder unvernünfftig verändert. Vernünfftig verändert er sich, wenn er sich nach der Vernunfft und dem Gewissen richtet."[8]

Vernunft und Gewissen können in allgemeinen moralischen Betrachtungen angesprochen werden, aber auch mittels Vorstellung von Beispielen, in der Abschilderung fixer moralisch qualifizierbarer Figuren. Das Ziel moralischer Didaxe (wie der Satire) ist Veränderung. Die poetische Darstellung eines Lern- und Veränderungsprozesses jedoch ist von der Gattung „moralischer Charakter" nicht zu leisten. Hier hätte die moralische Erzählung einzutreten.

Fügen wir noch hinzu, daß Veränderungserwartung und Besserungshoffnung, von denen die aufklärerische Moralistik beflügelt ist, für Theophrast und wohl auch noch für La Bruyère nicht als die wesentlichen Motive ihrer Charakterbeschreibungen angenommen werden können. Charakterologisches Interesse und der Reiz gesellschaftlicher Diagnostik dürften bei ihnen im Vordergrund gestanden haben, Besserungserwartungen waren dem anthropologischen Optimismus der Aufklärer vorbehalten.

Daß die didaktische Konzeption, unter der die moralischen Charaktere in der Literatur des 18. Jahrhunderts gediehen, eng mit Gedanken Christian Wolffs hinsichtlich der Vermittelbarkeit philosophischer Einsichten konvergiert, muß nicht eigens betont werden. In seinen *Vernünfftigen Gedancken von der Menschen Thun und Lassen*

---

[7] *Schreiben an einen Freund*, in: Hegedorn, *Sämmtliche Poetischen Werke*, 3. Aufl. Bd. 1, Hamburg 1764, S. 33.

[8] *Der Patriot* a.a. O. Bd. 1, Berlin 1969, S. 349 (Stück 41).

(1720) hat Wolff mehrfach den großen Nutzen der „Exempel" hervorgehoben, die eine „anschauende Erkäntniß" ermöglichten.[9] Moralische Charaktere sind in der Tat Exempel zur Vermittlung anschauender Erkenntnis, so wie die Fabeln (auf die Wolff ebenfalls hingewiesen hat) es sind. „Dem, der nicht viel Verstand besitzt,/ die Wahrheit durch ein Bild zu sagen", – Gellerts Bestimmung des Nutzens der Poesie -, das war auch Aufgabe des moralischen Charakters. – Die Beliebtheit des Genres bis weit über die Mitte des 18. Jahrhunderts hinaus dürfte im übrigen auch damit zusammenhängen, daß seine Eigenart dem tradierten ästhetischen Axiom entspricht, Dichtung sei eine andere Art von Malerei, „pictura poesis" (Bodmer hatte von den „poetischen Gemählden der Dichter" gesprochen), – einer Vorstellung, der Lessing dann im *Laokoon* kritisch den Boden entzogen hat.

Moralische Charaktere sind, es kam schon zur Sprache, nicht nur in Moralischen Wochenschriften, sondern auch *in nichtperiodischer Moralistik* der Aufklärung zu finden. So hat Johann Michael von Loen im ersten Abschnitt seiner *Moralischen Schildereien* (1749) eine ganze Reihe von Charakterporträts geliefert, die unseren Kriterien völlig entsprechen.[10] Zugleich sind bei Loen auch Übergangsformen zur moralischen Erzählung zu finden sowie Charakterbilder von, wie der Herausgeber sagt, „würklichen Personen", – also von im Sinne Bodmers „persönlichen Charactern". Friedrich Carl von Moser hat sich in seiner politischen Moralistik treffsicher auch der Exempel moralischer Charaktere bedient. Und Gellert hat – im Anhang zu seinen *Moralischen Vorlesungen* – „moralische Charaktere" veröffentlicht, die wiederum das Genre vollkommen repräsentieren, – mit besonderem Gewicht auf der Kennzeichnung des Innenlebens, der Gesinnungen und Neigungen der Exempelfiguren, während das mimetische Element, Habitus und Gestus betreffend, zurücktritt. (Damit berühren sich Gellerts Charaktere übrigens mit den *Characters of Virtues and Vices* Joseph Halls (1608), bei denen, geistlichem Interesse gemäß, dem Inneren des Menschen besondere Aufmerksamkeit galt.)

Moralische Charaktere sind weiterhin auch in versifizierter Form vorgestellt worden, *im Lehrgedicht,* beispielsweise in Alexandrinern mit den Charakteren des „Pomponius" und des „Porcius", eines Petit-Maître und einer lasterhaften Stadtobrigkeit, in Hallers *Der Mann nach der Welt* (1733): Moralisierende Betrachtungen am Eingang und am

---

[9] Christian Wolff, *Vernünfftige Gedancken von der Menschen Thun und Lassen,* neue Aufl. Halle 1752, S. 160 (§167).

[10] *Des Herrn Loen gesammelte kleine Schriften,* besorgt und hrsg. von J.C. Schneidern, Bd. 1, Frankfurt und Leipzig (1749), Reprint Frankfurt am Main 1972, S. 51f., 38ff., 64ff.

Schluß, ebenfalls in Versen, rahmen die Charakteristik der beiden Typen ein, von denen Haller in einer Vorbemerkung ausdrücklich sagt, sie seien „zusammengesetzt". Übrigens rechnet er, wie diese Vorbemerkung erkennen läßt, sein Gedicht zu den Satiren.[11] – Entsprechend sind moralische Charakterschilderungen auch in ausdrücklich als Satiren bezeichneten Versdichtungen vorzufinden, etwa bei Benjamin Neukirch.

Näher noch liegt natürlich die Nutzung *in der Prosasatire.* G.W. Rabeners Texte sind ohne das Element des moralischen Charakters im gekennzeichneten Sinn nicht zu denken. In seiner Abhandlung *Von dem Mißbrauch der Satire* hat Rabener auf die Allgemeinheit der von ihm gezeichneten lasterhaften Personen und zugleich auf ihre Zusammengesetztheit hingewiesen:

> „Die Charaktere meiner Thoren sind allgemein. [...] Zeichne ich das Bild eines Hochmüthigen, so nehme ich die unverschämte Stirne von Bav, die stolzen Augenbraunen von Mäv, die vornehmdummen Blicke von Gargil, die aufgeblasenen Backen vom Krispin, die trotzige Unterkehle vom Kleanth, den aufgeblähten Bauch von Adrast, den gebieterischen Gang vom Neran; und aus diesen sieben schaffe ich einen hochmüthigen Narren, der heißt Suffen."[12]

Sehr schön kommt in diesen Sätzen das Gemäldehafte, das Erfassen von Optischem, von Mimik, Gestik und Habitus zur Kennzeichnung der Figur heraus. – Moralische Charaktere führt Rabener z.B. in seinen *Siebenmal sieben Wahrsagungen vom ersten April* vor, häufig dort szenisch in bestimmte Situationen gestellt. Eine ganze lange Galerie moralischer Charaktere liefert er mit *Eine Todtenliste von Nicolaus Klim, Küster an der Kreuzkirche zu Bergen in Norwegen,* – Charakteristiken in Form kleiner Lebensläufe, im Präteritum gefaßt, ohne daß man sie schon als moralische Erzählungen zu qualifizieren hätte, denn die Viten sind nicht auf einen offenen Ausgang hin erzählt, vielmehr wird, von ihrem Abschluß her, auktorial ein Charakter aus kennzeichnenden Elementen seines verflossenen Lebens zusammengesetzt. – An vielen weiteren Texten Rabeners wäre der Übergang zur moralisch-satirischen Erzählung bzw. Anekdote zu studieren, ebenso die Nutzung von Elementen des moralischen Charakters zu satirischen Briefen.

Daß das Genre auch in den *satirischen Roman der Aufklärungsära* hinüberwirken konnte, zeigt sich bei Friedrich Nicolai. In *Geschichte eines dicken Mannes* (1794) hat Nicolai Nebenfiguren, die nur sozusagen als Statisten am Rande der Romanhandlung stehen, im erzählerischen Präteritum offenkundig nach dem Muster moralischer Cha-

---

[11] *Albrecht von Hallers Gedichte,* hrsg. u. eingel. von Ludwig Hirzel, Frauenfeld 1882, S. 102.

[12] *Gottlieb Wilhelm Rabener's sämmtliche Werke,* neu hrsg. von Ernst Ortlepp, Bd. 1, Stuttgart 1839, S. 84.

raktere satirisch gekennzeichnet. Auch in Hermes' *Sophiens Reise von Memel* nach Sachsen ist derartiges zu beobachten.

Bodmer hat, wie oben angeführt, auch auf die Nähe zur Komödie hingewiesen. „Moralische Character der Sitten" seien der Same, der in einer Komödie entwickelt werden müsse. In der Tat sind die *Verbindungen zur aufklärerischen Typenkomödie* unübersehbar. Namentlich die „lasterhaften", satirisch zu verlachenden Lustspielpersonen zeigen diese Nähe. Sie sind gleichsam in Aktion gesetzte moralische Charaktere, – Typen, die während der dramatischen Handlung die verschiedenen Facetten ihres Charakters hervorkehren zur Belustigung und Belehrung des Publikums. Zumal wenn die Figuren typisierende oder gar sprechende Namen führen – Muffel, Scheinfromm, Wohlrat, Wackermann -, ist erkennbar, daß es sich um auf die Bühne gebrachte „moralische Character der Tugenden und Laster" handelt. Ihre Charaktere sind, wie im theophrastischen Genre, starr, mit Tendenzen zur Karikatur; sie wandeln sich nicht. (Und wenn, wie in der *Pietisterey im Fischbeinrocke* der Gottschedin, die Frau Glaubeleicht am Schluß noch auf der Bühne tatsächlich von der Leichtgläubigkeit kuriert wird – ein seltener Fall von Ablegung eines Fehlers auf der Szene -, müßte sie eigentlich ihren Namen ändern.) Manche der Typenkomödien führen den moralischen Charakter der Hauptperson im Titel: *Der geschäftige Müßiggänger, Die Betschwester, Der Mißtrauische.* Aber auch Nebenfiguren können als sozusagen dramatisierte moralische Charaktere auftreten. Simon in Gellerts *Das Loos in der Lotterie,* ein eitler junger Herr mit dem Gebaren eines Petit-Maître, nimmt sich in mancher Hinsicht aus wie der auf die Bühne versetzte Biondinello Hagedorns.

Interessant ist, daß der moralische Charakter als Darbietungsform auch in den Lustspieldialog eindringen kann. In der ersten Szene von Gellerts *Die Betschwester* verlangt Ferdinand von Lorchen hinsichtlich der Frau Richardinn (mit sprechendem Namen von frz. richard, reicher Kerl): „Machen Sie mir doch einen kleinen Charakter von ihr." Die Richardinn wird alsdann in der Tat, bevor sie die Szene betritt, im Dialog, ganz nach Art der moralischen Charaktere im Präsens, mit ihren verschiedenen Charakterzügen vorgestellt. – Analog beschreibt in der 6. Szene des 2. Aufzugs vom *Loos in der Lotterie* Frau Damon gegenüber Carolinchen die lasterhafte Frau Orgon sozusagen nach allen Regeln der Kunst; ihre dialogischen Ausführungen, hintereinander gereiht, ergäben einen veritablen moralischen Charakter in der theophrastischen Manier. Carolinchen daraufhin in ironischer Replik: „Das ist ein vortrefflicher Charakter!"

Freilich setzt im deutschen Komödienbereich mit Lessing ein gravierender Wandel ein vom Typus zum individuellen Lustspielcharakter (mit Bodmer zu sprechen: zum „persönlichen Character"; Bodmer wollte ihn nur für Epos und Trauerspiel gelten lassen). Die Komödie um Tellheim und Minna heißt nicht mehr „Der Ehrenhafte". Hier agieren keine moralischen Typen mehr, sondern differenziert gezeichnete Menschen. Selbst die Nebenfiguren, Riccaut und der Wirt ausgenommen, also Franziska, Werner und Just, sie sind keine Typen mehr, sondern Personen mit individuellen Zügen.

Vermerken wir abschliessend, daß das Abfassen moralischer Charaktere auch als eine Art unterhaltsamer Übung spielerisch gepflegt werden konnte. Der junge Goethe beispielsweise hat von Leipzig aus seiner Schwester Cornelie in Briefen moralische Charaktere aufgesetzt, – so, datiert vom 16.3.1766, in französischer Sprache das Porträt einer eitlen Schönen.[13] Beliebt war die Charakteristik realer Personen, wechselseitig zu geselliger Unterhaltung abgefasst, – also das Kennzeichnen, mit Bodmer zu sprechen, „persönlicher Character" mit den Mitteln des theophrastischen Genres. Derartige Spiele sind z.B. für den empfindsamen Kreis um die Landgräfin Caroline von Hessen-Darmstadt überliefert. Sie dürften einem allgemeinen charakterologischen Interesse entsprochen haben; moralische Zeigefinger wurden dabei wohl allenfalls scherzhaft erhoben. Als rhetorisches Pflichtexerzitium war es den Eleven der Karlsschule in Württemberg zur Zeit des jungen Schiller aufgegeben, ihre Mitschüler zu charakterisieren. – Diese Dinge bedürften einer eigenen Untersuchung.

Der moralische Charakter als rhetorisches Genre ist am Ende des 18. Jahrhunderts *außer Gebrauch* und *aus der Mode gekommen.* Der Gründe sind vielerlei. Lehrhaftes Moralisieren wollte einer Zeit, die von den Idealen der Humanität und der Menschenwürde sprach, offenbar nicht mehr schmecken. Der alte Tugendbegriff war spätestens mit den Sturm- und Drang-Idealen ramponiert[14]; auch Gellert konnte jetzt belächelt werden. Die Moralischen Wochenschriften hatten sich entsprechend überlebt. Mit belustigenden Exempeln arbeitende Moraldidaxe passte nicht in die philosophische Ära des kategorischen Imperativs. Dem Menschen, zum „eigentlichen Studium der Menschheit" geworden, der Erfahrungsseelenkunde unterworfen, in seiner Widersprüchlichkeit und in seinem Werden, in der Entfaltung und Entwicklung seiner Wesenszüge und Möglichkeiten Gegenstand dichterischer

---

[13] *Der junge Goethe,* neue Ausg. in 6 Bänden besorgt von Max Morris, Bd. 1, Leipzig 1909, S. 120ff.: „La vanité est presque toujours la maitresse du coeur des jeunes filles" (usw.)

[14] S. dazu Wolfgang Martens, ‚Tugend, ein Leitwert der Aufklärungszeit, auch im Hinblick auf Goethe', in: Adrien Finck, Gertrud Gréciano (Hrsg.), *Germanistik in interkultureller Perspektive,* articles réunis en hommage de Gonthier-Louis Fink, Strasbourg 1988, S. 201-213.

Gestaltung namentlich im Bildungsroman – ihm gegenüber schien die charakterzeichnende Lehrart nicht mehr die adäquate Annäherungsweise. Lavater hatte mit seiner Behauptung von der in der menschlichen Physiognomie ablesbaren individuellen Festgelegtheit der Gemütscharaktere praktisch deren Veränderbarkeit durch Vernunftgebrauch infrage gestellt, Lichtenberg mit der Einsicht in die verborgensten Winkel der Psyche ebenfalls die Vorstellung von den Wirkungsmöglichkeiten schlichter Moralistik außer Kurs gesetzt.

Und auch in der Gattung selber sind – im Bereich der deutschen Wochenschriften – seit der Mitte des Jahrhunderts Erscheinungen zu beobachten, die ihre Auflösung anzukündigen scheinen. Ganz abgesehen davon, daß sich hier die Übergänge zur moralischen Erzählung – auch in Fortsetzungen! – häufen, wird vor allem der traditionell optimistische Tugendbegriff brüchig. Im Rückgriff auf die skeptische, christlich inspirierte Moralistik des 17. Jahrhunderts in Frankreich (LaRochefoucauld, Pascal) können Zweifel an der simplen Authentizität von Tugend laut werden, so zu studieren an tugendhaften Charakteren in Justus Mösers Wochenschriften.[15] (Haller hatte schon früh mit seinem Gedicht *Die Falschheit menschlicher Tugenden* (1730) tugendfroher Anthropologie einen Dämpfer aufgesetzt.) In den Wochenschriften S.G. Langes und G. F. Meiers *Der Gesellige* (1748-50) und *Der Mensch* (1751-56) werden zuweilen nicht mehr lehrhaft eindeutige, sondern widersprüchliche Charaktere gezeichnet, – tugendhafte Charaktere, deren Motive bei Lichte besehen zweifelhaft sind; die Erinnerung an eine essentielle Sündhaftigkeit des Menschen ist auch hier im Spiel. Der alte lehrhafte moralische Charakter gerät hier in die Krise; traditionelle vernunftfrohe Didaxe ist nicht mehr zu leisten. Wir können das in unserem Zusammenhang nicht ausführen. Hingewiesen sei nur darauf, daß in den beiden Wochenschriften Langes und Meiers der alte moralische Charakter als theophrastisches Genre auch noch einmal dichterisch hervorragende Verwirklichungen erfahren hat, mit bemerkenswerter moralisch-realistischer Porträtierkunst in der Zeichnung differenzierter, wiewohl noch eindeutig moralisch zu bewertender Charaktere.[16]

Daß in unseren Tagen das alte Genre eine eigentümliche Wiederauferstehung feiern konnte in Dichtungen Elias Canettis (*Der Ohrenzeuge. Fünfzig Charaktere.* 1974), sei abschließend angemerkt. Eine anthropologische oder sozialpsychologische Deutung dieses Phänomens kann hier nicht versucht werden.

---

15 S. dazu Wolfgang Martens, Möser als Wochenschriftenschreiber, in: *Möser-Forum* I, Münster 1989, S. 46-63, bes. S. 56ff.

16 Vgl. dazu die Nachworte des Vfs. in den von ihm besorgten Neueditionen von *Der Gesellige* (Hildesheim 1987) und *Der Mensch* (Hildesheim 1992).

Ruedi Graf, Basel

Utopie und Theater

Physiognomik, Pathognomik, Mimik und die Reform von Schauspielkunst und Drama im 18. Jahrhundert

1729 hielt Johann Christoph Gottsched in der Leipziger Vertrauten Rednergesellschaft, deren Mitglied er seit 1724 war, eine Rede zur Verteidigung der öffentlichen Schauspiele. Darin hob er mit dem Hinweis auf die sinnliche Präsenz der Figuren den besonderen Wahrheitsgehalt der Fabeln der dramatischen Dichter hervor:

> Diese „sind viel wahrscheinlicher als die Aesopischen; sie sind ebenso wahrscheinlich als die wahrhaftigsten Begebenheiten; ja oft noch wahrscheinlicher. [...] Man liest, man höret sie nicht nur in einer matten Erzählung des Poeten; sondern man sieht sie gleichsam mit lebendigen Farben vor Augen. Man sieht sie aber auch nicht in toten Bildern auf dem Papiere; sondern in lebendigen Vorstellungen auf der Schaubühne. Alle ihre Helden leben. Ihre Personen denken, reden und handeln wahrhaftig. Es ist, sozureden, kein Bild, keine Abschilderung, keine Nachahmung mehr: Es ist die Wahrheit, es ist die Natur selbst, was man siehet und höret."[1]

Gottsched schlägt damit ein Thema an, welches das ganze Jahrhundert hindurch fortklingen wird. 1793, am Ende des Jahrhunderts, schreibt Adolf Freiherr von Knigge über das Schauspiel:

> „Gewiß ist es, daß, wie man im würklichen Leben durch Beyspiel mehr ausrichtet, wie durch bloße Lehre; so auch ein Schauspiel, in welchem die Begebenheiten nicht bloß erzählt werden, sondern würklich vor den Augen des Zuschauers vorzugehen scheinen, und die daraus herzuleitenden Vorschriften nicht bloß durch den Mund eines Dritten gesagt, sondern durch die Handlungen der dabey interesirten Personen selbst versinnlicht werden, mehr bewirken kann wie das Lesen, oder die Vorträge des Redners, daß also in der That das Theater ein sehr mächtiges Vehikel, um gute oder böse Eindrücke auf ein Volk zu machen, und daß es keineswegs gleichgültig ist, was für Art von Schauspielern [sic!] eine Nation fortgesetzt zu sehen bekömmt."[2]

---

[1] Johann Christoph Gottsched, ‚Die Schauspiele und besonders die Tragödien sind aus einer wohlbestellten Republik nicht zu verbannen', in: *Schriften zur Literatur*, hrsg. v. Horst Steinmetz, Stuttgart 1972, S. 6f.

[2] Adolf Freiherr von Knigge, *Über Schriftsteller und Schriftstellerey*, Hannover 1793, S. 206.

In der Zeitspanne, die zwischen Gottscheds Schauspielrede und Knigges Äußerungen über das Schauspiel liegt, verdichten sich nicht nur die theoretischen Überlegungen über Drama, Theater und Schauspielkunst, häufen sich die Verteidigungen der Schauspiele, von denen Gottscheds Rede eine der ersten in einer langen Reihe ist, auch die Produktion von Theaterstücken nimmt, mindestens seit der Jahrhundertmitte, exponentiell zu; die Tätigkeit des Schauspielers, vorher ein etwas anrüchiger Gewerbezweig, erwirbt sich theoretische und künstlerische Dignität, die Bretterbuden wandernder Truppen werden nach und nach zu stehenden Theatern und die vormals umherziehenden Schauspielerbanden ziehen als angesehene Ensembles in die National- und Hoftheater ein. Sie beklatscht ein Publikum, das sich in Theaterzeitschriften über Theaterfragen informiert.

Protagonisten dieser im übrigen durchaus leidvollen Erfolgsgeschichte sind aber nicht die Schauspieler, sondern die philosophische und literarische Intelligenz: der Triumph des Theaters wird in erster Linie nicht auf der Bühne, sondern auf dem Papier erkämpft, und dieser „Sieg", der für kurze Zeit zu einer eigentlichen Theaterbegeisterung unter der deutschen literarischen Intelligenz führt, hat nicht so sehr mit dem wirklichen Theater zu tun als vielmehr mit einer im Denken des 18. Jahrhunderts tief verankerten Utopie der menschlichen Gesellschaft, der Sprache und der Kommunikation.

Einer ganzen Reihe von Reflexionen über das Theater gemeinsam ist – da ordnen sich die oben zitierten durchaus einer Zeitströmung ein – die Betonung seines natürlichen Charakters: in der emphatischen Formulierung Gottscheds ist das Theater „die Wahrheit, [...] die Natur selbst". Zum einen tun sie dies durchaus in Anknüpfung an die Tradition, indem sie das Redekriterium als Unterscheidungsmerkmal der dramatischen und epischen Gattung hervorheben, wie vor ihnen seit Aristoteles Myriaden von Schriftstellern, Poetikern und Kommentatoren getan haben, andererseits wird nun ein Merkmal dieser Unterscheidung, die sinnliche Präsenz ihrer redenden Personen, zum Kriterium wirkungsmäßiger und wahrheitsmäßiger Überlegenheit der dramatischen Gattung.

In der *Deutschen Ethik* hat Christian Wolff den Vorteil von Exempeln gegenüber der Vernunfterkenntnis dahingehend erläutert, daß sie zu einer *anschauenden Erkenntnis* führten, die „bei vielen einen größeren Eindruck machet als die Vernunft."[3] Den erdichteten Exempeln auf dem Theater gibt er dabei, wie er in der *Politik* ausführt, den Vorrang vor den „wahren Exempeln, die in der Welt passieren", da

[3] Christian Wolff, *Vernünfftige Gedanken von der Menschen Thun und Lassen zu Beförderung ihrer Glückseeligkeit*, Franckfurt und Leipzig 1733, 4. Aufl., § 167.

jene Ursache und Folgen in ihrer Verknüpfung zeigen, während „im menschlichen Leben alles nach und nach geschieht, ehe das Unglück kommet, welches man sich durch lasterhaftes Leben auf den Hals ziehet."[4] Anschauende Erkenntnis ist zwar bei Wolff und seinen Schülern der Vernunfterkenntnis unterlegen, da sie nur klar, nicht aber deutlich ist; sie gilt aber als wirksamere Form der Erkenntnis, weswegen sie auch bei Wolff stets eine Rolle spielt.

Diese Hierarchisierung des Verhältnisses von Anschauung und Vernunft, die von Wolff und seinem engeren Schülerkreis eisern durchgehalten wird, ist allerdings im Kontext seiner theoretischen Gesamtdisposition keineswegs so zwingend, wie dies auf den ersten Blick scheint. Denn die Klarheit einer anschauenden Erkenntnis ist nicht nur die Vorstufe der deutlichen Erkenntnis der Vernunft; auch die Vernunfterkenntnis ist auf Klarheit angewiesen. In der klaren Erkenntnis erfassen wir ein Ganzes, das wir von einem anderen Gegenstand zu unterscheiden wissen, ohne allerdings die Merkmale des Ganzen voneinander unterscheiden zu können. Aber diese Merkmale des Ganzen sind, wenn wir sie unterschieden haben, auch wieder nur klar, oder, wie es Lambert später sagt: „Entsprechend beruht die Deutlichkeit auf der Klarheit der Merkmale."[5] Klarheit und Deutlichkeit sind also eigentlich relationale Begriffe mit sich ergänzenden Leistungsvermögen: während Klarheit ein Ganzes auf einmal benennend erfaßt, erfaßt die Deutlichkeit ein Vielfaches diskursiv in der Zeit.

Interessant ist nun, daß Wolff die *Weise* göttlicher Erkenntnis als klare faßt, während deren Inhalt deutlich ist; der Unterschied göttlicher und menschlicher Erkenntnis besteht nicht nur darin, daß Gott „alles deutlich" erkennt, sondern auch darin, daß er es „auf ein mahl" erkennt, während sich die menschliche Erkenntnis diskursiv „eines nach dem anderen"[6] erschließen muß. Gottes Erkenntnis ist zugleich anschauend und vollständig analytisch; des Menschen Mangel besteht darin, daß seinen analytischen Fähigkeiten die repräsentative Kraft der göttlichen Erkenntnis fehlt. Genau deshalb ist er auf Hilfsmittel wie die diskursive Anordnung der Gedanken und ihre Fixierung durch Zeichen angewiesen. Als Telos ist aber der aufklärerischen Tradition die Orientierung an der göttlichen Erkenntnis eingeschrieben. Das führt zu zwei scheinbar widersprüchlichen Sprach- und Zeichenkonzeptio-

---

[4] Christian Wolff, *Vernünfftige Gedancken von dem gesellschaftlichen Leben der Menschen und insonderheit dem gemeinen Wesen*, [Politik] Franckfurt und Leipzig 1736, 4. Aufl., § 328.

[5] Johann Heinrich Lambert, *Neues Organon*, Dianologie, § 9.

[6] Christian Wolff, *Vernünfftige Gedancken von Gott, der Welt, und der Seele des Menschen, auch allen Dingen überhaupt*, [Metaphysik], Halle 1725, 3. Aufl., § 956.

nen: zum einen die aus der analytischen Zerlegung folgende Schaffung einer absolut künstlichen Sprache auf der Basis willkürlicher Zeichen, deren Vorbild das mathematische Kalkül ist; zum anderen der Traum einer Rückkehr zu einer vollkommen natürlichen Sprache, in dem das Zeichen der von ihm bezeichneten Vorstellung vollständig transparent ist. Im Gelingen einer vollständigen Zerlegung der Vorstellungen in ihre „prima possibilia" liegt zugleich die Möglichkeit ihrer Rückverwandlung in die Unmittelbarkeit der Anschauung.[7] Menschlicher Zeichengebrauch steht dabei in einem dialektischen Verhältnis zum Erkenntnisprozess. Er unterscheidet den Menschen vom Tier, ist aber ebenso Zeichen der Endlichkeit des Menschen; dessen Fortschritt in der Erkenntnis zeigt sich im Übergang des Gebrauchs von natürlichen Zeichen (der Nachahmung und des unmittelbaren Ausdrucks) zu den willkürlichen Zeichen, deren Telos jedoch die Rückverwandlung der willkürlichen Zeichen (symbolische Erkenntnis) in eine natürliche Sprache ist, welche „die Begriffe zeigt, wie sie vor den Augen sind".[8] Die willkürlichen Zeichen sind die Übergangsstufe von einer naiven präsemiotischen Welt in eine postsemiotische Welt, in der die Welt als logische Struktur wieder zur vollkommenen Anschaulichkeit zurückkehrt.

Die absolute Transparenz eines Zeichens, die als defiziente Form der Erkenntnis am Anfang der Menschheit und als göttliche Erkenntnis über ihr steht, leuchtet als utopische Perspektive auch von ihrem Ende her. Etwas von dieser utopischen Perspektive scheint nun überall dort durch, wo anschauende Erkenntnis der symbolischen Erkenntnis zu größerer Wirkung verhelfen soll; diese größere Wirkung hat zum einen mit der Unmittelbarkeit der Anschauung zu tun, zum anderen mit ihrer Einfachheit und Überschaubarkeit; sie ist Erkenntnis „auf einen Blick". Eine solche Erkenntnis „auf einen Blick"[9] ermöglicht bei Wolff das Exempel, welches das mühsame Geschäft des demonstrativischen Weges überflüssig macht. Und es ist wohl mehr als Zufall, daß er im Theater die wirksamste Form des Exempels sieht. Schon im Wolffschen Rationalismus also ist Anschauung als eigentlich defiziente Erkenntnisform in einer Hinsicht in Analogie zur göttlichen Erkenntnis gedacht.

---

[7] Für das klassische Denken beschreibt dies Michel Foucault, *Die Ordnung der Dinge*, Frankfurt/M. 1974, S. 96f.

[8] Christian Wolff, *Psychologia empirica [...], qua ea, quae de anima humanae experientiae fide constant, continentur* [...], Franckfurt und Leipzig (Gesammelte Werke, 2. Abt., Bd. 5), § 312.

[9] *Philosophia practica universalis* [...] Bd. 1, § 297. Zum Ganzen auch Ruedi Graf, *Das Theater im Literaturstaat*, Tübingen 1992, S. 46f. u. 80.

Hinter der anschauenden Form des Exempels steht aber immer noch die rationale Versuchsanordnung, die im Beispiel nur individualisiert werden soll. Hauptsache und eigentliche Leistung ist dabei die rationale Konstruktion, die sich nicht aus anschauender, sondern aus Vernunfterkenntnis ergibt. Wolff und seine Schule binden anschauende Erkenntnis, der sie nie so recht trauen, immer wieder an die Vernunfterkenntnis zurück[10], und der Philosoph im Dichter steht über dem „felix aestheticus". Ihr Ideal ist nicht die vollkommene Anschaulichkeit des Dichters, sondern die vollkommene Deutlichkeit des Philosophen.[11] Erst in der beginnenden Ästhetikdiskussion, die von den theoretischen Voraussetzungen des Leibniz-Wolffschen Systems ausgeht, emanzipiert sich die Anschauung und ihre Darstellung im natürlichen und schönen Zeichen von der diskursiven Vernunft. In den künstlerischen Formen sehen die Ästhetiker der Aufklärung Zeichenformen, welche die Grenzen der auf willkürlichen Zeichen basierenden Sprache hinter sich lassen: *Poesie ist nicht länger Kunst in Sprache, sondern Sprache, die die Kunst hinter sich läßt, um Natur zu werden.*[12] Ihre Vorstellungen sind statt abstrakt-allgemein[13] individuell-erfüllt, statt diskursiv-geschieden simultan-ganzheitlich (eben con-fusus), sie gelten nicht nur dem Verstand, sondern sprechen den ganzen Menschen an, und sie befördern sinnliche Erkenntnis statt symbolischer. Ihre Zeichen müssen absolut transparent sein, um die Vorstellung als solche hervortreten zu lassen. Im Gegensatz zum orthodoxen Wolffianismus, wie er etwa bei Gottsched und seinen Schülern sich ausprägt, gilt nun das Anschauende nicht mehr als bloßes Hilfsmittel, eine „Vernunftwahrheit" besonders nachdrücklich einzuprägen, sie bekommt ihren sei's ästhetischen, sei's sprachlichen, sei's metaphysischen Eigenwert. Was bei Wolff, bei Gottsched immer schon hinter den Wörtern zu stehen scheint, theoretisch aber nie akzeptiert wird, in der folgenden Generation bricht's mit Macht durch: das Anschauende ist das eigentlich Wahre, Göttersprache, Gottes Sprache, da simultan, umfassend, erfüllt.

Diese Sprache ist in den Termini der Tradition die der Naturnachahmung, in der philosophischen Terminologie des 18. Jahrhunderts ist es die Sprache der natürlichen Zeichen. Deren Qualität ist ihr Mimetisches, Malerisches, Metaphorisches, das sie anschauender Erkenntnis besonders zugänglich macht. In der Wortsprache, die ja auf willkürli-

---

10 Vgl. Graf, a.a.O., S. 34.

11 Vgl. dazu ausführlich Graf, a.a.O., Kap. 2.5.

12 Vgl. Jörg Zimmermann, ‚Ästhetische Erfahrung und die „Sprache der Natur"' in: *Sprache und Welterfahrung*, hrsg. v. Jörg Zimmermann, München 1978, 234-56.

13 „Was ist die Abstraktion anderes als ein Verlust?" ruft Baumgarten in der *Aesthetica*, § 560.

chen Zeichen beruht, entsteht die Anschaulichkeit natürlicher Zeichen durch die Verwandlung willkürlicher Zeichen in Sprachbilder, in „mahlerische Figur“[14], wie Breitinger sagt, oder durch lautliche, bildliche, gestische Motivation der Zeichen. Im Kontext dieses poetischen Interesses für das natürliche Zeichen steht auch das Interesse, Handlungen durch körpersprachlichen Ausdruck sichtbar zu machen. Das Theater rückt daher spätestens seit den vierziger Jahren des 18. Jahrhunderts ins Zentrum der Bemühungen um eine neue ästhetische Ausdruckssprache; und unter den Ausdrucksmitteln des Theaters ist es vor allem die Körpersprache, die ein ganz besonderes Interesse auf sich zieht.

Bodmer bezeichnet bereits 1741 in den *Critischen Betrachtungen* die Gebärden als eine Sprache, die „allen Menschen verständlich und gemein“[15] sei, und hofft, daß im Interesse von *Actor* und *Poet* die Leidenschaften „in dem Angesichte und in den Gliedermaßen“[16] lexikalisiert werden können. Auch Alexander Gottlieb Baumgarten plant in seiner *Sciagraphia encyclopaediae philosophicae* eine ästhetische Pathologie, eine Leidenschaftslehre, welche die Mienen- und Gebärdensprache systematisieren soll. Dieses Interesse für die Körpersprache setzt sich in den folgenden Jahrzehnten fort und vertieft sich. Es ist Lessings Vetter Mylius, der als erster öffentlich in Deutschland den *Versuch eines Beweises, daß die Schauspielkunst eine freye Kunst sey*[17], antritt und dabei, in Wolffscher Terminologie, vom Schauspieler analoge Seelenfähigkeiten wie vom Dichter verlangt; und es ist Lessing selbst, der das Diktum von der Schauspielkunst als einer „freien Kunst“ in der ‚Ankündigung‘ der *Hamburgischen Dramaturgie* wiederaufnimmt[18] und den Schauspieler verpflichtet, „überall mit dem Dichter [zu] denken“, ja „für ihn [zu] denken“[19], wo dieser versagt habe, d.h., wie er im 5. Stück der *Hamburgischen Dramaturgie* präzisiert, „nicht das, was der Dichter sagt, sondern was er hätte sagen sollen“[20], zu spielen. Dieses Interesse für Schauspiel und Schauspielkunst ist nicht einfach ein tollkühner Akt gegen Vernunft und Orthodoxie der Zeit, es entsteht beinahe natürlich

---

14 Johann Jacob Breitinger, *Critische Dichtkunst*, Zürich und Leipzig 1740, Bd. II, S. 312.

15 Johann Jacob Bodmer, *Critische Betrachtungen über die poetischen Gemälde der Dichter*, Zürich 1741, S. 289f.

16 Bodmer, a.a.O., S. 294.

17 Christlob Mylius, ‚Versuch eines Beweises, daß die Schauspielkunst eine freye Kunst sey‘, in: *Beyträge zur Historie und Aufnahme des Theaters*, 1. Stück, (1750), S. 1-13.

18 Gotthold Ephraim Lessing, *Werke*, hrsg. von Herbert G. Göpfert, München 1973, Bd. 4, S. 232.

19 Lessing, *Werke*, a.a.O., Bd. 4, S. 234.

20 Lessing, *Werke*, a.a.O., Bd. 4, S. 254.

aus dem Interesse für Anschauung, sinnliche Rede und natürliche Sprache, kurz: aus dem ästhetischen Interesse jener Zeit. So ist auch das Interesse an Physiognomik und Pathognomik von zwei Seiten her bestimmt, von der Seite des Theaters und der Schauspielkunst und von der Seite der philosophischen, ästhetischen und sprachtheoretischen Diskussion. Für die eine Seite steht hier die Linie von Lessing zu Engel, für die andere Lavater.

Als Lessing in den fünfziger Jahren durch seine Übersetzungs-, Publikations- und Rezensionstätigkeit die Beschäftigung mit der Schauspielkunst aufnimmt, spielen dabei immer auch Fragen der Sprach- und Kunsttheorie sowie der Abgrenzung der Künste eine Rolle. Er rezipiert nicht nur die französischen Theoretiker der Schauspielkunst, er beschäftigt sich auch mit der Sprachursprungsdebatte und steht mit Mendelssohn, der in jener Zeit Rousseaus Abhandlung über den *Ursprung und die Grundlagen der Ungleichheit unter den Menschen* übersetzt, in engem Gedankenaustausch über dieses Thema. 1751 rezensiert er ausführlich Diderots im selben Jahr erschienenen *Lettre sur les sourds et muets*, worin Diderot zum Schluß kommt, daß Gesten Gegenstände und Handlungen genausogut bezeichnen können wie Sprache. Lessing zitiert daraus das Experiment mit den verstopften Ohren im Theater, aus dem hervorgeht, daß die Reden auf dem Theater sich weitgehend in Gestensprache übersetzen lassen. Diderot geht noch einen Schritt weiter: Er gibt der gestischen Sprache den Vorrang gegenüber der Wortsprache, wenn es sich um außerordentliche Empfindungen und extreme seelische Zustände handelt[21], und er betont die besondere Leistung der Gestensprache, die Folge mehrerer Situationen simultan statt sukzessiv in *einer* Geste darzustellen. Die Simultaneität ist ein anderes Wort für das Anschauende oder das Malerische.

Um diese Simultaneität der Gesten geht es auch Lavater in den *Aussichten in die Ewigkeit*. Lavaters Bemerkungen über die *Sprache im Himmel* (im sechzehnten Brief der *Aussichten in die Ewigkeit*) erscheint als eine Radikalisierung aller bisherigen Überlegungen zu einer gestischen Sprache. Im Brief *Von der Erhöhung der Geisteskräfte* hatte Lavater zunächst für die Verklärten den Übergang von der logisch-symbolischen zur anschauenden Erkenntnis angenommen, weil diese gegenüber der logisch-klassifizierenden Erkenntnis das Einzelne und Individuelle hervorhebe, und er hatte ihrer Einbildungskraft zugleich

---

[21] Als Beispiel erwähnt er die schlafwandelnde Lady Macbeth, „die die Handlung einer Person nach[ahmt], die sich die Hände wäscht, als seien ihre Hände noch immer vom Blut ihres Königs gerötet, den sie vor mehr als zwanzig Jahren umbringen ließ." Denis Diderot, *Brief über die Taubstummen*, in: D.D., *Ästhetische Schriften*, hrsg. von Friedrich Bassenge, Bd. 1, S. 34.

die Fähigkeit attestiert, in die Zukunft zu schauen. Im sechzehnten Brief entwirft er dann das Modell einer Sprache, „die alle auch nur im mindesten willkürliche, das ist: bloß uneigentlich nachahmende Töne [...], die alle erlernte Sprache entbehrlich macht“[22]. Diese unmittelbare Sprache bezeichnet Lavater als „physiognomisch, pantomimisch, musicalisch.“[23] In der physiognomischen Sprache faßt Lavater den simultanen Wesensausdruck des Menschen als eines Ebenbildes Gottes und Christi, in der daran angrenzenden pantomimischen Sprache den sukzessiven Ausdruck inneren Bestrebens und in der musikalischen Sprache die unwillkürliche, natürliche Tonsprache, „die kraft ihrer Natürlichkeit und Sympathie sogleich ähnliche Empfindungen und Bewegungen in allen organisirten Cörpern“[24] auslösen wird. Diese unmittelbare Sprache ist der willkürlichen Sprache überlegen, weil transparent, unverstümmelter Ausdruck des Innern und simultan, sie überwindet die Sinnentfremdung der willkürlichen Sprache und stellt, in einer Art semiotischen Geschichtsphilosophie[25], den Zustand einer ursprünglichen Natursprache, die im physiognomischen Ausdruck Christi ihren höchsten Ausdruck gefunden hat, wieder her.

In diesem Dreischritt von ursprünglicher Einheit von Sinn und Sein, Seinsentfremdung und Wiederherstellung ähnelt sie dem in den Familiendramen jener Zeit üblichen Dreischritt: ursprüngliches Leben in der Familie, Zwietracht oder Entfremdung, Rückkehr in die Familie. Ist es ein Zufall, daß viele dieser Dramen, nach dem Vorbilde Diderots, mit einem Tableau enden, in der die Bedeutung der gestischen Sprache die der Wortsprache zu überwiegen scheint? Selbst Lessings *Nathan der Weise*, in dem, wie in keinem andern Stück des 18. Jahrhunderts, dia-logische Argumentation die Knoten auflöst, endigt sich, nach der Wiedererkennung der Familienangehörigen, in einem stummen Tableau: „Unter stummer Wiederholung allerseitiger Umarmungen fällt der Vorhang“.[26] Wie Lavaters Utopie, so stellt auch der Ausgang dieser Dramen eine Gemeinschaft von Gleichgesinnten her, bei der Inneres und Äußeres, Sinnliches und Geistiges, Pantomime und Sprache übereinstimmen. Zwar ereignet sich die Erfüllung im Drama nicht im Jenseits, doch gilt die verbürgerlichte Apotheose durchaus auch als Vor-

---

[22] Johann Caspar Lavaters *Ausgewählte Werke*, hrsg. v. Ernst Stähelin, Zürich 1943, Bd. 1, S. 182.

[23] Johann Caspar Lavaters *Ausgewählte Werke*, a.a.O., Bd. 1, S. 183.

[24] Johann Caspar Lavaters *Ausgewählte Werke*, a.a.O., Bd. 1, S. 185.

[25] So nennt es R. Gray in seinem Vortrag *Aufklärung und Anti-Aufklärung: Wissenschaftlichkeit und Zeichenbegriff in Lavaters Physiognomik* am Züricher Lavater-Kongress von 1991; „Geschichtsphilosophie as progressive semiosis“ nennt es David Wellbery, *Lessing's Laocoon*, Cambridge 1984, S. 41.

[26] Lessing, *Werke*, a.a.O., Bd. 2, S. 347.

schein der Ewigkeit. In der letzten Szene von Ifflands *Reue versöhnt* aus der Ruhberg-Trilogie sagt Mutter Ruhberg im Kreise der wiedervereinten Familie: „Wenn ich nun auch einst von euch scheiden soll – so kann ich mit dem Bilde dieser Reihe guter Menschen sanft entschlummern, und weiß: – so sehen wir uns wieder!"[27] Was in Lavaters Utopie im Irdischen nur vorbereitet ist, existiert im rührenden Ende des Dramas auf Erden wie im Himmel.

Von jener Utopie einer himmlischen Sprache her läßt sich auch jene Unternehmung verstehen, die Lavater europäischen Ruhm eingebracht hat, die *Physiognomischen Fragmente*. Deren letzter Sinn und Zweck ist das Erlernen der „Natursprache des moralischen und intellektuellen Genies", die Lavater an gleicher Stelle als „die schönste, beredteste, richtigste, unwillkürlichste und bedeutungsvolleste aller Sprachen"[28] bezeichnet. Physiognomik dient, wie es der Untertitel der *Fragmente* sagt, der *Menschenkenntnis* und *Menschenliebe*, in utopischer Perspektive „der Einübung in jene Sprache, mit welcher die mit vollständiger anschauender Erkenntnis begabten Seligen untereinander kommunizieren."[29] Wie die Physiognomie Sprache, so ist die Physiognomik Erkenntnis- und Beurteilungsmittel, und sie stiftet durch den Erkenntnis- und Urteilsprozeß hindurch Gemeinschaft, „reißt Herzen zu Herzen"[30]. Physiognomische Beurteilungskunst unterscheidet das Gute vom Bösen, Wahrheit von Heuchelei, führt die Guten zusammen und brandmarkt das Laster.[31] Sie setzt Vertrautheit mit dem Guten voraus und verlangt vom Physiognomisten, daß er selbst ein entwickelter intellektueller und moralischer Charakter sei.

Die Bedeutung eines Charakters erschließt sich Lavater durch Reihenbildung von Charakteren und ihre Kontrastierung.[32] Kontrastive

---

[27] August Wilhelm Iffland, *Theater*. Erste vollständige Ausgabe, mit Biographie, Porträt und Facsimile des Verfassers, 24 Bde., Wien 1843, Bd. 4, S. 122.

[28] Johann Kaspar Lavater, *Physiognomische Fragmente zur Beförderung der Menschenkenntnis und Menschenliebe*. Eine Auswahl, hrsg. von Christoph Siegrist, Stuttgart 1984, S. 96 [Bd. 1, Fragment 13].

[29] Karl Pestalozzi, ‚Lavaters Utopie', in: *Literaturwissenschaft und Geschichtsphilosophie*. Festschrift für Wilhelm Emrich, hrsg. von Helmut Arntzen, Bernd Balzer, Karl Pestalozzi und Rainer Wagner, Berlin, New York 1975, S. 300.

[30] Lavater, *Physiognomische Fragmente*, a.a.O., S. 96; vgl. auch S. 180ff. [=Bd. III, 1, 3, Beylage zur Revision des ersten Bandes], ebenso *Von der Physiognomik*, [Ndr. der Ausg. v. 1772], hrsg. v. K. Riha und C. Zelle, Frankfurt/M. 1991, insel taschenbuch 1366, S. 30.

[31] Vgl. Lavater, *Physiognomische Fragmente*, a.a.O., S. 97.

[32] Vgl. dazu genauer Karl Pestalozzi, ‚Physiognomische Methodik', in: *Germanistik aus interkultureller Perspektive*, articles réunis par Adrien Finck et Gertrud Gréciano en hommage à Gonthier-Louis Fink. Strasbourg 1988 [Collection Recherches Germaniques 1], S. 147f.

Bilder von Tugend und Laster konnte Lavater bereits bei Hogarth sehen[33], und in den Jahren des Erscheinens der Physiognomik publizierte und kommentierte Lichtenberg im *Göttinger Taschenkalender* Chodowieckis Kupferzyklus, in dem vorbildliche Eigenschaften in den Physiognomien jeweils mit ihrem Gegenteil konfrontiert werden. Auch das Theater interessiert dieser physiognomische Urteilsprozeß, hatte doch schon Hogarths Kupferstichfolge *Industry and Idleness* die Lebenspfade zweier Weberlehrlinge vorgestellt, die einmal zum Bürgermeisteramt von London, das andere Mal an den Galgen führte, einen Stoff also, der im *London Merchant* wirklich einen Vorläufer auf dem Theater hatte. Solche physiognomische Urteilsprozesse zeigen sich denn auch wirklich auf dem Theater, etwa in Thilos bürgerlichem Trauerspiel *Euphemie* von 1775, wo die Schlußbemerkung Malvezzis „So stirbt der Christ. [...] So der Verbrecher" korrespondiert mit den physiognomisch und mimisch unterschiedlich umgesetzten Toden der beiden dramatischen Personen. Allerdings soll der Unterschied dieser Darstellungen zu Lavaters ‚physiognomischem Theater' nicht verschwiegen werden. Im Falle der Kupfer von Chodowiecki handelt es sich nicht eigentlich um die Darstellung von Charakteren, sondern von *Haltungen*, und auf dem Theater bringen *Handlungen und ihre Folgen* den Charakter mimisch zum Ausdruck.

Nicht so bei Lavater. In den *Physiognomischen Fragmenten* wird die Sprache der Natur, die er in den *Aussichten* noch als physiognomisch, pantomimisch und musikalisch bezeichnet hat, auf jenen Urtext des Leibes beschränkt, der in den festen Teilen des Körpers seinen unveränderlichen Zeichenträger hat. Lavaters Physiognomik interessiert sich für diese „Urform des Menschen"[34] als reinen Ausdruck der Seele, die sich hinter den von Kultur und Geschichte, von moralischen und physischen Zufällen hinterlassenen Zeichen[35] verbirgt, schließt also gerade jene Zeichen aus, die eine Handlung voraussetzen oder deren Folge sind. Die Gebärdensprache, die in den *Aussichten* noch als Ausdruck eines inneren Bestrebens gilt, was auch bei Lavater die Möglichkeit eines theatralischen Codes begründet hat[36], ist in den *Physiognomischen Fragmenten* nur noch Wirkung der Kontin-

---

33 Vgl. die sechste Zugabe zum 9. Fragment des ersten Bandes der *Physiognomischen Fragmente*.

34 *Physiognomische Fragmente*, [Bd. IV, 32].

35 Lavater, *Physiognomische Fragmente*, a.a.O., S. 89 [=Bd. I, 11].

36 „Wieviel drückt ein Guarik [gemeint ist der engl. Schauspieler David Garrick, RG] mit einer Kopfbiegung, mit der Lage jedes Fingers aus!" Johann Caspar Lavaters *Ausgewählte Werke*, a.a.O., Bd. 1, S. 185. In den *Physiognomischen Fragmenten* kommt Garrick meines Wissens nur als Engländer und bedeutender Charakter, nicht mehr als Schauspieler vor [=Bd. IV, 5, 6].

genz.[37] Den Ansatz zu einer Theorie der körperlichen Beredsamkeit als Natursprache hat er zugunsten seiner Physiognomik aufgegeben, da ihm alles, was auf Leidenschaft und Wille zurückging, zu unsicher, zu sehr von möglicher Verstellung[38] bedroht war. In Bezug auf das Theater vollzieht also Lavater in den *Physiognomischen Fragmenten* eine eigentliche Umwertung: theatralischer Ausdruck, in den *Aussichten* noch möglicher Ausdruck der menschlichen Seele, verfällt nun, als pathognomisches Zeichen, dem Verdacht der Verstellung.[39]

Lavaters Physiognomik hatte eine breite Wirkung, aber an ihrem Kernstück, der Annahme einer Korrespondenz der festen Formen des Antlitzes und der Anlagen des Geistes, schieden sich die Geister. Lichtenberg, der die grundsätzliche Annahme einer Korrespondenz von innen und außen nicht anzweifelt, kritisiert Lavaters Theorie der Ausdrucksbeziehung von Seele und festen Teilen aus zwei Gründen: Erstens wüßten wir viel zu wenig über die „Verbindungsart" und unser „Lesen auf der Oberfläche" erweise sich als „Quelle unserer Irrtümer und in manchen Dingen unserer gänzlichen Unwissenheit"[40], und zweitens sei das Äußere nicht nur ein Spiegel des Innern, sondern auch ein Dokument des Lebenslaufes, stehe der „Körper zwischen Seele und der übrigen Welt in der Mitte, Spiegel der Wirkungen von beiden"[41]. Auch der junge Schiller bezweifelt die Möglichkeit einer „Physiognomik organischer Teile" und meint vom Physiognomisten, wenn er „die launichten Spiele der Natur, die Bildungen, mit denen sie stiefmütterlich bestraft und mütterlich beschenkt hat, unter Klassen bringen wolle," so müsse er „sich sehr in Acht nehmen, daß er über der ungeheuren kurzweiligen Mannigfaltigkeit der ihm vorkommenden Originale nicht selbst eines werde."[42] Wie Schiller den Einfluß der Zufälle der Natur, so betont Lichtenberg die Wirkungen der Zufälle der Biographie. Sein Charakterindividuum ist das bewegliche Mitglied einer Gesellschaft, agierendes und reagierendes Wesen,

---

[37] „Der weiseste Mann sieht gerade so aus wie ein Dummkopf, wenn er Langeweile hat", zitiert Lavater seinen Freund Zimmermann, *Physiognomische Fragmente*, a.a.O., S. 89 [=Bd. I, 11].

[38] Lavater, *Physiognomische Fragmente*, a.a.O., S. 89.

[39] „Physiognomik", schreibt Lavater, „ist der Spiegel der Naturforscher und Weisen. *Pathognomik* der Spiegel der Hof- und Weltleute." *Physiognomische Fragmente*, a.a.O., S. 275 [=Bd. IV, 1, 2].

[40] Georg Christoph Lichtenberg, ‚Über Physiognomik', in: *Werke* in einem Band, Hamburg, S. 374.

[41] Georg Christoph Lichtenberg, ‚Über Physiognomik', in *Werke*, a.a.O., S. 374.

[42] Friedrich Schiller, ‚Versuch über den Zusammenhang der thierischen Natur des Menschen mit seiner geistigen', in: *Schillers Werke*, Nationalausgabe (NA), Bd. 20, S. 70. Bekannter als diese Stelle ist Schillers ‚Grabschrift eines gewissen – Physiognomen', NA I, S. 87.

und dessen Ausdruck ist Folge seiner Anlagen wie seiner Leidensgeschichte. Der Physiognomik der festen Formen setzt Lichtenberg daher die flüchtigen und bleibenden Zeichen einer Pathognomik als einer „Semiotik der Affekten oder [...] Kenntnis der natürlichen Zeichen der Gemütsbewegungen"[43] entgegen. Er bestreitet die Annahme einer unwillkürlichen Gebärdensprache nicht, doch sieht er sie, im Unterschied zu Lavater, als eine natürliche Sprache der Leidenschaften, deren Bedeutung aus ihrem Gebrauch hervorgehe. Unter Vorbehalt läßt Lichtenberg, wie Schiller und letztlich auch Lavater[44], gelten, daß von „pathognomischen Zeichen, oft wiederholt [...] physiognomische Eindrücke zurück"[45] bleiben, versteht diese aber, wie Schiller[46], als Niederschlag von Leidenschaften. Während Lavater die Physiognomik als Wissenschaft bezeichnet, die den „stehenden Charakter"[47] zeige, so geht es Lichtenberg um die Zeichen *vorübergehender Handlung*.[48]

Der Antrieb beider kommt aus gleicher Wurzel. Je bedeutender Innerlichkeit im Verkehr der Menschen wird, desto wichtiger werden ihre äußeren Zeichen, damit die Seelenverwandten sich finden können.[49] Lavaters Annahme einer leib-seelischen Ganzheit verortet das Individuum in einem göttlichen Plan; der Charakter verhält sich unmittelbar zu Gott. Ihn zu erkennen bedeutet, den göttlichen Funken in ihm zu erkennen. Für Lichtenberg läßt sich der Charakter nur aus seinen Handlungen erkennen: „Halte den für weise, der weise handelt, und den für rechtschaffen, der Rechtschaffenheit übt, und laß dich nicht durch Unregelmäßigkeiten an der Oberfläche beirren, die in einen Plan gehört, den du nicht übersiehst"[50]. Die Veränderungen der beweglichen Teile sind umso aussagekräftiger, „je näher sie wirklichen Handlungen liegen"[51]; in dieser Hinsicht sind gar Äußerlichkeiten der Kleidung als „Spuren ehemaliger Handlungen"[52] aussagekräftiger als physiognomischer und pathognomischer Ausdruck.

---

[43] Lichtenberg, ‚Über Physiognomik', in: *Werke*, a.a.O., S. 372.

[44] In dem, was Lichtenberg (*Werke*, a.a.O., S. 392) als Gellertsche Physiognomik bezeichnet, vgl. *Physiognomische Fragmente*, a.a.O., S. 58 [=Bd. I, 9].

[45] Lichtenberg, ‚Über Physiognomik', in: *Werke*, a.a.O., S. 391.

[46] Vgl. Schiller, ‚Versuch über den Zusammenhang', NA 20, S. 69f.

[47] Lavater, *Physiognomische Fragmente*, a.a.O., Bd. IV, 1.

[48] Lichtenberg, ‚Über Physiognomik', in: *Werke*, a.a.O., S. 389; vgl. auch Lavater, a.a.O., Bd. IV, 1.

[49] Wie Lavaters *Physiognomische Fragmente* führt auch Lichtenbergs Streitschrift im Titel die Präzisierung *Zur Beförderung der Menschenliebe und Menschenkenntnis.*

[50] Lichtenberg, ‚Über Physiognomik', in: *Werke*, a.a.O., S. 385.

[51] Lichtenberg, ‚Über Physiognomik', in: *Werke*, a.a.O., S. 399.

[52] Lichtenberg, ‚Über Physiognomik', in: *Werke*, a.a.O., S. 400.

Im Unterschied zu Lavaters gottgeschaffenem Charakter ist Lichtenbergs Individuum ein Selbstdarsteller. Doch tut sich Lichtenberg schwer mit der Bestimmung, was dessen Selbst sei. Lavaters Einwand, daß Pathognomik mit der Verstellungskunst zu kämpfen habe, weil sie nur zeige, was der Mensch im Moment sei und was er wolle und nicht wolle[53], kontert Lichtenberg damit, daß Verstellung gerade der Natur der Leidenschaften entgegenstehe.[54] Doch letztlich läßt sich auch pathognomisch kein sicheres Merkmal der Unterscheidung von Wahrheit und Verstellung angeben. Selbst der Versuch, aus den moralisch bekannten Handlungen die unbekannten zu induzieren, kann noch zum Anlaß möglicher Verstellung werden, wie Lichtenberg schon vor Erscheinen von Choderlos de Laclos' *Liaisons dangereuses* wußte.

So wie Lavater aus den festen Teilen der Physiognomie ein Charakteruniversum, so versucht Lichtenberg aus Handlungsreihen wahre Charaktere und moralische Verhaltensweisen zu destillieren. Was Lavater daher der physiognomische Bildersaal, das ist Lichtenberg das pathognomische Theater. Bei Lesage und Shakespeare vor allem sieht letzterer jenen Reichtum pathognomischer Beobachtungen[55], welche die Aufmerksamkeit für das Wesentliche der Selbst- und Menschenbeobachtung schärfen. Die Schauspielkunst wird zum Mittel, einem Publikum diesen Reichtum zu zeigen. Auch auf dem Theater ist die Geste das natürliche Zeichen der Leidenschaft eines Charakters[56]; es ist, wenn es natürlich ist, Handlung als Wirkung von Ursachen, die sehr tief liegen.[57]

---

[53] Lavater, *Physiognomischen Fragmente*, a.a.O., S. 275 [=Bd. IV, 1, 2].

[54] Von der unwillkürlichen Gebärdensprache der Leidenschaften meint Lichtenberg, daß die Natur sie den Menschen lehre, „und zwar mit solchem Nachdruck, daß Fehler darin zu machen, zur Kunst ist erhoben worden." ‚Über Physiognomik', in: *Werke*, a.a.O., S. 388.

[55] Vgl. Lichtenberg, ‚Über Physiognomik', in: *Werke*, a.a.O., S. 390f., 405.

[56] Wie Diderot im ‚Brief über die Taubstummen' (in: *Ästhetische Schriften*, a.a.O., Bd. 1, S. 34) bewundert Lichtenberg die Fähigkeit des englischen Schauspielers Garrick, durch Mimik und Gestik Empfindungen so wahr darzustellen, daß die Zuschauer das Empfundene für wirklich anschauen. Er hebt vor allem Garricks Gabe hervor, „alles zu individualisieren" (‚Briefe aus England',in: *Werke*, a.a.O., S. 331), d.h. jeder Figur seine Individualität zu geben, und schreibt damit der Geste die Funktion zu, die ihr schon Lessing in der *Hamburgischen Dramaturgie* gegeben hat. Das Zeichen des individuellen Charakters aber sieht Lichtenberg eingelagert in Zeichen, die als Ausdruck der Leidenschaften des Gattungswesens dienen, und in Zeichen, die auf den gesellschaftlichen Stand der Personen hinweisen. (‚Vorschlag zu einem Orbis pictus für deutsche dramatische Schriftsteller, Romandichter und Schauspieler, nebst einigen Beiträgen dazu', in: *Werke*, a.a.O., S. 426 und 436.)

[57] Lichtenberg, ‚Briefe aus England', in: *Werke*, a.a.O., S. 323.

So wäre das Problem der Verstellung gelöst durch die Kunst. Der Künstler als der tiefere Beobachter der Seelenzeichen hebt in seiner Darstellung diese Zeichen hervor, nicht wie sie sich einzeln in der Wirklichkeit zeigen, sondern wie sie auf die der Sache angemessenste, richtigste und bedeutendste Art ausgedrückt werden können.[58] Indem sie bewußt und systematisch verstellt, drückt die Kunst die höhere Wahrheit der Natur aus, lehrt sie hinter den Verstellungen der Wirklichkeit die Wahrheit der Seele erkennen. Das hat wohl schon Lessing in seiner Kritik von Rémond de Sainte Albines Schauspielkunst gemeint, wenn er sagt:

> „Allein auf dem Theater will man Gesinnungen und Leidenschaften nicht bloß einigermaßen ausgedruckt sehen; nicht nur auf die unvollkommene Weise, wie sie ein einzelner Mensch, wenn er sich wirklich in eben denselben Umständen befände, vor sich ausdrucken würde; sondern man will sie auf die allervollkommenste Art ausgedruckt sehen; so wie sie nicht besser und nicht vollständiger ausgedruckt werden können. Dazu aber ist kein ander Mittel, als die besondern Arten, wie sie sich bei dem und jenem ausdrucken, kennen zu lernen, und eine allgemeine Art daraus zusammenzusetzen, die um so viel wahrer scheinen muß, da ein jeder etwas von der seinigen darin entdeckt."[59]

Gleiches denkt Johann Jakob Engel, der diese Stelle zitiert, wenn er sagt, daß die Werke der Kunst „als die vollkommensten Produkte der Natur erscheinen" müssen, „die unter Millionen möglicher Würfe in der Tat einmal fallen könnten"[60]. Die Wahrheit über die Seele, die in der Wirklichkeit nicht mehr zu erkennen ist, soll die Kunst, vor allem das Schauspiel liefern. Schauspielkunst wird, so verstanden, zur Charakterkunde, und eine Theorie der Schauspielkunst zu einer Semiotik des Charakters.[61]

Eine solche „Schauspielkunst", die Lessing oft versprochen[62], nie ausgeführt hat, findet sich in Johann Jakob Engels *Ideen zu einer Mimik*. Mit diesem Buch, das er als endlich eingelöstes Versprechen einer Theorie der Schauspielkunst versteht, macht er sich ganz bewußt zum Testamentsvollstrecker Lessings.

Engel faßt, wie Lavater oder Lichtenberg, Mimik und Gestik als äußere Zeichen unsichtbarer innerer Zustände. Aufgabe der Schauspielkunst ist es, da man die Seele nur an ihren Wirkungen erkennen kann,

---

58 Vgl. dazu etwa Johann Jakob Engel, *Ideen zu einer Mimik*, Berlin 1785/86, Bd. 1, S. 17.

59 Lessing, ‚Auszug aus dem Schauspieler', In: *Theatralische Bibliothek*, 1. Stück, hier zitiert nach Engel, *Mimik*, a.a.O., Bd. 1, S. 8f.

60 Engel, *Mimik*, a.a.O., Bd. 1, S. 19.

61 Vgl. dazu Engel, *Mimik*, a.a.O., Bd. 1, S. 23f.

62 Vgl. etwa im obenerwähnten ‚Auszug' oder in der *Hamburgischen Dramaturgie*, 101.-104. Stück.

diese Zeichen zu präzisieren.[63] Angenommen, es bestehe eine solche Beziehung zwischen Innerem und Äußerem, so hängt die Möglichkeit einer Theorie der Schauspielkunst von zwei Voraussetzungen ab: erstens davon, daß sich aus den äußerlichen Zeichen die inneren Seelenzustände erschließen lassen, und zweitens davon, daß die so erkannten Zustände reduziert werden können auf reine Empfindungen, aus denen sich die unendliche Vielfalt zusammengesetzter Empfindungen herleiten lassen.

Die erste Voraussetzung stellt Engel wieder vor das Problem der Verstellung. Er löst es dadurch, daß er annimmt, das Unwillkürlichste sei am wenigsten der Verstellung unterworfen. Das Unwillkürlichste erkennt man, indem man die Körperbewegungen im Zustand der relativen Ruhe beobachtet. Der Mensch ist ein Laokoon, an dem jedes Glied, jeder Muskel spricht.[64] Noch im Ruhezustand bewirkt die Seele eine Anspannung der Muskeln, da sonst der Körper in sich zusammenstürzen würde. Daher werden nun gerade die Zeichen des Körpers in der Zeit der relativen Ruhe der Seelentätigkeit besonders aussagekräftig für den individuellen Charakter. „Auf der ruhigen Fläche des Gesichts“ und „in der ruhigen Stellung und Lage des Körpers“ erkennt man am besten die „Spuren des individuellen Charakters“[65]; „die gewöhnliche Stellung wird die gewöhnliche Fassung verraten.“[66] Dies festzustellen ist die Aufgabe der Physiognomik, die Engel als die Kunst bezeichnet, welche „die festen bleibenden Züge, woraus sich das Allgemeine eines Charakters abnehmen läßt“, untersucht, während die mit ihr verwandte Mimik „die vorübergehenden körperlichen Bewegungen untersucht, die einen solchen und solchen einzelnen Zustand der Seele ankündigen.“[67]

Zu ihrer Beschreibung müssen zweitens diese Zustände, die in der Wirklichkeit von vielen Faktoren wie Situation, Leidenschaft und Charakter abhängen und entsprechend in unterschiedlichen Mischungsverhältnissen und Modifikationen vorkommen, auf reine Empfindungen reduziert werden können. Auf dieser Basis entwickelt Engel eine Systematik der Affekte, klassifiziert die Zeichentypen, wobei er grundsätzlich zwischen malenden und ausdrückenden Zeichen unter-

---

[63] Vgl. Engel, *Mimik*, a.a.O., Bd. 1, S. 19.

[64] Vgl. Engel, *Mimik*, a.a.O., Bd. 1, S. 61.

[65] Engel, *Mimik*, a.a.O., Bd. 1, S. 110

[66] Engel, *Mimik*, a.a.O., Bd. 1, S. 111.

[67] Engel, *Mimik*, a.a.O., Bd. 1, S. 7. Engel scheint seine Deutung der Physiognomik, die sich durch ein ganz anderes Verständnis der Seelentätigkeit auszeichnet, als diejenige Lavaters zu verstehen. So meint er denn auch in Lavaters Werk, das ihm offenbar nur vom Hörensagen bekannt war, Hinweise auf Stellungen und Gang zu finden. (*Mimik*, a.a.O., Bd. 1, S. 115).

scheidet, die ersteren nach Figuren ordnet, die letzteren unterteilt in physiologische, analoge und absichtliche. Den malenden Gesten kommt dabei nur eine Randstellung zu, denn ihr Gegenstandsbereich beschränkt sich auf sichtbare Dinge. Aber auch die ausdrückenden Gesten, denen Engel sein Hauptaugenmerk widmet, sind in ihrer Aussagekraft durchaus beschränkt.

Denn der Unterschied zu Lavater besteht nicht nur in der unterschiedlichen Auffassung von der Seele und der Formen ihres Ausdrucks, auch Lavaters Utopie einer wortlosen Kommunikation durch Mimik und Gestik, zu deren Einübung die Physiognomik dienen sollte, teilt Engel nicht. Das wird schon deutlich in seiner Zurückweisung der Sprachtheorien, die die Gebärdensprache als eine Ursprache oder als eine mögliche zukünftige Sprache auffassen.[68] Seine Widerlegung einer Überlegenheit der Gebärdensprache über die Wortsprache ist ebenso einfach wie überzeugend: Wortsprache erweist sich der Gebärdensprache als überlegen, insofern sie das, was in der Seele vereint ist, nämlich „die Vorstellung des Objects und die der Rührung, welche das Object hervorbringt“[69] auch als Einheit erzeugen kann, während die Gebärdensprache dafür unterschiedliche Zeichen braucht und damit den Zusammenhang zerreißt. Die Gebärden drücken zwar die ununterbrochene Tätigkeit der Seele aus, d.h. sie sprechen auch dann, wenn der Mund schweigt, aber als Zeichen des Seelenausdrucks fehlt ihnen die Bezeichnungsfunktion, und als bezeichnende malende Zeichen fehlt ihnen jeder Ausdruck.

Engel interessiert sich für die Körpersprache als durchgängigen, psychologisch expressiven Kommentar; aber damit die Gebärden handlungskonstitutiv werden, müssen sie auch zu Worte kommen. Diese gegenseitige Abhängigkeit von Sprache und Gebärden liegt im besonderen Handlungsbegriff beschlossen, der nicht nur den Erfolg einer Handlung, sondern den Zustand einer Person plus ihre Handlung, also Inneres und Äußeres umfaßt.

So ist die Mimik zwar ein grundlegender Bestandteil des Seelenausdruckes, sie bleibt aber letztlich immer auf die Rede angewiesen. Das Verhältnis der beiden läßt sich gut beschreiben an einer Szene aus Lessings *Nathan*, die Szene der ersten Begegnung Nathans mit dem Tempelherrn: Zu Beginn des Auftritts tritt Nathan als sei's lavaterischer, sei's engelscher Physiognomist auf und erkennt die innern Qualitäten des Tempelherrn auf einen Blick:

---

[68] Vgl. Engel, *Mimik*, a.a.O., Bd. 2, S. 53.

[69] Engel, *Mimik*, a.a.O., Bd. 2, S. 59.

> „Bei Gott!
> Ein Jüngling wie ein Mann. Ich mag ihn wohl
> Den guten, trotzgen Blick! den prallen Gang!
> Die Schale kann nur bitter sein: der Kern
> Ists sicher nicht." (II,5, V. 407ff.)

Damit es nun aber Herzen zu Herzen reißt, braucht es den vernünftigen Dialog, der die Seelenverwandtschaft feststellt.[70]

Engels Bemerkung über die Darstellung der Seele in seiner *Poetik* liest sich wie ein Kommentar zu dieser Szene:

> „Da sie [die Dichtkunst, RG] kein anderes Medium hat als die Sprache; so kann sie eigentlich auch nur das darstellen, was in der Wirklichkeit selbst seine Verändrungen durch Sprache entwickelt: und dies thut allein die Seele im Zustand ihrer klaren Vorstellungen, ihres Bewußtseyns. Sie faßt ihre Gedanken durch Worte, wird sich der Reihe ihrer Empfindungen, wird sich ihrer Neigungen, Wünsche, Absichten bewußt, indem sie sie, laut oder heimlich, in Worte kleidet. Und durch eben dieses Mittel wird sie sich auch der Empfindungen, Absichten, Operationen fremder Seelen bewußt."[71]

Die Mimik bleibt zwar ein wichtiger Bestandteil der Handlung, kann aber nur ein Teilstück einer umfassenderen Handlungskonzeption verkörpern, während der Dialog vollständig ausgeführte Handlungsvorgänge erfaßt:

> „der Dialogist liefert uns die ganze *Handlung selbst*, oder doch wenigstens so viel davon, als durch den Ausdruck der Ideen und Empfindungen vermittelst der Rede *wird*, oder als werdend von uns erkannt wird."[72]

Dennoch bleibt die Mimik im Drama für Engel wichtig, da das Drama als eine Darstellung im Handeln auf die Mimik als Seelenausdruck angewiesen ist, da sie sowohl die Wirkungen der Handlungen wie die Fassung der Seele, die der Handlung zugrunde liegt, anzeigt. Körperausdruck und Dialog sind daher in der dramatischen Dichtkunst untrennbar miteinander verbunden, ja der Dialog im Drama nähert sich als Ausdruck von Seelenveränderung, als individualisierendes Mittel, als eine „Mimik für das Ohr"[73] der Mimik an, weil ihr gemeinsamer Schauplatz „die denkende und empfindende Seele"[74] ist.

---

70 Vgl. dazu die Verse 500-528 im gleichen Auftritt.

71 Engel, *Poetik*, Schriften, Bd. 11, Berlin 1806, 542f.

72 Engel, *Über Handlung, Gespräch und Erzählung*, Faksimiledruck der ersten Fassung von 1774 aus der *Neuen Bibliothek der Schönen Wissenschaften und Freyen Künste*, hrsg. und mit einem Nachwort versehen von Ernst Theodor Voss, Stuttgart 1964, S. 30.

73 F.H. v. Einsiedel, *Grundlinien zu einer Theorie der Schauspielkunst. Nebst einer Analyse einer komischen und tragischen Rolle Falstaf und Hamlet von Shakespeare.* Leipzig 1797, S. 26.

74 Engel, *Über Handlung, Gespräch und Erzählung*, a.a.O., S. 62

Der Seele als dem „eigentlichen Schauplatz aller Handlungen" gilt das Interesse im neuen bürgerlichen Drama, und für diesen Seelenschauplatz wird auch das neue Theater gebaut. So konzipierte Schinkel, der Erbauer des Berliner Theaters, das 1821 mit einem Prolog Goethes eröffnet wird, dessen Bühne, im Gegensatz zur Oper, „nur in einer mäßigen Größe [...], um die Vortheile zu haben, die Stimme des Schauspielers überall gut zu verstehen, und von seiner Mimik nichts zu verlieren."[75] Auf diesem Theater ist der Voyeurismus der Physiognomisten, den Goethe an Lavater als so beängstigend empfunden hat, als *Beobachtung des moralischen Menschen*[76] geduldet. Für einen kurzen Moment erscheint Lavaters Utopie einer wortlosen Kommunikation auf die Idee eines in Wort und Gestik übereinstimmenden menschlichen Umgangs herabgestimmt, bis auch diese Idee hinter dem ausgelassenen Spektakel neuer Sensationen verschwindet.

---

[75] Karl Friedrich Schinkel, *Berlin. Bauten und Entwürfe*, hrsg. von Klaus J. Lemmer, Berlin 1973, S. 44.

[76] Engel, *Mimik*, a.a.O., Bd. 1, S. 23.

Wolfgang Wittkowski, State University of New York/Albany

„Beim Mahomet, wo habe ich meine Augen gehabt!"

Zur Charaktergestaltung in Lessings *Miß Sara Sampson*

1.

Mit dem zitierten Ausruf müßte sich laut Lessing (*Hamburgische Dramaturgie*, 34. Stück) jener Sultan die Augen reiben, der beim Erwachen nach der Hochzeitsnacht „in seiner verehelichten Sultane weiter nichts sieht, als ihre zuversichtliche Frechheit und ihre aufgestülpte Nase." Physiognomik? An der Dame oder diesem „Ding" mit „viel Physiognomie" (33. Stück) übt Lessing 1767 scherzhaft-witzig die populäre Vermengung unveränderlicher körperlicher Merkmale mit dem verfestigten Gesichtsausdruck habituell gewordener Eigenschaften.

Zehn Jahre später vermengen Lavaters *Physiognomische Fragmente* munter weiter. Lessing, Lichtenberg, Goethe und andere Aufklärer kooperieren zunächst bei diesem Unternehmen *Zur Beförderung der Menschenkenntniß und Menschenliebe*. Lichtenbergs Gegenschrift *Über Physiognomik. Wider die Physiognomen. Zu Beförderung der Menschenliebe und Menschenkenntnis* (1778) kehrt dann die Begriffe im Untertitel um, wohl um den Menschen zu verteidigen gegen die Tendenz, die Lavater ausdrückte mit seinem Motto *Gott schuf den Menschen sich zum Bilde!*[1] J.G. Zimmermanns Versicherung, Lavater sei der „Schöpfer einer Wissenschaft", die *„den Schlüssel zu allen Tiefen der menschlichen Natur giebt,"*[2] provozierte als theologische Generalvereinnahmung, womöglich als typisch bürgerliche Verdammung des Fleisches (Richard T. Gray[3]). Goethe drehte gleichfalls den Spieß

---

1 Lichtenberg möchte, daß man wirklich „zur Beförderung von Menschenliebe physiognomisierte," und nicht so oberflächlich, unduldsam rechthaberisch und grausam, wie der „Aberglaube" „ehmals zur Beförderung der Liebe Gottes sengte und brennte." *Schriften und Briefe*, 3. Bd. München 1972, S. 256f.

2 Fußnote zu Lavaters Abhandlung ‚Von der Physiognomik', in: *Hannoverisches Magazin 1772*, 10. Stück, 3. Febr.

3 Richard T. Gray, ‚Lavater's Physiognomical „Surface Hermeneutics" and the Ideological (Con-)Text of Bourgeois Modernism', in *Lessing Yearbook* 23 (1991), pp. 127-148, hier 139.

um (vgl. *Das Göttliche* und *Iphigenie*[4]); und Foucault bezeichnet auch diesen Trend als bürgerlich.[5]

Unbarmherzig begannen die „Autoritäten in physiognomicis“ fortan Lavater als Dilettanten bloßzustellen, nachdem Lessing ihn schon 1775 als „enthusiastische[n] Narren,“ als schwärmerischen Mystifikanten abgetan hatte.[6] Bibliothekar und Übersetzer, wissenschaftlich mit der beste Kenner der Diskussion, praktizierte der Dramatiker und Kritiker damals schon über 20 Jahre Physiognomik,[7] und zwar nahezu durchweg als „Pathognomik“; so taufte im Gegensatz zur mit Vorbehalten allgemein vorausgesetzten Physiognomik der festen und festgewordenen Körpermerkmale Lichtenberg 1778 die traditionsreiche „ganze Semiotik der Affekten oder die Kenntnis der natürlichen Zeichen der [vorübergehenden] Gemütsbewegungen nach allen ihren Gradationen und Mischungen“ (264).

Schon während der Arbeit an *Miß Sara Sampson* – dem ersten Drama, dessen Dialoge die „pathognomisch“-gestischen Informationen der späteren Bühnenanweisungen enthalten[8] –, also schon 1754/55 plante Lessing im Anschluß an die Rhetorik-Tradition *Ein Werk, worinne die Grundsätze der ganzen körperlichen Beredsamkeit entwickelt werden*, Titel: *Der Schauspieler*.[9] Zielte Lichtenbergs Semiotik der Affekte anthropologisch auf den Ausdruck augenblicklicher Befindlichkeiten der Person, so ging es der *ars characteristica combinatoria*[10] des Theatermannes zugleich auch um den „Eindruck“, den das Publikum von den individuellen Charakteren und diese voneinander haben sollten

---

4 Wittkowski, ‚„Bei Ehren bleiben die Orakel und gerettet sind die Götter“? Goethes *Iphigenie*: Autonome Humanität und Autorität der Religion im aufgeklärten Absolutismus‘, in: *Goethe-Jb.* 101 (1984), S. 250-268. Etwas anders Karl Pestalozzi, ‚Goethes *Iphigenie*, als Antwort an Lavater betrachtet‘, in: *Goethe-Jb.* 98 (1981), S. 113-130.

5 Michel Foucault, *Sexualität und Wahrheit. 1. Der Wille zum Wissen*, 1976; Frankfurt a.M. 1977.

6 Richard Daunicht, *Lessing im Gespräch*. München 1971, S. 342. Herder schrieb 1766: „‚Der Schluß aus dem Gesicht auf das Herz‘ ist immer trüglich, und sollte nie gehöret werden.“ (‚Ist die Schönheit des Körpers ein Bote von der Schönheit der Seele?‘), in: *Herders Sämmtliche Werke*, hrsg. v. B. Suphan, 1. Bd., Berlin 1877, S. 55.

7 August Ohage, ‚Von Lessings „Wust“ zu einer Wissenschaftsgeschichte der Physiognomik im 18. Jahrhundert‘, in: *Lessing Yearbook* 21 (1989), S. 55-87, bes. 65. Wolfgang F. Bender, ‚„Eloquentia corporis“: Rhetorische Tradition und Aufklärung bei Lessing‘, ebda., S. 45-53, bes. 48f.

8 Theodore Ziolkowski, ‚Language and Mimesis. Mimetic Action in Lessing's *Miß Sara Sampson*‘, in: *Germanic Review* 40 (1965), S. 261-276.

9 *Lessings Werke*, hrsg. von J. Petersen u.a., Berlin u.a. [1925], Bd. 12, 474-483.

10 Christian Wolff, *Psychologica Empirica* 1732 (Neudruck Hildesheim-New York 1962ff.), S. 312.

und wie die Schauspieler dabei zweierlei darstellten: erstens den wahren Charakter der Figuren durch Nachahmung unwillkürlicher „natürlicher Zeichen"; zweitens durch Nachahmung „willkürlicher" Zeichen hingegen den Charakter, den sie wahrhaft haben und sich aneignen oder aber in Verstellung vorspiegeln.

Letzten Endes wählt und schafft der Charakter also sich selbst. Zwar traute das 18. Jahrhundert den Trieben mehr Einfluß auf das Bewußtsein zu als wir; gleichwohl hielt man ‚idealistisch' daran fest, letzten Endes sei in des Menschen freie Wahl, autonomvernünftige Mündigkeit, Zurechnung, Verantwortung gestellt, wie weit er sich von ihnen determinieren lasse oder stattdessen von den Normen des Moralsystems und von dessen Repräsentanten. Dieser nacheifernde Wille zur anschauend erkannten Tugend[11] befremdet heute. Damals indessen empfand man, er oder sein Fehlen, also das Verhältnis zum Moralsystem, machten den Kern des Charakters aus.

2.

Der Charakter bekundet sich in den ausgesprochenen moralischen An- und Absichten, Motiven, Normen. Die körperlich-gestischen Zeichen, seien sie natürlich-unwillkürlich oder kontrolliert-willkürlich, „vermehren" dabei lediglich den „Nachdruck" der „verabredeten Zeichen der Stimme" und „Sprache" (4. Stück). Sie präzisieren, wie intensiv oder halbherzig oder gar verstellt gesprochen wird; sie signalisieren die Grade und Mischungen, wie Wahr und Unwahr, Gut und Böse sich abschatten. Denn im Drama – und die Konklusion des ersten, weitgehend physiognomisch-mimetischen Teils der *Dramaturgie* im 34. Stück nennt endlich auch den metaphysischen Rahmen dieser Welt: die Theodizee –

> „in einer Welt, in welcher Ursachen und Wirkungen zwar in einer andern Reihe folgen, aber doch zu eben der allgemeinen Wirkung des Guten abzwecken, [ist] die Absicht, uns mit den eigentlichen Merkmalen des Guten und Bösen, des Anständigen und Lächerlichen bekannt zu machen; die Absicht, uns jenes in allen seinen Verbindungen und Folgen als schön und als glücklich selbst im Unglücke, dieses hingegen als häßlich und unglücklich, selbst im Glücke, zu zeigen; [...] und diese Gegenstände jederzeit in ihr wahres Licht zu stellen, damit uns kein falscher Tag verführt, was wir begehren sollten zu verabscheuen, und was wir verabscheuen sollten zu begehren."

Gelang Lessing diese Absicht in *Miß Sara Sampson*? Beim größten Teil der neueren Forschung gewiß nicht. Mit freudisch fundierter Ideologiekritik entlarvt Gray Lavater bzw. dessen Gegenpol Freud selbst

---

[11] *Lessings Briefwechsel mit Mendelssohn und Nicolai über das Trauerspiel*, hrsg. von R. Petsch, 1910, Darmstadt 1967, S. 65.

als unabsichtliche Befestiger der ideologischen Selbsttäuschung des Bürgertums über die Kluft zwischen Körper, Geist und Sinnen und damit als Befestiger dieser unterdrückerischen Kluft (143ff). Gleiches behauptet die Forschung seit Jahren von Lessings Dramen, wobei sie weiter keine Schwierigkeit in der Annahme erblickt, der Dichter habe – unbewußt oder sogar bewußt – zugleich das Gegenteil beabsichtigt.

Jedenfalls stelle es eine historistische Verkürzung dar, sich an „die vom Autor zweifellos beabsichtigte Tugendprogrammatik" zu halten und an seine „theoretische Äußerungen in wirkungsästhetischer Absicht" samt der damals üblichen Redeweise. Stattdessen betrachtet man die Figuren wie wirkliche Menschen. In der Perspektive von Freud, Max Weber, Horkheimer, Adorno usw. bewährt Lessings Aufklärung dann „Humanität gerade in der Überwindung der empfindsamen Tugendlehre" (Rolf-Peter Janz[12]). Dem Dichter „unbewußt"[13], „verführt" dessen bewußte Perspektive uns demnach dazu, gerade das, „was wir begehren sollten, zu verabscheuen, und was wir verabscheuen sollten zu begehren."

In „wahres Licht" gerückt, entpuppt sich die Moral der „guten" Sampsons nämlich als Egoismus sowie als sicheres Rezept pragmatischer Erfolglosigkeit[14], die Unmoral Mellefonts und der Marwood gar als legitime Rebellion gegen das Frauenopfer sexueller Sinnenlust und Selbstverwirklichung im Patriarchat. Offenkundig bedienen sich hier Problembedürfnisse unserer Zeit. Ist Lessing wirklich ihr Komplize?

3.

In einer Welt, in der einerseits nichts ohne zureichenden Grund, andererseits aber auch klar ist, was man verabscheuen und begehren soll, können Mellefonts Elternlosigkeit und die Begehrlichkeit der Männer seine und der Marwood Amoral zwar erklären, aber nicht entschuldigen. Die wenigen Wahrheiten, die sie auszusprechen wissen, reichen nicht aus, um ihren schwachen oder bösen Grundsätzen und Handlungen zu steuern. Keineswegs wären sie schon „darum moralisch, weil sie nicht ganz unmoralisch" sind, schreibt Lessing in anderem Zusammenhang (33. Stück). Und umgekehrt sind die Sampsons nicht, wie man möchte, schon darum unmoralisch, weil sie moralisch nicht voll-

---

12 Rolf-Peter Janz, ‚„Sie ist die Schande ihres Geschlechts". Die femme fatale bei Lessing', in *JDSG* 23 (1979), S. 207-221, hier 210.

13 Im Anschluß an Janz z.B. Karin A. Wurst, *Familiale Liebe ist die „wahre Gewalt". Die Repräsentation der Familie in G. E. Lessings dramatischem Werk*, Amsterdam 1988, S. 113f.

14 Wolfgang Kuttenkeuler, ‚*Miß Sara Sampson.* „... nichts als Fermenta cognitionis"', in: *Interpretationen. Lessings Dramen*, Stuttgart 1987, S. 7-44.

kommen sind. Christlicher Tradition gemäß kann niemand vollkommen sein, hat man nur einzelne „Vollkommenheiten“ und ist höchstens auf dem Wege zu größerer Vollkommenheit. Dramaturgisch ist jeder Mensch ein „Mittelcharakter“ (18. Dez. 1756 an Mendelssohn): weder vollkommen gut noch völlig oder grundlos böse.

Gemäß dem mechanistischen Denken der Epoche ordnen die Charaktere sich nach ihren Mischungsverhältnissen des Guten und Bösen. Lessing rückt sie „jederzeit in ihr wahres Licht“. Ja, er läßt sie das selber tun; sie beziehen selbst ihr Empfinden, Tun und Reden auf allgemein geltende Werte und Unwerte. Peter Pütz geht darauf ausführlich ein, schließt sich indes der Annahme an, Lessing wende sich gegen eine solche „Reglementierung der Affekte“.[15] Doch zu Unrecht beruft er sich dazu auf die Zurechtweisungen der Hauptfiguren durch die Diener. Waitwell verbreitet sich gleichfalls über seine Empfindungen und Normvorstellungen. Mit seinen Einwänden und Gegenvorschlägen sucht er das Sprechen und Empfinden, d.h. hier das Handeln der Sampsons nur völlig auf den rechten Weg zu bringen. Und nichts anderes will, wenngleich fast ohne Hoffnung, Norton bei seinem Herrn, wenn er die Falschheit seiner Reden und die Verwerflichkeit seines Tuns entlarvt.

Die Sprache der Tugend und der Liebe und des Hasses, der Verstellung und der Wahrheit, des Vorwurfs, des Leidens, der Verzweiflung, des zärtlichen Vaters und der rechten Tochter: sie fällt den Figuren jeweils ganz natürlich zu, oder sie handhaben sie mit erheblichem Aufwand an Kunst und Willen. II,6 fragt die Marwood: „Was ist das wieder für eine Sprache?“ „Die Sprache der Wahrheit und des Unwillens“, antwortet Mellefont, der diese Sprache der Tugend freilich entweder übertreibt oder nur dürftig handhabt: pathognomisches Indiz seiner Unsicherheit aus schlechtem Gewissen. Er kann mit sich selbst nicht eins werden, keine moralische Verbindlichkeit eingehen, wie er doch soll und einerseits auch will. VI,2 gesteht er sich das offen ein. Und noch IV,3 redet er so, daß Norton ihn durchschaut: „Sie sprechen sehr ernsthaft und rührend. Aber drückt sich die Freude nicht etwas anders aus?“ „Wahres Licht“ fällt auf die Verstellungskunst der Marwood und Mellefonts Schwäche, wenn letzterer II,3 einmal ausruft: „Welcher Geist, der mein Verderben geschworen hat, redet itzt aus Ihnen! Eine wollüstige Marwood denkt so edel nicht“, und:

---

[15] Peter Pütz, *Die Leistung der Form. Lessings Dramen*, Frankfurt a.M. 1986, S. 133. Von anderem Blickwinkel her ähnlich Peter Mickelsen, *Der unruhige Bürger. Studien zu Lessing und zur Literatur des 18. Jahrhunderts*, Würzburg 1990. Vgl. dagegen Jürgen Schröder, *Gotthold Ephraim Lessing. Sprache und Drama*, München 1972.

„Marwood, Sie reden vollkommen Ihrem Charakter gemäß, dessen Häßlichkeit ich nie so gekannt habe, als seitdem ich in dem Umgange mit einer tugendhaften Freundin die Liebe von der Wollust unterscheiden gelernt.“

Nicht anders der Zuschauer und Leser. Dem „blendenden Roman“ ihrer Biographie (IV,8) kann er nicht jede Teilnahme versagen. Die beigefügte Mischung von „Wahrheit [über Mellefont], Verleumdung und Drohungen“ (IV,5) schenkt ihm jedoch „wahres Licht“; und vollends tut das die pathognomische Veränderung, welche Sara in den Gesichtszügen der Nebenbuhlerin erblickt: „Ich erschrecke, Lady [...]; Sie glühen; aus dem starren Auge schreckt Wut, und des Mundes knirschende Bewegung–“ (IV,8) – alles offenbart die rasende „neue Medea“ (II,7).

Lessing siedelt die Marwood zwischen den Bosheits- und Größe-Graden der Medea des Euripides und der Kleopatra Corneilles an. Kleopatras „unbändiger Trieb nach [...] Unabhängigkeit“, auch von der geltenden Moral, weckt „Bewunderung“. Und „alle die Grausamkeiten, welche Medea begeht, begeht sie aus Eifersucht. Einer zärtlichen, eifersüchtigen Frau will ich noch alles vergeben; sie ist das, *was sie sein soll* [Hervorhebung W.W.], nur zu heftig.“ Andererseits ist

„Eifersucht [...] eine Art von Neid; und Neid ist ein kleines kriechendes Laster, das keine andere Befriedigung kennet, als das gänzliche Verderben seines Gegenstandes. Sie tobet in einem Feuer fort; nichts kann sie versöhnen; da die Beleidigung, die sie erwecket hat, nie aufhöret, die nämliche Beleidigung zu sein, und immer wächst, je länger sie dauert: so kann auch ihr Durst nach Rache nie erlöschen“ (30/31. Stück).

Zwar ist die Marwood Mensch genug, um sich zu fragen, ob sie im süßen Rachetaumel bei „sich selbst“ sei – bezieht man das Wort (Ende IV) nicht bloß auf die kühle Klarheit ihres Bewußtseins, sondern auch auf ihre Person und „das, was sie sein soll“. Entscheidend aber ist, daß sie, anders immerhin als Mellefont, ihren eigenen Charakter nicht verabscheut und ihn im Gegenteil mit Leidenschaft ergreift.

4.

Andere pathognomische Erfahrungen als Sara mit der Marwood macht Waitwell mit seiner Miß. Sir Sampson lebt „wieder neu auf“ beim Bericht des pathognomischen Examens, dem der Diener Sara unterzog:

„Gib auf alle ihre Mienen acht, wenn sie meinen Brief lesen wird. In der kurzen Entfernung von der Tugend kann sie die Verstellung noch nicht gelernt haben, zu deren Larven nur das eingewurzelte Laster seine Zuflucht nimmt. Du wirst ihre ganze Seele in ihrem Gesichte lesen. Laß dir ja keinen Zug entgehen, der etwa eine Gleichgültigkeit gegen mich, eine Verschmähung ihres Vaters, anzeigen könnte.“ (III,1)

Sir Sampsons Semantik zielt auf Zeichen, die unwillkürlich und daher untrüglich sind – im Unterschied zur Rede. Deren Inhalte unterliegen weitgehend der Willkür der sprechenden Person, und das heißt: der Absicht, wie sie vor sich und/oder anderen erscheinen wollen. Daraus ergeben sich die Diskrepanzen zwischen Sein und Schein, die gerade bei den tugendhaften Figuren als unerschöpfliche sentenzenreiche Redseligkeit stören, als unnatürliches „Korsett argumentationslüsterner Bedenklichkeit“ (Pütz 132).

Doch nur bei der Marwood und häufig bei Mellefont handelt es sich da um „Fehlformen der Aufklärung“. Bei den Sampsons und bei Waitwell erfüllt sich darin gerade das „Ziel des aufgeklärten Menschen“, die Empfindungen „aus dem Zentrum seines Wollens und räsonierenden Sprechens zu steuern und somit niemals aus den Diensten von Vernünftigkeit und Tugend zu entlassen“ (Pütz 133). Die Sprache drückt nicht einfach aus, was die Person ist, sondern mißt sie an dem, „was sie sein soll“, was sie sein will und werden zu können hoffen darf oder auch, was sie zu ihrem Leidwesen ist oder werden zu müssen fürchtet.

Daher nichts natürlicher als das „Zerrissenwerden“ der Hauptfiguren. Sie sind tatsächlich alle unterwegs (deshalb in Wirtshäusern), ihr Dasein „aus den Fugen“ (Pütz 139). Indem sie mit dem Blick auf das Wertsystem sprechen, rücken sie selbst in dessen „wahres Licht“. Indem sie ihm und damit dem, was sie sein sollen, genügen oder gerade auch nicht genügen wollen, bestimmen sie sich, mit Schiller zu reden, idealistisch: sie sprechen oft gleichsam sich selbst voraus, im Modus eines Alsob, das sich eben durch das Aussprechen zunehmend mit Substanz erfüllen soll.

Schon um die rechten zwischenmenschlichen Bezüge herzustellen, muß die rechte Anrede benutzt werden. Mellefont soll „Vater“ sagen statt „Sir William“. Freilich klang es forciert und unglaubwürdig, als er hauptsächlich, um Sara zu beruhigen, den Brief des „zärtlichen Vaters“ „sogleich“ beantworten wollte,

> „und Sir William, hoffe ich, soll mit den Beteurungen meiner Reue, mit den Ausdrücken meines gerührten Herzens und mit den Angelobungen des zärtlichsten Gehorsams zufrieden sein.“ (IV,1)

Bestimmt würde er übertreiben. Sara tut das in ihrem Brief gleichfalls, hier aber legitimerweise. (Es handelt sich um das Muster für die „Verfertigung der Gedanken beim Reden“, die Kleist an seinem Prinzen gestaltet, als der um Tod und Leben schreibt.) Sara:

> „Ja, die Feder hab ich in der Hand. – Weiß ich aber auch schon, was ich schreiben soll? Was ich denke; was ich empfinde. – Und was denkt man denn, wenn sich in einem Augenblicke tausend Gedanken durchkreuzen? Und was empfindet man denn, wenn das Herz vor lauter Empfindungen in einer tiefen Betäubung liegt? [...] *(Sie denkt ein wenig nach und schreibt darauf einige Zeilen.)* Das

soll der Anfang sein? Ein sehr frostiger Anfang. Und werde ich denn bei seiner Liebe anfangen? Ich muß bei meinem Verbrechen anfangen. *(Sie streicht aus und schreibt anders.)* Daß ich mich ja nicht zu obenhin davon ausdrücke! – Das Schämen kann überall an seiner rechten Stelle sein, nur bei dem Bekenntnisse unserer Fehler nicht. Ich darf mich nicht fürchten, in Übertreibungen zu geraten, wenn ich auch schon die gräßlichsten Züge anwende."

Der guten Gesinnung ist eine übertriebene Ausdrucksweise zuweilen gerade angemessen, ebenso übrigens ein Fehlurteil in Sachen Fremd-Erkenntnis. Als Waitwell Zweifel äußert am Umfang der Bosheit Mellefonts, bescheinigt ihm sein Herr: „Der Zweifel, guter Waitwell, macht deiner Tugend Ehre" (III,1). Dann aber übt Sir Sampson sich selber und sein Reden ebenso wie Sara in solchem Zweifel, nämlich gegen besseres Wissen im Zweifel an Mellefonts Untugendhaftigkeit. Sie alle tun es mit Anstrengung und wachsender Souveränität, bedürfen dazu freilich auch der entsprechenden Redeweise der anderen.

„Mein guter Mellefont sagt seine Höflichkeiten manchmal mit einem ganz falschen Tone", klagt Sara und wiegt sich doch in der Überzeugung: „werde ich nicht das glücklichste Frauenzimmer mit meinem Mellefont werden?" (IV,8) – „Ändre deine Sprache," verlangt Sir Sampson, um seinen Gefühlen eine andere Richtung zu geben. Doch als der ehrliche Waitwell sich einer derartigen „Lüge" verweigert, fällt sein Herr fortan zurück in die Sprache „eines zärtlichen Vaters" (III,1). Diesen bezeugen ohnehin von Anfang an seine Tränenströme. Entsprechendes gilt von Saras vielen Tränen, in geringerem Grade von den spärlichen Tränen Mellefonts und gar nicht oder im umgekehrten Sinn von den Krokodilstränen der Marwood II,3.

5.

So einfach das scheint, es wimmelt von Verstehenshindernissen. Betrachten wir einige letzthin umstrittene Punkte, die Aufschluß geben über die Charaktere und den Sinn des Werkes. – Ist es wirklich lasterhafter Egoismus, wenn Sir Sampson der Tochter vergeben will nur unter der Bedingung, daß sie ihn liebt?[16] Erstens wirft der Alte sich eben dies am Ende selber vor. Insofern macht er den Wandel durch, den Pütz vermißt – genau wie seine Tochter, die von Waitwell lernt, die väterliche Vergebung anzunehmen. Ter-Nedden, der hier manche Schwierigkeiten hat, spricht indessen treffend von einer „Wechselseitigkeit der Selbstüberschreitung".[17] Dazu brauchen beide Zeit, einen großen Teil der Zeit des Dramas.

---

[16] So z.B. Wurst, a.a.O., S. 112-114.

[17] Gisbert Ter-Nedden, *Lessings Trauerspiele. Der Ursprung des modernen Dramas aus dem Geist der Kritik*, Stuttgart 1986, S. 87.

Zweitens bringen beide zum Gelingen die nötigen Voraussetzungen mit. Schon III,1 gibt Sir Sampson sich die Schuld an Saras Vergehen; er bereut, dem Paar nicht „gleich alles vergeben" zu haben, und bekennt seine kläglich-lächerliche Lage: „Ich muß sie selbst zurückholen und mich noch glücklich schätzen, wenn ich aus dem Verführer nur meinen Sohn machen kann" – über dessen moralische Zuverlässigkeit er im Grunde keine Illusionen hat. Ja, gleich anfangs löst sein liebevoller Kummer den obligatorischen Vaterzorn mit komisch-rührender Hast über mehrere Stationen auf in das komisch-paradoxe Bekenntnis, er – dieser „Bote des Höchsten" (V,9) – würde sogar der „lasterhaften Tochter" vergeben, wenn sie ihn nur liebe.

Drittens also kommt es überall hier zu Übertreibungen und Widersprüchen, die Sir Sampsons Herz und Vernunft in bestes Licht rücken. Denn was auch hätten er und die Tochter von einer Wiedervereinigung gegen deren Wunsch? Statt den „Zwang des Liebesgebots", wie ihm die vorwerfen, die ihn deshalb als lasterhaften Egoisten denunzieren,[18] übt er im Gegenteil gerade jenen „Gewaltverzicht, der den anderen freigibt" (Ter-Nedden 85).

6.

Aber, geht diese Liberalität nicht etwas weit in einer frommmoralischen Tragödie? Verführt die „Verfertigung der Gedanken beim Reden" I,1 den väterlichen Tugendhüter nicht zur Aufhebung der moralischen Ordnung? Saras Vergehen geht ihm als „Fehler eines zärtlichen Mädchens" über „erzwungene Tugenden"; und ihre „Flucht" nimmt er schon als „Reue", die Hauptvorbedingung für Vergebung. III,3 hören wir gar, daß er – wie im ‚Sturm und Drang' dann so viele Väter – in Umkehrung der Parabel vom verlorenen Sohn die Tochter für seine „übereilte Strenge" um Vergessen, d.h. um Vergebung bittet. Aber eben, ist er mit alledem ein würdiger „Bote des Höchsten"?

Rolf-Christian Zimmermann müßte das wohl bestreiten.[19] Zwar kritisiert er Durzaks moralistische „Strenge".[20] Doch ist er selbst nicht noch strenger und gleichfalls Opfer einer „Sichtbehinderung", nur keiner antireligiösen, wie er sie Durzak (m.E. zu Recht) vorwirft, sondern umgekehrt einer religiösen? Beider Interpretationen scheiden sich

---

[18] Wurst, a.a.O., S. 114.

[19] Rolf-Christian Zimmermann, ‚Über eine bildungsgeschichtlich bedingte Sichtbehinderung bei der Interpretation von Lessings *Miß Sara Sampson*', in: *Verlorene Klassik. Ein Symposium*, hrsg. von Wolfgang Wittkowski. Tübingen 1986, S. 255-280, hier 271-276.

[20] Manfred Durzak, *Zu Gotthold Ephraim Lessing. Poesie im bürgerlichen Zeitalter*, Stuttgart 1984, S. 44-68; erstmals *DVjs* 44 (1970).

nämlich an der alles entscheidenden Einsicht, zu welcher Ende IV Marwoods „Roman" die Heldin bringen soll. Sara erkennt, daß ihr „Vergehen sich im Grunde nicht von dem Marwoods unterscheidet", und gelangt damit laut Durzak zur christlich-mitmenschlichen (64,67) „Einsicht in ihre moralische Austauschbarkeit" mit jener ihr „ähnlichen Person"; laut Zimmermann dagegen gelangt sie zu der strengen christlich-moralischen Einsicht, daß alle Tugend „einer subjektiven Gesinnung am objektiven ‚Verbrechen' jeder wilden Ehe nichts gutzumachen imstande" sei.

> Genau „in dem Augenblick, wo Sara sich erneut einreden will, es handle sich bei ihrer Schuld nur um einen Irrtum, nicht um ein Verbrechen vor Gott und den Menschen", erkenne sie an der „‚mördrischen Retterin'" ihres Traums, daß „die Strafe des Himmels sie schon zu ereilen im Begriffe ist." „In den ‚Augen jenes Richters, der die geringsten Übertretungen seiner Ordnung zu strafen gedrohet hat' (so wörtlich in der 7. Szene des I. Akts), ist Sara keineswegs schon mit der väterlichen Nachsicht allein absolviert" (272, 275, 274).

Das ist sicher nicht falsch. Saras Perspektive, auf die sich Zimmermann beruft, setzt die Akzente m.E. aber weniger schroff. Gott und Vater erscheinen ihr weniger als zwei gegensätzlich operierende Instanzen, wobei der vergebende Vater den unerbittlich strafenden Gott tröstlich ergänzte. Vielmehr erscheint der Vater ihr durchgängig als „Bote des Himmels". Zuerst gewiß als der strenge Vertreter des von ihr zitierten Richtergottes. Dann aber als der gütig Verzeihende, wenn nämlich Waitwell ihr „die große, unüberschwengliche [unüberschwingbare] Seligkeit Gottes" vor Augen hält, „dessen ganze Erhaltungen der elenden Menschen ein immerwährendes Vergeben ist." Analog bereitet „das Vergeben" guten Menschen wie Waitwell und Sir Sampson „Vergnügen" (frohe Genugtuung); und „so etwas Sanftes, so etwas Beruhigendes, so etwas Himmlisches", wie Waitwell dabei empfindet, bemerkt Betty gleich danach an ihrer Herrin: „etwas Ruhiges, etwas Zufriedenes" (III,6).

Sara hat ihre Lektion gelernt, die fünfte Bitte des Vaterunsers, das „Kernstück der christlichen Verkündigung", wie Bornkamm zeigte: „Der empfangenen Vergebung entspringt das eigene Vergeben", entspringt der Glaube an die „Güte" Gottes, an die Theodizee:[21] „Seine Fügungen sind immer die besten. Lassen Sie uns nur das recht brauchen, was er uns schenkt" (IV,1). Diese praktische Schlußfolgerung im Geist der Aufklärung und Lessings – in III,3 entspricht ihr Waitwells Lehre des Wiedergutmachens – dürfte der Vorstellung des strengen Richtergottes, der sich von tugendhafter Gesinnung und Bemühung nicht erweichen ließe, den Boden entziehen.

---

[21] Heinrich Bornkamm, ‚Die innere Handlung in Lessings *Miß Sara Sampson*,' in: *Euphorion* NF 51 (1957), S. 385-396, hier 392.

Anfangs lebt Sara zwar in der Furcht vor Bestrafung; ja, sie fordert den Zorn Gottes und des Vaters und verweigert sich lange ihrer ‚Bekehrung'. Waitwell erklärt, warum:

> „Leute, die eine große Wohltat gleich ohne Bedenken annehmen können, sind der Wohltat selten würdig. Die sie am meisten verdienen, haben auch immer das meiste Mißtrauen gegen sich selbst. Doch muß das Mißtrauen nicht über das Ziel getrieben werden." (III,3)

Oder Bornkamm (92): Es zeigt die „Unbestechlichkeit ihres Gewissens". – Luthers Rechtfertigungslehre fordert, daß die Freude über die empfangene Vergebung immer wieder bekräftigt wird – was nur möglich ist in Begleitung der immer „wieder aufwachenden Stimme des anklagenden Gewissens". Ohne Schuld keine Vergebung! Bei allem Glück – selbst als sie sich in ihre Vorfreude geradezu ‚verliebt' – hört sie nie auf, sie darf es nicht, von „Vergehen", „Verschulden", von Selbst-„Vorwurf" zu sprechen (IV,1). Beim Zusammenstoß mit der Marwood ist ihr voll gegenwärtig, „was für Reue, was für Gewissensbisse, was für Angst" sie ihr „Verbrechen" kostete. Gleichwohl nennt sie es nun „Irrtum", weil der Vater auf Erden und also der im Himmel es so nennen.

Und sie bleibt eben auch dabei! Sterbend möchte sie wohl „alles sagen, was eine schuldige, eine reuende, eine gestrafte Tochter einem beleidigten, einem großmütigen, einem zärtlichen Vater sagen kann." Was aber kommt dabei heraus? „Mein Fehler, Ihre Vergebung–" (V,9). „Ich sterbe und vergeb es der Hand, durch die mich Gott heimsucht." „Wer wollte die Fügungen des Höchsten zu richten wagen?" Hier zittert niemand vor dem göttlichen Strafgericht. Sara tut das Ihre, wie Gott und Vater das Ihre taten. Ja, macht sie sich in ihrer Sicherheit nicht sogar ein wenig lustig über das himmlische Sündensystem? „Mellefont, und wenn Sie lieben ein Verbrechen ist, wie schuldig werde ich in jener Welt erscheinen!" (V,10).

In der Tat! Ihre Liebe ist die „Schuld", welche sie niemals bereut und auf die sie sogar stolz ist, obgleich sie die „nähere Einwilligung des Himmels" durch die Eheschließung schmerzlich vermißt. Vermutet Zimmermann, Lessing stemme sich damit gegen die „Säkularisierung der preußischen Ehegesetzgebung" (277), so erhebt in Sara doch auch schon der Löwe, der die Kirchenheiligkeit erschüttern wird, die Tatze. Das offenbart ihre Charakterstärke. Zimmermann wird ihr m.E. aus zwei Gründen nicht gerecht. Erstens weil er Gottes Strafgericht von der Nachsicht der Menschen trennt, während doch Sir Sampsons menschlich unvollkommene Strenge und Güte für die Vollkommenheit der Strenge und Güte Gottes stehen. Schlechterdings nichts deutet darauf, daß Saras düstere Vorahnungen sich auf die unerbittlich drohende „Strafe des Himmels" bezögen. Dann müßte sie so ihren Tod verstehen. Sie stirbt aber im festen Vertrauen, „daß mein Vater versöhnt ist und mir vergeben hat" und „daß der himmlische Vater nicht grausamer sein könne. Nicht wahr, ich kann hierauf sterben?" (V,8) Diesen Glauben sollte das Drama irgendwo widerrufen?

Zimmermann verbindet die Stelle richtig mit dem berühmten 79. Stück der *Dramaturgie.*[22] Andererseits schreibt er: Lillos weltliches Gericht werde ersetzt durch „die Nemesis eines von Gott geordneten nexus rerum, also die Theodizee: wer gegen die Gesetze des Guten verstößt, wird von den freigesetzten Kräften des Bösen verschlungen" (277). Das ist richtig, aber nicht dasselbe wie Gottes Strafgericht oder einfach die „mörderischen Folgen einer Ordnungsverletzung" (275). Tatsächlich bezieht Lessing die „Nemesis" unmittelbar gar nicht auf die ‚Guten', sondern auf die ‚Bösen', genauer auf unseren „Unwillen über das Glück eines Bösewichts". Die Tragödie muß in diesem Punkt unsere „Gerechtigkeitsliebe befriedigen" (Sara, V,10: „Marwood wird ihrem Schicksale nicht entgehen").

Leiden und Tod der ‚Guten' aber sollen unser Mitleid rühren, und zwar so, daß wir im Zusammenhang der Dinge, „bei unserer Unterwerfung, noch Vertrauen und fröhlichen Mut behalten" können (79. Stück).[23] Sara setzt gerade in diesem Punkt „ein Beispiel", das alle Anwesenden gerührt bewundern[24] und das der Zuschauer und Leser nachvollziehen soll. Und zum Zwecke ihrer Gnadenerfahrung durch Gott und Vater sowie ihrer Tugend-Apotheose hat ihre Mörderin (die ganz anderes damit im Sinne hatte) sie gerettet – nicht aber um der göttlichen Rache ein schrecklich-erbauliches Schauspiel zu geben, noch um Sara zu heilen von ihrer „halben Bußfertigkeit" (Zimmermann 275) oder von ihrer Bigotterie gegenüber der Marwood, die ihr außer Durzak und anderen[25] Ter-Nedden attestiert.

---

22 Zimmermann, a.a.O., S. 277, Anm. 70. Ebenso richtig S. 274: „Weder will Lessing seine Sara der Marwood bis zur moralischen Ununterscheidbarkeit annähern, noch will er Sara mit der moralischen und physischen Intervention der Marwood um einen getrösteten Tod im V. Akt bringen."

23 Vgl. Wittkowski, ‚Theodizee und Tugend: *Minna von Barnhelm* oder Worum es in Lessings Dramen geht', in: *Sprachkunst* 22 (1991), S. 117-201.

24 Ferdinand van Ingen findet, Lessings Bemerkung, „Bewunderung" ist „die eine Hälfte des Mitleids" – Briefwechsel (Anm.11), S. 79 – sei „wie auf den V. Akt der *Miss Sara Sampson* gemünzt": ‚Tugend bei Lessing. Bemerkungen zu *Miss Sara Sampson*', in: *Amsterdamer Beiträge zur neueren Germanistik* 1 (1972), S. 43-73, hier 65f.

25 Wolfram Mauser, ‚Lessings *Miss Sara Sampson*. Bürgerliches Trauerspiel als Ausdruck innerbürgerlichen Konflikts', in: *Lessing Yearbook* 7 (1975), S. 7-27. Daß man bei ebenso kurzem Eingehen auf das Drama von der Geschichte, statt wie Mauser von der Sozialphilosophie her, zu treffenden Resultaten gelangen kann, demonstriert Peter Weber, *Das Menschenbild des bürgerlichen Trauerspiels. Entstehung und Funktion von Lessings [Miß Sara Sampson]*, Berlin (Ost) 1970.

7.

Wer „den springenden Punkt der von Lessing gestalteten Schuld Saras“ (Zimmermann 274) derart moralistisch gegen die doch nur leicht und komisch übertrieben großzügige Interpretationskunst ihres Vaters durchpaukt, zerstört Lessings Humanität, seine Kunstabsicht und den Charakter seiner Heldin. Laxheit oder umgekehrt „Starre der Tugendvorstellungen“ und „Misere der Tugendhaftigkeit“ (Mauser 14) sind Erfindungen der Kritik. Von ihr ermutigt, schreibt Inge Stephan frei nach Horkheimer/Adorno: Tugend war damals „terroristisches Instrument, das Angst und Schrecken verbreitet und die Körper von ihren Sinnen trennt“, und sei von Sara so verinnerlicht, daß sie sich einbildet, sie habe ihre Unschuld verloren, obwohl doch „faktisch nichts passiert“ sei.[26] Man traut seinen Augen nicht. Handlung und Dialog setzen ja durchweg voraus, ‚es‘ sei „passiert“; die Experten streiten nur, wie oft.[27]

> „Wie? muß der, welcher tugendhaft sein soll, keinen Fehler begangen haben? Hat ein einziger so unselige Wirkungen, daß er eine ganze Reihe unsträflicher Jahre vernichten kann? So ist kein Mensch tugendhaft; so ist die Tugend ein Gespenst [...]“ (I,7)

Mit diesen Worten, schreibt Stephan (372), treffe Mellefont den Tugendbegriff „der Väter“, „der die Lebendigkeit und Sinnlichkeit des Menschen negiert und bekämpft.“ Tatsächlich geht es in dem Drama aber lebendiger und sinnlicher zu, als diese Feministin merkt. Und vor allem sind die Väter gerade gegen eine solche starre Tugendlehre. Den einen „Fehler“ Saras will Sir Sampson schon I,1 „vergessen“. III,3 verteidigt Waitwell sich: „Wer einmal betrügt, Miß, und aus einer so guten Absicht betrügt, der ist ja deswegen noch kein alter Betrüger.“ Und was Saras Fehltritt angeht, denkt er

> „so, Miß: ein Vater, dächte ich, ist doch immer ein Vater; und ein Kind kann wohl einmal fehlen, es bleibt deswegen doch ein gutes Kind. Wenn der Vater den Fehler verzeiht, so kann ja das Kind sich wohl wieder so aufführen, daß er auch gar nicht mehr darauf denken darf.“

Der Ausdruck „Fehler“ erinnert übrigens an den ‚kleinen Fehler‘, die tragische hamartia des Aristoteles. Aus Gewissenhaftigkeit fixiert Sara sich zunächst zu hartnäckig auf ihn. Waitwells Belehrung führt sie

---

[26] Inge Stephan, ‚„So ist die Tugend ein Gespenst“. Frauenbild und Tugendbegriff bei Lessing und Schiller‘, in: *Lessing und die Toleranz*, hrsg. Peter Freimark u.a., Detroit u.a. 1986, S. 357-374, hier 365. Vgl. Wittkowski, ‚Väter und Töchter im bürgerlichen Drama, oder ist in *Miß Sara Sampson* wirklich nichts passiert?‘, in: *Journal of English and German Philology* demnächst (1993).

[27] Vgl. Karl Eibl, *G. E. Lessing: Miss Sara Sampson*, Frankfurt a.M. 1971, S. 216.

indessen zurück zur „Sittenlehre" ihres Vaters, und die ist wahrhaftig „nicht die strengste":

> „die, nach der ich diejenigen zu richten pflege, welche es selbst gestehen, daß sie auf Irrwegen gegangen sind, [...] muß es auch nicht sein. Denn hier kömmt es nicht darauf an, die Schranken zu bestimmen, die uns die Tugend bei der Liebe setzt, sondern bloß darauf, die menschliche Schwachheit zu entschuldigen, wenn sie in diesen Schranken nicht geblieben ist, und die daraus entstehenden Folgen nach den Regeln der Klugheit zu beurteilen." (IV, 8)

Dem entspricht genau die Sorge, die sie sich macht, als ihr III,2 die Marwood als Mellefonts Verwandte angekündigt wird:

> „Wenn es nur keine von den stolzen Weibern ist, die, voll von ihrer Tugend, über alle Schwachheiten erhaben zu sein glauben. Sie machen uns mit einem einzigen verächtlichen Blicke den Prozeß, und ein zweideutiges Achselzucken ist das ganze Mitleiden, das wir ihnen zu verdienen scheinen."

Genau diese Haltung aber nimmt die Marwood in der Maske einer Lady Solmes an, um Sara zu demütigen und von Mellefont zu trennen. Ter-Nedden spricht für viele, wenn er Sara mangelnde Vergebungsbereitschaft und Feindesliebe gegen ihre Rivalin vorwirft und darin ihre wahre Schuld erblickt (101-107). Sara mache „sehr einseitig Gebrauch" von ihren guten und klugen Maximen (103). Sie sei nachsichtig und vergebend nur gegen Mellefont, messe beide „mit zweierlei Maß." Wahrhaftig ein vernichtender Vorwurf! Nur übersieht er, daß der Verführer bereut und um Vergebung bittet und damit für Saras „Sittenlehre", laut Marwood „nicht die strengste", die Bedingung menschlichen Vergebens erfüllt. Für Gottes Vergebung ist bekanntlich außerdem noch nötig, daß man anderen vergibt. Sara wird das tun, wenn es soweit ist.

Marwood dagegen erhebt auf Vergebung und Liebe mit ihrer Erzählung und ihren Zumutungen gewiß keinen Anspruch. Im Gegenteil. Sogar ohne „voll von ihrer Tugend" zu sein, behandelt sie Sara moralistisch von oben herab als eine Person von moralisch niederem Rang. Und statt die Partei der Beleidigten zu nehmen, fällt auch noch die Kritik über diese her und findet an ihr moralisch alles Erdenkliche auszusetzen. Man erkennt auch nicht an, daß sie ihre ausgiebig beklagte Passivität überwindet, Marwoods Angriffe „dreist" als „unanständig" abweist und ihre sittliche Integrität verteidigt:

> „wie komme ich dazu, [...] so tief herabgestoßen zu werden? Wenn ich der Marwood Erfahrung gehabt hätte, so würde ich den Fehltritt gewiß nicht getan haben, der mich mit ihr in eine so erniedrigende Parallel setzt. Hätte ich ihn aber doch getan, so würde ich wenigstens nicht zehn Jahre darin verharret sein. Es ist ganz etwas anders, aus Unwissenheit auf das Laster treffen; und ganz etwas anders, es kennen und demungeachtet mit ihm vertraulich werden."

Nichts könnte ihrer „Sittenlehre" genauer entsprechen. Und sie bewährt die Mischung ihres Charakters aus Zartheit und Stärke, wenn sie unter dem schon zitierten pathognomischen Eindruck der Wut, die sich in den Zügen der Rivalin malt, diese einerseits fußfällig im Ton ihres Vaters um „Vergessen", Vergeben ihrer „Übereilung" bittet – und dann doch unbeirrbar auf der „Gerechtigkeit wenigstens" besteht, sie „und Marwood nicht in einen Rang zu setzen", in den Rang „einer verhärteten Buhlerin" (IV,8). Diese Gerechtigkeit und mehr wird ihr das ganze Werk hindurch nachdrücklich gewährt. Lessing war keineswegs der ziemlich herzlose Dummkopf und Stümper, zu dem ihn so viele Deutungen seiner *Miß Sara Sampson* herabwürdigten. Alle, die hierzu, natürlich ohne zu wollen, beitrugen, müßten bei unbefangener Lektüre wie jener Sultan ausrufen:

„Beim Mahomet, wo habe ich meine Augen gehabt!"

Verena Ehrich-Haefeli, Genf

Individualität als narrative Leistung?

Zum Wandel der Personendarstellung in Romanen um 1770 – Sophie LaRoche, Goethe, Lenz

„Die meisten Menschen sind im Grundverhältnis zu sich selbst Erzähler“[1], sagt der Mann ohne Eigenschaften – im Rückblick auf eine Epoche, der er sich nicht mehr zugehörig fühlt, so wie ‚sein' Roman dieses Erzählerische und den „Faden der Erzählung“ überhaupt resolut außer Kraft setzt. Wann aber hat Erzählen solche Bedeutung allererst gewonnen? Ausgangspunkt meiner Arbeit ist die Beobachtung, daß zur Zeit der Epochenschwelle um 1770, da jenes neue Selbstverständnis des Menschen entsteht, welches wir als moderne Individualität bezeichnen, das narrative Verfahren der Personendarstellung im Roman sich grundsätzlich ändert, was schließlich einen Wandel der Romanstruktur überhaupt nach sich zieht. Es ist auch eben die Zeit, da ein unersättliches Bedürfnis nach Romanen entsteht; fortan ist es offenbar der Roman – obgleich seine theoretisch-ästhetische Anerkennung noch etwas auf sich warten läßt – der für die Verständigung der Menschen über sich selbst, auch auf der Ebene des Unbewußten, die größte Rolle spielt.

Ich möchte nun zeigen, wie von der Analyse der verschiedenen Methoden der Personendarstellung her ein ungewohnter Blick sich gewinnen läßt auf das, was jener Übergang zur ‚Individualität' auf der Ebene des Lebensgefühls und Selbstverständnisses, bzw. der psychischen Strukturen des Ich bedeutet. Wichtig dabei erscheint ein Moment der Verzeitlichung, ganz entsprechend dem, was Koselleck auf der abstrakten Ebene des Geschichtsdenkens für eben diesen Zeitraum aufgezeigt hat. Meine Frage dabei wird sein, welche neuen Verstehensmöglichkeiten die psychohistorische Literaturinterpretation eröffnen kann für diese Temporalisierung des Lebensgefühls und für den ganzen tiefgreifenden Wandel überhaupt, der geradezu den ersten eigentlichen Generationenkonflikt innerhalb der Literaturgeschichte darstellt.

---

[1] Robert Musil, *Der Mann ohne Eigenschaften*, Hamburg [2]1956, S. 662.

Ausgangspunkt sind *Die Geschichte des Fräuleins von Sternheim* (1771) als Modell für die ältere Darstellungsweise, *Werther* für die neuere; *Das Tagebuch* von Lenz (1774-5) dann, in dem das ‚neue Erzählen' scheitert und Strukturen der Moderne schon vorweggenommen sind, erweist, was für eine höchst spannungsreiche und prekäre psychische Konstruktion das ‚Individuum' von Anbeginn ist – nicht erst seit jener manifesten Krise, wie sie Musil und seine Zeitgenossen dann attestieren.

In einem Brief an ihre Freundin beschreibt Sophie von Sternheim Lord Seymour, dem sie zum erstenmal begegnet ist; er ist der Mann, den sie lieben (und nach mancherlei Abenteuern endlich heiraten) wird – eine Situation vergleichbar derjenigen Werthers, wenn er zum erstenmal von Lotte berichtet, oder derjenigen des Ich in Lenzens Tagebuch inbezug auf Araminta.

> „Den jungen Lord Seymour sah ich eine halbe Stunde [...]. Wenn ich den Auftrag bekäme, den Edelmut und die Menschenliebe, mit einem aufgeklärten Geist vereinigt, in einem Bilde vorzustellen, so nähme ich ganz allein die Person und Züge des Mylord Seymour; und alle, welche nur jemals eine Idee von diesen drei Eigenschaften hätten, würden jede ganz deutlich in seiner Bildung und in seinen Augen gezeichnet sehen. Ich übergehe den sanften männlichen Ton seiner Stimme [...]; das durch etwas Melancholisches gedämpfte Feuer seiner schönen Augen, den unnachahmlich angenehmen und mit Größe vermengten Anstand aller seiner Bewegungen [...]." (70 f.)[2]

Die Formulierung des ersten Satzes verrät mehr als das Fräulein wohl weiß; wenn ihre Absicht ist, diesen Mann zu beschreiben, realisiert der Text doch ein anderes: er will die drei Tugenden Edelmut, Men-

---

[2] Die Stellen werden im Text selber nachgewiesen durch eingeklammerte Seitenzahlen (bei Lenz und Wieland kommt noch die römische Bandzahl hinzu), die sich auf die folgenden Ausgaben beziehen:
Johann Wolfgang Goethe, *Die Leiden des jungen Werther*, Hamburger Ausgabe Band 6, hrsg. von Erich Trunz, München 1981.
Johann Gottfried Herder, *Über Thomas Abbts Schriften. Der Torso von einem Denkmal, an seinem Grabe errichtet.* Erstes Stück 1768. In: *Sämtliche Werke*, hrsg. von Bernhard Suphan, Berlin 1877, Nachdruck Hildesheim – New York o.J., Band II.
Friedrich Heinrich Jacobi, *Woldemar*, Deutsche Neudrucke, Texte des 18. Jahrhunderts, hrsg. von Heinz Nicolai, Stuttgart 1969.
Sophie von La Roche, *Geschichte des Fräuleins von Sternheim*, hrsg. von Barbara Becker-Cantarino, Stuttgart 1983.
Jakob Michael Reinhold Lenz, *Werke und Briefe in drei Bänden*, hrsg. von Sigrid Damm, München Wien 1987.
Friedrich Nicolai, *Leben und Meinungen des Herrn Magisters Sebaldus Nothanker*, hrsg. von Heinz Stolpe, Berlin (Ost) 1960.
Christoph Martin Wieland, *Werke*, hrsg. von Fritz Martini und Hans Werner Seiffert, München, Band I 1960, Band IV 1965.

schenliebe, aufgeklärten Geist in einem Bilde darstellen – und diese zweite Absicht prägt die Darstellung. Die Person wird in das Bild erst nachträglich eingeführt, als bloßer Träger der Tugendthematik; und der Test für das Gelingen des Bildes verlangt nicht, daß man darin den Lord erkennen soll, sondern – die drei Tugenden!

Die Person erscheint hier als Resultat einer Montage aus Teilelementen, „jede[s] ganz deutlich" erkennbar; es sind jene festen Größen aus dem Set der Tugendabstrakta, mit welchen die aufgeklärte Empfindsamkeit sich über den Menschen verständigt. Ein Sprachproblem beim Darstellen einer Person taucht hier nicht auf, die abstrakten Allgemeinbegriffe für moralische Eigenschaften sind hier adäquat, denn die Person wird erfaßt im Hinblick auf das, was sie mit anderen gemeinsam hat, auf ihre Anteile an dem allgemein Gültigen und Erstrebenswerten. Darauf beruht die ganze Geselligkeitskultur der Aufklärung; darauf beruht auch das Vertrauen in die Objektivität solchen Erfassens und Beschreibens: nicht nur das Fräulein, sondern *„alle* [...] würden [...] ganz deutlich sehen."

Im folgenden Satz verfeinert sich das Verfahren, die Bestandteile werden nüancierter; sie werden jetzt gebildet aus einer Kombination entgegengesetzter Eigenschaften, und mittels einer sehr pauschalen ‚Physiognomik' je an etwas Körperlichem festgemacht. Der Ton der Stimme ist sowohl sanft wie männlich; die Augen zeigen Feuer, gedämpft von Melancholie (dies eine Reverenz vor der englischen Herkunft des Lords); in seinen Manieren mischt sich Größe mit dem Angenehmen. Dergleichen Differenzierungen ändern jedoch am Prinzip des Verfahrens nichts.

Bei der Beschreibung der Heldin zeigt sich eine andere Variante; hier wird die Erziehung des Fräuleins dargestellt, doch ist dabei nicht von einem Prozeß die Rede, sondern nur von dessen Resultaten; so gleicht die Beschreibung der Herangewachsenen gleichsam einem Abiturzeugnis, in dem die erworbenen Qualitäten und Fähigkeiten aufgezählt werden, seelisch-moralische, intellektuelle, praktische; und da der didaktische Impetus des Romans eine schlechthin vorbildliche Heldin verlangt, erhält sie fast überall die beste Note („brachte sie es [...] auch in diesem Stücke zu der äussersten Vollkommenheit" (51 f.)). Am Ende ihres Vorberichts will die fiktive Herausgeberin „noch das Bild meiner jungen Dame malen" (59); sie tut es in der üblichen Aufzählung der Teile von oben nach unten, die so wenig anschaulich wird wie das Porträt des Malers Conti von Emilia. Dann wird nochmals die objektive Zuverlässigkeit solcher Beschreibung beglaubigt: „So war sie, als sie von ihrer Tante an den Hof [...] geführt wurde." (59) Mit derselben Formel schließt Wieland die Beschreibung der Heldin in *Musarion*: „So war, die ihm erschien, so war Musarion." (IV 329)

Was im ersten Satz der Sophie LaRoche unbemerkt mitläuft, das steht bei Nicolai explizit im programmatischen Vorwort des *Sebaldus Nothanker*: „Die Gemälde der Heuchelei, der Verfolgungssucht, der Futilität sowie der Gutherzigkeit [und] der Wahrheitsliebe [...], welche in diesem Buche vorkommen [...]." (8). Nicht um Personen, um „Gesinnungen" und „Meinungen" (14) geht es, deren Träger entsprechend blaß bleiben. Dabei zeigt das satirische Porträt des empfindsamen Poeten Säugling (Parodie von Joh. Georg Jacobi), ein kleines Glanzstück in einem Roman, der sich durch epische Darstellungskraft nicht eben auszeichnet, eine weitere Variante der Darstellungsmethode; Säuglings Schwächen oder ‚Laster' – darunter die genannte „Futilität" – werden vom Erzähler nicht direkt genannt, sondern je in einem Verhaltenszug oder in einem Element der Kleidung konkretisiert, wobei indes dank der karikierenden Deutlichkeit jedes Zugs das Bild nichts von seiner sicheren Bündigkeit verliert. (150 ff.)

Gegenüber dem Bisherigen zeichnet Wielands Personendarstellung sich aus durch eine höchst verfeinerte psychologische Differenzierung; aber auch sein Verfahren bleibt dem Allgemeingültigen, nicht dem Einzelnen zugewandt. Immer wieder ist von „Classen" und „Arten" von Personen die Rede, besonders aber bei der Einführung der Figuren. In Bezug auf Don Silvio lesen wir:

> „Junge Leute von dieser Art [d.h. begabt mit Einbildungskraft, Empfindlichkeit und Zärtlichkeit, d.V.] lieben überhaupt (A) [...] Kommt dann noch dazu, daß (B) [...], so [ergibt sich C und D]. In diesem Falle befand sich der Jüngling, welcher der Held unserer Geschichte sein wird." (I 21 f.)

Also vorneweg ein moralisch-psychologischer Sachverhalt, der in abstrakter Allgemeinheit präsentiert wird, dann erst der Held als nachträgliches Beispiel dafür. Das erste Kapitel des *Agathon* macht sich geradezu ein Vergnügen daraus, mit der Einordnung des Besonderen in sein Allgemeines und umgekehrt zu spielen:

> „Wenn sich jemals ein Mensch in Umständen befunden hatte, die man unglücklich nennen kann, so war es dieser Jüngling in denjenigen, worin wir ihn [...] mit unsern Lesern bekannt machen." (I 383)

Da indes Agathon dabei keine „Spur von [...] Mißvergnügen" zeigt, fragt sich der Erzähler, ob er wohl zu den „Weisen der Stoiker" gehöre? (I 383) Weil jedoch allerlei in der folgenden Erzählung dem widersprechen werde, schlägt er die Einordnung in eine andere Kategorie vor: „seine Seele" sei wohl „von der Art derjenigen gewesen, [...] bei denen eine einzige angenehme Empfindung hinlänglich ist, sie alles [...] Kummers vergessen zu machen" (I 384) – worauf Agathon, zum Beweis, daß es diesmal stimmt, rasch einen Sonnenuntergang bewundert und zufrieden einschläft. – Das 2. Buch beginnt mit einer Beschreibung jener „merkwürdigen Leute, die unter dem Namen der Sophisten in den griechischen Städten umherzogen" (I 406), danach lesen wir: „Hippias (so hieß der neue Herr unsers Agathon) war einer von diesen [...]." (I 407) Genau entsprechend wird Danae eingeführt. (I 470 f.)

Hinter all diesen Beschreibungsmethoden, die eigentlich nur eine sind, steht zuletzt die rationalistische Psychologie der Aufklärung, von Descartes *Traité sur les passions de l'Ame* bis zu Kants *Anthropologie*, deren Bestreben dahin geht, die ‚Teile', die einzelnen Vermögen und Fähigkeiten des Menschen (und entsprechend dann die moralischen Eigenschaften) deutlich zu unterscheiden und in einer klassifikatorischen Ordnung unterzubringen. Wichtig ist dabei auch das hierarchische Prinzip innerhalb dieser Ordnung; und es ist selbstverständlich, daß die Ratio, die das System ausarbeitet, um den Menschen in ihrer Begrifflichkeit einzufangen, sich dabei den obersten Platz zuerkennt, auch wenn das beobachtende Interesse sich progressiv auf die mittleren und unteren Stufen des Systems verschiebt. Wie sich diese Hierarchie auswirkt in der Art und Weise, sich seiner selbst bewußt zu sein, zeigt knapp und deutlich ein Satz, den der Vater der Sternheim zu seiner Braut spricht: „Mein Herz ist zu Verehrung der Tugend geboren; [...] meine Empfindungen [wurden] lebhaft genug, Wünsche zu machen. Ich hätte diese Wünsche erstickt," (36) wenn er nicht zur Werbung aufgefordert worden wäre. So wichtig Herz und Empfindungen in diesem Roman sind, sie sind nicht ‚ich'; das was ‚ich' sagen kann, gründet in der Ratio, sie ist die Instanz, die die anderen beherrscht und jederzeit zur Ordnung rufen kann.

Die Ablehnung all dieser systematisch klassifizierenden Psychologie und Menschenkunde durch die jüngere Generation ist bekannt. In einer Rezension der *Frankfurter Gelehrten Anzeigen* spottet Goethe über jene „alte [oder] neue, geheime [oder] offenbare Triebfedern der obern mittlern [oder] untern Seele"; dergleichen sei „fürs kalte Anschauen der Theile. Wir wünschten die Empfindung durch die heilige Größe des Ganzen durchdrungen und gestärkt zu sehen."[3] Ähnlich im *Urfaust*:

> „Wer will das lebigs erkennen und beschreiben,
> Muß erst den Geist herauser treiben,
> Dann hat er die Theil in seiner Hand,
> Fehlt leider nur das geistlich Band."[4]

Herder sieht sich in seinem Denkmal für Thomas Abbt (1768) zu einer „Einleitung" genötigt, „die von der Kunst redet, die Seele des anderen abzubilden." (257) Es ist eine der großartigen antizipatorischen Partien

---

[3] *Der junge Goethe*, Neu bearbeitete Ausgabe in fünf Bänden, hrsg. von Hanna Fischer-Lamberg, Berlin, Band II 1963, S. 267 f.

[4] *Der junge Goethe*, Band V, 1973, S. 284.

in Herders frühen Schriften. Er wirft der herrschenden Psychologie vor, daß sie „bloß nach dem Bekanntesten, das alle Menschliche Seelen gemein haben, ihren Weg durch Schlüsse und Errathungen fortsetzt; ohne auf die Besonderheiten einzelner Subjekte zu merken." (257) Er legt den Finger also auf das deduktive Verfahren – es trifft genau die Beschreibungsmethode unserer Texte –, das „was Lebigs" grundsätzlich nicht erreichen kann. Denn:

> „Eine Menschenseele ist ein Individuum im Reich der Geister: sie empfindet nach einzelner Bildung [...] [sie ist] wie ein einzelnes Phänomen, wie eine Seltenheit darzustellen. [...] Wenn unsere Systematische Philosophen [...] schichten und classificieren, so ist ein unsystematischer Kopf an ihre Seite zu stellen, der [...] in ihre Classen falle, und Individua zergliedre." (257 f.)

(Hier fällt schon das spätere Schlüsselwort Goethes, das Phänomen, das jedem Erfassen und Ordnen vorangeht und dieses zuletzt auch wieder übersteigt.) Wenn Herder aber sagt „Individua zergliedern", findet er das passende Wort noch nicht; das geahnte Neue ist nicht so leicht zu realisieren.

So tut sich auch Werther schwer mit der Beschreibung Lottes; er unterbricht sich, sucht mehrmals einen neuen Anfang:

> „Warum ich dir nicht schreibe? – Fragst du das und bist doch auch der Gelehrten einer. Du solltest raten, daß ich mich wohl befinde, und zwar – Kurz und gut, ich habe eine Bekanntschaft gemacht, die mein Herz näher angeht. Ich habe – ich weiß nicht. [...] Einen Engel! -Pfui! das sagt jeder von der Seinigen, nicht wahr?" (19)

Das rhetorische Klischee, das jedem leicht über die Lippen geht, taugt nicht dazu, das eine geliebte Wesen zu charakterisieren. So gesteht Werther seine Ohnmacht:

> „Und doch bin ich nicht imstande, dir zu sagen, wie sie vollkommen ist, warum sie vollkommen ist; genug, sie hat allen meinen Sinn gefangen genommen." (19)

Werther kann Lottes Wesen nicht aussprechen, nicht etwa weil er von Liebe befangen ist: er stockt wie zum erstenmal vor der fundamentalen Tatsache, daß Individuelles sprachlich nicht zu fassen ist; die Sprache selber funktioniert ja, in ihrem wesentlichen Teil, so wie die Aufklärungspsychologie. Dennoch versucht er es von neuem, und zwar vorerst nach einem Prinzip, das wir beim Frl. von Sternheim gesehen haben, wenngleich mit einer interessanten Nüance:

> „Soviel Einfalt bei soviel Verstand, so viel Güte bei so viel Festigkeit, und die Ruhe der Seele bei dem wahren Leben und der Tätigkeit." (19)

Indem er die gegensätzlichen Eigenschaften je mit „bei" verbindet, betont er ihre Opposition, das Paradoxe ihrer Simultaneität, und zielt so auf eine offene Mittelzone jenseits der beiden Begriffe. Doch auch das befriedigt nicht, Werther bezeichnet das Problem genau:

> „Das ist alles garstiges Gewäsch, was ich da von ihr sage, leidige Abstraktionen, die nicht einen Zug ihres Selbst ausdrücken." (19)

Erst nachdem er nochmals schnell ins Forsthaus hinausgeritten ist, findet er plötzlich den Weg, wie er das „nur Gedachte" der Allgemeinbegriffe hinter sich lassen und ins Lebendig-Konkrete „dreingreiffen", es „packen" kann[5]: Er erzählt Wilhelm die Geschichte ihrer Begegnung, indem er jede Episode berichtet – wie er Lotte das Abendbrot verteilen sah, den Abschied von den Kindern, die literarische Konversation während der Wagenfahrt, die Begebenheiten beim Ball, das Spiel, das Lotte während des Gewitters organisiert, Klopstock, die Heimfahrt ... Das heißt: wenn man zwar den Menschen als Einzelwesen, als Individualität betrachtet mit den Begriffen der Sprache nicht erfassen kann, so kann man doch *von ihm erzählen*, ihn zur Erscheinung bringen in einer Folge von Situationen, deren jede ihn charakterisieren hilft. Lottes Wesen wird nicht reduziert auf eine Summe von festen Eigenschaften, niemand kann sagen „so war sie", aber es teilt sich uns mit durch die Folge seiner konkreten Aktualisierungen.

Das gilt natürlich nicht nur für den vorliegenden Brief vom 16. Juni, es gilt für die Darstellung Lottes im ganzen Roman, und ebenso – mutatis mutandis – für Werther selbst, der dem Leser ja auch nur durch die Folge seiner äußeren und inneren Begebenheiten vor Augen tritt. Der Eindruck schierer Lebendigkeit und ‚Wirklichkeit' der Personen im *Werther*[6], gegenüber dem mehr oder weniger Schattenhaften der früheren Romanfiguren, auch derjenigen Wielands, zeugt natürlich von Goethes dichterischer Evokationskraft, er hängt aber auch wesentlich zusammen mit diesem – wie sich zeigen wird epochalen – Wechsel der Darstellungsweise zu einem Vorgehen, dem das konkrete Einzelne primär ist. – Interessant dabei ist, daß wohl die abgelehnten Darstellungsverfahren reflektiert werden, das glücklich gefundene neue aber noch nicht; es wird sich im folgenden noch deutlicher zeigen, daß hier die Praxis des hermeneutischen Verstehens und Darstellens entsteht, die Schleiermacher dann beschreiben wird.

Durch diese gewandelte Auffassung der Person verändert sich nun auch die Struktur des Romans. Die Beschreibung der Heldin zu Beginn des *Fräulein von Sternheim* legt diese ein für allemal fest, „so war sie

---

5 An Herder, *Goethes Briefe*, Hamburger Ausgabe in vier Bänden, hrsg. von Karl-Robert Mandelkow, Hamburg, Band I 1962, S. 132 f.

6 Die zeitgenössischen Urteile heben übereinstimmend die „Wahrheit" der Darstellung hervor; so Lavater, vgl. *Goethes Gespräche*, Artemis Ausgabe, Zürich 1965, Band I, S. 95; Merck ebenda S. 123; auch Nicolai, einer der wichtigsten Gegner des Romans, bezeichnet ihn als „den vornehmsten und fast möchte man sagen den einzigen wahren deutschen Roman." Martin Sommerfeld, *Friedrich Nicolai und der Sturm und Drang*, Halle 1921, S. 251.

[...]"; die folgenden Versuchungen der Hofwelt und die abenteuerlichsten Unglücksfälle vermögen ihr hinfort nichts anzuhaben. So bleiben Person und Romanhandlung einander gleichsam äußerlich, der Roman erzählt nicht eigentlich die ‚Geschichte' des Fräuleins, sondern nur dessen was ihr widerfährt; ohne die Intrigen der Bösewichte käme hier gar keine Handlung in Gang, es wären nur die relativ gleichförmigen Beispiele ihrer „übenden Tugend" zu berichten. Hier wirkt noch fort das Schema des höfischen Barockromans oder der *Christian's Progreß*-Geschichten, das Schema einer Reihe von Bewährungen, durch die unverändert hindurchzugelangen wie der Schwan durchs trübe Wasser der Ruhm des Helden ist. Am Ziel (der Heirat mit Seymour) angelangt, dankt das Fräulein mit Tränen ihrem verstorbenen Vater, daß er ihr in der Kindheit „die richtigen Begriffe" (343) gegeben hat; Seymourhall wird als Replik des Sternheimschen Gutes eingerichtet. Diese innere Statik verbindet den Roman mit Gellerts *Schwedischer Gräfin*, sie zeigt sich auch bei Nicolai; im *Agathon* ist sie m.E. nur sehr bedingt überwunden.

Werther aber, wie Lotte, ist nicht abzulösen von den erzählten Begebenheiten: durch alle Episoden der Romanhandlung, die nun seine Geschichte ist, zeigt und realisiert er sich als der, der er ist. Held und Geschichte sind hier auf eine neue, notwendige Art miteinander verbunden, wie sie den kommenden Romantypus charakterisierten wird und wie sie im selben Jahr auch Blanckenburg, von *Agathon* aus, divinatorisch entworfen oder prophezeit hat:

> „Die innere Geschichte des Menschen, die (der Romanendichter) behandelt, besteht aus einer Folge abwechselnder und verschiedener Zustände [...]. [Der Roman soll] nur die Begebenheiten einer Person enthalten, in wie fern nämlich diese Begebenheiten zur Bildung und Formung dieses Charakters beigetragen haben."[7]

Damit hat die Reflexion über die Darstellungsproblematik von Individualität uns zu einem weiteren wichtigen Moment geführt: daß der Held nur in der Abfolge seiner Begebenheiten und Zustände gezeigt werden kann, weist darauf hin, daß der neue Blick auf den Menschen als einmalig-unverwechselbares Wesen zugleich eine neuartige Zeitlichkeit an ihm freilegt. Dabei gehen aber, wie auch die zwei Sätze Blanckenburgs zeigen, zwei verschiedene Konzeptionen dieser neuen Zeitlichkeit durcheinander.

---

[7] Friedrich von Blanckenburg, *Versuch über den Roman*, hrsg. von Eberhard Lämmert, Stuttgart 1965. Zitiert nach Kurt Wölfel, ‚Friedrich von Blanckenburgs Versuch über den Roman', in: *Deutsche Romantheorien*, hrsg. von Reinhold Grimm, Frankfurt, Bonn 1968, S. 52, 56. Wölfel hebt auch hervor, was ich hier übergehe, wie sehr Blanckenburg noch der älteren Konzeption verhaftet ist.

Einmal kann nur durch die Vielheit „abwechselnder und verschiedener Zustände" und Begebenheiten die reale Komplexität des lebendigen Einzelnen sich entfalten; neben Lottes seelenvolle Klopstockreminiszenz muß das Ohrfeigenspiel treten, und so fort. Jacobi, beim Nachdenken über die Persönlichkeit Woldemars, bringt es auf den Begriff: „Sein Vermögen [ist] zu groß, seine Sphäre zu ausgebreitet, als daß er alle seine Kräfte zugleich gegenwärtig haben, und alles, was er vermag, auf einmal lebendig in sich darstellen könnte" (35) – so wird Woldemars innere Unruhe expliziert. Wenn Goethe von Werther sagt, daß „ihm keine Gegenwart genügte"[8], so bezieht sich das keineswegs nur auf die Außenwelt; Werther selbst sagt: „[...] nur muß mir nicht einfallen, daß noch so viele andere Kräfte in mir [...] ungenutzt vermodern." (11) Aus der jetzt in den Blick tretenden potentiellen inneren Mannigfaltigkeit des ‚Individuums' entsteht eine Art Vorwärtsdrängen – „mein nisus vorwärts ist so starck, daß ich selten mich zwingen kann Athem zu holen", schreibt Goethe[9] –, das sich noch nicht zur Vorstellung von ‚Entwicklung' konsolidiert hat, aber leicht dahin gelangen kann. (An der Romanfigur Werther gehen beide ineinander über, insofern auch sein Scheitern eine ‚innere Geschichte' hat.) – Herder, in der Schrift über Abbt, sieht sogleich genetisch; er kann sich dem Konzept der einzelnen Seele nur nähern über die Vorstellung ihres Gewordenseins.

> „Sie empfindet nach einzelner Bildung [...] Durch die Erziehung haben ihre geistigen Organen eine gewisse eigne [...] Richtung bekommen, nach der Lage von Umständen, die da bildeten, oder mißbildeten." (257)

Herder beschreibt hier die Aufgabe des Biographen; die Praxis der Romanautoren, wie Blanckenburgs Theorie, wird in dieselbe Richtung gehen. Wenn Woldemar auftritt und die eigenartige Anziehungskraft seines Betragens darzustellen ist, kann das jetzt nur geschehen durch einen Rückblick des Erzählers in seine Geschichte (41 ff.). Auch Wezel stellt seinen Herrmann (1780) nur als Werdenden vor, beginnend mit einer Episode aus der früheren Kindheit, wie es auch in der *Theatralischen Sendung* geschieht. Erst in den achtziger und neunziger Jahren konsolidiert sich bekanntlich Goethes genetisches Denken, das in dem noch unklaren, aber mächtigen Vorwärts- und Unterwegsgefühl, wie es sich in den frühen Texten und Zeugnissen äußert, eine bewegliche Ordnung ‚entdeckt', die aus jenem „nisus vorwärts" einen nisus formativus machen wird.

Die folgenden Überlegungen aber gelten erst der neuartigen Verzeitlichung des Lebensgefühls bei den jungen Freunden der 1770iger

---

[8] *Dichtung und Wahrheit*, Hamburger Ausgabe Band 9, hrsg. von Liselotte Blumenthal und Erich Trunz, München 1981, S. 543.

[9] An Salzmann, Goethes Briefe I S. 129.

Jahre, die einhergeht mit dem Leben auf Individualität hin und mit dem Suchen nach der eigenen „Bestimmung", wie sie jeder „selbst erforschen" muß (so Lenz an Salzmann, (III 288)); sie ist es auch, die den ersten eigentlichen Generationenkonflikt der Literaturgeschichte mit herbeiführt. An dieser Stelle müßte nun gezeigt werden, durch kontrastive Analysen von entsprechenden Passagen z.B. aus *Sternheim* und *Werther*, wie sich das neuartige Zeitgefühl realisiert in den Strukturen der Erfahrung (das Wort ändert dabei seinen Gehalt), bei Begegnungen mit Menschen oder mit der Landschaft, in Strukturen des Sprechens und Denkens bis hinab zu Syntax und Wortschatz – dafür ist hier nicht der Ort. Hier soll nur durch die Gegenüberstellung weniger Hinweise die Tragweite dieser Temporalisierung kurz veranschaulicht werden.

„Wir lebten nun wieder ruhig." „Sie lebten [wieder] sehr ruhig und vergnügt" [im älteren Sinn, sein Genüge haben][10] – wie ein Refrain kehrt dieser Satz wieder nach jeder Erschütterung oder Katastrophe, bei Gellert, bei Nicolai; nach der Ruhe des väterlichen Guts verlangt die Sternheim; ja auch Appiani gehört hierher und Tellheim, der mit Minna zusammen, „einzig und allein ein ruhiger und zufriedener Mensch [...] sein" will.[11] Ereignisse sind hier eigentlich eher Störungen, der wahre, der ‚richtige' Zustand ist die Ruhe. Die Abwertung, Ablehnung solcher Ruhe zeigt Werthers ironisches Bild der Gartenhäuschen, Tulpenbeete und Krautfelder, die gegen den „Strom des Genies" sorgfältig gesichert werden (16), ähnlich bei Lenz die Rede vom Vegetieren im Pferch und Krautgarten (II 472); Werther selber sieht sich als „Wanderer", als „Waller" (75), der in Wahlheim nur „sein Hüttchen" aufschlägt, um da „zu herbergen" (14) – Trennung, Weitergehen ist in der Ankunft schon enthalten; im Modus der Verzweiflung wird das Wandern zum „umherirren" (74). Dazu dann das reiche Wortfeld um das Verb „streben" – von Herders Ausspruch zu Caroline: „Wenn Sie wüssten, wie viel es sey, was ich aus mir noch zu machen habe!"[12] bis zu Lenzens hyperbolischen Anrufungen, etwa zu Lavater: „Verfolge deinen Weg, und wenn du fortstürmst, wird niemand dich einholen [...] fleuch fort fleuch fort auf Deinem Wagen!" (III 300) oder zu Herder: „[...] der Du zum Fliegen Fittiche und Bestimmung fühlest!" (III 416) Am deutlichsten wird die Verzeitlichung des Selbstgefühls, wenn nun der Strom selbst zum Bild der eigenen Existenz wird, wie zum erstenmal in

10 Christian Fürchtegott Gellert, *Leben der schwedischen Gräfin von G.*, hrsg. von Jörg-Ulrich Fechner, Stuttgart 1968, S. 52, auch 23, 32, 37 f., Nicolai, *Nothanker*, a.a.O., S. 68.

11 Gotthold Ephraim Lessing, *Werke*, hrsg. von Herbert G. Göpfert, München, Band I 1970, S. 694.

12 *Herders Briefwechsel mit Caroline Flachsland*, hrsg. von Hans Schauer, Erster Band, Schriften der Goethe-Gesellschaft, 39. Band, Weimar 1926, S. 51.

Füsslis *Ode an seine zurückgelassenen Freunde* (1765), als er nach England aufgebrochen war, in *Mahomets Gesang,* im Eingang von Maler Müllers Adam-Idylle u.a..[13]

Hier drängt sich nun eine Beziehung auf zu dem, was Reinhart Koselleck in seinen historischen Arbeiten gezeigt hat: daß in eben den Jahren um 1770 in das Geschichtsdenken eine neue zeitliche Dimension einzieht, ja daß überhaupt unser Begriff ‚die Geschichte' – als Kollektiv-Singular absolut gesetzt, nicht mehr die Geschichte Alexanders, oder die Geschichte der Schlacht von Waterloo – allererst jetzt entsteht (erster lexikalischer Eintrag bei Adelung 1775).[14] Vorher war Historie Aufreihung von Fakta im Chronikstil und Sammlung von Berichten exemplarischer Ereignisse, die der Belehrung dienen konnten (‚Historia magistra vitae'), weil sie in einem „kontinuierlichen Erfahrungsraum" (39), in einer gleichsam räumlich-naturalen Zeit als wiederholbar erfahren wurden. Nun aber erschien Geschichte erstmals als einmaliger und universaler Ereigniszusammenhang, und zwar durch die „Freilegung [...] einer spezifisch geschichtlichen Zeit" (58), deren Zukunft sich ins Unabsehbare öffnete und „alle exemplarische Wiederholbarkeit hinter sich ließ." (51) In den literarischen Texten artikuliert sich also auf der Ebene des Selbstgefühls und Selbstverständnisses des Einzelnen derselbe Bewußtseinswandel bzw. dasselbe Entstehen einer neuen zeitlichen Wirklichkeit, die Koselleck auf der Ebene des historischen Denkens konstatiert. Und wenn die Geschichte fortan keine Exempla mehr liefert, an denen man lernen kann, so entspricht dem präzis das Verschwinden der didaktischen Zwecksetzung von Dichtung, deren Wirkung fortan ganz anders gesehen wird.

Ein zweiter Gesichtspunkt von Koselleck ist für uns besonders interessant, da sich von ihm her eine neue Frage an die Individualitätsproblematik ergibt. Wenn sich vergangene Faktizität zu einem Ereignis*zusammenhang* zusammenschließen (Koselleck sagt „übersetzen") soll, kann das nur geschehen durch ein betrachtendes und darstellendes Bewußtsein, das „geheime Motive" und verborgene Wirkungszusammenhänge eruiert, „um dem zufälligen Geschehen eine innere Ordnung abzugewinnen." An die Geschichte stellen sich nun „Forderungen der Poetik" nach einer „epischen Einheit, die den inneren Zusammenhang freilegt und stiftet." (52 f.)[15] (Daß für den Roman selbst erst jetzt genau diese Aufgabe formuliert wird, wird von Ko-

---

13 Johann Heinrich Füssli, ‚Ode an seine zurückgelassenen Freunde', in: *Das geistige Zürich im 18. Jahrhundert*, hrsg. von Max Wehrli, Basel 1989, S. 226 f.

14 Reinhart Koselleck, ‚Historia magistra vitae', in: *Vergangene Zukunft. Zur Semantik geschichtlicher Zeiten*, Frankfurt/Main 1979, S. 38-66.

15 Auf die Diskussion, die dieser Doppelausdruck ausgelöst hat, kann ich nicht eingehen.

selleck nicht berücksichtigt.) Geschichte und ihre Darstellung scheinen eigentümlich zu konvergieren; der „innere Zusammenhang" ist weniger ein Gegebenes als ein Aufgegebenes, und zwar handelt es sich um eine Aufgabe, die der Integrationsaufgabe des Erzählers gleicht.

Gilt das, was hier von der Geschichte im Großen gesagt wird, auch für die „innere Geschichte" der Individualität? Nun, da das Ich sich als unterwegs, wandernd oder gar irrend erfährt, auf welche Weise kommt es in all dem Wechsel zur Gewißheit eines kontinuierlichen Ich-Selbst?

Für die Aufgabe der Darstellung eines Anderen, wie sie unsern drei Ausgangstexten entspricht, gibt Herder in der genannten Schrift interessante Hinweise. Daß der Versuch, den Anderen als Individualität zu erfassen, notwendig von der Subjektivität des Betrachters geprägt ist, wird mehrfach betont; ein Charakter kann nur so zur Erscheinung gebracht werden, „wie er der Gestalt und Schwäche meiner Augen vorkommt" (260), „nach meiner Art" (267). Hier ist hinzuzufügen: nach meiner Art, wie sie jetzt besteht, sich aber auch ändert; Herders fortwährendes Neu- und Umschreiben seiner Arbeiten, von Anfang an, ist bezeichnend dafür. Vor allem aber: ein kreatives Erzählmoment fordert Herder ganz selbstverständlich auch für den Biographen; es gehe darum, „die Seele [des anderen] in Worten und Handlungen auszuspähen" (259) und ihn „so sehr der Phantasie einzuprägen, daß man sein Bild nachher, wie aus dem Kopf, entwerfen kann." (260) Eine „Kunst" nennt er es auch. Ein drittes Moment macht Herder namhaft, das bei Koselleck keine Rolle spielt, in unserem Zusammenhang aber als besonders wichtig sich erweisen wird: eigentlich kann nur „ein Freund" diese Aufgabe leisten (253); „gehört nicht fast ein kleiner Grad von verliebter Schwärmerey dazu" (260), sich so in einen anderen hineinzuversetzen? – Goethe bewundert sehr Herders Darstellungskunst, „den Kehrigt [des bloß Tatsächlichen] zur lebenden Pflanze umzupalingenesiren."[16] Und er läßt auch Werther gelegentlich sich der eigenen Erzählweise bewußt sein; so spottet Werther über einen Brief, den er nach Wilhelms Geschmack schreibe, „plan und nett wie ein Chronikenschreiber" (67) – also ohne das, worauf es ihm ankommt. Zum feurigen Anwalt der neuen Konzeption wird er, wenn er sich bemüht, Menschliches, welches die beiden Beamten Albert und der Amtmann als klassifizierbare Faktizität behandeln, indem sie es einordnen unter „gut" oder „bös" (46), als Selbstmord, als Meuchelmord – dieses Menschliche zu übersetzen in einmalige ‚innere Geschichte' von Individuen.

[16] An Herder, *Goethes Briefe* I, S. 183.

„Habt ihr [...] die innern Verhältnisse einer Handlung erforscht? Wißt ihr mit Bestimmtheit die Ursachen zu entwickeln, warum sie geschah, warum sie geschehen mußte? Hättet ihr das, ihr würdet nicht so eilfertig mit euren Urteilen sein." (46)

Und nun entwirft er für Albert mit leidenschaftlicher Beredtheit die Geschichte des verlassenen Mädchens, und ähnlich später für den des Mords angeklagten Bauernknecht:

„Schon wünschte er für ihn sprechen zu können, schon drängte sich der lebhafteste Vortrag nach seinen Lippen, er [...] konnte sich unterwegs nicht enthalten, alles [...] schon halblaut auszusprechen." (96)

Daß hier das Moment „verliebter Schwärmerey" nicht fehlt, zeigen beide Passagen klar genug: „O mir war das Herz so voll!" so quittiert Werther den vergeblichen Versuch, sich mit Albert zu verständigen (50), und seine besondere Sympathie für den Bauernknecht zeigt sich von der ersten Begegnung an. Vor allem aber wird hier deutlich, daß die erzählende Gestaltung etwas zur Evidenz bringt, was sonst unzugänglich bleibt. Innere Geschichte, Individualität erschließt sich offenbar nur einem narrativ-kreativen Blick. (Dabei wird Werther ja nicht als Dichter dargestellt.)

Daß das aber nicht nur im Erfassen und Darstellen eines anderen so ist, sondern daß ebenso in das Verhältnis des Individuums zu sich selber[17] ein Moment des Erzählerischen eintritt – davon zeugt einmal die neue Lust am Schreiben von Autobiographien. Es liegt nahe, daß in einer Situation, da die Orientierung nach überkommenen „richtigen Begriffen" hinfällig geworden scheint und dem einzelnen selber den eigenen Weg ins Offene zu finden aufgegeben ist, ein gesteigertes Bedürfnis nach Selbstvergewisserung entsteht, die jetzt – weil es um ‚Weg' geht? – vorzüglich im Medium des Erzählens erfolgt. Während die vorausgehenden pietistischen Autobiographien noch teilweise partizipieren am Exempla-Charakter, vergleichbar der älteren Historiographie, eröffnet Rousseau seine *Confessions* (1766-70) mit dem provozierenden Bekenntnis zu seiner absoluten Einzigartigkeit:

„Je ne suis fait comme aucun de ceux que j'ai vus: j'ose croire n'être fait comme aucun de ceux qui existent [...] je suis autre."

Es folgt sogleich der Hinweis auf den im Schreiben erst zu gestaltenden Zusammenhang; wenn er etwas hinzugefügt hat,

---

[17] Vgl. Rudolf Käser, *Die Schwierigkeit, ich zu sagen. Rhetorik der Selbstdarstellung in Texten des „Sturm und Drang". Herder – Goethe – Lenz*, Bern – Frankfurt/Main – New York – Paris 1987. Käser beleuchtet von einem anderen Ansatz her die Frage der Selbstkonstitution des Ich im Schreiben.

> „[...] pour remplir un vide occasionné par mon défaut de mémoire, j'ai pu supposer vrai ce que je savais avoir pu l'être."[18]

Er nimmt also eine Art fiktionaler Wahrscheinlichkeit in Anspruch, um die Wahrheit der inneren Geschichte ganz zur Erscheinung zu bringen. Moritz, in der Einleitung zum 2. Teil des Anton Reiser, wo er sich zur *Biographie* „im eigentlichsten Verstande" bekennt, ist sich der notwendig kreativen Funktion des autobiographischen Erzählens deutlicher bewußt; er erklärt, wie erst dem betrachtenden Blick, je mehr er sich auf die „unendliche Menge von Kleinigkeiten", auf die scheinbare „Zwecklosigkeit" der vielen „abgerissenen Fäden" (des eigenen Lebens) heftet, diese „sich wieder" aneinander „knüpfen" und zu dem „künstlich verflochtnen Gewebe eines Menschenlebens" ordnen.[19] Hier ist das Erzählerische des Synthese stiftenden Blicks in der Textmetapher des Gewebes präsent; explizit wird Goethe sich dazu bekennen in den Überlegungen zu seiner Autobiographie. „Dichtung" habe er in den Titel gesetzt „durch einen gewissen Widerspruchsgeist getrieben":

> „[...] denn es war mein ernstestes Bestreben das eigentlich Grundwahre, das, insofern ich es einsah, in meinem Leben obgewaltet hatte, möglichst darzustellen [...] Wenn aber ein solches [...] nicht möglich ist, ohne die Rückerinnerung und also die Einbildungskraft wirken zu lassen, und man also immer in den Fall kommt gewissermaßen das dichterische Vermögen auszuüben, so ist es klar daß man mehr [...], wie wir uns das Vergangene jetzt denken, als die Einzelheiten, wie sie sich damals ereigneten, aufstellen werde [...]. Dieses alles was dem Erzählenden und der Erzählung angehört, ist hier unter dem Wort ‚Dichtung' begriffen."[20]

Das Grundwahre auch des *eigenen* individuellen Lebens, das was für mich selbst den „inneren Zusammenhang", die Einheit und Kontinuierlichkeit des Ich-Selbst, begründet – daran muß die „Einbildungskraft", „gewissermaßen das dichterische Vermögen" eines jeden, das „Erzählende" in mir mitwirken. – Wichtig auch der Hinweis „wie wir uns [...] jetzt denken": Die eigene ‚innere Geschichte' stellt sich mir nicht immer gleich dar, Autobiographie ist mitbestimmt vom Zeitpunkt des Schreibens; und auch die nicht-schreibende narrative Leistung, sich des eigenen inneren Zusammenhangs zu vergewissern, ist nie abgeschlossen, work in progress. – Stärkung und Mut dazu holt man sich durchs Lesen von Autobiographien (und Romanen) – darauf beruht die neue Konzeption der Wirkung von Literatur, wie sie ebenfalls in der Abbt-Schrift angedeutet wird:

---

[18] Jean-Jacques Rousseau, *Les Confessions*, texte établi et annoté par Louis Martin-Chauffier, Pléiade o.O., 1947, S. 5.

[19] Karl Philipp Moritz, *Anton Reiser, Ein psychologischer Roman*, hrsg. von Wolfgang Martens, Stuttgart 1972, S. 122.

[20] *Goethes Briefe* IV, 1967, S. 363.

„[...] wisse [Abbts] Worte zur Hülle zu nehmen um [seinen Geist] zu erblicken, damit er in dich würke, und dich wie mit einem Hauche, belebe. Das haben die Seelen, sagt Plato, mit dem Magneten gemein, daß sie einander ihre Kräfte mittheilen." (255)

Werther selber nun, in seinen Briefen, schreibt ja nicht in der Verantwortung des Autobiographen, dem es um umfassende Selbstvergewisserung geht, er schreibt nur aus dem jeweiligen Moment heraus. Der Frage nach der Kohärenz dieser fragmentarisch-lockern Selbstdarstellung möchte ich mich nähern auf dem Umweg über ein anderes Schlüßelwort der Rede vom Individuum, nämlich „Ganzheit". Statt der „Theile", der Versatzstücke der Vermögenspsychologie, „die heilige Größe des Ganzen" – das forderte der Rezensent Goethe von einer literarischen Personendarstellung; anders gewendet: „ganz, und groß" sind die Personen bei Shakespeare, heißt es in der *Rede zum Shakespeare-Tag*, im Unterschied zu den zum „guten Geschmack" abgerichteten Zeitgenossen, die „halb sind, halb nicht sind"[21]; für Lenz stellt sich im Handeln des Götz von Berlichingen „der ganze Mann" dar, dem nachzueifern ist (II 640) – das Wort hat sehr verschiedene Facetten. Heute sind wir geneigt, eher mit Mißtrauen in der Vorstellung von Ganzheit etwas illusionär Gesundes und zu problemlos Einfaches zu sehen; aber abgesehen von Exzessen der Rhetorik vom ‚ganzen Kerl', da wo sie bald zum Klischee geworden ist, entspricht das nicht der Bedeutung, die das Ganzheitspostulat in unserem Zusammenhang hat – im Gegenteil. „Pour être quelque chose, pour être soi-même et toujours un, il faut [...]": Rousseaus Appell, im *Emile*, ist der eines Menschen, der sich voller Widersprüche fühlt.[22] ‚Ganzheit' scheint eher schwieriger zu realisieren als zuvor, und zwar durch die neuartigen Ansprüche an Selbstverwirklichung, anders gesagt, durch die Erweiterung dessen, was Ich-Selbst sein soll.

Das Beispiel des Vaters der Sternheim zeigte, wie im Roman der Sophie LaRoche das Ratio-Ich sowohl Herz, Empfindungen wie Wünsche in zuverlässiger Ordnung hält; so garantiert die innere Herrschaftsstruktur Einheit oder ‚Ganzheit' der Person. Für Kant ist schon das Gewährenlassen der Vorstellungen der „Einbildungskraft", wie sie *„unwillkürlich* [...] von selbst ins Gemüt kommen", ohne daß *„ich sie herbeirufe"*, eine „Verkehrung der natürlichen Ordnung im Erkennt-

---

[21] *Der junge Goethe* II, S. 84, 86.

[22] Jean-Jacques Rousseau, *Emile ou de l'éducation*, Introduction ... par François et Pierre Richard, Paris 1964, S. 10.

nisvermögen" und „führt [...] zum Irrenhaus."[23] Albert denkt auf der gleichen Linie: ein Mensch, den „seine Leidenschaften hinreissen", verliere seine „Besinnungskraft" und werde „als ein Wahnsinniger angesehen" (46) – d.h. es ist eben sein Menschsein suspendiert, wenn die Kontrolle des Ratio-Ich aussetzt; solange es herrscht, verbürgt seine Ordnung auch die ‚Ganzheit' der Person.

Wenn nun aber, zur Reflexion hinzu, ‚alle Kräfte' gleich entfaltet werden wollen – „Leidenschaften", die „nie weit vom Wahnsinn" sind, wie Werther gegen Albert plädiert (47); die „dringende Begierde und das heisse sehnliche Verlangen" (19), also der Wunsch oder das Begehren; die „warme Imagination" (74) oder „himmlische Phantasie" (9); auch die „wunderbaren Ahnungen" (83) – jener „*dunkle* Grund unsrer Seele, in dessen unabsehbarer Tiefe unbekannte Kräfte, wie ungebohrene Könige, schlafen", wie Herder in einer großartigen ersten Evokation des Unbewußten sagt (258) – wenn alle diese gleichermaßen ins Ich-Selbst, ins In-dividuum hinein adoptiert sein wollen, so eröffnet sich wohl ein überwältigender Zuwachs an Leben; ‚Ganzheit' indes ist da nicht ein Gegebenes, sondern eine neuartig schwierige Aufgabe. Ein Blick auf Goethes Biographie, auf die Herders, Lenzens in diesen Jahren, macht dies sehr deutlich; Goethe benennt das Problem, etwa an Knebel, 1782:

> „Im innersten meiner Pläne und Vorsätze und Unternehmungen bleib ich mir geheimnisvoll selbst getreu und knüpfe so wieder mein gesellschaftliches, politisches, moralisches und poetisches Leben in einen verborgenen Knoten zusammen."[24]

Gibt es nun so eine geheimnisvolle verborgene Ganzheitskraft auch in Werthers Selbstbezeugungen? und wie können wir sie verstehen? – Werther ist sich vor allem der extremen Spannweite zwischen seinen verschiedenen Möglichkeiten bewußt, „von der feinsten Empfindung" bis zum „schärfsten Witz" (12); „so ungleich, so unstet hast du nichts gesehn als dieses Herz, [...] der du so oft [...] mich vom Kummer zur Ausschweifung und von süsser Melancholie zur verderblichen Leidenschaft übergehen" sahest (10); „wie man eine Hand umwendet, ist es anders mit mir." (75) Darüber hinaus enthüllt der Text bei genauem Hinsehn viel mehr Widersprüchliches als Werther selber merkt; z.B. gleich nachdem er an die Adresse seines Gegenübers die Rede gegen die schlechte Laune gehalten hat, vertieft er sich so in eine schmerzliche Erinnerung, daß er nun seinerseits den geselligen Kreis verstört

[23] Immanuel Kant, *Anthropologie in pragmatischer Hinsicht*, Werke in sechs Bänden, hrsg. von Wilhelm Weischedel, Darmstadt 1983, Band VI, S. 415 f. (Hervorhebungen von Kant).

[24] An Knebel, *Goethes Briefe* I, S. 416.

(32 ff.), dazu argumentiert er, im Gespräch mit Albert kurz danach, genau entgegengesetzt zu seiner Rede gegen die schlechte Laune; und so fort. Merkwürdig dabei ist: Man muß die Widersprüche geradezu suchen, man spürt sie kaum beim Lesen, der spontane Eindruck, bei aller extremen Disparatheit im Inhaltlichen, ist der eines insgeheim doch Verbundenen. Werther fragt selbst danach, er spürt das Problem: „Bin ich nicht noch ebenderselbe, der [...]" (84), da wo alles um 180 Grad gewendet erscheint. (Daß wir an dieser Stelle, in dieser Generation, dem Problem der ‚Identität' begegnen müssen, das Wort im heutigen Sinn verstanden, ist nach dem Vorangegangenen einleuchtend.)

Hier soll eine kurze Analyse des erzählenden Texts von Lenz einen neuen wichtigen Gesichtspunkt liefern für diese fundamentale Frage: was für eine narrative Integrationskraft ist am Werk, wenn trotz der nur bruchstückhaften Selbstvergewisserung, wie sie Werthers Schreiben motiviert (und wie sie – mutatis mutandis – für den üblichen Selbstbezug charakteristischer ist als das Suchen nach quasi-autobiographischer Totalität) doch die gefühlte Gewißheit eines ‚Ganzen' sich ergeben soll?

Lenz schrieb *Das Tagebuch* im Spätherbst 1774 – die Lektüre des eben erschienenen *Werther* wird im 1. Teil erwähnt. Die Situation im *Tagebuch* ist komplizierter als in Goethes Text: Aramintas Verlobter Scipio ist verreist, um die Heiratserlaubnis von seinen Eltern zu erwirken; zwei Männer, das Ich, Freund Scipios, bei dem er eine Art Bedienung innehatte, und Scipios jüngerer Bruder (der „Schwager"), bemühen sich um sie – um sie dem abwesenden Scipio zu erhalten, was immer das heißen mag, oder um sie für sich zu gewinnen, wodurch sie zu Rivalen werden, oder beides zugleich – das bleibt in der Schwebe. Es ist die Situation, die Lenz in Straßburg mit den Baronen v. Kleist erlebte,[25] und die schließlich ihre objektivierende Gestaltung gefunden hat in den *Soldaten*. Der biographische Bezug des *Tagebuchs* ist eng, wenig verhüllt; das Ich richtet die Aufzeichnungen an einen Freund, Goethe, der mehrmals genannt wird. Der Ausgangspunkt unserer Analyse ist eine Sprechsituation, die der in *Sternheim* und *Werther* analog ist: Dem Ich geht es darum, dem Freund eine Vorstellung zu vermitteln von Araminta, und damit auch seines Verhältnisses zu ihr, also wieder: Darstellung des anderen, und Selbstdarstellung im Erzähltext.

Lenzens Verfahren entspricht, wie zu erwarten, dem in *Werther* praktizierten: die Textsorte ‚Beschreibung einer Figur' kommt nicht mehr vor, stattdessen eine Abfolge von Situationen, in denen Ara-

---

25 *Moralische Bekehrung eines Poeten. Von ihm selbst aufgeschrieben*, in 15 ‚Selbstunterhaltungen', gerichtet an Cornelia Schlosser, behandelt im Frühsommer 1775 aus größerer Distanz nochmals dieses Verhältnis.

minta erscheint. Das Tagebuch ist über 40 Tage hin lückenlos durcherzählt[26], man möchte also ein Plus an Kontinuierlichkeit erwarten; stofflich bleibt es auf die genannte Situation beschränkt, Kohärenz scheint so leichter gewährleistet, während in Werther doch die weitreichendsten Fragen des menschlichen und gesellschaftlichen Lebens mit in den Blick kommen. Aber entscheidend ist natürlich nicht das Stoffliche, sondern der Blick, der darauf fällt. Bei allem fast hektischen, protokollhaft festhalten-wollenden Erzählen scheint jener ‚innere Zusammenhang' zwischen den verschiedenen Erscheinungsweisen einer Person sich nicht zu ergeben; der neue hermeneutische Blick, dem sich aus einer Vorahnung des Ganzen heraus die Einzelheiten erschließen und sich zu einer lebendig-mannigfaltigen Einheit zusammenfügen, funktioniert nicht. Der Text ist qualvoll zu lesen, auch irritierend – die menschliche und zwischenmenschliche Realität ist faktisch aus den Fugen, zwischen den einzelnen Facetten der Figuren klafft es, bodenlos; das Schreibbewußtsein scheint wie panisch ans Registrieren der Details sich zu klammern – noch ohne jene neuartigen Möglichkeiten des reflektierten ‚Schwebens', aus Verzweiflung, Spiel und Provokation gemischt, in entsprechenden Texten des 20. Jh.

Für die folgende Analyse kann ich nur wenige Passagen hersetzen, die kaum ausreichen, eine Vorstellung von dem befremdenden Gesamtduktus des Textes zu vermitteln. Zum 5. Tag z.B. lesen wir:

> „Als sie kam, lag ich mit einer ihrer Freundinnen im Fenster, der sie von der Straße wie aus Mutwillen unzählige Küsse zuwarf. Ich lief die Treppe herunter, sie heraufzuführen, sie muß dies für einen Vorwurf gehalten haben, ward sehr ernsthaft, nahm auch meinen Arm nicht an, wobei sie sehr errötete. Als wir oben waren taten wir über eine Kleinigkeit eine Wette, die ich verlor als ich ihr das Geld gab behielt sie's und warf es mir nachher unvermutet in die Hand zurück. Ich schlich mich fort wie beleidigt [...]" (II 294 f.)

Was für einen „Vorwurf" kann Araminta gemeint haben? Wie ist die Abweisung des üblichen Geleits zu verstehen? das Erröten? das brüske Zurückgeben des Geldes? Es scheint keinen Anhaltspunkt zu geben, jetzt diese Geste, jetzt diesen Stimmungswechsel, jetzt jenes Verhalten zu ‚lesen'. Und mit dem Fortschreiten der Bekanntschaft (die schon eine Vorgeschichte hatte, s. Einleitung) ändert sich das keineswegs; zum 13. Tag etwa steht folgendes:

> „Ich fand sie [...] auf der Erde, ganz Mutwillen und Freude. Wie jetzt Vorwürfe für sie finden? [...] Sie tanzte, sprang, warf sich ins Kanapee, nahm unvermerkt ihrem Schoßhund einen Floh ab und glitschte ihn mir mit ihrer Hand in meine offene Brust [...] Auf einmal ward sie ehrbar – dann traurig, den Abend als wir Karten spielten bekam sie Engheiten, stand auf, fing an zu weinen – mein Gott

26 Die Lücke S. 313 – es fehlen die Tage vom 29. bis zum 33. – beruht auf unvollständiger Überlieferung des Manuskripts.

wie durchbohrte das mein Herz! Ich blieb zum Nachtessen da, sie mit lustigen Historien aufzumuntern, die Angst machte mich halbrasend vor Mutwillen [...]" (II 299)

und kurz darauf:

„Im Fiacre [unterwegs zur Weinernte; d.V.] hatte sie mir gewinkt, ich stieg auf den Tritt ihr gegenüber, sie nahm des Schwagers Tressenhut von seinem Kopf und setzte ihn mir auf da ich mich mit beiden Händen hielt, zugleich befahl sie dem Schwager, er sollte mir'n schenken weil er mir so gut stünde, welches dieser auch sogleich tat [...]. Sie befahl mir auch, inskünftige nie mehr vor ihren Augen zu erscheinen, wenn ich mir nicht ein *fer à cheval* hätte frisieren lassen. Im Herbst war ich so oft als möglich ihr zu Seiten und so oft ich mich umsah, stand sie auch wieder bei mir da. [...] Einmal als wir einen kostbaren Augenblick allein waren, sang sie plötzlich mit der süßesten Naivetät ganz leise, mich göttlich anlächelnd eine Arie aus dem letzten Konzert: ‚[...] wie ein Hirsch schreiet nach frischem Wasser, so schreiet meine Seele Gott zu dir. Was betrübst du dich meine Seele und bist so unruhig in mir? Harre auf Gott' – O Göthe, hier laß mich die Feder weglegen und weinen." (II 302 f.)

So geht es weiter, über fast 50 Seiten hin; jene innere Einheit der Gestalt, die sich durch die Abfolge ihrer verschiedenen Zustände und Begebenheiten hindurch immer bestimmter ausprägen soll, wird hier nicht faßbar. Ist sie nun ein „munter tändelndes gutartiges Ding", wie der Ich-Erzähler sich einmal fragt, oder das „Meisterstück der Götter", mit „Tiefen des Genies" in sich (II 303), oder eine „Undankbare Kleingläubige Leichtsinnige" (II 317) oder ein „Engel", wie „sie ihr liebes Herz so ganz gegen mich ausschüttete" (II 310)? Das bleibt offen bis zum Schluß, der zwar kompositionsmäßig – vier Teile zu je zehn Tagen – ein Ende markiert, vom Gehalt her indes ein Abbrechen im Offenen ist; ja vielleicht wird die strenge Komposition gewollt dem Entgleiten der dargestellten Wirklichkeit als eine formale Gegenkraft entgegengesetzt, wie wir es von modernen Texten kennen.

Die Schwierigkeit des Erfassens manifestiert sich aber nicht nur in der Abfolge des Disparaten, in den unerklärlichen Wechseln; sie zeigt sich schon bei der einzelnen Wahrnehmung. „*Wie* aus Mutwillen", hieß es, „sie *muß* es als Vorwurf genommen haben" – da weiß das Ich, daß es nur vermutet; manchmal vermischen sich Wahrnehmung und Vermutung auf intrikate Weise: „Araminta tat nicht eifersüchtig," heißt es zum 1. Tag (II 293). Die Wahrnehmung (kein Anzeichen von Eifersucht: also bedeute ich ihr nichts?) könnte ja auch bloßer Schein sein, vielleicht ist sie doch eifersüchtig und verbirgt es, d.h. sie ist mir gewogen? Oft erhalten bloße Vermutungen den indikativischen Status von Wahrnehmungen: „Sie spielt ihre Rolle fürtrefflich; ich bin erstaunt gewesen welche Gleichgültigkeit sie [...] gegen mich blicken ließ" (II 314); oder „sie hatte nicht das Herz mich anzusehen" (II 295) – inzwischen zweifelt der Leser schon, vielleicht war sie ja tatsächlich gleichgültig, oder hat ihn einfach nicht angesehen? Gelegentlich thematisiert das Ich seine Deutungsnot: „Ich vermute itzt [...] aus dem Blick womit sie das begleitete [...]" (II 309); „Mich aber zu versichern hab ich auch von ihr [...] manches Wort, noch mehr aber manche Grimasse (die ihr so schön stehen) aufgefangen." (II 303) Oder aber er verzweifelt am Deuten schlechthin und stellt explizit das neue hermeneutische Verfahren in Frage: „Ich Unglücklicher verstand sie nicht [...] der ich den Sinn ihrer Handlungen nicht entziffern konnte." (II 319) Und auf den Schwager bezüglich: „Je mehr ich seine Handlungen [...] zusammenstelle und zu vergleichen suche [...] Nacht überall." (II 313)

Daß der (meist dem höfischen Bereich zugeordnete) Bösewicht Masken handhabt, ist der Literatur der Zeit vertraut; Lord Derby in *Sternheim* ist ein trefflicher Kollege von Lessings Marinelli; dieser Betrug aber hat seine Regeln und eine feste Funktion als negative Folie des Bereichs, wo Aufrichtigkeit herrscht und die Zeichen der Seele nicht trügen können. Oder wenn Lichtenberg Lavaters physiognomisches Programm, das Entziffern der festen Formen des Gesichts, als gefährliche Schimäre kritisiert, so hält er doch fest an der Lesbarkeit von Gesten und Mienen, an der Pathognomik – darauf beruhen seine Hogartherklärungen. Im Text von Lenz geschieht etwas in dieser Zeit Einzigartiges: die Lesbarkeit des anderen für mich überhaupt zerfällt; es entsteht ein Deutungsnotstand und daraus wieder ein Deutungszwang, wie er, soviel ich sehe, erst in Texten von Kafka wieder erscheint. Auf einen spezifischen Bezug zu Lenz weist Kafka selber hin, im Tagebuch von 1912: „Unaufhörlich Lenz gelesen und mir – so steht es mit mir – aus ihm Besinnung geholt."[27] Und nicht unähnlich den K.s verstrickt der Ich-Erzähler im Fortgang des *Tagebuchs* sich immer mehr in einem Gespinst von wechselnden Konjekturen und Hypothesen – er nennt es die „Folterbank meiner Gedanken" –, was für immer kompliziertere Absichten die anderen haben könnten des versteckten Merkenlassens hier, des Täuschenwollens dort, damit ein anderer ja *nicht* merke; z.B. „Wie wenn alles dies Maskerade gewesen wäre, mir zum besten angestellt, den Schwager zu beräuschen?" (II 321)

Ein zweiter Punkt kommt hinzu: wie die verschiedenen Facetten Aramintas sich nicht zusammenfügen wollen, so scheint der Ich-Erzähler im Verlauf des Erzählens seiner selbst immer weniger gewiß. Handlungsvorsätze, die Kohärenz stiften würden, zergehen vom Abend auf den Morgen (II 298), von morgens bis mittags (II 304); auch sein Verhalten wechselt sprunghaft: Einen Vormittag bemüht er sich mit schmeichelnder Aufmerksamkeit um Araminta, sie scheint munter

---

[27] Franz Kafka, *Tagebücher*, hrsg. von Max Brod, Frankfurt/Main 1967, S. 285.

vertraulich darauf einzugehen; abends im Konzert schneidet er sie (II 293 f.) – heißt das, er muß sich zurücknehmen, weil sie ja Scipios Verlobte ist? oder möchte er sie beunruhigen, um sie damit anzuziehen? oder deutet er das vormittags Geschehene als eine Art Einverständnis, das nun vor den anderen zu verbergen wäre? – es bleibt für den Leser unverständlich; versteht das Ich sich denn selbst? Oder „[...] als ich wie erstaunt darüber schwieg" (II 293), heißt es, wo man schlechterdings nicht erkennen kann, was ein bloßes Vorgeben von Erstaunen für einen Sinn haben könnte – stellt das Ich auch über sich selber bloß Vermutungen an? „[Ich] faßte maschinenmäßig ihre Hand und verschloß mir den Mund damit über fünf Minuten" (II 318) – wenn das Ich sich so absonderlich an seine Geste verliert, weiß es überhaupt noch, was sie besagen soll? Hier scheint das Zeichen autonom zu werden und sich von jeder Bedeutung loszumachen – wie auch das Rollenspielen des Ich, um dem einen dies verstehen zu geben, den anderen jenes glauben zu machen, sich verselbständigt über jeden einsehbaren Zweck hinaus (II 305 !). Das Ich scheint sich selbst zu verlieren an die Diversität der Masken, die ihm das „Maschinieren" (II 304) und das „Entgegenminieren" (II 312) gegen die vermuteten Absichten anderer und für seine eigenen, sich so widersprüchlich verheddernden Absichten aufnötigt, Absichten des uneigennützigen Freundes, des Liebhabers, des doppelten Rivalen, des Schuldbewußten, des Richters ... In Kafkas Tagebuch, anläßlich der Begegnung mit einem Mädchen, das sich für ihn zu interessieren scheint, heißt es:

> „Ich weiß unter ihren Blicken nicht, was ich gerade bin, ob gleichgültig, verschämt, jung oder alt, frech oder anhänglich, [...] überlegen oder [...] lächerlich, ob Jude oder Christ."[28]

Von einer ähnlichen Desintegration des Selbst scheint der Ich-Erzähler Lenzens in der Nähe Aramintas bedroht; und es ist der fundamentale Zweifel über das eigene Selbst, der auch das hermeneutische Erfassen und Darstellen des anderen, das ‚zum-Ganzen-Erzählen von Individualität' scheitern läßt. Unerhörte Bilder für ein solches Auseinandergerissenwerden des eigenen Wesens finden sich in den Briefen. Lenz klagt über seine „ausgetretene Imagination und verzerrtes Herz" und seine „dissonierenden Kräfte" (II 340); „ich durchlöcherter Kahn, von [...] verschiedenen Winden angestossen" (II 336); sein Kopf werde „von hundert notwendigen, und zehntausend unwichtigen Dingen gezerrt" (III 386); er spricht von den „peinvollen Zerrungen der tausend kleinen Fäden, [...] die an dem Nervensystem eines Menschen angeknötet" sind und die bei ihm nur einen „verzettelten Knäuel" bilden (III 393) – anstatt daß sie unter dem betrachtenden Blick sich zum

[28] Ebenda S. 73.

Textgewebe, dem narrativ sich ergebenden ‚inneren Zusammenhang' eines kontinuierlichen Selbst zusammenfinden.

Wenn wir nun zu verstehen suchen, warum im *Tagebuch* scheitert, was im *Werther* und anderswo gelingt, so sind zwei Momente zu nennen, die auf die psychohistorische Dimension des hier untersuchten Wandels des Selbstverständnisses weisen: das eine bezeichnet in dem erschütternden Gedicht *An den Geist*, das schon überschattet scheint vom unmittelbar bevorstehenden Ausbruch der Psychose, das andere durch die auffallende Bedeutung, die dem Erzählen-Können zugeschrieben wird im *Waldbruder*.

Der „himmlische", „grausame", „undankbare", „teure" Geist, der im Gedicht angesprochen wird, ist der göttlich-schöpferische Geist, von dem die jungen Genies sich beflügelt fühlen, und zugleich die eigene Seele, wie sie „diese treue Hütte" noch immer bewohnt, „klein und gebrechlich wie sie da ist", „all ihre Bande zittern [...]". Dieser Geist wird angefleht, er möge die Hütte noch nicht über seinem Haupt zertrümmern:

> Sieh noch hält sie [...] /dich zurück [...]
> Schone noch [...] /Kehre zurück, heft' ihre Gelenke
> Wieder mit zarter Selbstlieb zusammen [...] (III 226 f.)

„Zarte Selbstliebe" als Kitt der Individualität, auf dem die gefühlte Gewißheit von Kontinuität und Ganzheit des Ich-Selbst beruht?

Daß mit der Orientierung auf individuelle Selbstverwirklichung hin Selbstliebe eine neuartige Funktion erhält und dabei eine Umwertung erfährt, leuchtet ein. Für das Fräulein von Sternheim und ihre Verwandten ergab sich Selbstachtung, zufriedenes Selbstgefühl aus der Übereinstimmung mit den anerkannten und verinnerlichten „richtigen Begriffen"; in diesem Zusammenhang – so noch in Kants *Anthropologie*[29] – ist die Selbstliebe der primitive, auf eigenen Nutzen bedachte Egoismus, der zu überwinden ist zugunsten von Großmut und Uneigennützigkeit, wie sie uns Komödie, Roman und Idylle immer wieder vorführen. Jetzt aber, wo es darum geht, auf einem unabsehbaren Weg hinaus in eine offene Zukunft „[seine] Bestimmung selbst erforschen" und gegen die verschiedensten Widerstände dieselbe „erfüllen [zu] müssen, sie seie welche sie wolle" (III 288), scheint eine Art primärer Liebe zu sich selbst, eine Lust zum eigenen Wesen und Werden als Antrieb und Kraftquelle ganz unerläßlich. „Ich! der ich mir alles bin, da ich alles nur durch mich kenne! so ruft jeder, der sich fühlt, und macht große Schritte durch dieses Leben," heißt es in Goe-

---

[29] Kant, *Anthropologie*, Abschnitt ‚Vom Egoism', a.a.O., S. 408 ff.

thes Shakespeare-Rede.[30] Und schon Rousseau sah sich zu ausführlichen Differenzierungen zwischen dem negativen amour-propre und dem positiven amour de soi genötigt. Auch das Unternehmen Autobiographie, man spürt es beim Lesen, ist nicht denkbar ohne die Freude am eigenen Selbst, wenn sie auch selten so nett direkt ausgesprochen wird wie in Bräkers Vorrede:

> „[...] so macht's doch mir eine unschuldige Freude, und ausserordentliche Lust, so wieder einmal mein Leben zu durchgehen [...] Mit welcher Wonne kehr' ich besonders in die Tage meiner Jugend zurück, und betrachte jeden Schritt, den ich damals [...] gethan."[31]

In Werthers Erzählen wird solche Selbstliebe spürbar in der lebendigen Wärme, die wie ein sanft durchdringendes Bindemittel das Verschiedenartigste einander verwandt macht. Er thematisiert sie auch, vielleicht weil er fühlt, wie nötig sie ihm ist. „Und wie wert ich mir selbst werde [...] seitdem sie mich liebt!" (38) – Lottes Zuneigung belebt den Mut zu seinem unverwechselbar eigenen Wesen, das „doch mein ganzer Stolz ist" (74) – wie später auch der Brief des Ministers; durch diesen

> „bin ich auf acht Tage gestärkt und in mir einig geworden. Die Ruhe der Seele ist ein herrliches Ding, und die Freude an sich selbst [...]. Wenn nur das Kleinod nicht ebenso zerbrechlich wäre, als es schön und kostbar ist." (67)

Vor allem aber: jene Adoption ins Ich hinein auch der Empfindungen, Triebe, Leidenschaften, *aller* Kräfte, von der die Rede war, ist nicht denkbar ohne Selbstliebe, vielmehr sie *ist* geradezu diese neuartige, das eigene Wesen insgesamt umfassende Liebe zu sich selbst. Das wird besonders deutlich darin – auch hier bezeichnet *Werther* die Grenze gegenüber allem, was Empfindsamkeit heißt –, wie Werther auch mit seinen ‚negativen' Gefühlen und Impulsen solidarisch ist, etwa den Anfechtungen von Minderwertigkeit gegenüber den geschickten Anpassern in der Residenz, mit seiner Wut der Ohnmacht und Kränkung – „warum soll ich großtun [...] und mich schämen [...]" (86), mit seiner Verzweiflung, die er doch „ausdulden" (85) will, mit seiner Aggression. Wohl kontrolliert er diese, aber auch sie gehört zu ihm, ohne Schuldgefühl. Und wenn schließlich ein Traum ihm zeigt, wie sehr er Lotte begehrt, entzweit ihn das zwar mit der Welt, die es Sünde nennt, aber nicht mit sich selbst, im Gegenteil – wohl achtet er Alberts Rechte, doch er ist gewiß, daß dem Vatergott, den er am Ende anruft, diese seine Leidenschaft wohlgefällig ist.

---

30 *Der junge Goethe* II, a.a.O., S. 83.

31 Ulrich Bräker, *Lebensgeschichte und natürliche Ebentheuer des Armen Mannes im Tockenburg*, hrsg. von Samuel Voellmy, Basel 1945, S. 71 f.

Der Ich-Erzähler des Tagebuchs aber, nach einem besonderen Lächeln Aramintas, dessen „Herrlichkeit" er „kaum aushalten konnte", sagt: „trunken von meinem Glück, schlich [ich] fort" (II 296) – wie ein Dieb, der sich duckt vor sich selbst, weil er Unrechtes mitgenommen hat; und welche schmachvolle Selbstverachtung liegt in der Beschreibung seiner Nächte, wenn die Bilder Aramintas ihn besuchen: „Ich wälzte mich mit ihnen in Wollüsten." (II 340) Aber auch sonst: solidarisch zu sein mit seinen Gefühlen, darf er sich kaum erlauben; Rücksichten nach außen (seine abhängige Situation trägt dazu bei), mehr noch Verbote von innen produzieren eine fast unheimliche Gewandtheit, schließlich Gewohnheit, sie zu überspielen, zu unterdrücken. Warum müßte er, aus „Angst" um Aramintas leidenden Zustand, lauter „lustige Historien" erzählen, „halbrasend vor Mutwillen"? Die Selbstentfremdung, die notwendig mit dieser Vergewaltigung seiner Gefühle einhergeht, kommt in Briefen schon früh zum Ausdruck:

> „Papa ist Papa, Mama ist Mama, [...] und alle übrigen sind gesund und vergnügt, und ich, ich sei Jakob." (III 249)

Den Siebzehnjährigen treibt die Unsicherheit des Identitätsgefühls gegenüber den anderen Familienmitgliedern um. An Cornelia Schlosser schreibt er, der „einzige Rat" sei,

> „daß man sich [...] für einen fremden und anderen Menschen als sich ansieht. So kann ich mich bisweilen lieben [...] und eine Art von Mitleiden mit meinem Schicksal fühlen." (II 353)

Häufiger aber sind Zeugnisse von Mißachtung des eigenen Selbst, Selbstpreisgabe, Selbsthaß. Zu Cornelia: „Stelle mich bei Deinem Bruder, oder [...] zu Deinen Gespielinnen, oder zu Deinem Hunde," (III 342) er nennt sich „ich Schwein" (II 333), er möchte weg „von dem kleinen Dreckhaufen Ich." (III 306) Hund, Schwein, Dreckhaufen: erbarmungslos züchtigt Lenz sein armes Selbst – es schaudert einen, sich vorzustellen, was für eine Geschichte darin sich auswirkt; und erst auf diesem Hintergrund erhält die Bitte um ein wenig „zarte Selbstliebe" ihren herzzerreissenden Klang.

Woher aber kann solche Selbstliebe kommen, die sein auseinandergerissenes Wesen zusammenhielte? – In dem 1776 entstandenen kleinen Briefroman *Der Waldbruder* wird eine Nebenfigur sonderbar ausführlich gestaltet, die Witwe Hohl, bei der der Held Herz wohnt; durch sie hört er von der Gräfin Stella, die das Traumziel seiner schwärmerischen Liebe wird – und zwar mittels der Briefe der Gräfin, die die Witwe Hohl ihm zeigt, vor allem aber dadurch, daß sie unermüdlich von ihr erzählt. Von der Witwe Hohl heißt es,

„daß sie selbst eine ungemein große Gabe zu erzählen hat, sie weiß alle Gegenstände gleich so zu fassen und vorzutragen, daß man sie auch zu sehen glaubt. (II 401) Besonders kann sie einen Charakter mit wahrer poetischer Kraft darstellen. [...] Frauenzimmer ihrer Art [...] sehen alles ganz was andre nur halb sehen." (II 393)

Eine mutter-ähnliche Gestalt, die derart erzählen kann, daß ein Mensch so lebendig und ganz vor einem ersteht, daß man ihn lieben muß – wird hier mitgestaltet, was Lenz als unheilbaren Mangel an sich selber fühlt? Denn die zarte Selbstliebe entsteht ja durch die Liebe der ersten Erzählerin, der Mutter, die das Kind ‚ganz' macht genau in dem Maß, wie sie es anerkennend bejaht, seinen Körper, seine Impulse, Empfindungen, seine Einfälle, jedes einzelne ihm zusprechend: ja, auch dieses bist du, und auch jenes, und du gefällst mir so. Mut und Lust zum eigenen Wesen, wovon die Rede war, Vertrauen in die eigene Spontaneität, entstehen hier. Und auch das eigentlich ‚erzählerische' zeitliche Kontinuitätsgefühl wird hier gegründet, durch die Wiederkehr und das Fortklingen der gleichen Stimme, dann durch das Stiften gemeinsamer Erinnerung: weißt du noch, als wir letztes Mal hier waren, hab ich dich noch getragen, jetzt gehst du selbst! Bald wirst du ....

Im *Werther* erscheint eine solche erste Erzählerin, eine ganzmachende Mutter-Instanz („ich habe sie gehabt") – und zwar in der verstorbenen „Freundin meiner Jugend",

„in deren Gegenwart ich mir schien mehr zu sein, als ich war, weil ich alles war, was ich sein konnte. Guter Gott! blieb da eine einzige Kraft der Seele ungenutzt?" (12)

(Auf das Problem, daß Werthers Beziehung zur eigenen Mutter als schlecht dargestellt wird, während in Lotte Mütterlichkeit verklärt wird, kann ich hier nicht eingehen.) Und daß auch ‚mütterliches' Verhalten in ihm fortwirkt in seinem Umgang mit sich selbst, zeigen seine Formulierungen (die den erwarteten Anstoß erregten, nach den Rezeptionsdokumenten):

„Auch halte ich mein Herzchen wie ein krankes Kind; jeder Wille wird ihm gestattet." (10) „Ich lache über mein eigenes Herz, und tu' ihm seinen Willen." (75)

Wilhelm Meisters Mutter erinnert für Wilhelm dessen frühe Kindheit, die beide dann im Wechselgespräch rekapitulieren; sie zeigt, wie die erste Erzählerin auch als Vermittlerin der Kindheit wichtig ist.

Auf die Bedeutung der Mutter in Goethes Kindheitswelt hinzuweisen, erübrigt sich. Herder beschreibt sich als Kind wie folgt (an Caroline, Sept. 1770): „ich hatte [...] so verwöhnt und Mütterlich ich war, von meiner Kindheit an Charakter."[32] Maler Müllers besonders

[32] *Herders Briefwechsel mit Caroline Flachsland*, a.a.O., S. 55.

enge Kindheitsbeziehung zu seiner Mutter wird deutlich in der Skizze *Creuznach*. Was Lenz betrifft, so wissen wir viel von der Härte, der Selbstgerechtigkeit und der strengen Moral des Vaters; von der Mutter bekannt ist nur jener Brief nach Straßburg, wo sie den Sohn beschwört heimzukehren – unter das Vatergebot:

> „Wie lange wiltu so herum irren, und Dich in solche nichtswürdige Dinge vertiefen, ach, nimm es doch zu Herzen was Dein Vater Dir schreibt, es ist ja die Wahrheit [...] ich billige alles was Papa geschrieben hat." (III 339)

Wenn Lenz von dem „kalten Boden" (II 625) seiner Herkunft spricht, meint er wohl nicht nur das nördliche Klima Livlands. Vielsagend wird da das zweite Mutter-Wunschbild, das im *Waldbruder* gestaltet ist: Herz sei, so wird gegen Schluß gesagt, der natürliche Sohn „einer verstorbenen großen Dame, die vor einigen zwanzig Jahren noch die halbe Welt regierte" (II 407); gemeint ist natürlich Katharina die Große, der Lenz eine seiner Jugenddichtungen gewidmet hatte – eine machtvolle, schützende und spendende Mutter in der Tat, die als Mütterchen Russland das Disparate wohl zu verbinden gewußt hätte. (Interessant ist, daß die beiden Mutterfantasien erscheinen, nachdem Lenz bei Goethes Familie in Frankfurt geweilt hatte.)

So scheint in Lenzens Kindheit eine mütterliche Instanz, die dem Kind Ganzheit zuspricht, ihm das Ja-Sagen zu sich selber vormacht und ihm damit die jetzt so nötig werdende Selbstliebe ermöglicht, weitgehend gefehlt zu haben. Die Erzählweise des *Tagebuchs*, unter dem Eindruck einer krisenhaften Begegnung, zeigt, wie prekär sich alsdann der Zusammenhalt der diversen Manifestationen des Ich-Selbst erweisen kann. Dabei tritt in unserem Zusammenhang nur in den Blick, wie das ‚neue Erzählen der Individualität' sich Lenz versagt; was er dafür am Menschen zu sehen, aufzudecken vermag wie keiner seiner Zeitgenossen, in der kurzen Zeit, in der ihm zu schreiben möglich war, darauf fällt von hier aus auch ein interessantes Licht.

Zusammenfassend ergeben sich zwei Perspektiven. Die erste zeigt, daß das Wahrnehmen wie das Darstellen eines Anderen als Individualität eines wohlwollend-kreativen Blicks bedarf, dem aus einer Ahnung des Ganzen heraus die einzelnen Aspekte und Erscheinungsweisen dieser Person interessant und lesbar werden; dem entspricht auch die Aufgabe des Erzählers in den neuen Formen des Romans. Im Verhältnis des Individuums zu sich selbst, dem im Horizont einer offenen Zukunft Selbstverwirklichung, das heißt eine Art fortdauernder Selbsterschaffung aufgegeben ist, ist diese voreingenommene erzählerische Hermeneutik unentbehrlich. Die Matrix für dieses neuartige wahrnehmendgestaltende Vermögen entfaltet sich in der frühen Beziehung zur Mutter (oder einer Mutter-ähnlichen Instanz).

Im Hinblick auf die Epochenschwelle von 1770 heißt das, daß die psychischen Strukturen von Individualität sich bilden – unter anderem – durch das Hinzutreten, in den Familienraum, einer zweiten, spezifisch mütterlichen Stimme, wo zuvor in Gestalt der „richtigen Begriffe" das Vatergesetz praktisch allein verlautete. (Daß andere, geistesgeschichtliche und sozialgeschichtliche Tendenzen dabei natürlich mitzubedenken sind; und daß die hier aus den Texten gewonnenen Thesen nun familien- und sozialisationsgeschichtlich abzustützen wären, wobei auch die Neudefinition der Rolle der Frau in dieser Zeit zu berücksichtigen ist, die Mütterlichkeit erstmals in den Vordergrund rückt – darauf kann ich nur hinweisen.)

In dieser Arbeit habe ich nur das Hinzutreten des Neuen hervorgehoben. Daß aber das ‚Gelingen' von Individualität und jede Kreativität sich fortan aus dem wie immer spannungsvollen, ja widersprüchlichen Zusammenwirken beider Identifikationen speisen, der mütterlichen wie der väterlichen, das zeigt sich etwa in Goethes Briefen an Herder, 1772: ein strenges „Lenken", „Halten", ja „Peitschen" ist nötig, damit schließlich *alle* Kräfte sich *einem* Ziel unterordnen; unerläßlich ist aber auch das andere (in der individuellen Chronologie das erste): „ich streichelte meinen Genius mütterlich mit Trost und Hoffnung."[33]

[33] *Goethes Briefe* I, S. 132, 131.

Claudia Kestenholz, Basel

Oberflächen

Physiognomisch-pathognomische Überlegungen zur Sichtbarkeit im Schönen bei Johann Joachim Winckelmann

Meeresstille
Tiefe Stille herrscht im Wasser,
Ohne Regung ruht das Meer,
Und bekümmert sieht der Schiffer
Glatte Fläche rings umher.
Keine Luft von keiner Seite!
Todesstille fürchterlich!
In der ungeheuern Weite
Reget keine Welle sich.
Johann Wolfgang von Goethe

Unter der Datierung „März 1854" berichtet der Literat und Weltumsegler Iwan Gontscharow von einem spektakulären Haifang auf See. „Der Hai" heißt lapidar diese literarisch ausgearbeitete Episode, die über gute sechs Seiten und mit zunehmender Emotionslosigkeit die Abschlachtung des Tieres schildert:

> „Ich stürzte zum Fenster [der Kajüte, C.K.] und sah von unten her das fürchterliche, sture Maul eines Ungeheuers auf mich starren. Einige Ellen vom Fenster entfernt hing an einem anderthalb Finger dicken Haken ein Hai. Der Haken hatte sich tief in den Oberkiefer gebohrt. Vor Schmerz hatte der Hai das Maul weit geöffnet. [...] An die fünf Minuten hing er unbeweglich, als ob er uns Gelegenheit geben wollte, ihn genau zu betrachten; nur die großen, schwarzen, runden Augen rollten heftig, gewiß vor Schmerz. [...] Ich saß sozusagen in der ersten Zuschauerreihe, und wenn die Hauptperson nicht dieses böse, von einer undurchdringlichen Haut fest umspannte Maul gehabt hätte, das nur mit der Fähigkeit des Verschlingens begabt war, hätte ich aus einer organisch etwas mehr entwickelten Physiognomie die kleinste Regung von Schmerz und Verzweiflung lesen können. [...] Der Hai ruhte inzwischen aus. In seinem Maul, in der Tiefe des Rachens sah man die Kieferknochen, blaßrosa Fleisch und den leeren, finsteren Schlund."[1]

[1] Gontscharow, Iwan: *Briefe von einer Weltreise / ergänzt durch Texte aus der „Fregatte Pallas"*, hrsg. und übersetzt von Erich Müller-Kamp, München 1990, S. 287f.

Frei hängend ist der Hai der Betrachtung seiner Peiniger ausgesetzt, er ist Hauptperson in einem Stück, das, ohne daß wir seinen Anfang kennten, im letzten Akt angelangt scheint: der Held hat seine Sterbeszene angefangen. Aber als Zuschauer empfinden wir nur den Schrecken der Identifikation mit dem Gepeinigten, Mitleid fühlen wir nicht, denn „Schmerz und Verzweiflung" können sich nicht ausdrücken, das „sture Maul" besteht bei supponierter höchster Empfindlichkeit aus den bloßen Elementen seiner Zerlegung, aus Knochen und Fleisch. Umgekehrt bewegt der abgeschlagene Kopf später in dem Moment der tatsächlichen Zerlegtheit[2] noch „krampfhaft die Kiefer"[3]. Was die Kombination von Pein und Ausdruckslosigkeit für uns so unerträglich macht, indem sie uns die Entspannung im Mitleid nicht gönnt, ist in einem Humanum begründet, in der Fähigkeit und Möglichkeit unserer „entwickelten Physiognomie", „die kleinste Regung" von (physischem) Schmerz und (moralischer) Verzweiflung auszudrücken. Die Haut des Hais aber ist undurchdringlich,[4] und zu fest umspannt sie das Maul, als daß Empfindung sich zeigen könnte; durch diesen Rachen, durch diesen Schlund dringt kein noch so verhaltenes Zeichen der Qual an die Oberfläche des Sichtbaren. Für uns ausdrucksbegabte Wesen ist sein Anblick ein Schrecken, der von nichts reinigt; auch wir bleiben dazu verdammt, unsere Gefühle nicht abführen zu können, und stecken am Ende selber in der Haut des Hais.[5]

---

[2] Die Eingeweide hängen heraus, die Flossen sind abgeschnitten.

[3] Gontscharow, a.a.O., S. 292.

[4] Auch wie dick sie ist und was sie verbirgt, kann erst die Zerlegung des Fischs ergeben: „Es wurde befohlen, das Deck vom Blut zu säubern. Matrosen rückten mit Eimern und Schrubbern an. Dann nahm einer von uns ein Beil und begann ein Stück der Haifischflosse abzuhacken, ein anderer machte mit dem Messer an verschiedenen Stellen Einschnitte, weil er gern wissen wollte, wie dick die Haut und was darunter sei." (ebda., S. 290)

[5] Die Schiffsbesatzung zeigt jedoch statt des Schreckens nur interessierte Gefühlskälte: Der Hai „warf sich auf dem Deck hin und her, schnellte vorwärts und peitschte mit dem Schwanz die Planken. Alle wichen zurück. A. A. Kolokolzew ergriff ein Beil und versetzte dem Hai einen Hieb unterhalb des Rachens. Blut quoll hervor und ergoss sich auf das Deck. Eine fast handbreite Wunde war entstanden. Jemand erweiterte sie mit einem grossen Messer und führte sie rasch bis zum Bauch. Die Eingeweide traten heraus; sie glichen schmutzigen Lappen. Der Hai lag plötzlich ganz still. Da nahm Baron Schlippenbach eine Handspake [...] und stiess sie dem Hai in den Rachen. Die Handspake verschwand fast im Körper. Im Rachen bleckten vier Reihen Zähne. Der Unterkiefer zuckte wie im Krampf. Man drehte den Hai auf den Rücken und band ihn mit Stricken am Grossbaum fest. Wir standen dicht um ihn geschart, die Matrosen drängten ebenfalls heran, andere waren in die Wanten geklettert, alle beobachteten gespannt, ob der Hai noch Lebenszeichen von sich geben werde. Es war jedoch nicht der Fall. ‚Nein, er ist schon hin', sagten einige. ‚Von den vielen Wunden ist er krepiert.'" (ebda., S. 289f.)

Wie aber ist zu verstehen, daß gerade dieses Maul in seiner absoluten Ausdruckslosigkeit als „böse" bezeichnet wird? Ist der Hai mit Ausdruckslosigkeit gestraft, *weil* er böse, *weil* er ein (moralisches) Ungeheuer ist, das im „Verschlingen" seine einzige Bestimmung hat?

Ich denke, wir müssen bezüglich unseres Text-Beispiels zwei Begriffe von Physiognomie unterscheiden. Unproblematisch ist dem Erzähler der Episode die Zuordnung der moralischen Qualität; ‚Bosheit' führt die Aussage, auf die es dem Berichterstatter ankommt, im intuitiv gesetzten Adjektiv nur mit, denn böse ist das Maul des Hais unabhängig von dessen schrecklicher Lage. Im Rahmen der vom Text vorgegebenen Theater-Metapher könnte man hier vom Bösewicht des Stückes sprechen. Böse ist sein *Charakter* und damit seine ein für allemal festgelegte Rolle im Leben. In der Physiognomie seines von einer undurchdringlichen Haut umspannten Mauls, in der physischen Konstitution, ist Bosheit wesensmäßig ein- und vorgeprägt. Nicht also, daß sich im Spiel einer entwickelten Physiognomie seelische Bosheit zeigte, nein, des Hais Seele, die ‚böse', ist als ausdrucksloses Maul Gestalt geworden. Was sich zeigt, ist (s)eine kreatürliche Bosheit.[6]

Ob der Hai zudem in seiner verzweifelten Lage gefühlsmäßig böse ist auf seine Peiniger, bleibt unentscheidbar, denn keine noch so leise Empfindung regt sich in dieser bis zur Ausdruckslosigkeit gestrafften Physiognomie.

Insofern sind auch Schmerz und Verzweiflung als Empfindungen auf einer ganz anderen Ebene anzusiedeln als das Charaktermerkmal der Bosheit.

„Um allem [...] Missverständnis auszuweichen", bestimmt Lichtenberg in seiner berühmt gewordenen Definition diese Differenz terminologisch in der Unterscheidung der entsprechenden Interpretationsleistungen: von Physiognomik und Pathognomik, und zwar so, „dass wir das Wort Physiognomik in einem eingeschränkteren Sinn nehmen, und darunter die Fertigkeiten verstehen, aus der Form und Beschaffenheit der äusseren Teile des menschlichen Körpers, hauptsächlich des Gesichts, ausschliesslich aller vorübergehenden Zeichen der Gemütsbewegungen, die Beschaffenheit des Geistes und Herzens zu finden; hingegen soll die ganze Semiotik der Affekten oder die Kenntnis der natürlichen Zeichen der Gemütsbewegungen, nach allen ihren Gradationen und Mischungen Pathognomik heissen."[7]

---

[6] Er hat eine böse ‚Physiognomie' wie der Verbrecher, dem man immer schon ansieht, daß er eines Tages sein Opfer finden wird.

[7] Lichtenberg, Georg Christoph: ‚Über Physiognomik; wider die Physiognomen. Zu Beförderung der Menschenliebe und Menschenkenntnis', in: ders.: *Schriften und Briefe*, hrsg. von Franz H. Mautner, Bd. 2, Frankfurt am Main 1983, S. 86.

Was in Gontscharows Schilderung interessiert, ist also nicht die physiognomische Bosheit, sondern die bestürzende pathognomische Unsichtbarkeit von Schmerz und Verzweiflung. Daß dieser Aussage über einen pathognomischen Grenzfall eine physiognomische Deutung wie selbstverständlich mit unterläuft, entspricht, wie Lavater immer wieder betont, der Perspektive des gesunden Menschenverstandes, denn „jedes Kind liebet oder fürchtet, ohne zu wissen warum, durch Physiognomik; und es lebt auf dem Erdboden kein Mensch, der sich nicht täglich durch die Physiognomie leiten lässt [...], wenn er auch das Wort *Physiognomie* in seinem Leben nie gehöret hat“[8].

Für Lavater bedeutet die Generalisierungsmöglichkeit dieser Feststellung die Rechtfertigung des beschriebenen Sachverhalts: „kein Mensch, der nicht alle Sachen, die ihm durch die Hände gehen, physiognomisch, das ist, den inneren Werth derselben nach ihrem Aeusserlichen beurtheilt“[9]. Lichtenberg, der aufgeklärte Aufklärer, mißtraut der Treffsicherheit des gesunden Menschenverstandes und seiner Beweiskraft: „Der Beweis wird sehr kurz, wenn man sagt: unsere Sinne zeigen uns nur Oberflächen, und alles andere sind Schlüsse daraus. Besonders Tröstliches folgt hieraus für Physiognomik, ohne nähere Bestimmung, nichts, da eben dieses Lesen auf der Oberfläche die Quelle unserer Irrtümer, und in manchen Dingen unserer gänzlichen Unwissenheit ist.“[10] Und in der Tat: was könnte bei einem Tier, einem animal *animale*, auf eine moralische Eigenschaft wie Bosheit schließen lassen? Der gesunde Menschenverstand zieht einen anthropomorphisierenden Schluß; was er sieht, ist seine eigene Projektion. Und so vermeint der Berichterstatter unseres Textes auch im Bereich des pathognomischen Ausdrucks, er könnte von der Oberfläche alle Regungen „lesen“, wäre der Hai nur wie der Mensch mit Ausdruck begabt. Daß er das fürchterliche Augenrollen des gequälten Tieres für ein ‚gewisses‘ Zeichen seines Schmerzes nimmt, ist das einzige Beispiel einer solchen ansonsten verwehrten Lektüre des Tierkörpers.

Wäre am Ende, Lichtenberg folgend, die Unsichtbarkeit der Qual mahnendes Sinnbild für eine Physio- wie für eine Pathognomik, die an der Lesbarkeit von Oberflächen noch nie verzweifelt sind? Wie, wenn im Motiv der Unsichtbarkeit ein Ineffabile sich anmahnte, dem keine noch so geübte Klassifizierung von Oberflächenphänomenen bei-

---

8 Lavater, Johann Caspar: *Physiognomische Fragmente zur Beförderung der Menschenkenntnis und Menschenliebe. Eine Auswahl*, hrsg. von Christoph Siegrist, Stuttgart 1984, S. 37.

9 Ebda.

10 Lichtenberg, a.a.O., S. 87. Lichtenberg hält Lavaters Naivität für keinen Milderungsgrund, sondern im Gegenteil für sehr gefährlich. Vgl. Lichtenberg, a.a.O., Bd. 1, S. 302 und S. 303.

kommt. Lavater wäre solche Anmahnung reine Hybris, denn er geht in seinem physiognomischen System aus von der Gottebenbildlichkeit des Menschen und dem Offenbarungscharakter von dessen physischer Gestalt als der „höchsten sinnlichen Einheit alles Sichtbaren"[11].[12] Lichtenberg hingegen weiß um die hermeneutische Abgründigkeit seiner pathognomischen Versuche: „Was für ein unermeßlicher Sprung von der Oberfläche des Leibes zum Inneren der Seele!"[13]

Im eineindeutigen Verhältnis von Leib und Seele ist nach Lavaters Prämisse jeder menschlichen Gestalt der Stempel des göttlichen Willens eingedrückt; das Siegel der Persönlichkeit ist deshalb methodisch und leicht zu entschlüsseln.[14] Lichtenberg sieht den Körper des Menschen nicht als Füllhorn Gottes, sondern als Leib in der Welt. Dieser Leib ist nicht nur Ausdruck (der Seele), er ist auch Eindruck (des Lebens): „So steht unser Körper zwischen Seele und der übrigen Welt in der Mitte, Spiegel der Wirkungen von beiden; erzählt nicht allein unsere Neigungen und Fähigkeiten, sondern auch die Peitschenschläge des Schicksals, Klima, Krankheit, Nahrung und tausend Ungemach [...]."[15]

Es kann deshalb nicht verwundern, daß die beiden um das wahre Leib-Seele-Verhältnis und dessen Semiotik Streitenden zum ästhetischen Begriff des Schönen einen diametral entgegengesetzten Standpunkt einnehmen. Lavaters Analogie-Denken greift enthusiastisch den alten Topos der Kalokagathie auf und deutet ihn christlich[16] um. Lichtenberg hält den Gedanken, „die schönste Seele bewohne den schönsten

---

[11] Lavater, Johann Caspar: *Physiognomische Fragmente, zur Beförderung der Menschenkenntniß und Menschenliebe*, Erster Versuch, Leipzig und Winterthur 1775, S. 3. [Die Einleitung zum 1. Band ist in der Ausgabe von Christoph Siegrist nicht abgedruckt.]

[12] Vgl. dazu die ganze Einleitung zum 1. Band der *Physiognomischen Fragmente*. Goethe sieht in Lavaters Offenbarungsglauben den einfachen Schlüssel zum Verständnis sowohl seiner Person als auch seiner Schriften. So z.B. in *Dichtung und Wahrheit:* „Seine Physiognomik ruht auf der Überzeugung, dass die sinnliche Gegenwart mit der geistigen durchaus zusammenfalle, ein Zeugnis von ihr ablege, ja sie selbst vorstelle." (Goethe, Johann Wolfgang von: ‚Dichtung und Wahrheit', 4.Teil, 19. Buch, in: ders.: *Werke in 14 Bänden*, hrsg. von Erich Trunz, Bd. 10, München 1981, S. 156)

[13] Lichtenberg, a.a.O., Bd. 2, S. 80.

[14] Dass die sichere Methodik schon zu seiner Zeit als eigentliche Methode nicht gelten kann, erkennt mit untrüglicher Sicherheit wiederum Goethe: „Er war weder Denker noch Dichter, ja nicht einmal Redner im eigentlichen Sinne. Keineswegs imstande, etwas methodisch anzufassen, griff er das einzelne einzeln sicher auf, und so stellte er es auch kühn nebeneinander. Sein grosses physiognomisches Werk ist hievon ein auffallendes Beispiel und Zeugnis." (Goethe, a.a.O., S. 159)

[15] Lichtenberg, a.a.O., S. 88.

[16] Lavaters Christentum ist bieder und trotz des schwärmerischen Tones aggressiv. Diese Kombination ist typisch für Dogmatik in aufklärerischer Zeit.

Körper" für zugleich „unüberlegt und niederschlagend". Zwar bestreitet er nicht den sichtbaren Ausdruck innerer Seelenschönheit im Körperlichen, aber er hält es für „Unerfahrenheit und antiquarische Pedanterei, zu glauben, diese Schönheit sei das, was Winckelmann Schönheit" nenne[17], und Lavater hält er vor, mit seinem Konzept „den Garten der Natur" nach dem eigenen „Blumengärtchen", göttliche Vernunft nach den Regeln des (eben nur so genannten) gesunden Menschenverstandes zu beurteilen.[18] Daß die Kunst oft dem Prinzip der Kalokagathie huldigt, erklärt Lichtenberg aus einer kunsteigenen Absicht: *Wirkungs*ästhetik verwendet physiognomische Analogie rein instrumentell als Wirkungs*verstärker*.[19]

Lavater seinerseits treibt den Gedanken der Kalokagathie in der Tat so weit wie Winckelmann. Beide fordern die Einheit von Schönheit und Trefflichkeit sogar vom Betrachter des schön-trefflichen Gegenstandes. So nennt Lavater als wichtigste Eigenschaft des Physiognomen, daß er selbst „einen wohlgebauten, wohlgestalten und fein organisirten Körper" habe, um die „geringsten Eindrücke von aussen [...] getreu und unverändert bis zum Gedächtniss [...] fortzuführen, und den Fibern des Gehirns" einprägen zu können.[20] Vergleichbar begründet Winckelmann die Avantgarde-Position Raphaels unter den Nachah-

---

17 Lichtenberg, a.a.O., S. 91. Vgl. auch a.a.O., S. 112f.: „Tugend macht schöner, aber die grösste Schönheit, die sie unter einem gewissen Himmelsstriche hervorbringt, ist so sehr von jener Winckelmannischen unterschieden, dass vielmehr bis ans Ende der Welt jeder ehrliche deutsche Bauer darin von jedem neapolitanischen Dieb übertroffen werden wird [...]. Laster macht allezeit hässlicher, jedoch bei übrigens gleichem Grad von Stärke, mit sehr verschiedenem Grad von Sichtbarkeit." Und so mahnt er dem aufs Aussehen fixierten christlichen Physiognomen einen christlicheren Gesichtspunkt an, nämlich den Menschen an seinem Handeln zu messen: „Also Du, der du glaubst die Seele schaffe ihren Körper, horche auch du auf das, was sie dir auf einem andern Weg, als dem ihres Geschöpfs offenbart: halte den für weise, der weise handelt, und den für rechtschaffen, der Rechtschaffenheit übt, und lass dich nicht durch Unregelmässigkeit in der Oberfläche irren, die in einen Plan gehören, den du nicht übersiehst, in den Plan desjenigen, nach dessen Vorschrift die Seele wenigstens ihren Körper bauen musste, wenn sie ihn gebaut hat. [...] *an ihren Früchten sollt ihr sie erkennen*, steht in einem Buch, das wenig mehr gelesen wird [...]." (Lichtenberg, a.a.O., S. 96) Mit teleologischer Toleranz für das Häßliche und biblischer Archaik wird hier einer zur Ordnung gerufen, dessen religiöse Empfindsamkeit in knochenhartes Sektierertum umzuschlagen droht.

18 Lichtenberg, a.a.O., S. 94.

19 „Dass der Maler und der Dichter ihre Tugendhaften schön, und ihre Lasterhaften hässlich vorstellen, kommt nicht von einer durch Intuition erkannten notwendigen Verbindung dieser Eigenschaften her, sondern weil sie alsdann Liebe und Hass mit doppelter Kraft erwecken, wovon die eine den Menschen am Geist, die andere am Fleisch anfasst." (Lichtenberg, a.a.O., S. 112)

20 Lavater 1984, S. 110.

mern antiker Schönheit mit einer Analogie zwischen Nachahmer und Nachgeahmtem: „Eine so schöne Seele, wie die seinige war, in einem so schönen Cörper wurde erfordert, den wahren Charakter der Alten in neueren Zeiten zuerst zu empfinden und zu entdecken [...].“[21] Kein Wunder also, wenn Lavater die Begabung zum Physiognomen u.a. überprüft an einer Probe, die jeder für sich nicht nur an den Statuen im Belvedere, sondern auch an Winckelmanns Beschreibungen sollte durchführen können: „wessen Herz [nämlich, C.K.] nicht still und innig zittert vor dem Kopf des Antinous; wen Apollos Erhabenheit nicht erhebt; wer sie Winckelmannen nicht wenigstens nachfühlt [...], wird in seinem Leben kein erträglicher Physiognomiste werden“[22].

Lichtenbergs Kritik an dieser Vorstellung von Schönheit und Trefflichkeit bezichtigt Lavater eines laienhaften Mißverständnisses des antiken Topos bei Winckelmann. Und wirklich huldigt Winckelmann Raphael nur in seiner Funktion als Wegbereiter der paradigmatischen Wende zur Antike. Er selbst sieht das „vorzügliche Kennzeichen“ der griechischen Kunst in „Meisterwerken“, die „weit über die Bildung der schönen Natur“ hinausgehen.[23] Nicht das Schön-Treffliche charakterisiert diese Beispiele höchster künstlerischer Qualität, sondern „der Ausdruck einer [...] grossen Seele“[24]. Damit macht sich in der Bezugnahme Lavaters auf Winckelmann eine befremdliche Verschiebung kenntlich: Anstatt Winckelmann als Gewährsmann für die Ausdrucksproblematik des Physiognomen heranzuziehen, richtet er die Physiognomik nach einem Schönheitsideal aus, das Winckelmann explizit gegenüber der Ausdrucksqualität von Kunst herabsetzt.

Wir wollen umgekehrt uns nun die Frage stellen, inwiefern Winckelmanns Verständnis der griechischen Kunst von einem physiognomischen, resp. pathognomischen Denken ausgeht. In den *Gedancken über die Nachahmung der Griechischen Werke in der Mahlerey und Bildhauer-Kunst* untersucht Winckelmann die als Beispiele herangezogenen Kunstwerke unter vier Aspekten. Zur Vollendung der künstlerischen Gestaltung tragen bei:

1. *die schöne Natur:* das empirisch gegebene Menschenmaterial, welches, den historisch-klimatischen und den politischen Verhältnissen entsprechend, das Ideal gleichsam in natura liefert und dem Künstler Wahl und Stilisierung erspart; 2. *der edle Contour:* die vom Künstler gezogene Umrißlinie, die dem Kunstwerk Einheit verleiht, es von sei-

---

21 Winckelmann, Johann Joachim: ‚Gedancken über die Nachahmung der Griechischen Werke in der Mahlerey und Bildhauer-Kunst‘, in: ders.: *Kleine Schriften, Vorreden, Entwürfe*, hrsg. von Walther Rehm, Berlin 1968, S. 45.

22 Lavater 1984, a.a.O., S. 109f.

23 Winckelmann, a.a.O., S. 43.

24 Ebda.

ner Umwelt ausgrenzt; 3. *die Drapperie der Gewänder:* die Drapierung der Kleider um den nackten Körper, welche dem Anblick des Ganzen Harmonie gibt, ohne die Schönheit (die gemäß 1. immer im Nackten liegt) zu verdecken; 4. *der Ausdruck der menschlichen Figur:* der – nach dem berühmten Diktum – „eine edle Einfalt und eine stille Grösse“[25] zeigt, also Ruhe, Größe und eben das in sich vereinigt, was adäquat nur in der alten Bedeutung von Einfalt gefaßt werden kann.

Unter der Voraussetzung des schönen Menschen als Vorwurf der Gestaltung bezeichnen Konturierung und Drapierung der Figur zwei Arbeitsschritte des Künstlers in aufsteigender Linie. Die Gestaltung des Ausdrucks jedoch betrifft die ganze Arbeit und verweist zurück auf den authentischen Ausdruck des griechischen Menschen. Der Ausdruck ist ebenso verhängt mit dem Ideal des Griechen in antiker Zeit wie die Supposition seiner körperlichen Schönheit. Deshalb konzipiert Winckelmann den griechischen Künstler zugleich als Philosophen, und in der Analogie zwischen Nachahmer und Nachgeahmtem sieht er diesmal weniger die Kalokagathie gespiegelt als vielmehr die „Stärcke des Geistes“[26]. Was schon im Modell über die schöne Natur hinausgeht, ist die Seelen*stärke* (nicht die Seelen*schönheit*) des gebildeten griechischen Geistes. Insofern wird Kalokagathie als sine qua non der griechischen Kunst in den Meisterwerken weit übertroffen von einer geistigen Qualität, die sich nicht anders als unter moralischen Kriterien beurteilen läßt. Im Ausdruck als der höchsten Vollendung des Künstlerischen geht es um Moral im Medium des Ästhetischen: moralische Kraft findet im Ausdruck an den schönen Formen ihre Grenzen, ohne daß diese mitreflektiert sein müßten – daß der Ausdruck nicht gegen sie verstößt, genügt dem Schönen als Medium.

Der vielzitierte Vergleich, den Winckelmann auf die zum Topos geronnene ‚edle Einfalt und stille Größe‘ folgen läßt und der zugleich die Interpretation der Laocoon-Statue einleitet, erläutert die Ausdrucksproblematik an einem Bildspender aus dem Bereich der nicht-belebten Natur: „So wie die Tiefe des Meers allezeit ruhig bleibt, die Oberfläche mag noch so wüten, eben so zeiget der Ausdruck in den Figuren der Griechen bey allen Leidenschaften eine grosse und gesetzte Seele.“[27]

Das Meer als zugleich *unbelebte* und optisch *unbegrenzte* Wassermasse mag zunächst ungeeignet erscheinen, uns den *lebendigen* Ausdruck eines *einzelnen* Menschen zu veranschaulichen. Das Bild wird in der älteren Rhetorik auch eher zu allegorischen Vergleichen mit dem Leben als ganzem herangezogen. Die vermutete Inkongruenz ist jedoch

---

25 Ebda.

26 Ebda.

27 Ebda.

eine scheinbare; sie ergibt sich nur, wenn wir den Begriff ‚Ausdruck' wörtlich nehmen als ein Verhältnis von innen nach außen. Im Verständnis der Zeit meint ‚Ausdruck' hingegen immer ein in sich komplexes Resultat von *Aus*druck *und Ein*druck. Die Seele wird erst von außen affiziert, in Unruhe versetzt, bevor sie sich von innen nach außen gegen diese Affektion durchsetzen kann.

Daß der Druck von außen auch ohne Gegendruck von innen bleiben kann, thematisiert Andreas Gryphius in dem Sonett „Thränen in schwerer Krankheit". Die spiegelsymmetrisch angeordnete Mittelzeile des Gedichts verwendet ebenfalls den Vergleich mit stürmischer See, aber knapp und einsinnig: „Die Seele wird bestürmt gleich wie die See im Mertzen."[28] Dem Wüten des Sturmes ist die Seele hier wehrlos ausgeliefert, denn im ersten Teil der spiegelsymmetrischen Anordnung beschreibt sie sich als kraftlos und verschmachtend in dem erschlaffenden Körper des von Melancholie befallenen Ich, und im zweiten Teil folgt nicht etwa die Beschreibung remobilisierter Seelenstärke, sondern nur noch die Verallgemeinerung des eigenen Schwächezustands in einer nach immer neuen Pendants, und das heißt: nach neuer Bestätigung suchenden Vanitas-Reflexion. Und so wie tiefe Melancholiker apathisch ausdruckslos werden, findet auch dieses allegorische Ich zu keinem Seelenausdruck. Das Leiden bleibt gesichtslos; es drückt sich in die Seele ein wie in zerfließendes Wachs, läßt keinen Eindruck zurück, geschweige denn Ausdruck zu.

In Winckelmanns Vergleich ist die aufgewühlte See als Zeichen des Bestürmtwerdens konzessiv eingeschoben in eine Aussage, die aufs Gegenteil alles Gewicht legt: bei allem Aufruhr – und dieses ‚bei' ist im Sinne von ‚neben' wie auch noch einmal im konzessiven Sinne von ‚trotz' zu verstehen – bei allem Aufruhr also zeigt die wütende Oberfläche eine große und gesetzte Seele. *Zeigen* im Ausdruck kann sie dies jedoch nur, wenn, um mit dem Vergleich zu sprechen, etwas aus der allezeit ruhigen Tiefe des Meeres an der Wasseroberfläche sichtbar wird. Die pathognomische Beschreibung – Lektüre[29] – von Gesicht und Körper des Laocoon führt vor, wie man sich diese in sich paradoxe Manifestation der Tiefe (resp. Ruhe) vorzustellen hat: nämlich als eine aus der Tiefe wirkende Seelenkraft, die die Affektionen von außen einzudämmen versucht.

Am Gesichts- und Körperausdruck des Laocoon ist ablesbar nicht die tiefe und ruhige Seele an sich, sondern ihr Effekt auf das Leiden, das

[28] Gryphius, Andreas: ‚Thränen in schwerer Krankheit', in: ders.: *Gedichte. Eine Auswahl*, Text nach der Ausgabe letzter Hand von 1663, hrsg. von Adalbert Elschenbroich, Stuttgart 1968, S. 8.

[29] Vergl. die *verwehrte* Lektüre des Hais bei Gontscharow.

auf der Oberfläche des Körpers wütet. Insofern ist die ‚stille Größe' in tiefster Seele ruhig nur in dem Sinne, als sie selbst von außen nicht affiziert werden kann wie die Sinne in der unmittelbaren Empfindung, aber sie ruht nicht auf dem Meeresgrund wie ein gesunkener Seelenschatz, sondern wirkt bei Bedarf (will sagen Bedrohung) als „Stärcke des Geistes", als Gegenkraft, als Antidot (und nicht nur gegen Schlangengift). Erkennbar ist sie nur negativ, sie mildert die aufgebrachte Sinnlichkeit und deren ungehemmten Ausdruck in Gesicht und Stellung. „Der Schmerz des Cörpers und die Größe [also eigentlich die Kraft, C.K.] der Seele sind durch den ganzen Bau der Figur mit gleicher Stärcke ausgetheilet, und gleichsam abgewogen."[30] Nun äußert sich in der Haltung der Figur Haltung im moralischen Sinn, Selbstkontrolle, Maß und Wahrung der Würde. Während Gryphius' Melancholiker unter dem akuten Anfall erliegt und bis zur Unkenntlichkeit seiner Seele erschlafft, gewinnt Laocoon in der Darstellung erst unter der Übermacht des Leidens Gelegenheit zu *zeigen*, welche Seelenkraft in ihm schlummert. Was sich jetzt als Wirkkraft manifestiert, ist sonst statische Spiegelung innerer Ruhe auf glatter Oberfläche, deshalb als Potenz einer Kraft unerkennbar.[31]

Und so kommt denn in der Pathognomie des Laocoon alles auf die moralische Qualität an, die die Seele zu erkennen gibt, wenn sie in Bedrängnis gerät. Von physiognomischer Schönheit als Ausdruck dieser Seelenstärke ist nirgends die Rede. Und auch Lessing, der Winckelmanns Interpretation mit einer eleganten Wende vom Moralischen ins Ästhetische aus den Angeln hebt, versteht unter Schönheit nicht das der Kalokagathie verpflichtete Ideal, sondern die wirkungsästhetische Differenz der bildenden Kunst zur sprachlichen.[32] Man könnte sich also im Extrem auch einen häßlichen Laocoon vorstellen, an dem der Kampf zwischen Kraft und Gegenkraft sichtbar würde, und es ist wohl kein Zufall, daß Winckelmann an die Beschreibung der Statue eine einschränkende Reflexion über Schönheit dieser Art (an der er immerhin das „vorzügliche Kennzeichen"[33] griechischer Kunst zu erkennen meint) anschließt und feststellt, „der Ausdruck einer so grossen Seele" gehe „weit über die Bildung der schönen Natur" hinaus, der Künstler erhebe sich mit der Differenz von weisen und gemeinen Seelen über diejenige von schönen und häßlichen Körpern.[34] Winckelmann inter-

---

30 Winckelmann, a.a.O., S. 43.

31 Die Ruhe des Geistesstarken kann noch allenfalls mit der Apathie des Melancholikers verwechselt werden, die manifeste Kraft der großen Seele nicht.

32 In Lessings Argumentation ist *Schönheit* mehr wirkungsästhetische Technik als Ausdruck..

33 Winckelmann, a.a.O., S. 43.

34 Ebda.

essiert mithin nicht, wie Laocoons starke Seele Gestalt geworden ist in einem schönen kräftigen Körper, sondern wie sie in diesem Körper wirkt. Und so ist es andererseits für Lavater typisch, daß er seine Köpfe immer in Ruhestellung und mit stillem Gesichtsausdruck analysiert. Hätte der Heide Winckelmann sich bis zur Lektüre von Christus' eigenem Konterfei verstiegen, er hätte sich wohl am gekreuzigten Christus, am Schmerzensmann, versucht.

Die Oberfläche ist also in erster Linie Eindrucksfläche, nicht Ausdrucksfläche – darin ist Winckelmann ganz der barocken Affektenlehre verhaftet –, im Gegendruck, und das heißt: im Ausdruck der Seele aber, in dem, was den Eindruck der erregten Sinne dämpft, was die Oberfläche, so gut es die Seele vermag, wieder glättet, ist der Mensch erst Person. Die pathognomische Lektüre dieses Spiels der Gegenkräfte auf der Oberfläche des menschlichen Körpers ist jedoch auf den der Laocoon-Interpretation unterlegten Stoizismus[35] nicht angewiesen.

In einem kleinen Aufsatz, der ganz dem Schönen in der Kunst gewidmet ist, der *Abhandlung von der Fähigkeit der Empfindung des Schönen in der Kunst, und dem Unterrichte in derselben*, unterscheidet Winckelmann von dem Begriff der *Schönheit*, nämlich von der Makellosigkeit der perfekt bemessenen schönen Form, den *Ausdruck in derselben:* „Aber das abstrakte und bloss Schöne ist von dem Ausdrucke in der Schönheit wohl zu unterscheiden: der Vatikanische Apollo ist ein Gesicht von dieser Art, der Borghesische Genius von jener; der Kopf des Apollo kommt nur einer unmuthigen und verachtenden Gottheit zu."[36] Die Polemik gegen das ästhetische Expertenwissen aus bloßer Theorie erhält von dieser Unterscheidung[37] her ihre Legitimation: vollkommene Proportionen sind meßbar und wißbar, individueller Ausdruck hingegen bedingt die unmittelbare, empathische Anschauung und Empfindung am Gegenstand. Er muß an der sichtbaren Oberfläche abgelesen werden.

In der „Beschreibung des Apollo im Belvedere" aus der *Geschichte der Kunst des Alterthums* gibt Winckelmann einen überschwänglich-

---

[35] Im Sonett von Gryphius ist das vom Affekt bestürmte Ich auch in tiefster Seele affiziert. Es verfällt der moralischen Kraftlosigkeit, der acedia. Da das Gedicht die apathische Trägheit der Seele nicht aus der Perspektive der ‚Seelen-Stärcke' darstellt, kann in diesem Fall von einem expliziten Stoizismus nicht gesprochen werden.

[36] Winckelmann, Johann Joachim: *Abhandlung von der Fähigkeit der Empfindung des Schönen in der Kunst, und dem Unterrichte in derselben,* in: ders., a.a.O., S. 227f.

[37] Dagegen ist die Unterscheidung von Schönem und Schönheit von sekundärer Bedeutung. (siehe Winckelmann, a.a.O., S. 212f.)

hymnischen[38] Abriß dessen, was er unter *Ausdruck in der Schönheit* versteht. Von Pathognomie im strengen Sinn des Wortes, von Leiden und moralischer Gegenkraft, kann hier nicht mehr die Rede sein, denn Apollo ist als Gottheit über alles menschliche Leiden erhaben: „Keine Adern noch Sehnen erhitzen und regen diesen Körper, sondern ein Himmlischer Geist, der sich wie ein sanfter Strohm ergossen, hat gleichsam die ganze Umschreibung dieser Figur erfüllet.“[39] Man vergleiche damit den Anfang der Laocoon-Beschreibung, der vom erhitzten Körper ausgeht und vom „Schmerz, welcher sich in allen Muskeln und Sehnen des Cörpers entdecket, und den man gantz allein, ohne das Gesicht und andere Theile zu betrachten, an den schmertzlich eingezogenen Unter-Leib beynahe selbst zu empfinden glaubet“[40]. Auch die Wasser-Metaphorik hat sich verschoben: von dem durch die affizierten Sinne aufgewühlten, durch moralische Festigkeit halb wieder geglätteten Meeresspiegel zum sanften Strom des himmlischen Geistes, der sich ergießt wie der Heilige Geist, aber nicht über die Figur, sondern in sie und von innen ihr Kontur verleiht. Apollos Körper ist nicht Schauplatz von Kräften, aus dem Ausdruck resultiert, er ist vielmehr bloßes Gefäß für fremden, sprich göttlichen Geist, der weder in Sinnlichkeit noch in Seelenstärke sich umsetzt. Die Darstellung des Apollo, so meint Winckelmann, sei „gänzlich auf das Ideal gebaut“[41], die Materie diene nur der Sichtbarmachung des Idealen. Damit nun aber doch von Ausdruck im Sinne pathognomisch ablesbarer Seelenregungen die Rede sein kann, interpretiert Winckelmann die Gottheit *menschlich*, mythologisch untermauert, als Jäger, der nach der Erlegung des Drachens den Sieg halb unwillig genießt:

> „Von der Höhe seiner Genugsamkeit geht sein erhabener Blick, wie ins Unendliche, weit über seinen Sieg hinaus: Verachtung sitzt auf seinen Lippen, und der Unmuth, welchen er in sich zieht, blähet sich in den Nüsten seiner Nase, und tritt bis in die stolze Stirn hinauf. Aber der Friede, welcher in einer seligen Stille auf derselben schwebet, bleibt ungestört, und sein Auge ist voll Süssigkeit, wie unter den Musen, die ihn zu umarmen suchen.“[42]

---

[38] Winckelmann, Johann Joachim: *Beschreibung des Apollo im Belvedere in der Geschichte der Kunst des Alterthums,* in: ders., a.a.O., S. 268: „Ich lege den Begriff, welchen ich von diesem Bilde gegeben habe, zu dessen Füssen, wie die Kränze derjenigen, die das Haupt der Gottheiten, welche sie krönen wollten, nicht erreichen konnten.“ Die Hymne relativiert sich zuletzt - force majeure - als bloße Votivgabe.

[39] Ebda., S. 267.

[40] Winckelmann, a.a.O., S. 43.

[41] Winckelmann, a.a.O., S. 267. Vgl. dazu Karl Philipp Moritz' Kritik an dieser plotinischen Prämisse in: Moritz, Karl Philipp: *Reisen eines Deutschen in Italien in den Jahren 1786 bis 1788,* in: ders.: *Werke,* hrsg. von Horst Günther, Bd. 2, Frankfurt am Main 1981, S. 415.

[42] Winckelmann, a.a.O., S. 267.

Verachtung und Unmut erst machen diesen Körper zum Gegenstand einer pathognomischen Deutung, und auch hier findet beides als affektiver Eindruck seine Grenzen an der seligen Stille einer göttlichen Seele. Was als Ausdruck sich ergibt, ist das Signum des Gottmenschen, des mythologischen Gottes. Laocoons Körper ist Ausdruck des Kampfes zwischen Affekt und Seelenstärke, Apollos Figur offenbart den inneren Widerspruch eines durch den Affekt ungestörten Friedens. Daß sich die Figur durch einen paradoxen Ausdruck konstituiert, weist sie in einem tieferen, fast könnte man sagen, christlichen Sinne als göttlich aus, und das heißt ästhetisch gewendet: als „das höchste Ideal der Kunst“[43].

Nicht ‚stille Größe‘, sondern ‚selige Stille‘ ließe sich als Motto über die Beschreibung des Apollo setzen: einmal gerinnt die Stille aus der moralischen Größe, einmal aus der Seligkeit derer in Elysium[44]. Und während die moralische Kraft des Menschen aus der Tiefe aufsteigt an die Oberfläche des sinnlich Wahrnehmbaren, erfüllt die himmlische Seligkeit von innen die Konturierung der Körperoberfläche. In beiden Fällen aber haben wir es nicht mit einer im Physiognomischen, und das heißt im Knochenbau und im fleischgewordenen Menschenantlitz geronnenen Gestalt zu tun, sondern mit einer Ausdrucksqualität, die je nach Mischungsverhältnis mit der Affektseite der Empfindung changiert oder gänzlich wechselt; mit einer Oberfläche also, die auf eine Vielzahl von Lektüren angewiesen ist. Das macht Winckelmanns Beschäftigung mit (figuraler) griechischer Kunst zu einem im weitesten Sinne hermeneutischen Unterfangen: Ausdruck ist, was wir am andern sehend herausinterpretieren nach unserer Optik und unseren Maßstäben. Winckelmann nimmt deshalb auch das höchste Ideal noch als menschliches, und es mag darin eine der Motivationen gelegen haben, sich der griechischen und nicht der christlichen Kunst zuzuwenden. Lavater, der Christ, mißt umgekehrt alles Menschliche am Göttlichen, er geht nicht hermeneutisch vor, sondern dogmatisch. So individualistisch er seine Versuche verstanden wissen will, wird aus der Kollektion seiner Schattenrisse endlich doch eine Typen-Sammlung.[45] Das viel beschworene Rätsel der Schöpfung ist ein für allemal katalogisiert, zu einer Hierarchie von gut und böse, von dumm und gescheit, von Wollust und Reinheit.

So finden sich denn gerade bei dem mit seinem klassizistischen Schönheitsbegriff identifizierten Winckelmann die bezüglich der Unterscheidung von Physio- und Pathognomik so fundamentale Differen-

---

[43] Ebda.

[44] Ebda.

[45] Die dann allerdings zur verfeinerten Bestimmung des je Individuellen führen soll.

zierung der Schönheit vom Ausdruck in ihr. Daß diese (nur scheinbare) Subtilität gerade für die deutsche Klassik und die klassische Definition antiker Schönheit äußerst fruchtbar geworden ist, zeigt u.a. Friedrich Schiller in *Über Anmuth und Würde*. Gleich zu Beginn grenzt Schiller, dessen Aufsatz eigentlich auf eine Art Geschlechter-Psychologie ausgerichtet ist, die Schönheit der Bewegung (Anmut) von der sogenannten Schönheit des Baus[46] oder fixen[47] Schönheit ab.

> „Was ist aber nun die Anmuth, wenn sie sich mit dem Schönen zwar am liebsten, aber doch nicht ausschliessend, verbindet? wenn sie zwar von dem Schönen herstammt, aber die Wirkungen desselben auch an dem Nichtschönen offenbart? wenn die Schönheit zwar ohne sie bestehen, aber durch sie allein Neigung einflössen kann? Das zarte Gefühl der Griechen unterschied frühe schon, was die Vernunft noch nicht zu verdeutlichen fähig war [...] Entkleidet man die Vorstellung der Griechen [der Anmut als Gürtel der Venus, C.K.] von ihrer allegorischen Hülle, so scheint sie keinen andern, als den folgenden Sinn einzuschliessen: Anmuth ist eine bewegliche Schönheit; eine Schönheit nehmlich, die an ihrem Subjekte zufällig entstehen und eben so aufhören kann. Dadurch unterscheidet sie sich von der fixen Schönheit, die mit dem Subjekte nothwendig gegeben ist. [...] Der Gürtel des Reizes verliert auch bey dem Minderschönen, und selbst bey dem Nichtschönen seine magische Kraft nicht; das heisst, auch das Minderschöne, auch das Nichtschöne kann sich schön bewegen."[48]

Mit Bewegung aber ist nicht die rein körperliche Veränderung der Stellung gemeint, sondern die Ausdruckskomponente in ihr, das, was aus der Tiefe der Seele aufsteigt und sich in der Bewegung manifestiert, das Nach-außen-Treten und Sichtbarwerden einer moralischen Qualität:

> „Dieser zärtliche Sinn der Griechen nun, der das Materielle immer nur unter der Begleitung des Geistigen duldet, weiss von keiner willkührlichen Bewegung am Menschen, die nur der Sinnlichkeit allein angehörte, ohne zugleich ein Ausdruck des moralisch empfindenden Geistes zu seyn. Daher ist ihm auch die Anmuth nichts anders als ein solcher schöner Ausdruck der Seele in den willkührlichen Bewegungen. Wo also Anmuth statt findet, da ist die Seele das bewegende Princip, und in ihr ist der Grund von der Schönheit der Bewegung enthalten. Und so löst sich denn jene mythische Vorstellung in den folgenden Gedanken auf: ‚Anmuth ist eine Schönheit, die nicht von der Natur gegeben, sondern von dem Subjekte selbst hervorgebracht wird.'"[49]

Ausdruck auf der Oberfläche der „architektonischen"[50] Schönheit ist schon als Erscheinen einer Seelenregung immer Bewegung (deshalb muß Winckelmann die Apollo-Statue als innerlich bewegte beschreiben), vollends aber macht der Ausdruck des bewegten Körpers die

---

46 Schiller, Friedrich: ‚Über Anmuth und Würde', in: ders.: *Werke, Nationalausgabe*, Bd. 20, hrsg. von Benno von Wiese, Weimar 1962, S. 255.

47 Ebda., S. 252.

48 Ebda., S. 251ff.

49 Ebda., S. 255.

50 Ebda.

Schönheit des Körperbaus vergessen, weil diese Natur ist, jener auf die geistige Innenseite des Menschen verweist. In dieser mit Schillerscher Akkuratesse vorgeführten Abgrenzung haben wir die Differenz zu Lavaters Physiognomie-Lehre auf den Begriff gebracht: für den Pfarrer aus Zürich ist der schöne Körper fleischgewordene Seelenschönheit; die an antiker Menschlichkeit sich orientierenden Klassizisten Winckelmann und Schiller sehen in der Schönheit der Seele und ihrem materiellen Ausdruck nichts Gott- und nichts Naturgegebenes, sondern eine moralische Leistung des Menschen. Dem wechselnden Ausdruck der Seele im Körper aber ist die eigentlich körperliche Schönheit allenfalls Medium, welches der Semiotik der pathognomischen Lektüre für ihren eigenen Zweck entbehrlich ist. Der schöne Körper ist weder Zeichen noch Anzeichen, er macht Zeichenhaftigkeit möglich, besser als der häßliche Körper, aber nicht in absoluter Entgegensetzung zu ihm.

Es sei mir erlaubt, das Resultat der bisherigen Untersuchung noch einmal an einem Text von Winckelmann zu überprüfen, an der dritten wichtigen Beschreibung einer antiken Statue, dem „Torso im Belvedere zu Rom“.[51] Sie bietet die ausgedehnteste pathognomische Lektüre, die Winckelmann einer einzelnen Figur gewidmet hat, und dies, obwohl der Sturz eben einen Torso darstellt, nach Winckelmanns Extrapolation die „verstümmelte Statue eines sitzenden Herkules“[52]. Wo der Betrachter auf den ersten Blick „nichts, als einen ungeformten Stein“ sieht, bildet sich unter der Körperteil für Körperteil avancierenden Analyse das vollständige Bild des Helden. Was der Stein nicht hergibt, ergänzt die pathognomische Spekulation in hermeneutischer Analogiebildung. Das Ungestalte läßt gerade so viel an Ausdruck und Bewegung zu, daß der geübte Pathognome „mit einem ruhigen Auge“ den Angelpunkt seiner Ausdrucksanalyse auffindet, noch bevor er zur Lektüre des Körpers im einzelnen übergeht. Ihm erscheint „Herkules wie mitten in allen seinen Unternehmungen [...], und der Held und der Gott werden in diesem Stücke zugleich sichtbar“.[53] Das in den Unternehmungen, d.h. den Bewegungen, sichtbar an die Oberfläche des Körpers Tretende ist wiederum eine Doppelnatur, diesmal von Gott und Held: „in einer vergötterten Gestalt, und mit einem gleichsam unsterblichen Leibe, welcher dennoch Stärke und Leichtigkeit zu den grossen Unternehmungen, die er vollbracht, behalten hat“[54], ist auch in Herku-

---

[51] Winckelmann, Johann Joachim: *Beschreibung des Torso im Belvedere zu Rom*, a.a.O., S. 169f.

[52] Ebda., S. 169.

[53] Ebda., S. 170.

[54] Ebda.

les ein Widersprüchliches gelegt, das ihn bewegt, das zum Ausdruck drängt.[55]

Da dieser heldisch-göttliche Körper jedoch keine eigentliche Physiognomie hat, macht Winckelmann aus der Not eine Tugend und liest das Verstümmelte funktional: aus den Stummeln „den Gebrauch, zu welcher That ein jedes Theil gedienet hat“[56]. Und so offenbart sich dem Pathognomen, der auf eine ausgebildete Physiognomie verzichten muß, „in jedem Theile dieses Körpers [...], wie in einem Gemählde, der ganze Held in einer besondern That“[57]. Herkules' Körper wird in der Folge von oben nach unten gelesen, von den Schultern, über die Brust, die Muskeln, die Seiten, die Hüften bis zu den Schenkeln. Dann wird der Geist des Interpreten „zurückgerufen [...] durch einen Blick auf seinen Rücken“[58], und die Prozedur wiederholt sich von der Rückseite her. Nie aber geht es um das physiognomisch Sichtbare, sondern immer um die mythologische Assoziation dessen, was den Leib des Helden geformt hat im Verlaufe seines Heldenlebens: pathognomisch ist hier die Interpretation im Sinne Lichtenbergs, als Einfurchung des Lebens in den Körper.[59] Und da es sich im Falle des göttlichen Helden nicht um ein alltägliches Leben handelt, entspricht die Funktion

---

[55] Diesmal erfindet Winckelmann, was er braucht, im Namen des Künstlers: „Da, wo die Dichter aufgehöret haben, hat der Künstler angefangen: Jene schweigen, so bald der Held unter die Götter aufgenommen, und mit der Göttinn der ewigen Jugend ist vermählet worden; dieser aber zeiget uns denselben in einer vergötterten Gestalt, und mit einem gleichsam unsterblichen Leibe, welcher dennoch Stärcke und Leichtigkeit zu den grossen Unternehmungen, die er vollbracht, behalten hat.“ (Ebda.)

[56] Ebda.

[57] Ebda.

[58] Ebda., S. 171.

[59] Indem Winckelmann an einer Stelle der *Gedancken* unvermutet die griechische Körperschönheit mit der der Indianer vergleicht, wird deutlich, daß auch die gleichsam physiognomisch verfestigte Schönheit des Körpers letztlich pathognomischen Gesetzen unterliegt. Sie ist zunächst nicht Spiegelung innerer Tugend, sondern phylogenetisches Resultat der langfristigen Spuren, die das Leben am Körper hinterläßt: „Sehet den schnellen Indianer an, der einem Hirsch zu Fusse nachsetzet: wie flüchtig werden seine Säfte, wie biegsam und schnell werden seine Nerven und Muskeln, und wie leicht wird der gantze Bau des Cörpers gemacht. So bildet uns Homer seine Helden, und seinen Achilles bezeichnet er vorzüglich durch die Geschwindigkeit seiner Füsse.“ (a.a.O., S. 31) Vgl. auch a.a.O., S. 172, Z. 19-21. Wenn also die griechische Kunst „nicht allein die schönste Natur, sondern noch mehr als Natur; das ist, gewisse Idealische Schönheiten derselben“ darstellt, „die, wie uns ein alter Ausleger des Plato lehret, von Bildern bloss im Verstande entworffen, gemacht sind“ (ebda., S.30), so sieht man nicht, wie diese beiden unvereinbaren Genesen von Schönheit einen einheitlichen Begriff ergeben sollen. Winckelmann vermengt den platonischen Begriff des Schönen als Urbild mit der rein induktiv verfahrenden sekundären Abstraktionsleistung „gewisser allgemeiner Begriffe von Schönheit“(ebda., S. 34). Für unsere Untersuchung des

der Körperteile in vollkommener Übereinstimmung dem, was das Leben tatsächlich in Anspruch nimmt. Deshalb auch kann die pathognomische Spekulation über das sichtbar Funktionale hinaus diesen Sturz ergänzen um die Teile, die nicht einmal angedeutet sind, den Kopf, die Arme, die untere Partie der Beine.

Die metaphorische Bildlichkeit der Laocoon- und der Apollo-Beschreibung tritt hier so auf, daß sie durch erneute Verschiebung noch einmal eine andere Konsistenz gewinnt. Zum einen deutet Winckelmann die „Gestalt [...] wie ein Gefäss"[60] für den unsterblichen Geist, der ihn erfüllt, wodurch der muskulöse Körper des Herkules mehr Festigkeit beweist als der eher feminin biegsame des Apoll, dessen Kontur durch den himmlischen Geist allererst geformt wird. Das Muskelspiel selbst belegt Winckelmann mit dem Meer-Vergleich, ohne daß nun auf die bei Laocoon konstituierende Differenz von Tiefe und Oberfläche der geringste Wert gelegt würde:

> „So wie in einer anhebenden Bewegung des Meers die zuvor stille Fläche in einer lieblichen Unruhe mit spielenden Wellen anwächset, wo eine von der andern verschlungen, und aus derselben wiederum hervorgewälzet wird: eben so sanft aufgeschwellet und schwebend gezogen, fliesset hier eine Muskel in die andre, und eine dritte, die sich zwischen ihnen erhebet, und ihre Bewegung zu verstärken scheinet, verlieret sich in jene, und unser Blick wird gleichsam mit verschlungen."[61]

Das Spiel der Wellen, welches aus sich selbst anhebt, versinnbildlicht hier eine Art ästhetischer Selbstgenügsamkeit des Muskelspiels; diese Versinnbildlichung meint nicht mehr Ausdruck eines Innern, sondern ist schon im Sinne des klassischen Autonomie-Begriffs zu verstehen: das freie Spiel der Muskeln auf dem Körper des Herkules gilt Winckelmann als *Analogon* zur inneren Seelenfreiheit des Helden, der jede Regung sich selbst überlassen kann. Das Verhältnis von innen und außen ist ein symbolisches geworden und bedingt eine erheblich komplexere pathognomische Lesart der Oberfläche als die für den Rest der Beschreibung, für die funktionale Ausdrucksanalyse, gültige. Und so sind die Muskelpartien des Körpers auch im zweiten Teil der Interpretation die einzigen von der funktionalen Analyse ausgenommenen Teile des Torso. Denn dort setzt Winckelmann die Muskeln, die über den Rücken der Figur hinabspielen, mit einer sanft erhobenen, von einem mäandernden Fluß durchzogenen Landschaft in eins, die eben so vollkommen in sich ruht wie der sanft erhobene Wellengang der Meeresoberfläche:

Verhältnisses von *Schönheit* und *Ausdruck in ihr* ist diese Inkonsequenz in der Abstufung des Schönen jedoch nicht von Bedeutung.

60 Ebda., S. 172.

61 Ebda., S. 171.

„So mannichfaltig, prächtig und schön erheben sich hier schwellende Hügel von Muskeln, um welche sich oft unmerkliche Tiefen, gleich dem Strome des Mäanders, krümmen, die weniger dem Gesichte, als dem Gefühle, offenbar werden."[62]

Die vergleichende, resp. metaphorische Beschreibung der Muskelpartien bleibt beide Male ganz dem ästhetischen Spiel der Oberflächenbewegung verhaftet und deutet diese nicht mehr als Resultat von Wirkkräften. Den symbolischen Verweis auf Herkules' innere Freiheit spricht Winckelmann nicht aus, aber gerade, daß er ihn nicht auszusprechen braucht, sondern den bildlichen Vergleich als selbstgenügsames ästhetisches Pendant setzt, spricht dafür, daß hier das pathognomische Paradigma des Ausdrucks in Richtung auf das klassische Paradigma des Symbols hin überschritten wird. Damit werden die beiden vom Körper des Helden gleichsam isoliert beschriebenen Muskelpartien gegenüber der auf die Verknüpfung von Held und Heldenleben ausgerichteten Ausdrucksanalyse zu zwei vereinzelt stehenden rein ästhetischen Beschreibungen einer Oberfläche, die Oberfläche eines *Menschen* nicht mehr zu sein braucht. Der doppelte Vergleich zu leisem Wellengang und den Wellentälern einer sanft fließenden Landschaft führen über die Bildspender nicht ins Innere der Figur, sondern ab in die reine Strukturanalogie der Bewegung selbst.

Der Torso des Herkules hat so wenig eine ausgebildete Physiognomie wie der Hai am Haken der russischen Fregatte. Aber Winckelmann läßt sich durch die Verstümmelung der Figur nicht schrecken. Sie ist ihm im Gegenteil Ansporn, der malträtierten Oberfläche des Helden ihre volle Ausdrucksfähigkeit zurückzuerstatten. Dabei kommt der spekulativen Anstrengung entgegen, daß der Kopf, das Zentrum jeder pathognomischen Lektüre, gänzlich fehlt. Was den Hai in seiner mangelnden physiognomischen Ausbildung so schrecklich macht, ist nicht so sehr, daß Ausdruck nicht abgelesen werden kann, als vielmehr, daß Ausdruckslosigkeit ablesbar bleibt. Nichts desto weniger ist der Schrecken über die Ausdruckslosigkeit auch dem Empfinden einer Epoche geschuldet, die nicht mehr ohne weiteres davon ausgeht, daß die Seele des Menschen sich auf der Oberfläche seines Körpers spiegle. Abgründe haben sich aufgetan, und aus der Tiefe des Meeres, so befürchtet man, kann statt der die Wogen glättenden Seelenstärke auch ein die Wogen durchstoßendes Ungeheuer auftauchen. Was unter der Oberfläche verborgen bleibt, würde hier wohl zuweilen noch sichtbar, aber nicht *in der* Oberfläche, sondern *durch sie hindurch*, wie ein aufschießender Fremdkörper, und ein gesichtsloser obendrein.

Diesen radikalen Zweifel an der Ausdrucksqualität von Oberflächen vorgedacht zu haben, ist Lichtenbergs Verdienst. Nach dem Ausloten

---

[62] Ebda., S. 172.

der seelischen Tiefen im 19. und 20. Jahrhundert ist man heute geneigt, auch die Vorstellung von der Beseeltheit als solche skeptisch zu hinterfragen, hie und da aufgefischte Gesichtslosigkeit in relativer Gelassenheit als eine tiefere Natur zu akzeptieren, der mit Pathognomik so wenig mehr beizukommen ist wie mit Physiognomik. Und so wäre letztlich konsequent, daß die interessierte Zerlegung des Ausdruckslosen, die die Matrosen mit ihren Messern am Hai vornehmen, nichts anderes an den Tag bringt als die Eingeweide des Fisches. Wenn die hermeneutische Lektüre eines Körpers Seelisches von seiner Oberfläche abliest, so offenbart jede Oberfläche mit mangelnder Physiognomie, werden tiefere Schichten unter ihr freigelegt, nur wiederum ausdruckslose Natur.

CHRISTOPH SIEGRIST, Basel

Satirische Physiognomiekritik bei Musäus, Pezzl und Klinger

„Zu welchen dunklen und boshaften Missdeutungen, zu welchen albernen Spässen und niederträchtigen Verspottungen diese auffallende Lehre reichlichen Anlass gegeben, ist wohl noch in einiger Menschen Gedächtnis, und es geschah dieses nicht ganz ohne Schuld des vorzüglichen Mannes selbst."

Goethe: *Dichtung und Wahrheit*[1]

Das zeitgenössische Echo auf Lavaters vierbändige, aufwendig gedruckte *Physiognomische Fragmente* von 1775-1778 war ebenso lautstark wie kontrovers – und dies nicht in Deutschland allein: das Physiognomieren avancierte über ganz Europa rasch zu einer weitverbreiteten Mode in adligen Salons wie in bürgerlichen Gesellschaften. Zur Erklärung dieses Erfolges mag – neben anderen Gründen – die Tatsache in Betracht gezogen werden, daß die Zeit des Sturm und Drang sich eben anschickte, das Phänomen der Individualität neu zu gewichten, ja recht eigentlich erst zu entdecken. Es ist sicherlich kein Zufall, daß die literarischen Wortführer dieses neuen Konzeptes, Goethe und Herder, an Lavaters Unternehmen nicht nur größtes Interesse bekundeten, sondern aktiv daran mitarbeiteten.[2] Zum großen Erfolg beigetragen hat sicherlich auch die sprachliche Form, in die Lavater sein Werk zu kleiden wußte, eine enthusiastisch bewegte Sprache des Herzens, die den

---

1 Goethe, *Dichtung und Wahrheit*, 4. Teil, 19. Buch, WA (=Weimarer Ausgabe) I, Bd. 29, S. 144.

2 Zu Goethes Verhältnis zu Lavater und seinem Anteil an den *Physiognomischen Fragmenten* s.: Eduard von der Hellen, *Goethes Anteil an Lavaters Physiognomischen Fragmenten*, Frankfurt/Main 1888; Karl Pestalozzi, ‚Goethes Iphigenie als Antwort an Lavater betrachtet', in: *Goethe-Jahrbuch 28*, Weimar 1981, S. 113-130; Ders., ‚Zum Lavater-Portrait in Goethes „Dichtung und Wahrheit" ', in: *Goethe im Kontext*, hrsg. von W.Wittkowski, Tübingen 1984, S. 283-299. Zu Herder: Reinhald Steig, ‚Herders Verhältnis zu Lavaters *Physiognomischen Fragmenten*', in: *Euphorion 1*, 1894, S. 540-557.

Leser als intimen Freund anzusprechen und durch ihren Schwung mitzureissen vermochte.[3] Dabei stellte die Physiognomik damals beileibe keine Neuentdeckung dar, sondern beruhte auf einer seit der Antike geübten Praxis, deren Wissenschaftlichkeit allerdings schon immer in Zweifel gezogen worden war. Lavater nahm solche für sein Unternehmen in Anspruch, wenngleich er dabei nicht ohne Widersprüchlichkeit blieb. Er stellte sein Unternehmen zudem ausdrücklich in den Dienst seiner religiösen Bemühungen und dämpfte im abschließenden vierten Band die Erwartungen seiner Anhänger auf eine stringente Begründung der Wissenschaftlichkeit seines Vorhabens.

Die ebenso enthusiastische wie dilettantisch-naive Rezeption des Lavaterschen „Evangeliums" wie die notorische Unzuverlässigkeit seiner physiognomischen Treffsicherheit (die er selber immer wieder zugab[4]) riefen rasch Gegner auf den Plan, und die Auseinandersetzungen um Theorie und Praxis der Gesichtsdeutung provozierte denn auch im letzten Viertel des 18. Jahrhunderts ein reichhaltiges, bis heute nicht systematisch aufgearbeitetes Schrifttum.[5] In seiner Vorrede hatte Lavater derartiges bereits geahnt: „Ich erwarte Spöttereyen, Satyren, Hiebe, falsche zertrümmerte Allegationen, Chikanen, Anektodtenkünsteleyen aller Arten – von berühmten und unberühmten Namen."[6] In den rasch einsetzenden polemischen Diskursen bildete weniger der Verfasser Lavater das Ziel der Angriffe und Verspottungen als vielmehr der große Haufen seiner unkritischen Nachbeter – so wenigstens hat es der ernsthafteste seiner Gegner, Lichtenberg, gesehen.[7] Allerdings heftet sich zeitgenössische Skepsis auch an die Persönlichkeit Lavaters, der mit spektakulären Aktionen wie mit seinem ungehemmten Bekehrungseifer viel von sich reden machte. Dadurch stieß er nicht nur mit dem Kreis der Aufklärer zusammen, sondern schuf sich auch Gegner in seiner Heimatstadt. Im *Deutschen Museum* lesen wir 1777 den folgenden Bericht eines Reisenden:

> „Ich kann ihnen nicht beschreiben, wie sehr in Zürich alles wider diesen Mann glühet und wüthet. Ganz betäubt bin ich worden, ganz ausser Fassung gebracht, da ich diese fast allgemeine Stimme gehört habe. [...] überhaupt bemerkt man bey den meisten Gelehrten in Zürich, dass immer einer berühmter seyn will, als

---

[3] S. dazu ausführlich: Kamal Ratwan, *Die Sprache Lavaters im Spiegel der Geistesgeschichte*, München 1971.

[4] S. z.B. das Kapitel „Von der Geringheit meiner physiognomischen Kenntnis", *Physiognomische Fragmente* (im folgenden abgekürzt Ph F) I, S. 7-12.

[5] Die beste Uebersicht bietet immer noch Karl Goedeke, *Grundriss zur Geschichte der deutschen Dichtung*, Dresden 1916, Bd. IV, I. Abtheilung, S. 264-266.

[6] Ph F I, Vorrede (ohne Paginierung).

[7] Georg Christoph Lichtenberg, *Schriften und Briefe*, hrsg. v. W. Promies, Band 3, München 1972, S. 256ff. und 533ff. (s. Anm. 61 und 62)

der andre, dass keiner deswegen dem andern im Herzen gut ist, und dass nichts alle vereinigt, als der Hass gegen Lavater...“[8]

Allerdings lassen sich auch zahlreiche gegenteilige Zeugnisse finden, die von der Beliebtheit Lavaters, von seiner Anziehungskraft als Prediger und Seelsorger berichten. Im folgenden sollen zwei markante epische Dokumente polemischer Physiognomik-Kritik vorgestellt und damit ein Segment der sehr viel umfassenderen Auseinandersetzung beleuchtet werden: Johann Karl August Musäus' *Physiognomische Reisen* (1778/79) und Johann Pezzls *Ulrich von Unkenbach und seine Steckenpferde* (1800/1802). Anschliessend wird auf Klingers *Fausts Leben, Thaten und Höllenfahrt* hingewiesen und zum Schluss Goethes Bewertung der Auseinandersetzung referiert.

Der satirische Roman[9], unter dessen Kategorie die erstgenannten Texte fallen, stellt im 18. Jahrhundert ein beliebtes Instrument dar, um in unterhaltsamer Weise Kritik zu üben an einzelnen Auswüchsen individueller wie gesellschaftlicher Fehlentwicklungen. So wurde etwa die übertriebene Empfindsamkeit zur Zielscheibe der Entlarvung in Musäus' *Grandison der Zweite* (1760) oder Wielands *Don Sylvio von Rosalva* (1764); später wurde das Schema des in Deutschland überaus beliebten Familienromans in seiner Banalität enttarnt, wobei antifeudale, antikleinbürgerliche wie antiklerikale Tendenzen in Erscheinung traten (etwa in Nicolais *Das Leben und die Meinungen des Herrn Magisters Sebaldus Nothanker* (1776), Wielands *Die Abderiten* (1774) und J. G. Müllers *Siegfried von Lindenberg* (1779), die sämtlich in der Tradition des englischen (Sterne und Fielding) und französischen (Voltaire) Romans stehen). In diesem Kontext wählte man nun auch die Mode des Physiognomierens als Zielscheibe satirischer Attacken.

Der Weimarer Gymnasialprofessor und überaus fleissige Rezensent Musäus ist heute allenfalls noch als Herausgeber der *Volksmärchen der Deutschen* (1782-86) bekannt.[10] Er hatte sich schon 1760 mit *Grandison der Zweite*, einer satirischen Parodie auf Richardson in Anlehnung an Cervantes' Abrechnung mit dem Ritterroman, bekanntgemacht. Doch bereits bei diesem Erstling fallen die Schwächen des Erzählers Musäus ins Auge: zum einen vermag er die satirische Distanz zu dem zu entlarvenden Muster nicht konsequent einzuhalten, sondern verfällt diesem

---

8 *Deutsches Museum*, Juli 1777, S. 88.

9 Zum satirischen Roman s.: Maria Tronskaja, *Die deutsche Prosasatire der Aufklärung*, Berlin 1969 (bes. S. 134ff.). Jörg Schönert, *Satire und Roman im 18.Jhd.*, Stuttgart 1969. Regine Seibert, *Satirische Empirie. Literarische Struktur und geschichtlicher Wandel in der Satire der Spätaufklärung*, Würzburg 1979.

10 Zu Musäus s.: Moritz Müller, *Johann Karl August Musäus. Ein Lebens- und Schriftstellercharakter-Bild*, Jena 1867. August Ohlmer, *Musäus als satirischer Romanschriftsteller*, Jena 1912.

streckenweise selber wieder; zum anderen fehlt es der Hauptfigur an psychologischer Glaubwürdigkeit. In der sehr viel später umgearbeiteten Fassung von 1781 vergleicht er denn auch seinen Roman mit einem Strumpf, der „so leicht und weitsichtig gewebt war, dass man durch die Maschen [...] Erbsen hätte werfen könen".[11] Musäus, der sein Leben lang mit finanziellen Schwierigkeiten zu kämpfen hatte (weshalb er sich zu pausenlosem Rezensieren genötigt sah und überdies stets Kostgänger in seinen Haushalt aufnehmen mußte) dachte, daß die Entlarvung der Mode des Physiognomierens ihm zu einem „Bestseller" verhelfen könne, zu einem „gangbaren Verlagsartikel".[12] Er machte Ernst mit dem von Lavater im 4. Band bereits erhobenen Wunsch, einen Reisenden auf physiognomische Studien auszuschicken.[13] Tatsächlich fand sein satirischer Roman *Physiognomische Reisen* ein freundliches Echo: es erschienen nach der Erstausgabe von 1778/79 weitere Auflagen (1781, 1788 und 1803), ja, sogar eine Uebersetzung ins Holländische wurde veranstaltet (1781). Auch von der Kritik wurde das Werk im wesentlichen positiv aufgenommen (über Goethes wenig freundliche Einschätzung s.u.), so daß Musäus schon 1780 das zunächst vorsichtshalber gewählte Inkognito aufgab und sich zu seiner Autorschaft bekannte. Daß das Werk heute vergessen ist (wie sein Autor auch), hängt mit der Tatsache zusammen, daß sich sein Gegenstand, die Praxis des Physiognomierens, bald erschöpfte und das Buch dadurch seinen Reiz verlor, ein Schicksal, das es mit zahlreichen anderen Texten dieser Gattung teilt. Der zur Zielscheibe der Kritik gemachte Lavater nahm die Attacke nicht übel: anläßlich seiner Reise nach Bremen machte er in Weimar Station und besuchte am 20. Juli 1786 Musäus in dessen Garten, unterhielt sich freundschaftlich mit ihm und küßte ihn gar zum Abschied.[14]

Die *Physiognomischen Reisen* sind nicht frei von allerlei Unwahrscheinlichkeiten, was indes zur Lizenz der Gattung gehört: Verzerrung und Übertreibung halten sich nicht eng an Vorhandenes. Auffällig erscheint die große Geschwätzigkeit des Icherzählers, der seine physiognomische Begeisterung auf gegen 600 Seiten entfaltet. Auch bleibt der Handlungsraum geographisch wie gesellschaftlich zu stark eingeschränkt. Die satirische Kritik wird sowohl auf der Handlungs- wie auf der Theorieebene angesiedelt (was auch für Pezzl gilt). In seiner Vorrede beruft sich der fiktive Verfasser auf einen zeitgenössischen Schriftsteller, der ihm die Legitimation zu seinem Unternehmen ver-

11 Tronskaja, a.a.O., S. 121.

12 Musäus an Nicolai am 22.12.1780, zit. bei Ohlmer, a.a.O., S. 80.

13 Ph F IV, S. 134-138.

14 S. die Aufzeichnung von Musäus bei Müller a.a.O., S. 57f.

schafft habe, indem dieser das Schreiben als „Drang der Seele ausser sich zu wirken“[15] definiert habe: was dergestalt als Modell des ‚Sturm und Drang‘-Produzierens angeführt wird, entpuppt sich im Erzählen selber als ein zu hochgestecktes Ziel. Einleitend betont der Erzähler ferner – getreu dem alten Beglaubigungstopos –, daß er alles so wiedergebe, wie er „es auf [s]einen Reisen mit eigenen Augen gesehen und erfahren, alles die reine, gediegene Wahrheit“[16] sei. Von der Masse der damals grassierenden Reiseliteratur will er sein Unternehmen unterschieden wissen: „Wollt auf mein‘ eigene Manier reisen, als noch keiner vor mir gereiset war, nicht auf der breiten Heerstrasse ziehen“[17] – auch dies ein gängiger Topos damaliger Reiseschriftsteller, die sich angesichts der Konjunktur des Genres zu profilieren suchten. Dann präzisiert er sein Vorhaben:

> „Du sollst der erste seyn, der auf Physiognomik auswandert, willst zu den Brüdern wallfahrten, deinen physiognomischen Glauben stärken und vergewissern, [...] spürst die Kunstgenossen aus, die hier und da zerstreut auf Gottes deutschem Erdboden, wie die Glieder der unsichtbaren Kirche unter den vier Winden des Himmels“[18].

Mit der Zitierung der „unsichtbaren Kirche“, der Seelengemeinschaft der auserwählten Gläubigen, wird die Diktion Lavaters direkt aufgenommen. Der Ich-Erzähler wird als Besitzer eines Landguts vorgestellt, der des öfteren von Langeweile geplagt wird, bis er die Physiognomik als willkommenen Zeitvertreib entdeckt, als „spezifische Nahrung meines Geistes, die Silberquelle in der dürren syrischen Wüste meines Berufes“.[19] Er ist überzeugt:

> „Menschenkunde liegt in meinem Wirkungskreise, ist ganz mein Element, und dabey ist mir so wohl wie dem Fisch im Wasser, [...] wie dem Barden Klopstock weiland bey der Messiade [...] dem Vater Wieland beym Zeugungsakt aller Ausgeburten seines feconden Genies, dem weisen Mendelssohn bey jedesmaliger Uebersicht seines Phädon [...] dem Seher Lavater selbst, wenn er mit Adlerblicke die geheimsten Falten des menschlichen Herzens in den Aeusserlichkeiten der Gesichtszüge spähet“[20] (die Schlußpassage stellt ein wörtliches Zitat dar).

Die Form des Reisetagebuches strukturiert den Text als Abfolge von Erlebnissen und erlaubt zugleich allerhand Digressionen und Reflexionen. Häufig finden sich auch Dialoge, sei es mit Zweiflern oder mit zu

---

15 *Physiognomische Reisen*, Altenburg 1788, IV Bde. (im folgenden Ph R abgekürzt) I, 4.

16 Ph R, I, 5.

17 Ph R, I, 6.

18 Ph R, I, 8f.

19 PH R, I, 11.

20 Ph R, I, 19.

physiognomisierenden „Opfern". Musäus sucht alle Möglichkeiten und Lizenzen damaligen Erzählens auszuschöpfen, um die etwas schmale thematische Basis des Vorwurfs wie seine eingeschränkte Erfindungs- und Gestaltungskraft zu überspielen. Dabei fallen auch satirische Streiflichter auf die pädagogischen Bemühungen Basedows und die Teufelsaustreibungen Gassners, und es wird Kritik an den Anhängern des Bahrdtschen Philanthropins geübt, die er nicht unwitzig „Ikonoklasten des Schulwesens"[21] nennt. Der gewählte Ich-Erzähler vermag sich im Verlauf der Erzählung wenig zu profilieren, deutlich sind ihm Züge des Verfassers Musäus selber eingeschrieben. Aber es ist ja nicht die Absicht des Erzählens, ein Individuum in seinem Werden darzustellen, vielmehr fungiert die Figur primär als Rollenträger und Agent der satirischen Absicht: am begeisterten Physiognomen und enthusiastischen Lavater-Anhänger soll die Fragwürdigkeit der Physiognomik entlarvt und lächerlich gemacht werden.

Auf der Handlungsebene wird deren Unzulänglichkeit immer wieder demonstriert: so entläßt der Erzähler bspw. einen Schäfer, weil dessen Gesicht demjenigen eines Erzschelms in den „Fragmenten" ähnlich sieht; doch am Ende erweist es sich, daß dieser sich aufs ehrlichste und zuverlässigste für seinen Herrn eingesetzt hat. Nach diesem Muster der Fehlbeurteilung funktionieren zahlreiche Episoden. Auf Anregung Lavaters im 4. Band[22] hatte der österreichische Aufklärer Josef von Sonnenfels in seiner Streitschrift *Ueber die Abschaffung der Tortur* von 1775 geschrieben:

> „Eine stählerne Stirne, um verwegen zu läugnen, die Festigkeit der Lenden und Sehnen, werden sie vor der Gerechtigkeit nicht mehr schützen: der Blick des Richters wird sie leben machen; denn der geringste Umstand dient ihm zur Fackel, das Verbrechen in der Finsternis aufzufinden, zu beleuchten [. . .]"[23]

– moderne Physiognomik sollte mittelalterliche Tortur als Wahrheitsfindungsmittel ablösen: daß jene mit ihrer notorischen Unzuverlässigkeit dafür wenig geeignet war, haben sowohl Musäus wie Pezzl in Szenen ihrer Romane demonstriert. Schon Lavater hatte schwärmerisch gehofft, „[. . .] nach 25 Jahren [werde] die Physiognomik statt der Lehre von der Tortur zur Kriminalwissenschaft gehören".[24] Auch auf dem Gebiet der Partnerwahl spielt die Physiognomik eine bedeutende Rolle. So trifft der Erzähler bei Musäus auf ein weinendes, verlassenes Mädchen; er nimmt sich des „Engels" an, sorgt für dessen standesgemäße Unterbringung und verliebt sich natürlich in dieses Bild der

---

21 Ph R, I, 123.

22 Ph F, IV, 474.

23 *Über die Abschaffung der Tortur*, 1775, S. 88 (zit. bei Vollmer S. 89).

24 Ph F, III, 131.

Unschuld. Dieses entpuppt sich im weiteren Verlauf als Diebin, die sich mit dem Schmuck des Erzählers und einem heimlichen Geliebten aus dem Staub macht.

Relativ breiten Raum nehmen die theoretischen Erörterungen ein. Dazu führt Musäus einen Vertreter der radikalen Physiognomie-Skepsis ein, den unglücklichen Magister Wabbel, dem der Erzähler unterwegs begegnet und den er in lebhafte Diskussionen verwickelt. Wabbel kritisiert an einer Stelle die Lavatersche Methode folgendermaßen:

> „Anstatt durch das Vehikulum des Verstandes und geprüfter Erfahrung die Physiognomische Kunst zur Ausgeburt zu befördern, wählte er [d.i.Lavater, Ch.S.] hierzu Gefühle desselben Herzens, das seinen Verstand so oft betrogen hat, und immer betrügen wird. Nach diesem sind, wie sich augenscheinlich erweisen lässt, seine physiognomischen Regeln, Bemerkungen und Urtheile gemodelt [...]"[25].

Und an anderer Stelle:

> „Das ist eben das proton pseudos der Lavaterianer, die Maske, mit welcher das gute Herz den Verstand betrüget – Physiognomik und Menschenliebe, welche Kluft dazwischen! über die Lavater keine Brücke bauen wird; ja, die lassen sich nicht in eins zusammen schmieden, wie zwey Stab Eisen. Das ist das Einseitige Ihrer Kunst, dass Sie alles auf Menschenliebe reduciren wollen. ‚Was ist denn Ihr Endzweck, wenn's nicht Menschenliebe ist?' Menschenkunde, und aus dieser Menschenhass."[26]

Wabbel wirft dem Enthusiasten vor, lediglich eine vorgefaßte Meinung in das Gesicht hineinzulesen (und steht mit diesem Einwand in der zeitgenössischen Physiognomie-Kritik keineswegs allein):

> „Er, der Schweber, Idealisirer, verschwebt, idealisirt jeden Zug, den ihm seine Phantasie hierzu als tauglich vorspiegelt; er, der Mann von Talent, voll Drang und Wirksamkeit, von reinem guten Herzen, voll warmen Gefühls der Menschenliebe, theilt seine Gaben freygebig jeder Physiognomie mit, welcher nicht der Stempel der Narrheit, oder der Bosheit offenkundig aufgedruckt ist."[27]

Als ihm der beleidigte Lavaterianer „rohe Offenherzigkeit"[28] vorwirft, klärt ihn dieser über die Gründe seiner Einstellung auf (und entwirft einen Lebenslauf, der erstaunliche Aehnlichkeiten mit Wezels Antitheodizeeroman *Belphegor* (1776) aufweist): er hat lauter schlimme Erfahrungen mit seinen Mitmenschen gemacht, was notwendigerweise unversöhnlichen Haß auf das menschliche Geschlecht auslösen mußte. Und zur Probe legt er ihm eine Reihe von Schattenrissen vor: der Erzähler deutet sie alle treu Lavaterisch positiv, dabei handelt es sich ausnahmslos um Betrüger und rohe Schurken, die Wabbel um sein

---

25 Ph F, II, 121.
26 Ph R, II, 123.
27 Ph R, II, 125.
28 Ph R, II, 135.

Erbe betrogen, ihn im Stich gelassen, ihn verraten haben usw.. Interessanterweise bringt der Erzähler Lavaters Physiognomiekonzept in Zusammenhang mit dessen gesicherten Lebensumständen:

> „Ihnen hat der Himmel all ihr Lebtag das täglich Brod ohne Doktor Luthers Auslegung, und dem herzguten Lavater mit demselben bescheeret. Er hat fromm Gemahl, fromme Kinder, fromme und getreue Oberherren, gut Regiment, gut Wetter, gut Zucht, Ehre, gute Freunde, getreue Nachbarn und dergleichen. Was sollt' ihn unter diesen Umständen veranlasst haben, seine ursprüngliche guthmütige Denkungsart, in Absicht auf die Menschen, abzuändern? Mit Ihnen hingegen ists was anders: Sie haben von dem allem ihr Lebtag nichts aufzuweisen gehabt, und so musste unter Ihren Kalamitäten, ob sie gleich all in der Ordnung der Dinge dieser Unterwelt guten Grund haben, das beste Herz erliegen, liess die gute Meynung von den Menschen schwinden, und eröffnet dem Spleen und Menschenhass Thor und Thür."[29] (Daß in solchem Reduktionismus die ganzen theologischen Implikationen von Lavaters Physiognomiekonzept ausgeblendet bleiben, ist augenscheinlich.)

Selbst wenn Lavater von der „gelehrten Eidgenossenschaft"[30] angegriffen werde (s. oben), so ändere das nichts an seinen gesicherten äußeren Umständen. Wiederum reduktionistisch führt der Erzähler den Menschenhaß seines Gesprächspartners auf dessen Milzsucht zurück, die Spleen und Hypochondrie bewirke. Er macht Wabbel den Vorschlag, seine Erfahrungen doch in Buchform niederzulegen, was Musäus Gelegenheit zu einer kleinen Literatursatire gibt, wobei insbesondere die Vielschreiberei zur Zielscheibe der Kritik gemacht wird. Als sich die physiognomischen Disputationen mit Wabbel jedoch erschöpft haben, läßt der Erzähler die nicht mehr gebrauchte Figur einfach verschwinden[31], wiederum eine jener Lizenzen, die der satirische Roman erlaubt.

In einer anschließenden Episode sucht der Erzähler einen Freund in Franken auf. Dort überfällt ihn das Verlangen, ad fontes zu gehen und Lavater in Zürich aufzusuchen. Leider kommt es jedoch nicht dazu (da hätte der Text in eine Personalsatire umschlagen müssen, die Musäus keineswegs intendierte), denn der nach Hause zur Geldbeschaffung geschickte Knecht kehrt mit leeren Taschen zurück. Zwischenzeitlich imaginiert der Erzähler enthusiastisch seine Reise, wobei nicht eines der zeitgenössischen Schweiz-Klischees ausgelassen wird. Auf der Heimkehr geht es erneut nicht ohne physiognomisches Abenteuer ab. Ein wackerer Mann lehrt ihn, wie man Menschenliebe konkret praktiziert: in einer gefährlichen Situation greift er spontan ein, was den Erzähler zu folgender Reflexion über das Verhältnis von Theorie und Praxis bewegt:

---

[29] Ph R, III, 45.
[30] Ph R, III, 47.
[31] Ph R, III, 70.

„Ich treibe Physiognomik [...] zur Beförderung der Menschenliebe, gaffe jedem, der mir begegnet, ins Gesicht, spekulir und simulir ein langes und breites darüber, und ein andrer, der vielleicht nicht weiss, dass eine Physiognomik existirt, übt unterdessen Menschenliebe thätig aus. Bin ich nicht der stolze Pharisäer, der die Theorie des Guten vor sich herposaunen lässt, da hingegen der bessere Praktikus, der barmherzige Samariter, Oel in die Wunden tröpfelt, ohne des Studiums zu bedürfen, welches das Herz zur Menschenliebe ermuntere.“[32]

Doch auch darin täuscht er sich: bei dem Menschenfreund handelt es sich um einen Spion, auf dessen Kopf 1500 Taler ausgesetzt sind! Daraufhin nimmt der Erzähler sich vor, in Zukunft „nicht die Physiognomie des Gesichts allein, sondern die ganze Individualität des Menschen [...] in Anschlag zu bringen“.[33] Das Schlußkapitel ist mit „Physiognomisches Glaubensbekenntnis“ überschrieben und verspricht damit so etwas wie die Summe des Werks. In Anbetracht der Tatsache, daß sich alle seine Urteile als irreführend und falsch erwiesen hatten, ist er „nahe dabey, der edlen Physiognomik den Scheidbrief zu schreiben“.[34] Aber er beruhigt sich schließlich mit einem Argument, das Lavater bereits angeführt hatte: daß die Physiognomik noch in ihren Kinderschuhen stecke. Im Hinblick auf deren Perfektionsmöglichkeiten will er der Kunst treu bleiben im Sinne seiner ironischen Devise: „viel vom Metier zu schwatzen, alles zu beschauen, darüber fleissig zu disputiren, und nichts davon zu glauben“[35] – mit dieser Einsicht endet der Roman.

Wenn jetzt auf Pezzls *Ulrich von Unkenbach* die Rede kommt, so scheinen einige Vorbemerkungen über das literarische Umfeld unerläßlich. Die österreichische Literatur[36] (die weitgehend mit der in Wien entstandenen ineinsgesetzt werden kann) hat sich unter gänzlich anderen Bedingungen entwickelt als die kanonisierte „deutsche“ Literatur, die sich hauptsächlich in den protestantisch geprägten und von der Aufklärung dominierten Gebieten (Hamburg, Leipzig, Berlin, Frankfurt, Basel, Zürich) so reichhaltig ausbreitet. In Österreich dagegen herrschte ungebrochen die katholische Tradition (was auch für den bairischen Raum gilt); im Vielvölkerstaat kam der Literatur notgedrungen nicht jene disziplinierende Funktion zu, sondern diese stellte sich stärker in den Dienst des Unterhaltungsbedürfnisses, dem auch das Volkstheater diente. Erst die Sonnenfelsschen Reformen und die Bemühungen Josephs II. versuchten, im Zuge einer generellen Erneue-

---

32 Ph R, IV, 161.

33 Ph R, IV, 162.

34 Ph R, IV, 178.

35 Ph R, IV, 180.

36 S. dazu die umfassende Darstellung von Lesli Bodi, *Tauwetter in Wien. Zur Prosa der österreichischen Aufklärung* 1781-1795, Frankfurt 1975 sowie: Werner M. Bauer, *Fiktion und Polemik. Studien zum Roman der Oesterreichischen Aufklärung*, Wien 1978.

rung der politischen und kulturellen Verhältnisse, auch das literarische Leben in einen Reformprozeß einzubeziehen und eine Erhöhung des literarischen Niveaus sowie eine Verbreiterung des Lesepublikums herbeizuführen. Das manifestiert sich bspw. in zwei wichtigen verwaltungstechnischen Massnahmen: der Erhebung des Burgtheaters zum Nationaltheater (1776) und der Aufhebung der Vorzensur (1786). Dazu kam eine gezielte Förderung des Verlagswesens mit einer Tolerierung (gar Förderung) des anderwo untersagten Nachdruckens im Zuge einer streng merkantilistisch orientierten Wirtschaftspolitik. Durch derlei Maßnahmen wurde tatsächlich ein rasches Anwachsen der literarischen Produktion erreicht. Diese war allerdings anderer Art als im literarischen Deutschland: weder gelang ihr die Schaffung eines verbindlichen Dramenrepertoires (das setzt erst mit Grillparzer ein), noch konnte die Prosa auf verläßliche Muster zurückgreifen, da weder der sentimentale Familien- noch der Bildungsroman existierten, weshalb man zunächst notgedrungen von journalistischen Mustern ausging. (Die Lyrik blieb gänzlich unentwickelt, weil weder eine gefühlshafte Innerlichkeit noch Dispositionen moderner Subjektivität ausgebildet waren.) K. Riesbeck urteilte 1780 über die Situation in Wien:

> „Die Lektüre des hiesigen Publikums überhaupt genommen, ist äusserst fade. Bouffonerien machen hier ganz allein ihr Glück, und auch der bessere Theil des Publikums schränkt sich auf Schauspiel, Romanzen, Feenmärchen u. dgl. ein."[37]

Dazu trat der merkantilistische Zwang, der sämtliche Autoren dazu verpflichtete, ihre Produkte in Österreich drucken zu lassen. All diese Handicaps bewirkten, daß diese durch die josephinischen Reformen ausgelöste Flut von literarischen Erzeugnissen in Deutschland kaum oder allenfalls ablehnend wahrgenommen wurde. Es handelt sich denn auch um Texte mit geringem oder gar keinem ästhetischen Anspruch, die auf Tagesereignisse reagierten und/oder auf das Amusement des Publikums zielten – eine ästhetische Autonomie stand außer Frage. Satire, Parodie und Burleske stellten häufig verwendete Verfahrensweisen dar, Aktualität und Unterhaltungswert waren primär gefragt. Selbst die bedeutsamsten unter den „josephinischen" Texten, Pezzls *Faustin*, Friedels *Briefe aus Wien*, Hubers *Der blaue Esel* und Weidmanns *Der Eroberer,* bedienten sich ausgiebig dieser populären Techniken. Nach dem frühen Tode Josephs sowie seines Nachfolgers Leopold (1792) und angesichts wachsender Ängste vor den Einwirkungen der Französischen Revolution drehte Franz II. das Rad der Geschichte zurück und setzte die alten Repressionsinstrumente der staatlichen Bevormundung wieder in Geltung, die literarische Produktion wurde stark gedrosselt, die Zensur verschärft, der Vertrieb schikaniert: das josephinische „Litera-

---

[37] zit. bei Lesli Bodi, a.a.O., S. 107.

turwunder" entpuppte sich als Strohfeuer, Österreich versank erneut in einen Schlaf, der, durch Metternich befördert, in gewisser Beziehung bis 1918 andauern sollte.[38]

J. Pezzl hatte sich, wie viele andere seiner Schriftstellerkollegen, nach dem Einsetzen der Repression auf neutralere Territorien des Schreibens zurückgezogen: Er verfaßte Lokalgeschichtliches und Biographien österreichischer Persönlichkeiten. Da er eine wohlhabende Frau geheiratet hatte, mußte er das Schreiben nicht ausschließlich zu seinem Lebensunterhalt betreiben. Dennoch versuchte er noch zweimal, an die josephinische Tradition anzuknüpfen: mit den Romanen *Ulrich von Unkenbach und seine Steckenpferde* von 1800/2 und mit dem (originelleren) *Gabriel oder die Stiefmutter Natur* von 1810; beide ließ er aber vorsichtigerweise anonym erscheinen, letzteren Roman sogar in Leipzig. Doch beide Texte wurden nur noch in einem geringen und strikt lokalen Ausmaß wahrgenommen, da er sich darin überholter Themen und Schreibverfahren bediente und sich die literarische Szenerie inzwischen gründlich verändert hatte: in Deutschland wurden in diesen Jahren durch Klassik und Romantik ganz neue Schreibstandards gesetzt.

Anders als Musäus erzählt Pezzl in der Er-Form. Des weiteren figuriert die Physiognomik nur als eine unter verschiedenen weiteren Modetorheiten der Zeit, die satirisch aufs Korn genommen werden: Neben ihr werden die Empfindsamkeit, das Kraftgebaren der Genies, der Philanthropismus, die Freimaurerei sowie die Fichtesche Philosophie(!) aufs Korn genommen. Pezzls Roman hat – im Gegensatz zu Musäus' Roman – nur wenig Aufmerksamkeit gefunden, seine Verbreitung blieb auf Österreich beschränkt. Er kam aber auch dort zu spät; die Tauwetterperiode war längst vorüber, und auch das Interesse an der Physiognomik hatte sich verflüchtigt. Pezzl gibt in diesem Roman seinem satirischen Impuls nach, der schon den *Faustin* geprägt hatte. Infolge seiner Absicht, Zeittendenzen bloßzustellen, nimmt er die Wirklichkeit nur selektiv und übertreibend wahr; Wahrscheinlichkeit und psychologische Stimmigkeit spielen auch hier nur eine marginale Rolle. Der Held, Ulrich von Unkenbach, wiederum ein wohlsituierter Grundherr, läßt sich aus Langeweile von einer Mode zur anderen treiben. Daß er für seine hobby horses die geistigen Voraussetzungen erst gar nicht mitbringt, ficht den Erzähler wenig an – er fungiert als reine Demonstrationsfigur mit kaum angedeuteten individuellen Zügen, als Haken, an dem die Modetorheiten der Zeit aufgehängt werden.

Die Kritik an Lavater wird auch von Pezzl sowohl auf der Handlungs- wie auf der Sprachebene formuliert. Auch hier entpuppen

---

[38] S. Lesli Bodi, a.a.O, S. 395 und 438.

sich laufend Bösewichter und Schelme als zuverlässige und treue Untergebene (und umgekehrt), eine Frau mit einer selten vollkommenen Nase, die Unkenbach allein aus diesem Grund heiratet(!), entpuppt sich alsbald als keifende Megäre, der er sich einzig durch eine hohe Abfindung zu entledigen vermag. Diese Erfahrung leitet allerdings die Katharsis ein: Unkenbach verbrennt seine sämtlichen Physiognomica und verfällt alsbald einer neuen Torheit. In satirischer Uebertreibung läßt Pezzl seinen Helden sogar seine Jagdhunde physiognomieren[39], ja er scheut nicht davor zurück, einen leckeren Schweinskopf auf der Tischschüssel gemäß Lavaters Anweisungen auszudeuten: derlei burleske Drastik war bei den josephinischen Erzählern beliebt![40] Auch hier findet sich ein Korrektiv in Form des Hausfreundes Wahring, der als Vertreter des gesunden Menschenverstandes fungiert und Ulrich vor den größten Torheiten bewahrt. Wie bei Musäus wird eine physiognomische Gerichtsversammlung abgehalten – mit ähnlich unsinnigen Urteilen. Ausführlicher kommt dagegen Lavater selber zu Worte mit einer Auswahl von Kernsätzen, deren hoher Stil mit der Banalität ihres Inhalts komisch kontrastiert. Die Kritik auf der Ebene der Sprache, vollzieht sich aber noch anders als durch pathetische Originalzitate. Die komische Wirkung wird gesteigert, wenn der Lavater-Enthusiast sich in der Sprechweise seines Meisters versucht, die er natürlich nicht beherrscht. Derlei Sprachparodien gehören zu den gängigen Verfahrensweisen der josephinischen Autoren. Aufs Ganze gesehen wirkt jedoch Pezzls Satire schwächer, weil er sich gröberer Mittel bedient als Musäus: das ist zum einen durch die Tatsache bedingt, daß die Physiognomik nur als eine Torheit neben anderen auftritt, zum andern durch eine gewisse Oberflächlichkeit und Kunstlosigkeit des Erzählens, die dem Vielschreiber Pezzl (wie seinen josephinischen Kollegen insgesamt) anhaftet. Es dürfte nicht übertrieben sein, das Pezzlsche Unternehmen als Abklatsch von Musäus' weit erfolgreicherem Vorbild zu kennzeichnen.

Eine Episode in Klingers *Fausts Leben, Thaten und Höllenfahrt* (1791) skizziert ebenfalls eine Lavater-Satire: Ein junger Mönch praktiziert mit größtem Erfolg seine Physiognomik, was folgendermaßen begründet wird:

> „Aber eben darum that es eine erstaunende Wirkung auf die Geister aller derer, die lieber verworren fühlen, als klar denken. Dies ist der Fall des grössten Theils der Menschen, und da die Tage des Lebens unter dem angenehmen Kitzel des geliebten Selbsts so sanft dahinfliessen, so konnte es ihm nicht an Anbetern fehlen. Es thut so wohl, sich als ein vielgeliebtes, vorzüglich besorgtes Schoss-

---

[39] I, 312ff.

[40] I, 316ff.

kind der Gottheit anzusehen, und über die übrigen rohen Söhne der Natur mit Verachtung und Mitleiden hinzusehen!"[41]

Auch Klinger läßt seinen Gewährsmann Tiere physiognomieren: er

„glaubte grosse Entdeckungen gemacht zu haben, wenn er aus den Klauen, den Zähnen, dem Blick des Löwen, und dem schwächlichen, leichten Baue des Hasens bewies, warum der Löwe kein Hase, und der Hase kein Löwe sey".[42]

Als Faust auf dem Marktplatz auftritt, beobachtet ihn eine Schöne aus dem Fenster; er erkundigt sich nach ihr und erhält die Auskunft:

„Unser grosser Seher versichert von ihr, ihre Augen seyen Spiegel der Reinheit und Keuschheit. Ihr holder Mund sey nur geschaffen, die hohe Begeisterung eines von himmlischen Dingen erfüllten Herzens, auszudrücken. Ihre Stirne sey ein glänzender Schild der Tugend, an dem sich alle Versuchungen, alle irdischen und sinnlichen Gefühle zerschlügen. Ihre Nase wittere die Gefilde der Unsterblichen. Sie sey das Ideal der Schönheit, und aller Tugenden die diese begleiten, wenn die Gottheit eine vollkommen schöne Seele dem Auge des Fleisches sichtbar machen wolle."[43]

Keine Frage: noch in der folgenden Nacht raubt Faust der Hingerissenen ihre Unschuld. Klinger übernimmt Muster von Musäus: er falsifiziert die physiognomischen Erkenntnisse und zeigt, wie deren Urteil das genaue Gegenteil aussagen. Anschließend an die Verführungsszene läßt Klinger seinen Helden im Original von Lavaters „Physiognomik" lesen: dieser „ärgerte sich grimmig an der Zuverlässigkeit, der Unwissenheit und dem dichterischen Schwulst des Verfassers".[44] Faust und der Teufel begeben sich anschließend zu dem Mönch und lassen sich von ihm physiognomieren, dieser bedient sich erneut der Lavater-Sprache. Daraufhin lesen ihm Faust und der Teufel die Leviten. Daraus nur die folgenden Kostproben:

„Schatten! ja, Schatten, die sind es, die du gesehen hast. Wer bist du, dass du dich so frech erkühnst, das Menschengeschlecht, nach den Zukkungen deiner erhizten und verwornen Einbildungskraft zu richten und zu messen? Hast du Menschen gesehen? Wo, wie und wann? Im Schatten hast du ihn gesehen, und diesen, ausstafirt mit den Floskeln deiner Fantasie, für seine wirkliche Gestalt gegeben! Sage, was für Menschen hast du gesehen? Sektirer, Fanatiker, Schwärmer, die Schlacken der menschlichen Natur. Eitle Betschwester, junge Weiber, die kraftlose Männer, Wittwen die schlaflose Nächte haben"[45]

– so geht es fort, und der Teufel doppelt nach:

„Es hat einst auch Menschen gegeben, die es wagten, von dem Äusseren des Menschen auf sein Innres zu schliessen, (das im Vorbeygehen gesagt tiefer liegt,

---

[41] Friedrich Maximilian Klinger, *Werke*, Bd. XI, Tübingen 1978, S. 123.

[42] F.M. Klinger, a.a.O., S. 124.

[43] F.M. Klinger, a.a.O., S. 126.

[44] F.M. Klinger, a.a.O., S. 130.

[45] F.M. Klinger, a.a.O., S. 132.

als der Mittelpunkt der Erde) aber es waren andere Kerle wie du. Sie hatten doch wohl einen Theil des Erdbodens durchlaufen, waren unter Erfahrungen grau geworden, hatten mit Menschen gehandelt und gewandelt, mit mehr als einem Weib geschlafen, die Schlupfwinkel des Lasters und der Ueppigkeit durchkrochen. Stiegen aus dem Pallast in die Hütte, krochen in die Höhlen der Wilden, und wussten, was ohngefähr zu einem wackren Kerl gehört, was er leisten kann, und was man seiner Natur nach, an ihn fordern muss."[46]

Der Teufel, unzufrieden mit seinem Bild in den *Fragmenten*, enthüllt zum Schluß sein wahres Gesicht: Der Mönch wird vor Schrecken wahnsinnig. Doch damit nicht genug, der Mönch schrieb „in seinem Wahnsinn immer fort, und die Leser merkten die Veränderung seines Zustandes nicht einmal, so sehr glichen seine neuen Bücher den alten."[47] An dieser Stelle erreicht Klinger Lichtenbergsche Schärfe der Satire.

Auch der Aufklärer und Popularphilosoph Friedrich Justus Riedel thematisierte in seinem Buch *Physiognomische Briefe*[48] die vielberedete modische Strömung und holte darin zu einer kleinen romanhaften Skizze aus. Er meint einleitend, es sei schwer, seine Einwände

„einem Manne öffentlich zu sagen, der seine Träume für das Interesse der Menschheit und der Tugend geträumt hat [...] und noch schwerer ist es, den Ton zu finden, in welchem man von einem so gutherzigen Schwärmer reden soll."[49]

Er würde es vorziehen, zu schweigen,

„wenn ich nicht überzeugt wäre, das physiognomische System des Herrn Lavater nicht nur irrig, sondern auf der einen Seite unnütz, und auf der andern Seite selbst der menschlichen Gesellschaft schädlich, und dass der Verfasser zwar ein wohlmeinender, aber ein solcher Enthusiast ist, der durch seine Bücher schon vieles Unheil gestiftet hat und noch stiften kann."[50]

Zur Illustration entwirft Riedel daraufhin eine kurze Parabel, worin durch die schädlichen Wirkungen der Physiognomik ein Staat ruiniert wird, da König und Königin ihre Personalentscheide statt auf Erfahrung und Vernunft auf Physiognomik stützen: „Erfahrungen setze ich den Lavaterschen Einbildungen entgegen", heißt es programmatisch.[51] Der Hauptfehler Lavaters sei es, „dass er von allen den Personen, über die er physiognomisch urtheilt, den Hauptcharakter schon vorher gewusst hat".[52] Abschließend postuliert Riedel:

---

[46] F.M. Klinger, a.a.O., S. 132f.

[47] F.M. Klinger, a.a.O., S. 134.

[48] Friedrich Just Riedels *Sämtliche Werke*, Vierter Theil. *Verschiedene Briefe*. Wien 1787, S. 253-278 und 291-308.

[49] F.J. Riedel, a.a.O., S. 254.

[50] F.J. Riedel, ebda.

[51] F.J. Riedel, a.a.O., S. 274.

[52] F.J. Riedel, a.a.O., S. 272.

„Die moralische Natur des Menschen, und die Bestimmung seines Charakters hängt grösstentheils ab von der Erziehung, von den äusserlichen Umständen des Ortes, der Zeit, vom Reichthum, oder Armuth, von Aufmunterung, oder Unterdrückung, von der Gesellschaft, und von andern gelegentlichen Ursachen."[53]

Deswegen gibt er der Physiognomik keine Zukunftschance: „Aber noch zwanzig Jahre hin, und dann wird die ganze Physiognomik eine zürchische Antiquität seyn".[54] Wie eine Bestätigung dieser Prophezeiung lesen wir in der 1801 anonym erschienenen Denkschrift auf Lavater (der Verfasser war ein A. Nebel):

„Die Physiognomik ist jetzt vergessen. Sie kommt uns nun wie eine ephemere Erscheinung vor, die zu den tausenden gehört, die zu ihrer Zeit in der Lesewelt grosse Sensation machen, die hundert Federn in Bewegung setzen, und, von einer andern Erscheinung verdrängt, plötzlich verschwinden und in dem Sturm der Zeit untergehen."[55]

Die Aufnahme der Musäusschen Satire war, wie ausgeführt, eine durchaus freundliche; das Publikum las die ebenso witzige wie moderate Satire gerne, was sich in den mehreren Auflagen wie in positiven Kritiken niederschlug. Einzig Goethe, der zur Zeit ihres Erscheinens bereits in kritischer Distanz zu Lavater stand, äußerte sich skeptisch über den Weimaraner Gymnasialprofessor, zu dem er nie in ein engeres Verhältnis trat. Gegenüber Frau von Stein charakterisierte er ihn als „gutmütig und plat"[56], und seinem Roman hat er folgendes Doppelgedicht gewidmet:

„Physiognomische Reisen

Die Physiognomisten
Sollt' es wahr sein, was uns der rohe Wandrer verkündet,
Dass die Menschengestalt von allen sichtlichen Dingen
Ganz allein uns lüge, dass wir, was edel und albern,
Was beschränkt und gross, im Angesichte suchen,
Eitele Toren sind, betrogne, betrügende Toren?
Ach! wir sind auf den dunklen Pfaden des verworrnen Lebens
Wieder zurückgescheucht, der Schimmer zu Nächten verfinstert.

Der Dichter
Hebet eure zweifelnden Stirnen empor, ihr Geliebten!
Und verdient nicht den Irrtum, hört nicht bald diesen, bald jenen.
Habt ihr eurer Meister vergessen? Auf! kehret zum Pindus,
Fraget dorten die Neune, der Grazien nächste Verwandte!
Ihnen allein ist gegeben, der edlen stillen Betrachtung
Vorzustehn. Ergebet euch gern der heiligen Lehre,

---

53 F.J. Riedel, a.a.O., S. 301f.

54 F.J. Riedel, a.a.O., S. 305.

55 Johann Kaspar Lavater, *Ueber ihn und seine Schriften*, Leipzig 1801 (Vf.: A. Nebel).

56 WA, IV, Bd. 7, S. 250.

> Merket bescheiden leise Worte. Ich darf euch versprechen:
> Anders sagen die Musen und anders sagt es Musäus."[57]

Zielscheibe von Goethes hier formulierter Kritik ist nicht die Physiognomik als solche, sondern die schmale Kunst des Erzählers Musäus, der sich von den Musen abgewandt und in die ‚niederen' Gefilde der Satire hinabbegeben hat. Goethes Verhältnis zur Physiognomik steht nicht zur Diskussion (er stand ihr insgesamt skeptisch gegenüber)[58], vielmehr spricht der literarische Richter, als der er nach der Italienischen Reise immer dezidierter auftrat. (In den „Zahmen Xenien" finden sich mehrere Attacken gegen Lavater und dessen Werk.[59]) Obgleich er seinerzeit Lavater behilflich gewesen war bei der Beschaffung von Stichen und sogar einzelne Abschnitte zu den *Physiognomischen Fragmenten* beigesteuert hatte, konnte er sich für diese „Kunst" nie richtig erwärmen.[60] Für sein Verständnis menschlicher Individualität stand die Gottebenbildlichkeit eher am Rande, die für Lavater Zentrum und Angelpunkt bildete. Goethes Konzept war stärker naturgesetzlich geprägt, sein Vorbild war weniger die Lichtfigur Christi als vielmehr die plastische Gestalt, wie er sie in der antiken Plastik erfuhr. In Goethes Text wird die Physiognomik ebenso abgelehnt wie deren Entlarvung durch Musäus: weder eine dunkle Wissenschaft noch ein zufälliger Schimmer sollen uns leiten, sondern, und das führt die zweite Strophe aus, die Kunst: die dichterische Vision ist gültiger als alle Deutkunst, drum halte man sich an die Musen, wie der Schlussvers pointiert und wortspielerisch mit der Assonanz von Musen und Musäus ausführt. Musäus' Unternehmen wird als unpoetisch deklariert, ohne daß die Sache dadurch gerechtfertigt würde.

Hätte mein Thema allgemeiner gelautet: Satiren auf Lavaters Physiognomik, so hätte natürlich Lichtenbergs *Fragment von Schwänzen. Ein Beitrag zu den Physiognomischen Fragmenten.*[61] (1783) eine dominierende Rolle spielen müssen, jene bitterböse Abrechnung mit Lavaters Methode und Diktion. Der umfangreichere Essay *Über Physiognomik; wider die Physiognomen. Zu Beförderung der Menschenliebe und Menschenkenntnis* von 1778[62] verzichtet dagegen, trotz der Uebernahme

---

57 WA, I, Bd. 2, S. 264.

58 S. bspw. das Motto.

59 S. etwa Artemis Gedenkausgabe, 2. A., Zürich 1961, Bd 2., S. 444f. [vgl. auch seine Parodie ‚Auf Lavaters Lied eines Christen an Christus geschrieben' (Bd. 2, S. 418)]

60 S. Eduard von der Hellen, *Goethes Anteil an Lavaters Physiognomischen Fragmenten.* Frankfurt am Main 1888, sowie die in Anmerkung 2 genannten Arbeiten von Karl Pestalozzi.

61 Lichtenberg a.a.O., S. 533-538.

62 Lichtenberg a.a.O., S. 256-295.

von Lavaters Titel, auf satirische Attacken und weist argumentativ Aporien und Widersprüche des Unternehmens nach in der Absicht, Mißtrauen zu wecken „gegen jene transzendente Ventriloquenz, wodurch mancher glauben gemacht wird, etwas das auf Erden gesprochen ist, käme vom Himmel".[63] Hier sollten lediglich drei heute vergessene romanhafte Auseinandersetzungen in Erinnerung gerufen werden, die ein weiteres Zeugnis ablegen von der Intensität, welche die Auseinandersetzung mit der Sache der Physiognomik charakterisierte sowie von den Polarisierungen, welche die Persönlichkeit Lavaters provozierte.

Erst über acht Monate nach der Bestellung und lange nach Abschluß des Manuskriptes bekam ich den Band *Leben und Wanderungen eines Physiognomisten. Ein Pendant zu Musäus physiognomischen Reisen* (Görliz 1795) in die Hand. Daß ich ihn jetzt nur noch in einem kurzen Appendix vorstellen kann, ist deswegen schade, weil es sich dabei um den sowohl kompositorisch wie stilistisch besten unter den hier vorgestellten Texten handelt. In der Grundtendenz und bis in einzelne Episoden hinein stimmt er mit ihnen überein: er zeichnet den Wandel vom bedingungslosen Physiognomie-Adepten und Lavater-Verehrer zum Zweifler an der Gültigkeit dieser Wissenschaft nach, der schließlich sein physiognomisches Kabinett schließt und sich dem tätigen Leben zuwendet: durch einen Lottogewinn und ein späteres Erbe seines Freundes wird er in den Stand gesetzt, dessen Landgut zu bewirtschaften zusammen mit seiner Frau, die er am Schluß in der Adoptiv-Tochter des befreundeten Pfarrers findet. Von der verstiegenen Schwärmerei findet er dergestalt zu einer vernünftig-praktischen Lebensführung zurück.

Der Held war als Findelkind in einem Waisenhaus aufgewachsen und hatte sich zunächst als Buchbinder betätigt. Anschließend versuchte er sich erfolglos als Schriftsteller, später als (Portrait-)Maler. Nach einem kurzen Augenblickserfolg fällt er wieder in die Armut zurück und wendet sich wieder der Arbeit als Korrektor zu. Da gewinnt er in der Lotterie 3000 Taler und zieht zu einem Freund, der durch eine Erbschaft ein Landgut am Rhein erworben hat. Dort entdeckt er die Physiognomik und beginnt nun in der üblichen Weise, wild herumzuphysiognomieren: er glaubt, den Schlüssel zu allen Geheimnissen der Menschen gefunden zu haben. Allein von sich selber stellt er nicht weniger als 42 Schattenrisse her. Ein Brief an sein Idol Lavater bleibt allerdings zu seiner Enttäuschung unbeantwortet. Da erfährt er eines Tages das Geheimnis seiner unbekannten Herkunft: seine Mutter war eine Schauspielerin, der Vater ein Theologe und Sohn eines Malers.

---

[63] Lichtenberg a.a.O., S. 257.

Das bestärkt ihn in der Überzeugung, daß er „die wahre selbstständige Signatur eines Physiognomisten habe, und von Mutterleibe an, dazu patentisiert sey“[64]. Als sich jedoch seine physiognomische Praxis, die er an Knechten und Mägden des Landgutes erprobt, als katastrophal falsch erweist, tauchen erste Zweifel auf, die durch Nachrichten über Lavaters Bremer Reise noch genährt werden. Auch hier wird jedoch das Schwergewicht der Kritik auf Lavaters Anhänger gelegt:

> „Die Menge der Züngler und Zecher lief herzu; alle tranken den süssen Most, taumelten, sympathisirten, umhalseten einander, drückten schier den Kellermeister zu Boden, und nannten das Räuschlein – Drang nach Menschenliebe. [...] Physiognomik wurde Zeitvertreib und Spielwerk für die Frauenwelt, witzelnde Cerkles und dampfende Klubb's [...]“[65].

Auch hier werden analoge zeitgenössische Massenphänomene wie Philanthropismus, Magnetismus, Cagliostro u.a.m. karikiert. Als seine Zweifel überhand nehmen, räumen seine Freunde die physiognomischen Instrumente und Stiche auf den Boden, der Held erkennt, „wie gefährlich optische Täuschung eines Auges sey, dessen Sehpunkt durch allzugrosse Reizbarkeit und schwärmerische Anstrengung überspannt oder verschoben ist“[66]. Er erwacht aus seinem Physiognomie-Traum wie aus einem Rausch, „wo auch der süsseste Malvasier ekelt“[67] und findet schließlich zu natürlich-praktischer Tätigkeit zurück. Keiner der erwähnten Romane enthält so viele Topoi der Physiognomie-Kritik; in keinem sind sie so gut in den epischen Ablauf integriert und psychologisch motiviert. Der Verzicht auf grobe Satire befördert die psychologisch überzeugende Darstellung der Hinwendung zu wie der Abwendung von der Physiognomik. Der Held wird nicht reduziert zu einem blassen Funktionsträger eines Wahns, sondern seine individuelle Entwicklung kann überzeugend einsichtig gemacht werden. Dazu trägt die Tatsache bei, daß die Lebensgeschichte des Helden in seiner Kindheit festgemacht wird und seine Neigung zur Physiognomik erst nach fast einem Viertel des Textes einsetzt. Zwar werden auch ihm zwei Freunde als Korrektiv an die Seite gestellt, aber die Einsicht und Abwendung erfolgt in einem recht komplexen Prozess aufgrund eigener Einsicht. Trotz solcher Qualitäten blieb der sieben Jahre nach Musäus erschienene Roman unbeachtet: er kam, wie derjenige Pezzls, zu spät und ist so vergessen, dass er, wie es den Anschein macht, nur noch in ganz wenigen Exemplaren existiert.

---

[64] Anonym, *Leben und Wanderungen eines Physiognomisten. Ein Pendant zu Musäus physiognomischen Reisen*, Görlitz 1795, S. 243.

[65] a.a.O. S. 333.

[66] a.a.O. S. 408.

[67] a.a.O. S. 412.

MARTIN STINGELIN, Basel

Der Verbrecher ohnegleichen

Die Konstruktion ‚anschaulicher Evidenz' in der Criminal-Psychologie, der forensischen Physiognomik, der Kriminalanthropometrie und der Kriminalanthropologie

Das Sichtbare und das Sagbare sind Gegenstand von Michel Foucaults Archäologie; sie bilden das Objekt einer Epistemologie: „Das Wissen besteht in einer praktischen Einrichtung, einem ‚Dispositiv' von Aussagen und Sichtbarkeiten."[1] Sprechen ist nicht Sehen, aber da das Sichtbare aufgrund der Rezeptivität seiner Bedingung (Licht) nur die Form des Bestimmbaren besitzt, kommt der Aussage aufgrund der Spontaneität ihrer Bedingung (Sprache), die ihr eine bestimmende Form verleiht, der Primat zu: „Man kann folglich in Betracht ziehen, daß die Bestimmung stets von der Aussage herkommt, obgleich beide Formen ihrem Wesen nach verschieden sind."[2] Der folgende Beitrag prüft diese These an einem augenfälligen Zug der Kriminalwissenschaftsgeschichte, der Konstruktion ‚anschaulicher Evidenz' von Schuld, die schließlich zu einem Phantombild des Verbrechers geführt hat.

„Nichts bleibt verborgen!"[3] Dieser polizeihistorisch bedeutsame Mythos setzt eine erkenntnispolitische Strategie voraus, die das Problem einer Rhetorik des Visuellen aufwirft. Damit ist nicht das ans Bild gebundene Wort gemeint. So wie sich in den Gemälden von Arcimboldo die Tropen und Figuren der Metapher, Metonymie, Allegorie, Anspielung, Antanaklasis und Annomination finden[4], gehorcht

---

1 Gilles Deleuze, *Foucault* (1986), übersetzt von Hermann Kocyba, Frankfurt/Main 1987, S. 73; vgl. zum Folgenden v.a. S. 69-98: „Die Schichten oder historischen Formationen: Das Sichtbare und das Sagbare (Wissen)".

2 Deleuze, *Foucault*, S. 96.

3 Vgl. zur praktischen Bedeutung dieses Mythos etwa Johann Gottlieb Münch, *Nichts bleibt verborgen! Aus dem Leben bestrafter Verbrecher, zur Lehre und Warnung geschrieben für's Volk*, Tübingen: bey Ludwig Friedrich Fues 1830.

4 Vgl. Roland Barthes, ‚Arcimboldo oder Rhétoriqueur und Magier' (1978), in: ders., *Der entgegenkommende und der stumpfe Sinn* (1982), Kritische Essays III, aus dem Französischen von Dieter Hornig, Frankfurt/Main 1990, S. 136-154, insbes. S. 142.

der kriminalwissenschaftliche Blick einer Figur, die sich im Visuellen analog zur *petitio principii* verhält: Nicht das zu Beweisende wird dem Beweisgang selbst, sondern das zu Erkennende dem Sehen zugrunde gelegt. Diese Form der Erkenntnis vollzieht sich im Modus des Futurum exaktum und besticht durch Augenfälligkeit: Die Schuld wird immer schon sichtbar gewesen sein.

Physiognomik der Schuld

Der Verbrecher hat eine irritierende, ja beängstigende Vielzahl von Gesichtern. Verschiedene ihm gewidmete Zeichenlehren haben sich deshalb in den Dienst jenes übergeordneten Ziels gestellt, das der französische Staatsrat Louis Herbette, Generaldirektor des Straf- und Gefängniswesens, am 22. November 1885 im römischen Palast der schönen Künste formulierte: „die Persönlichkeit eines Jeden fest zu bestimmen, jedem Einzelnen eine Identität, eine zuverlässige, dauerhafte, unveränderliche Individualität zu sichern, die jederzeit wiedererkannt und leicht und anschaulich nachgewiesen werden kann“[5].

Der erste identitätsstiftende Schritt auf dem Weg zu diesem Ziel bestand darin, das innere Wesen des Verbrechers an seine äußere Erscheinung zu ketten. Diese traditionelle Entsprechung konzentrierte sich zusehends auf seine Person. 1833 entwarf Johann Christian August Heinroth, Professor der psychischen Therapie an der Universität Leipzig von 1811 bis 1843, seine *Grundzüge der Criminal-Psychologie; oder: Die Theorie des Bösen in ihrer Anwendung auf die Criminal-Rechtspflege:*

> „Nicht ohne Grund und Absicht haben wir, als den *Träger* der *Schuld*, wie der *bösen That*, die *Person* bezeichnet und festgehalten. Nun ist die Person das *Innerliche* und *Aeußerliche* des Menschen *zugleich* und *in Einem*. Der *innere* Mensch ist die Person *ihrem Wesen nach*, der *äußere* Mensch ist *dieselbe* Person, *ihrer Erscheinung nach*. Wir können demnach im voraus den Satz feststellen [...]: Wie die Person *ist*, so muß sie *erscheinen*.“[6]

---

[5] Anhang zu Alphonse Bertillon, *Les signalements anthropométriques. Méthode nouvelle de détermination de l'identité individuelle*, Conférence faite au congrès pénitentiare international de Rome, Paris: G. Masson 1886, S. 31: „fixer la personnalité humaine, donner à chaque être humain une identité, une individualité certaine, durable, invariable, toujours reconnaissable, et facilement démontrable“. Meine eigene Übersetzung weicht ab von Alphonse Bertillon, *Das anthropometrische Signalement. Neue Methoden zu Identitäts-Feststellungen*, unter persönlicher Leitung des Verfassers aus dem Französischen übersetzt, Berlin: Fischer's medicinische Buchhandlung 1890, S. 30-31.

[6] Johann Christian August Heinroth, *Grundzüge der Criminal-Psychologie; oder: Die Theorie des Bösen in ihrer Anwendung auf die Criminal-Rechtspflege*, Berlin: Ferdinand Dümmler 1833, S. 235.

Heinroths Anthropologie stellt sowohl für den Richter wie für den Verbrecher eine Unterweisung dar. Den Verbrecher empfängt sie nur „vor dem Richterstuhle der Vernunft“[7]; da er diese aber durch die Stimme seines Gewissens vernimmt, sitzt er gleichsam über sich selbst zu Gericht, „und alle *äußeren* Gerichtshöfe sind nur *ein Echo dieses inneren*“[8]. Deshalb amtiert der Richter als Psychologe: Unzählige Zeichen verraten dem kriminalpsychologisch geschulten Beobachter die Bewegungen des verbrecherischen Gemüts, der verbrecherischen Vorstellungskraft und des verbrecherischen Willens, allen voran der Blick, der jedes Gefühl, jeden Affekt und jede Leidenschaft offenbart. Der Verbrecher wird durch sein eigenes Mienen- und Gebärdenspiel betrogen. Weil es deutlicher spricht als seine Rede, entlarvt sich jede Verstellung selbst, und der Verbrecher erscheint in seinem ganzen lügnerischen und widersprüchlichen Wesen.

Heinroths Beweislehre erschöpft sich im Grunde in einer Anleitung zur korrekten Lektüre dieser Zeichen, einer *„Physiognomik der Schuld“*[9]. Der sogenannte psychologisch-tatsächliche Schuldbeweis ist erbracht, wenn sich die Entsprechungen zwischen der äußeren Erscheinung des Verdächtigten und seinem inneren Wesen so weit verdichtet haben, daß sie „den Charakter der *anschaulichen Evidenz,* und folglich der Gewißheit“[10] annehmen.

Dieser anschaulichen Evidenz gilt die ganze Arbeit der Kriminal-Psychologie, die so viel unermüdliche Aufmerksamkeit erfordert und einen so verführerischen Lohn verspricht: Stellt sie sich erst ein, fällt alle Mühe und aller Zweifel von der Kriminal-Psychologie ab, und zurückbleibt das reine Glück vollkommener Sichtbarkeit des Unzugänglichen, Verborgenen und Dunklen. In Zukunft werden die größten Triumphe der Zeichenlehren vom Verbrecher durch ihre Augenfälligkeit bestechen. Nichts belebt die Erscheinung des Verbrechers in der zweiten Hälfte des 19. Jahrhunderts mehr als der Wettkampf zwischen der Leucht- und der Beweiskraft seines Bildes. Legionen von illustrativen Darstellungen des Verbrechers halten Einzug in die wissenschaftliche Literatur vom Verbrecher, die mit der Kriminalberichterstattung und der Kriminalliteratur in einem symbiotischen Wechselverhältnis steht[11].

---

7 Heinroth, *Criminal-Psychologie,* S. 235.

8 Heinroth, *Criminal-Psychologie,* S. 234-235.

9 Heinroth, *Criminal-Psychologie,* S. 246.

10 Heinroth, *Criminal-Psychologie,* S. 311.

11 Zum symbiotischen Wechselverhältnis zwischen der kriminalwissenschaftlichen Literatur über den Verbrecher, der Kriminalberichtserstattung und der Kriminalliteratur vgl. *Erzählte Kriminalität. Zur Typologie und Funktion von narrativen Darstellungen in Strafrechtspflege, Publizistik und Literatur zwischen 1770*

Heinroths *Criminal-Psychologie* ist ein beredtes Zeugnis für jene große Transformation der Strafjustiz zwischen 1760 und 1840, die Michel Foucault in *Überwachen und Strafen* beschreibt.[12] Ausführliche und allgemeine Gesetzbücher, vereinheitlichte Verfahrensregeln, die Zulassung von Geschworenen, die Definition der Strafe als Korrektur und ihre Abhängigkeit von den individuellen Bestimmungen des Schuldigen bewirken eine Egalisierung und „Humanisierung" der Strafen.

In dieser Zeit weichen die „tausend Tode" des Enthauptens, Ertränkens, Erhängens, Vierteilens, Räderns und Schindens, die jeweils in einer klar erkennbaren körperlichen Beziehung zum begangenen Verbrechen stehen – „eine ganze Poetik" (Giovanni Battista Vico) –, einer revolutionären, demokratischen Moral der Hinrichtung: gleicher Tod für alle, sei es durch Erhängen, sei es durch die Guillotine, die Georg Christoph Lichtenberg 1795 mit ihren Vorläufern vergleicht und unter dem Aspekt ihrer technischen Effizienz als „das sanfteste Mittel" begrüßt, „den Kopf vom Rumpf zu trennen" (wenn ihre vergleichsweise schnelle und schmerzlose Wirkung auch unerträgliche Schatten der Todesangst vorauswirft):

> „Das herabfallende schwere Beil hackt den Kopf ab, aber die Guillotine schneidet ihn ab. [...] Wird nun übrigens dafür gesorgt, daß die Zeit des Durchgangs des Messers durch den Hals nicht größer ist, als die zum Abhacken nötige, so wird auch dieser kleine Zeitraum bei der Guillotine minder empfindlich sein als bei dem fallenden Beil."[13]

Mit den Martern, d.h. den „peinlichen Strafen" wie Verstümmelung, Brandmarkung, körperliche Züchtigung und Zurschaustellung am Pranger weicht auch das Geständnis unter der Folter einer neuen Form

---

und 1920, Vorträge zu einem interdisziplinären Kolloquium, Hamburg, 10. bis 12. April 1985, hrsg. von Jörg Schönert in Zusammenarbeit mit Konstantin Imm und Joachim Linder, Tübingen 1991 (= *Studien und Texte zur Sozialgeschichte der Literatur* Band 27).

12 Vgl. zum Folgenden Michel Foucault, *Überwachen und Strafen. Die Geburt des Gefängnisses* (1975), übersetzt von Walter Seitter, Frankfurt/Main 1977, S. 9-170; Manfred Schneider, ‚Ästhetik der Delinquenz', in: *Merkur* Heft 487/488 (Sept./Okt. 1989), S. 862-872, und ders., ‚Eine ästhetische Theorie des Trugs: *Saint Genet*', in: Traugott König (Hrsg.), *Sartre. Ein Kongreß,* Reinbek bei Hamburg 1988, S. 166-187.

13 Georg Christoph Lichtenberg, ‚Ein Wort über das Alter der Guillotine' (1795), in: ders., *Schriften und Briefe,* hrsg. von Wolfgang Promies, Band 3: „Aufsätze, Entwürfe, Gedichte, Erklärungen der Hogarthischen Kupferstiche", München 1972, S. 488-491, Zitat S. 489-490; vgl. dazu Gerhard Neumann, ‚„Ein Wort über das Alter der Guillotine". Georg Christoph Lichtenberg als Begründer eines sozialen Topos', in: *Freiburger Universitätsblätter* Heft 84 (Juli 1984), S. 67-90, und Gunter Mann, ‚Soemmering, Lichtenberg und die Ärzte im Streit um die Guillotine', in: *Lichtenberg-Jahrbuch,* 1989, S. 7-29.

des Geständnisses: Der Verdächtigte wird einer Gewissensprüfung unterzogen.

In dem Maße, wie sie die „Seele" des Verbrechers entdeckt, lockert die Justiz den Zugriff auf seinen Körper. Man erkennt darin eine neue Bilderpolitik: vom versehrten zum unversehrten Bild des Verbrechers.

Licht und Schatten

Von dieser Transformation wurde auch die Disziplin der Physiognomik erfaßt, die vielen späteren Zeichenlehren vom Verbrecher zugrunde liegt[14]. So sieht man sie im Fall von Heinroths kriminalpsychologischer Entsprechung zwischen äußerer Erscheinung und innerem Wesen des Verbrechers an der Arbeit, allerdings mit einem entscheidenden Unterschied zu Johann Caspar Lavaters *Physiognomischen Fragmenten zur Beförderung der Menschenkenntniß*, die zwischen 1775 und 1778 in vier Bänden erscheinen und großes Aufsehen machen: Heinroth vertraut im Hinblick auf die Gefühle, Affekte und Leidenschaften allein dem Mienen- und Gebärdenspiel, also den beweglichen Teilen des Körpers, während Lavater den Verbrecher gleichzeitig aus den festen Teilen des Gesichts, des Schädels und des Knochenbaus erraten will (diese „architektonischen" Zeichen sucht Heinroth nur beim verhärteten Bösewicht, beim vollendeten Selbstling und bei Verbrechern mit Seelenstörungen). Lichtenberg führt zur Unterscheidung dieser beiden Tätigkeiten für die – von Heinroth studierte – „Semiotik der Affekten oder die Kenntnis der natürlichen Zeichen der Gemütsbewegungen" den Begriff der *Pathognomik* ein, für die – von Lavater erprobte – Fertigkeit, „aus der Form und Beschaffenheit der äußeren Teile des menschlichen Körpers, hauptsächlich des Gesichts, ausschlüßlich aller vorübergehenden Zeichen der Gemütsbewegungen, die Beschaffenheit des Geistes und Herzens zu finden", den Begriff der *Physiognomik* im engeren Wortsinn.[15]

---

[14] Vgl. etwa Niklaus Schmid, ‚Der Einfluß von J. C. Lavaters Physiognomik auf die Anfänge der Kriminologie im 19. Jahrhundert', in: *Zeitschrift für Schweizerisches Recht* Band 125, N.F. Band 103 (1984), S. 465-488.

[15] Georg Christoph Lichtenberg, ‚Über Physiognomik; wider die Physiognomen. Zu Beförderung der Menschenliebe und Menschenkenntnis' (1777/1778), in: ders., *Schriften und Briefe*, Band 3, S. 264. Zur Physiognomik Lavaters vgl. Karl Pestalozzi, ‚Physiognomische Methodik', in: *Germanistik aus interkultureller Perspektive*, articles réunis et publiés par Adrien Finck et Gertrud Gréciano en hommage à Gonthier-Louis Fink, Straßburg 1988, S. 137-153. Zum Physiognomikstreit zwischen Lichtenberg und Lavater vgl. Gerhard Neumann, ‚„Rede, damit ich dich sehe". Das neuzeitliche Ich und der physiognomische Blick', in: Ulrich Fülleborn und Manfred Engel (Hrsg.), *Das neuzeitliche Ich in der Literatur des 18. und 20. Jahrhunderts. Zur Dialektik der Moderne*, ein internationales

Tatsächlich entwirft Lavater in seinem „Wort an Fürsten, Richter, Verhörer" eine forensische Physiognomik, die er ganz in den Dienst der Strafrechtsreformen stellt: Physiognomik soll „die *Tortur* ersparen"[16]. An ihre Stelle tritt jene anschauliche Evidenz, die Lavater am Ende seiner enthusiastischen Deutung von Johann Jacob Bodmers Silhouette der Polemik von Lichtenberg entgegenhält: „Was ist dagegen zu sagen: ‚Nichts, als Siehe! Siehe! – Und dann entscheide!'"[17]

Diese anschauliche Evidenz, die den Verbrecher auf den ersten Blick verrät, entspringt bei Lavater einer merkwürdigen Vernehmungsszene, die Polizei- und Filmgeschichte gemacht hat. Seine Anweisung an die Richter: „stellt sie ins Licht; Setzt euch in den Schatten"[18], wirft ein deutliches Schlaglicht auf das asymmetrische erkenntnispolitische Rollenspiel, das in Zukunft ein allsehendes Wissen gewährleisten wird, indem es dessen Gegenstand, den Verbrecher, zur Blindheit verurteilt. In der panoptischen Gefängnisarchitektur von Jeremy Bentham findet diese Vergegenständlichung zur gleichen Zeit eine architektonische Umsetzung: Der Delinquent kann nicht sehen, ob er beobachtet wird oder nicht.[19]

Symposion, München 1988, S. 71-107 (mit anschließender Diskussion, S. 107-108); August Ohage, ‚Lichtenberg als Beiträger zu Lavaters „Physiognomischen Fragmenten"', in: *Lichtenberg-Jahrbuch,* 1990, S. 28-51, und Richard Gray, ‚Sign and *Sein.* The *Physiognomikstreit* and the Dispute over the Semiotic Constitution of Bourgeois Individuality', in: *DVjs* 2/1992, S. 300-332. Zur Physiognomik allgemein vgl. August Ohage, ‚Von Lessings ‚Wust' zu einer Wissenschaftsgeschichte der Physiognomik im 18. Jahrhundert', in: *Lessing Yearbook* XXI (1989), S. 55-87, und Andreas Käuser, ‚Die Physiognomik des 18. Jahrhunderts als Ursprung der modernen Geisteswissenschaft', in: GRM 72. Band, N.F. Band 41 (1991), S. 129-144.

16 Johann Caspar Lavater, *Physiognomische Fragmente, zur Beförderung der Menschenkenntniß und Menschenliebe,* Leipzig und Winterthur: Bey Weidmanns Erben und Reich, und Heinrich Steiner und Compagnie 1775-1778 – bis auf die folgende Anmerkung beziehen sich alle Lavater-Zitate auf diese Ausgabe –, Vierter Versuch, X. Abschnitt, II. Fragment: „Ein Wort an Fürsten, Richter, Verhörer", S. 475. Lavater beruft sich auf Joseph von Sonnenfels, *Ueber die Abschaffung der Tortur,* Zürich: bey Orell, Geßner, Füeßlin und Compagnie 1775. Zur Abschaffung der Folter vgl. Edward Peters, *Folter. Geschichte der Peinlichen Befragung* (1985), aus dem Amerikanischen von Jobst-Christian Rojahn, Hamburg 1991, S. 108-139.

17 Johann Caspar Lavater, *Physiognomische Fragmente zur Beförderung der Menschenkenntniß und Menschenliebe,* verkürzt hrsg. von Johann Michael Armbruster, Winterthur: In Verlag Heinrich Steiners und Compagnie 1784, Zweyter Versuch, XIII: „Anmerkungen zu einer Abhandlung über Physiognomick von Herrn Professor Lichtenberg", XIII, S. 287.

18 Lavater, *Physiognomische Fragmente,* Vierter Versuch, S. 475.

19 Zum Panoptismus vgl. Foucault, *Überwachen und Strafen,* S. 251-292.

Unter diesen Voraussetzungen mußte Lavater die Blindheit Justitias als Gebrechen empfinden:

> „Gerechtigkeit mit verbundenen Augen – das ist, ohne Physiognomik, ist eben so unnatürlich, als Liebe mit verbundenen Augen. Es giebt Gesichter, die eine Menge Laster nicht begangen haben können. Lernt jedes Lasters Züge, lernt die Formen kennen, in denen das Laster gern und ungern wohnet. [...] Die Unschuld hat ihre Miene, die ein gesundes Auge so gut versteht, als man die Miene der Gesundheit kennen kann. Und jedes Laster hat auch die seinige."[20]

Physiognomisches Autodafé

Noch ist die verbrecherische Seele, wie gesagt, nicht erlöst von den körperlichen Martern; noch wird ihr Gesang erstickt von Schmerzensschreien, die dem aufklärerischen Humanismus immer unerträglicher sind. Noch muß diese forensische Physiognomik ihr ganzes Gewicht gegen die Selbstverständlichkeit von Geständnissen unter der Folter in die Waagschale werfen, bei denen weder das Gewissen des Verbrechers noch die physiognomische Erfahrung des Richters zu Wort kommen:

> „die Tortur, mehr Schande der Menschheit, als Galgen und Rad – die Tortur ist unendlich unsicherer und gefährlicher als die Physiognomik. Die Tortur richtet entsetzlicher als die Strafe selbst, indem sie nur zu prüfen vorgiebt. Die Physiognomik soll nicht richten, aber prüfen. Bey ihrer Prüfung hat nur das Laster, nie die Unschuld zu verlieren."[21]

Aber bereits zeichnet sich eine gewisse Überstürzung ab. Beflügelt von der Offenbarung des verbrecherischen Wesens, dessen Erscheinung ihr so deutlich vor Augen steht, wird die forensische Physiognomik über sich selbst hinausgetragen: Nur ein Stolperschritt trennt sie von der kriminalanthropologischen Pathologisierung des geborenen Verbrechers und vom Traum der „défense sociale" – „die sociale Hygiene, der vorbeugende Schutz gegen das Verbrechen"[22], wie der italienische Jurist Enrico Ferri gegen Ende des 19. Jahrhunderts in seiner kriminalsoziologischen Untersuchung *Das Verbrechen als sociale Erscheinung* schreibt.

Lavaters forensische Physiognomik verliert sehr schnell ihre Unschuld. Niemand hat dies scharfsinniger erkannt als der Göttinger Physiker Georg Christoph Lichtenberg. Eine doppelte Strategie zeichnet seine Auseinandersetzung mit der Physiognomik aus, die er als Aphoristiker, Briefautor und Herausgeber des *Göttinger Taschen-Kalenders*

---

[20] Lavater, *Physiognomische Fragmente,* Vierter Versuch, S. 474-475.

[21] Lavater, *Physiognomische Fragmente,* Vierter Versuch, S. 475.

[22] Enrico Ferri, *Das Verbrechen als sociale Erscheinung. Grundzüge der Kriminal-Sociologie,* autorisierte deutsche Ausgabe von Hans Kurella, Leipzig: Georg H. Wigand's Verlag 1896 (= *Bibliothek für Socialwissenschaft* 8. Band), S. 211.

geführt hat, in dem 1777 seine Polemik „Über Physiognomik; wider die Physiognomen" erschien, die bald darauf in einem erweiterten Sonderdruck (1778) wiederaufgelegt werden mußte.

Um zu verhindern, daß man „zu Beförderung von Menschenliebe physiognomisierte, so wie man ehmals zu Beförderung der Liebe Gottes sengte und brennte"[23], unterwirft Lichtenberg überstürzte forensische Schlüsse aus Lavaters Physiognomik einer satirischen Beschleunigung:

> „Wenn die Physiognomik das wird, was Lavater von ihr erwartet, so wird man die Kinder aufhängen ehe sie die Taten getan haben, die den Galgen verdienen, es wird also eine neue Art von Firmelung jedes Jahr vorgenommen werden. Ein physiognomisches Auto da Fe."[24]

Gleichzeitig nimmt er der vermeintlichen Evidenz von Lavaters Physiognomik jede Anschaulichkeit, indem er ihr die Unsichtbarkeit und Verwechselbarkeit des verbrecherischen Wesens vor Augen führt.

Mehrfach hat Johann Caspar Lavater, Pfarrer an der Zürcher Waisenhauskirche, als praktischer Semiotiker des Verbrechens versagt. Vom königlichen Leibarzt Johann Georg Ritter von Zimmermann aus Hannover, einem ebenso glühenden wie ungeschickten Verfechter der physiognomischen Sache, auf die Probe gestellt, deutete er 1776 die Silhouette des Mörders Johann Heinrich Julius Rüttgerodt als „das größte, schöpferischste Urgenie; dabey drollig und boshaft witzreich", um sich gleich darauf, über die wahre Natur der abgebildeten Person aufgeklärt, zu berichtigen: „die Physiognomie eines Unmenschen; eines eingefleischten Teufels"[25].

Verbrecher ohnegleichen

Lichtenberg selbst machte sich im September 1782 ein satirisches Vergnügen daraus, seinen Freunden Albrecht Ludwig Friedrich Meister und Johann Andreas Schernhagen „das äußerst gut getroffene Porträt eines Obersächsischen Original-Kopfs, als ein physiognomisches Räthsel zu übersenden"[26], das Profil des dreifachen Mörders Johann Herrmann Simmen, der am 30. August 1782 bei Gotha durch das Schwert

---

[23] Lichtenberg, ‚Über Physiognomik', S. 257.

[24] Georg Christoph Lichtenberg, ‚Sudelbuch Heft F' (1776-1779), in: ders., *Schriften und Briefe*, hrsg. von Wolfgang Promies, Erster Band: Sudelbücher I, München 1968, S. 532 (F 521).

[25] Lavater, *Physiognomische Fragmente*, Zweyter Versuch, XVIII. Fragment: „Zerstörte menschliche Natur. Rüdgerodt", S. 194. Zu Rüttgerodt vgl. Münch, *Nichts bleibt verborgen!*, S. 29-36, zur Physiognomie insbes. S. 30.

[26] Georg Christoph Lichtenberg an Johann Andreas Schernhagen, Göttingen den 5ten Sept. 1782, in: ders., *Briefwechsel*, im Auftrag der Akademie der Wissen-

enthauptet worden war: „Den Mund abgerechnet, worin mir das pfeiffenwollende nicht gefällt, soll das übrige wohl HE. Lavater viel zu schaffen machen."[27]

Tatsächlich läßt sich Lavater für Christian Friedrich Stuss' Schrift über Johann Herrmann Simmen (Gotha 1782) zu einer weiteren Mißdeutung verleiten, und Lichtenberg sieht sich am 21. Oktober 1782 von der Wirklichkeit eingeholt:

> „Dencken Sie ums Himmel willen HE Lavater hat sein Urtheil über *Hermann Simmens* Kopf gegeben und dieses Urtheil ist *gedruckt.* Er hält ihn für einen *grosen Mann,* aber vermißt *innere* Liebe bey ihm, und sezt hinzu: *darff ichs wagen zu sagen, daß er vielleicht der Stiffter einer mir unbekannten **Religiösen** Seckte ist?.* Der Herausgeber von Simmens Leben ist ein gewisser HE. Stuß, ein einfältiger Pinsel, der würcklich in dem Manne alles findet, was Lavater will, dencken Sie nur hin. Gut ists, daß diese Einfalt ihn verleitet hat uns Lavaters Urtheil im Druck zu liefern."[28]

---

schaften zu Göttingen hrsg. von Ulrich Joost und Albrecht Schöne, Band II: 1780-1784, München 1985, Nr. 964, S. 422.

[27] Georg Christoph Lichtenberg an Albrecht Ludwig Friedrich Meister, [Göttingen, 3./4.? September 1782], in: ders., Briefwechsel, Band II, Nr. 963, S. 420.

[28] Georg Christoph Lichtenberg an Johann Andreas Schernhagen, Göttingen den 21ten Oct. 1782, in: ders., Briefwechsel, Band II, Nr. 981, S. 450 (zu Simmen vgl. auch Nr. 970). Lavaters Urteil im Wortlaut, wie er überliefert ist von Christian Friedrich Stuß, *Johann Herrmann Simmen. Ein Beytrag zur Physiognomik und Menschenkenntnis vom Jahr 1782,* Gotha: bey Carl Wilhelm Ettinger 1782, S. 5: „Entlassen Sie mich aller Beurtheilung des eingesandten Profils, das sicherlich von einem *ausserordentlichen* Mann ist, der *groß seyn würde,* wenn er etwas mehr eigentlichen denkenden Scharfsinn – und mehr innige Liebe hätte. Ob ich mich irre, wenn ich in ihm Anlage und Hang zur Stiftung oder Ausbreitung einer religiösen Sekte, deren Namen ich nicht weiß – zu entdecken glaube – stehet dahin. Mehr kann ich nicht sagen. Dieß schon zu viel! / Lavater" (mit Dank an Dr. Ulrich Joost, Ober-Ramstadt); zu Lavaters Urteil vgl. S. 4-6 und S. 82-95, insbes. S. 90, wo die Apologie in unfreiwillige Ironie umschlägt, welche ohne Absicht die *petitio principii* entlarvt: „ich hatte ihm das Original des Kopfs blos als einen Mann, der für das ganze Land interessant sey, characterisirt: vermuthlich hat er sich ihn als einen Mann gedacht, der viel Aufsehens und Bewegungen mache, und da jezt eben die Zeit ist, da sich jedermann an die Religion wagt, war nichts natürlicher, als daß er sich ihn als einen Religionsstifter oder Sectenanführer vorstellte, den etwa, neben seiner Phantasie, sein Ehrgeitz, auch wohl beyher andere Vortheile, irregeführt haben konnten". Auszüge aus Stuß' Schrift finden sich übrigens auch in: *Gnothi sauton oder Magazin zur Erfahrungsseelenkunde als ein Lesebuch für Gelehrte und Ungelehrte,* hrsg. von Carl Philipp Moritz, Berlin 1783-1793, neuhrsg. von Anke Bennholdt-Thomsen und Alfredo Guzzoni, Lindau 1978, Zweiter Band, Erstes Stück (1784), S. 38-54; Zweiter Band, Zweites Stück (1784), S. 101-110, und Siebenter Band, Erstes Stück (1789), S. 28-73 (hier auf S. 68-73 – unter Anspielung auf Lavaters Fehlurteil – auch ein Vergleich zwischen Rüttgerodt und Simmen). Dabei wiederholt Karl Friedrich Pockels kommentierter Auszug von 1789 zahlreiche Passagen des Auszugs von

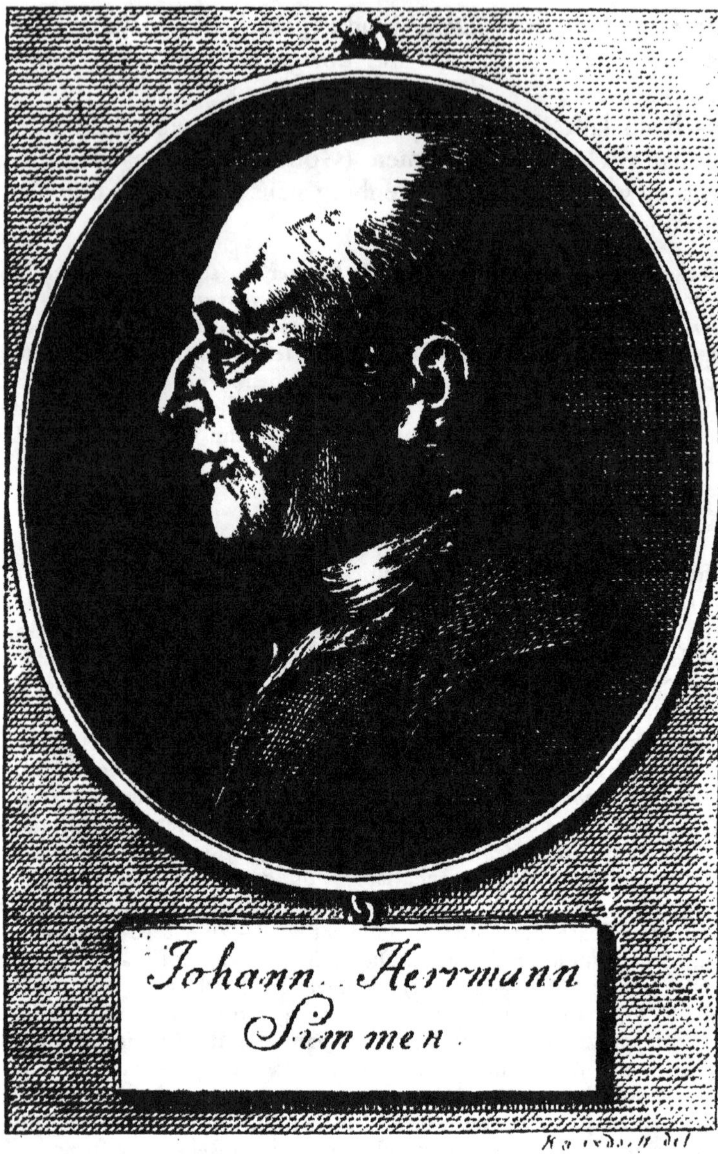

Abb. 1. Ein „physiognomisches Räthsel" (Georg Christoph Lichtenberg): Porträt des dreifachen Mörders Johann Herrmann Simmen (aus: Georg Christoph Lichtenberg. *Briefwechsel,* herausgegeben von Ulrich Joost und Albrecht Schöne, Band II: 1780-1784, München 1985, S. 421)

Bei seiner mehrfach bezeugten Faszination durch das Verbrechen konnte Lichtenberg auch – im Gegensatz zu seinen Herausgebern Ludwig Christian Lichtenberg und Friedrich Kries, Wolfgang Promies und Franz H. Mautner – Lavaters gedruckte Strafpredigt gegen den *Verbrecher ohne seines gleichen, und sein Schiksal* nicht entgehen. Sie wurde am 29. September 1776 in der Zürcher Waisenhauskirche gehalten, wo Lavater seit 1769 als Diakon, seit 1775 als Pfarrer tätig war[29], gefolgt von einem obrigkeitlichen Manifest, das an diesem Tag auf Befehl des Magistrats in allen Stadt-Kirchen verlesen werden mußte, und bezog sich auf einen Vorfall, der ganz Europa in Atem gehalten hat: die vermeintliche Vergiftung des Nachtmahlweins in der Zürcher Großmünster-Kirche in der Nacht zum allgemeinen Buß- und Bettag, Donnerstag, 12. September 1776.[30] Tatsächlich wurde während

---

1784; vgl. dazu die Revision in: *Magazin zur Erfahrungsseelenkunde,* Siebenter Band, Zweites Stück (1789), S. 8 (mit Dank an Dr. Peter Wieckenberg, München).

29 Die Gottesdienstbesucher waren – neben den Waisenkindern – in erster Linie die Insassen des Zuchthauses; vgl. Klaus Martin Sauer, *Die Predigttätigkeit Johann Kaspar Lavaters (1741-1801). Darstellung und Quellengrundlage,* Zürich 1988, S. 129: „Für die Zuchthäusler war im Jahr 1768 in der Kirche eine durch Gitter getrennte Abteilung errichtet worden, um die Waisen vor schlechten Einflüssen zu schützen." Zu Lavaters Tätigkeit als Gefängnisseelsorger vgl. S. 173-174.

30 Vgl. Johann Caspar Lavater, *Der Verbrecher / ohne seines gleichen, / und / sein Schiksal. / über / Psalm XXXVII. / 10-15. / Gehalten von Joh. Caspar Lavater / Pfarrer in der Waisenhauskirche / zu Zürich / den 29. Herbstmonat 1776. / auf hoch Oberkeitlichen Befehl / bey Anlaß / der in der Nacht am 12. Herbstmonat / vor dem allgemeinen / Buß- und Bättage / verübten Gräuelthat / der Vergiftung des Heil. Nachtmahlweins,* o.O.o.J. [Zürich 1776] (wiederabgedruckt in: ders., *Sämtliche kleinere Prosaische Schriften vom Jahr 1763-1783,* Zweyter Band: Gelegenheits-Predigten, Winterthur: Bey Heinrich Steiner und Comp. 1784, S. 233-286); ders., *J. C. Lavaters / zweyte Predigt, / aus Anlaß / der am allgemeinen Buß- und Bettag / in der / Großmünster-Kirche in Zürich / geschehenen / Vergiftung des H. Nachtmahlweins, / und der nachgehends angehefteten / Lästerschrift, / gehalten den 24. November 1776. / über / Nahum III. 1. / Nebst einer kurzen Erzehlung von dieser verübten Greuelthat,* o.O. 1777 (wiederabgedruckt in: ders., *Prosaische Schriften,* Zweyter Band, S. 287-308), und Johann Rudolf Ulrich, *Das / zur Mördergrube gemachte / Bethaus, / oder / Christliche Predigt / über die Worte Lucä XIX. 41-46. / gehalten / auf Hoch-Obrigkeitlichen Befehl, / in der Großmünster-Kirche in Zürich / den 29. Herbstmonats 1776. / von / Tit. Herrn Antistes Ulrich. / Aus Anlaß / der in der Nacht vor dem 12. Herbstmonat / als dem / allgemeinen Buß- und Bettage / in der nemlichen Kirche verübten / Vergiftung des H. Nachtmahlweins,* o.O. 1777.
Johann Jakob Escher, *Abend-Predigt, über 2. Buch Mosis 21, v. 14. Bei Anlaß, der in der Nacht vor dem Heil. Buß- und Bettag, als den 12. Sept. 1776. in der Großmünsterkirche verübten Greuelthat, der Vergiftung des Heil. Nachtmahlweins. Auf Hochobrigkeitlichen Befehl gehalten den 29ten September in der Großmünsterkirche von Junker Chorherr Escher,* Chur: gedruckt bei Bernhard Otto 1777, konnte für diesen Beitrag nicht eingesehen werden. Sauer, *Die Pre-*

der Kommunion eine Trübung desjenigen zum Abendmahl bestimmten Weins entdeckt, der aus den vier großen hölzernen Sestern ausgeschenkt wurde; der Wein in den bereitstehenden zinnernen Kannen, durch den er sofort ersetzt wurde, war dagegen klar (daher vermutete Lavater, daß sich die „teuflische Bosheit" gegen „Personen von einer höhern Classe" richtete, da „nur die vier hölzernen Gefässe, deren sich die Herren Pfarrer bey Haltung des H. Nachtmals zu bedienen pflegen, [...] angesteckt waren"[31]). Eine noch am selben Abend und am Tag darauf vorgenommene Analyse durch den Naturwissenschafter Johann Geßner und andere Naturforscher ergab „ein Gemisch von Meth und Leth, mit in Eßig aufgelößten spannischen Pfeffer, Stechäpfeln, Schwert[l]ilien, Fliegengifft, und wahren Arsenic"[32]; drei Tage darauf bestätigte eine Gegenuntersuchung durch den Stadt-Arzt Hirzel und weitere Chemiker die Analyse, „daß dieser Wein mit Eckel erweckenden und betäubenden Pflantzen-Theilen [...] seye vermengt gewesen, vom Arsenic fand er in derjenigen Portion, die ihm zur Untersuchung übrig geblieben war, nichts"[33]. Zahlreiche Gerüchte nährten nicht nur den Verdacht gegen einen unbekannten Täter, sondern verstärkten an den beiden auf die Messe folgenden Tagen bei verschiedenen unter den 1'000 bis 1'200 Besuchern das Gefühl der Übelkeit (ernstlich zu Schaden kam niemand). Rätselhaft war vor allem, wie sich der Unbekannte Zutritt zur Kirche verschaffen haben konnte, da man „besonders auch alle Schlösser an den Thüren zum Münster" untersuchte, „alle unversehrt" fand „und kein Merckmahl eines gewaltsamen Einbruchs"[34]. Daher richtete sich der Verdacht zunächst gegen den Turmhüter und Totengräber Wirz, der aber ein Alibi nachweisen konnte, da er „nicht in der Stadt, sondern 4. Stunden weit auf dem Lande gewesen ware"[35]. Die Regierung, deren Nachforschungen trotz der ausgesetzten Belohnung von 200 Talern ergebnislos blieben, versuchte der Unruhe in der

---

digttätigkeit, S. 427-428, nennt drei weitere, ungedruckte Predigten, die sich zusammen mit weiteren Unterlagen über die nach der Tat angestellten Untersuchungen als handschriftliche Exemplare in der Zentralbibliothek Zürich (Ms G 168) finden.

31 Lavater, *J. C. Lavaters zweyte Predigt,* S. 31.

32 Johann Caspar Lavater, *Wahrhaffte / Geschichte, / Der den 12ten Herbstmonat 1776. / als in der Nacht auf den / allgemeinen / Bet-Buß und Fast-Tag, / verübten Greuel-That, / bey / Vergifftung des Nachtmal-Weins, / verfaßt / von / Herrn Joh. Caspar Lavater, / Pfarrern an der Waysen-Kirche / zu Zürich,* o.O.o.J. [Zürich 1777] (anonym ebenfalls abgedruckt in: *Der Teutsche Merkur vom Jahr 1777,* Erstes Vierteljahr, Weimar 1777, S. 264-279), S. 8 (S. 271).

33 Lavater, *Wahrhaffte Geschichte,* S. 9 (S. 273).

34 Lavater, *Wahrhaffte Geschichte,* S. 10 (S. 274).

35 Lavater, *Wahrhaffte Geschichte,* S. 11 (S. 275).

Bevölkerung durch eine merkwürdige Überbietungslogik zu begegnen: „Die Geistlichen bekamen ausdrucklichen Befehl, ihre Gemeinden und Zuhörer von der Abscheulichkeit dieses Greuels mit Nachdruck zu überzeugen, auch allen und jeden die Entdeckung des Thäters und seiner etwanigen Mithafter aufs schärfste zu empfehlen."[36]

Lavater widmete sich dieser Aufgabe mit besonderer Emphase. Er vergegenwärtigte seinen Zuhörern den „Verbrecher ohne seines gleichen" durch die Gedankenfiguren der Apostrophe, der Personifikation, ja der Identifikation mit so großer Plastizität, indem er Schritt für Schritt die Tat und ihre Beweggründe nachvollzog, daß er schließlich vom Wunsch überwältigt wurde, durch das bloße Wort das Wunder seiner Überführung zu vollbringen. Durch seine Evokationskraft und Gottes Hilfe sollte sich die Tat auf dem Gesicht des Täters abzeichnen:

> „O daß mir einmal einmal die Hand des Herrn ihn in dieses Hause oder vor mein Aug brächte, und meine Augen mir öfnete, zu sehen das Siegel des Satans auf seiner Stirn, und die tief arbeitende, verschlossen wohnende Bosheit und Wuth seines unmenschlichen Herzens, in seinem frechem, nidergeschlagenen, oder schnell sich wegwendenden Blick.. o du, der du Israel, der unsre Kirche, unsere Stadt betrübtest; o du, der fortfährt Gott und Menschen, der Obrigkeit und deiner Mitbürger zu spotten ... wo, wo bist du gerade izt? [...] wenn du allenfalls gerade izt hier unter uns zugegen wärest!"[37]

Das Wunder blieb aus, der Täter unentdeckt. Für Lichtenberg Anlaß genug, der forensischen Physiognomik satirisch vor Augen zu führen, daß das menschliche Antlitz ein blinder Spiegel ist:

> „So geht jetzt, da ich dieses schreibe, der Verbrecher ohnegleichen, (und das ist er gewiß) der Nachtmahlvergifter, selbst in Zürich, unerkannt herum, also doch wohl mit einem Gesicht das seinesgleichen hat."[38]

Möglicherweise jagte Lavater gar ein Phantom. Durch die detektivische Rekonstruktion der Ereignisse – bei der verschiedene mögliche „Ursachen unter dem Gesichtspunkt einer bewirkten Wirkung kontingent gesetzt werden", das heißt: „Die Wirkung wird dann zu einem Bezugsproblem für den Vergleich zwischen den verschiedensten

---

[36] Lavater, *J. C. Lavaters zweyte Predigt*, S. 31.

[37] Lavater, *J. C. Lavaters zweyte Predigt*, S. 23-24. Vgl. dazu auch Lavater, *Physiognomische Fragmente*, Dritter Versuch, X. Abschnitt, I. Fragment: „Allgemeine Betrachtungen über Religion und religiöse Physiognomien", S. 237-238, S. 238: „daß das offene Aug eines Redlichen dir nicht Blick des Blitzes ist! – O – daß du mein Auge fühltest, wenn es dir wieder einmal begegnet, wo du's nicht vermuthest!" Hier zeigt sich übrigens auch, daß die Physiognomik nicht nur die Folter ersetzen, sondern mit der Aufklärungsgewalt gleichzeitig einen Teil der Strafgewalt – offenbar in Form der Stigmatisierung – übernehmen soll: „Könnte der Abscheuliche gelinder und schärfer gestraft werden – als durch ein treues Gemählde seines Gesichtes, im Momente der That gezeichnet, mit seinem Namen – und hingehängt – wo ihr wollt – an die Kirchthüre – oder wo man sonst etc."

[38] Lichtenberg, ‚Über Physiognomik', S. 271.

möglichen Ursachen"[39] – fand Friedrich Nicolai in seiner polemischen Auseinandersetzung mit Lavaters Predigten eine ganz andere Lösung dieses „locked room mystery". Er bemühte sich um den Nachweis, „daß man die *trübe und eckelhafte Beschaffenheit des Weines* auf verschiedene Art wahrscheinlich so erklären könne, daß jeder der in der gedruckten Nachricht [Lavaters *Wahrhaffte Geschichte,* M.St.] beygebrachten Umstände damit vereinigt werden, und doch alles *natürlich und ohne die geringste Bosheit* zugegangen seyn kann"[40]. Nicolai kam zum ausführlich begründeten Schluß, die trübe Mischung sei „ein sogenannter *Einschlag,* oder *Schönung*" gewesen, „deren sich die *Weinküfer* zu bedienen pflegen, um einen *sauren, langen, zähen, unschmackhaft gewordenen, trüben oder sonst schlechen Wein* zu verbessern, oder ihm aufzuhelfen"[41]. Hätte Lavater diese Lösung erwogen, wäre ihm der Spott erspart geblieben, „Hr. Lavater sollte durch seine Physiognomik den Uebelthäter entdecken"[42]: „Denn da der *Bösewicht* nicht da war, welch Wunder, daß ihn auch der tiefste und höchste *Seherblick* nicht *erblicken* konnte!"[43]

Der Verbrecher und seinesgleichen

Die Verwechselbarkeit, die Lichtenberg der forensischen Physiognomik vor Augen führte und die dem Verbrecher erlaubt, in der Masse unterzutauchen, ruft eine neue Methode der wissenschaftlichen Datenerhebung auf den Plan: die Statistik[44]. Ihre Ziele sind ursprünglich

---

[39] Dietrich Schwanitz, ‚Die undurchschaute Lösungstechnik des Detektivs. Zehn Thesen zum Abstraktionsstil und zur Temporalstruktur des Kriminalromans', in: *arcadia. Zeitschrift für vergleichende Literaturwissenschaft,* Band 17 (1982), S. 35-60, S. 40.

[40] Friedrich Nicolai, *Einige Zweifel über die Geschichte der Vergiftung des Nachtmahlweins welche zu Zürich 1776 geschehen seyn soll. Nebst einigen Anmerkungen betreffend Herrn Ulrichs und Herrn Lavaters Predigten über diesen Vorfall,* Berlin und Stettin: bey Friedrich Nicolai 1778, S. 50. Auch der anonyme Apologet Lavaters, der diesen als „ehrlichen frommen Mann; aber [...] grossen Eiferer", der vom „Dichterfeuer" fortgerissen worden sein soll, gegen Nicolais Polemik in Schutz nahm, mußte zugeben: „Hundert Fälle sind möglich, und die einzige Gewißheit besteht darinn, daß keiner mit Gewißheit weiß, wie es zugegangen ist" (*Erbauliche Gedanken eines Weltbürgers bey Gelegenheit einiger Zweifel über die Geschichte der Vergiftung des Nachtmahlweins welche zu Zürich 1776 geschehen seyn soll,* Frankfurt am Mayn: bey Eichenbergs Erben 1779, S. 7; erstes Zitat auf S. 16).

[41] Nicolai, *Einige Zweifel,* S. 51-52.

[42] Nicolai, *Einige Zweifel,* S. 10.

[43] Nicolai, *Einige Zweifel,* S. 61-62.

[44] Zum Folgenden vgl. Michel Foucault, ‚Für eine Kritik der Politischen Vernunft', übersetzt von Claus-Dieter Rath, in: *Lettre international,* Heft 1 (Sommer 1988),

philanthropischer Natur, denn als Buchhaltungs- und Regierungskunst steht sie im Dienst der Polizei im alten Wortsinn, deren Aufgabe es war, sowohl das Leben der Bürger als auch die Stärke des Staates zu fördern. Beides vereinigte der belgische Mathematiker Adolphe Quetelet in der Metapher „Volkskörper“. Ihm ist die von Quetelet im ersten Drittel des 19. Jahrhunderts begründete Bevölkerungsstatistik gewidmet.[45]

Im Volkskörper entsprechen sich das Leben des Staates und das Leben des einfachen Individuums, das an ihm teilhat: Jugend und reifes Alter wechseln sich ab; Reichtum und Stärke entwickeln sich im selben Maße, wie die Künste und Wissenschaften sich entfalten.

Dieser Volkskörper reizt den Statistiker unweigerlich zur Diagnose, und die Zahlen, die er preisgibt, stiften mit ihrer geradezu gespenstisch anmutenden Regelmäßigkeit das Begehren zu regulieren. So schweigt Quetelet auf Rat ehrenwerter Freunde zwar 1826/27 noch, als der erste Band der *Comptes-généraux de la justice criminelle en France* erscheint, aber als sich die Zahlen und damit seine Beobachtungen 1831 und 1832 bestätigen, macht er darauf aufmerksam, daß der Staat „mit einer erschreckenden Regelmäßigkeit“ ein beträchtliches Budget für Gefängnisse, Zuchthäuser und Schafotte aufwendet; „zweifellos ist es dieses Budget, das es mit aller Kraft zu reduzieren gilt“[46].

Auf der Suche nach Anhaltspunkten, wie dem Verbrechen vorzubeugen sei, widmet Quetelet schon 1835 in seinem Buch *Sur l'homme et le développement de ses facultés, ou Essai de physique sociale* dem Hang zur Kriminalität ein eigenes Kapitel[47]. Dutzende von Zahlenkolonnen,

---

S. 58-66; eine Übersetzung von Klaus Englert erschien unter dem Titel ‚Omnes et singulatim. Zu einer Kritik der „politischen Vernunft“‘ gleichzeitig in: *zeitmitschrift* Heft 4 (Frühjahr 1988), S. 25-67; Ian Hacking, ‚Biopower and the Avalanche of Printed Numbers‘, in: *Humanities in Society* 5 (1982), S. 279-295; ders., *The Taming of Chance,* Cambridge u.a. 1990; Manfred Schneider, ‚Die Listen der Vernunft‘, in: *Kursbuch* Heft 95 (März 1989), S. 47-61 und Walter Seitter, *Menschenfassungen. Studien zur Erkenntnispolitikwissenschaft,* München 1985, insbes. S. 55-133.

45 Zu Quetelet vgl. die biographische Skizze von Naúm Reichesberg, ‚Der berühmte Statistiker Adolf Quételet, sein Leben und sein Wirken‘, in: *Zeitschrift für Schweizerische Statistik,* 32. Jg. (1896), S. 418-460.

46 Adolphe Quetelet, *Anthropométrie ou Mesure des différentes facultés de l'homme,* Bruxelles 1871, S. 393: „ayant joint à mes premiers documents de la justice criminelle ceux pour 1831 et 1832, je ne craignais pas alors de répéter qu'*il est un budget qu'on paye avec une régularité effrayante, celui des prisons, des bagnes et des échafauds; c'est celui-là surtout,* ajoutai-je, *qu'il faudrait s'efforcer de réduire*“. Quetelet zitiert hier *Sur l'homme et le développement de ses facultés ou Essai de physique sociale,* tome second, Paris 1835, S. 247ff. der Erstausgabe.

47 Quetelet, *Sur l'homme,* tome second, livre troisième, chapitre III: „Développement du penchant au crime“, S. 160-249.

geordnet nach Alter und Geschlecht, markieren in seinem letzten Werk, *Anthropométrie ou Mesure des différentes facultés de l'homme* (1871), diejenigen Individuen in der französischen Bevölkerung, die zu Diebstahl, Fälschung, Vergewaltigung und Mord neigen[48].

Tatsächlich drohte die von der Statistik im ersten Drittel des 19. Jahrhunderts losgetretene Lawine anonymer Zahlen, das von der Kriminalpsychologie neu gewonnene, individuelle Bild des Verbrechers unter sich zu begraben. Doch wie der Phoenix aus der Asche steigt der Verbrecher gegen Ende des 19. Jahrhunderts aus der Druckerschwärze wieder auf, erstrahlend in jener seltsamen Zwienatur, die auch den mythischen Vogel auszeichnet, der als einziger seiner Art die ganze Spezies verkörpert, zugleich Individuum und Gattung, singulär und kollektiv[49].

Der Verbrecher hat im Jungbrunnen der Statistik seine Individualität überwunden. Ist seine persönliche Identität erst einmal zweifelsfrei ermittelt, verliert er das Gesicht, und die Wissenschaft nimmt sich seinem Typus an. Kein Verbrecher ist mehr ohnegleichen.[50]

Degeneration und ideales Bild

Lichtenbergs Plädoyer für eine unschuldige Physiognomie und für freie Gesichtszüge gewinnt gegen Ende des 19. Jahrhunderts eine kaum mehr zu überbietenden Aktualität. Drei Disziplinen teilen sich im Fin de siècle und in der Belle Époque das Gesicht des Verbrechers: Cesare Lombrosos Kriminalanthropologie, Alphonse Bertillons gerichtliche Photographie und Francis Galtons Mischphotographietechnik.

---

48 Quetelet, *Anthropométrie,* livre cinquième, 5. „Penchant au crime", S. 388-410.

49 Zum Mythos des Phönix vgl. Ernst Kantorowicz, ‚Zu den Rechtsgrundlagen der Kaisersage', in: *Deutsches Archiv für Erforschung des Mittelalters* 13. Jg. (1957), S. 115-150, insbes. S. 144-149.

50 Zum Folgenden vgl. Peter Becker, ‚Vom „Haltlosen" zur „Bestie". Das polizeiliche Bild des „Verbrechers" im 19. Jahrhundert', in: Alf Lüdtke (Hrsg.), *„Sicherheit" und „Wohlfahrt". Polizei, Gesellschaft und Herrschaft im 19. und 20. Jahrhundert,* Frankfurt/Main 1992, S. 97-132; ders., ‚Randgruppen im Blickfeld der Polizei. Ein Versuch über die Perspektivität des „praktischen Blicks"', in: *Archiv für Sozialgeschichte* Band 32 (1992), S. 283-304; Susanne Regener, ‚Ausgegrenzt. Die optische Inventarisierung des Menschen im Polizeiwesen und in der Psychiatrie', in: *FOTOGESCHICHTE. Beiträge zur Geschichte und Ästhetik der Fotografie,* Heft 38 (1990), S. 23-38; dies., ‚Verbrecherbilder. Fotoporträts der Polizei und Physiognomisierung des Kriminellen', in: *Ethnologia Europaea* Band 22 (1992), S. 67-85, und Jörg Schönert, ‚Bilder vom „Verbrechermenschen" in den rechtskulturellen Diskursen um 1900: Zum Erzählen über Kriminalität und zum Status kriminologischen Wissens', in: Schönert (Hrsg.), *Erzählte Kriminalität,* S. 497-531.

Die Kriminalanthropologie des Turiner Psychiaters Cesare Lombroso stellt eine regelrechte Zoologie des Verbrechens dar.[51] Lombroso behauptet, daß etwa ein Viertel aller Verbrecher den Typus des *uomo delinquente*, des geborenen Verbrechers bilden, der durch anatomische, biologische und psychologische Abnormitäten atavistischer Natur gekennzeichnet ist (daher seine Verwandtschaft mit Kindern und mit Wilden von ‚niedrigeren Rassetypen'). Seine Physiognomie ist unverkennbar:

> „Die *Mörder* haben einen glasigen, eisigen, starren Blick, ihr Auge ist bisweilen blutunterlaufen. Die Nase ist gross, oft eine Adler- oder vielmehr Habichtsnase; die Kiefer starkknochig, die Ohren lang, die Wangen breit, die Haare gekräuselt, voll und dunkel, der Bart oft spärlich; die Lippen dünn, die Eckzähne gross."[52]

Psychische Symptome seiner Degeneration sind unter anderem der moralische Irrsinn und die Epilepsie, die sich auch bei der Vermessung seines Schädels und bei der Sektion seines Gehirns feststellen lassen sollen. Allerdings ist Lombrosos organizistische Symptomatologie inflationär; sie verbindet Verbrecher, Irre, Genies und Anarchisten, und so konnte Paul Emil Flechsig – Nachfolger von Heinroth auf dem über dreißig Jahre unbesetzten Leipziger Lehrstuhl für Psychiatrie – bei der Hirnsektion eines bekannten Sozialisten die Bemerkung entfahren: „Meine Güte! Was für disharmonische Windungen"[53].

Selbst August Strindberg läßt sich – im Gegensatz zu seinem Briefpartner Friedrich Nietzsche – durch die „centaines de photographies accompagnant l'homme criminel de Lombroso"[54] bestechen, die dem Buch in Form eines Atlasses beigefügt sind.

Der Wiedererkennung rückfälliger Verbrecher diente die gerichtliche Photographie von Alphonse Bertillon, seit 1887 Chef du service d'identification de la Préfecture de Police.[55] Nach seinen „mit der pein-

---

[51] Vgl. zum Folgenden Peter Strasser, *Verbrechermenschen. Zur kriminalwissenschaftlichen Erzeugung des Bösen*, Frankfurt/Main-New York 1984 und Pierre Darmon, *Médecins et assassins à la Belle Époque*, Paris 1989.

[52] Cesare Lombroso, *Der Verbrecher (homo delinquens) in anthropologischer, ärztlicher und juristischer Beziehung* (1876), in deutscher Bearbeitung von M.O. Fraenkel und H. Kurella, Hamburg: Verlagsanstalt u. Druckerei A.-G. (vorm. J.F. Richter) 1894-1896 (3 Bde.), Bd. 1, S. 230.

[53] Zit. nach Gerd Busse, ‚Schreber und Flechsig: der Hirnanatom als Psychiater', in: *Medizinhistorisches Journal* Band 24, Heft 3/4 (1989), S. 260-305, S. 277.

[54] August Strindberg an Friedrich Nietzsche in Turin, [Holte, Anfang Dezember 1888], in: *Nietzsche Briefwechsel. Kritische Gesamtausgabe*, hrsg. von Giorgio Colli und Mazzino Montinari, Abt. III, Bd. 6: Briefe an Nietzsche 1887-1889, Berlin-New York 1984, S. 376.

[55] Vgl. zum Folgenden Eric Heilmann, *Des herbiers aux fichiers informatiques: l'évolution du traitement de l'information dans la police*, thèse de doctorat, Université des Sciences Humaines de Strasbourg, Strasbourg II, 1991; Martine Ka-

lichsten Genauigkeit" befolgten Anleitungen wurden um die Jahrhundertwende die Polizei-Archive eingerichtet, erst in Paris, bald in ganz Europa.

Jedes verdächtige Individuum wurde *en face* und *en profil* von rechts photographiert. Die standardisierte Beleuchtung sollte dabei vor allem *en profil* die charakteristische *fronto-nasale Linie* und *das Ohr* so scharf wie möglich herausstreichen. Beide Aufnahmen wurden im *Carte-de-visite*-Format (Verkleinerungsmaßstab 1:7), versehen mit dem Namen, dem Datum der Aufnahme und der allgemeinen Ordnungsnummer, nebeneinander auf eine viereckige Karte mit einer Seitenlänge von 14,5 cm geklebt (das Profil links, die Vorderansicht rechts). Der Kopfhalter sicherte mit dem normierten Abstand zwischen dem Objektiv und dem äußeren Winkel des rechten Auges den identifizierenden Zugriff auf das Individuum: Erst die Vergleichbarkeit erlaubte, Individualität und Unverwechselbarkeit millimetergenau nachzumessen. Im Gegensatz zum künstlerischen Porträt war dafür absolute Gleichförmigkeit und Einheitlichkeit der Photographien Voraussetzung. Das erkennungsdienstliche Interesse verbot jede Behutsamkeit des Blicks: Für „eine genaue und pünktliche Lösung" genügte es, „wenn man alle ästhetischen Rücksichten beiseite setzt und nur den wissenschaftlichen und hauptsächlich polizeilichen Standpunkt ins Auge fasst"[56].

Bertillon war ein aufmerksamer Leser von Quetelets anthropometrischen Studien. Konfrontiert mit der Unmöglichkeit, jeden Verdächtigen mit allen archivierten erkennungsdienstlichen Photographien zu vergleichen (alleine in den ersten zehn Jahren sammelte Bertillon über 100'000 Porträts), bediente er sich Quetelets Prinzip, daß jede binomische Kurve drei Punkte hat, die getrennt voneinander berücksichtigt werden müssen: Nur der tiefste und der höchste Extremwert erlauben, den Kurvenverlauf bis zum mittleren Maximum richtig einzuschätzen.[57]

---

luszynski, ‚Alphonse Bertillon et l'anthropométrie', in: Société d'Histoire de la Révolution de 1848 et des Révolutions du XIXe siècle, *Maintien de l'ordre et polices en France et en Europe au XIXe siècle*, Paris 1987, S. 269-285; Christian Phéline, *L'image accusatrice*, Paris 1985 (= *Les Cahiers de la Photographie*, N° 17), und Vf., ‚En face et en profil. Der identifizierende Blick von Polizei und Psychiatrie', in: *FOTOVISION. Projekt Fotografie nach 150 Jahren*, hrsg. vom Sprengel Museum Hannover, bearbeitet von Bernd Busch, Udo Liebelt und Werner Oeder, Hannover 1989, S. 181-187.

56 Alphonse Bertillon, *Die Gerichtliche Photographie*, mit einem Anhange über die anthropometrische Classification und Identificirung (1890), Halle a. S.: Druck und Verlag von Wilhelm Knapp 1895, S. 5 und 10.

57 Vgl. Alphonse Bertillon, *La photographie judiciaire avec une appendice sur la classification et l'identification anthropométriques*, Paris: Gauthier-Villars et fils 1890, „Appendice. Considération théoriques sur le signalement", S. 81-111, S. 81:

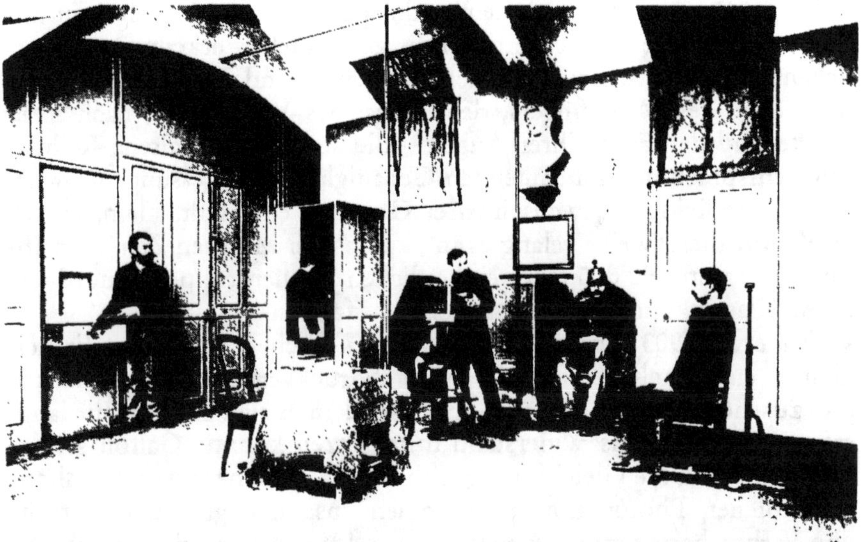

Abb. 2. Alphonse Bertillons „Atelier de photographie judiciaire de la préfecture de police" in Paris (aus: Alphonse Bertillon, *La photographie judiciaire*, Paris 1890, Planche VI)

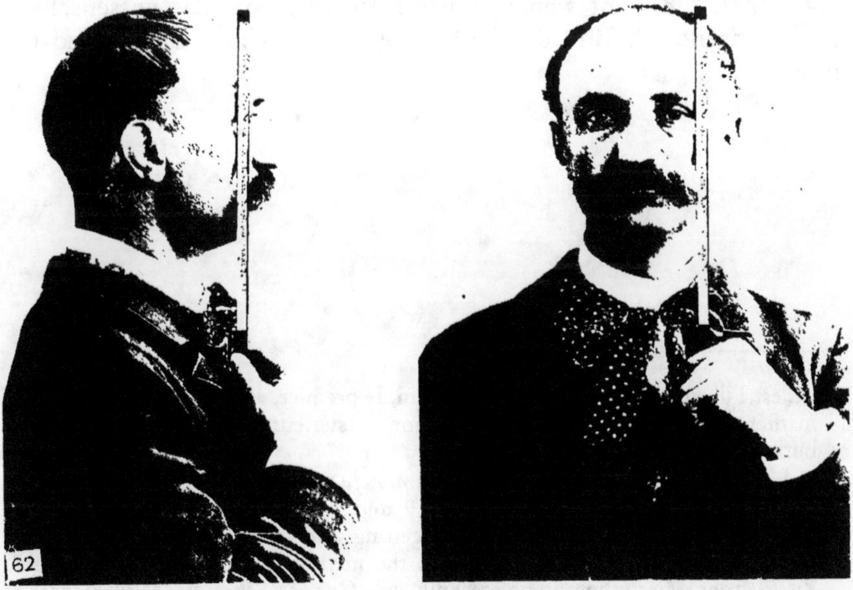

Abb. 3. Lehrbeispiel einer polizeilichen Identitätsphotographie, das zeigt, wo der Maßstab zur Reduktion auf 1:7 angesetzt werden muß (aus: Bertillon, *La photographie judiciare*, Planche VII)

Dieses Prinzip liegt auch dem anthropometrischen Signalement zugrunde, mit dessen Hilfe Bertillon die gesammelten erkennungsdienstlichen Karten klassifizierte. Nach der Länge und Breite des Kopfes, der Länge des Mittelfingers, des Fußes, des Vorderarms, nach ihrer Größe und der Farbe ihrer Augen – die streng eingehaltene Reihenfolge entsprach der abnehmenden Genauigkeit der Messungen – wurden die Individuen jeweils in drei Gruppen eingeteilt: klein, mittel, groß. Auf diese Weise gelang es in „kaum drei Minuten Zeit", ein Individuum unter 90'000 einer einheitlichen Zehnergruppe zuzuordnen. Diese Klassifikation ließ sich beliebig verfeinern.

Seit etwa 1903 verdrängte das vom englischen Eugeniker Francis Galton entwickelte einfachere Fingerabdruckverfahren (Daktyloskopie) zusehends die Anthropometrie, nachdem es sich anfangs nur langsam gegen Bertillons Widerstand durchsetzen konnte. Galton seinerseits sollte sich die Gleichförmigkeit und Einheitlichkeit von Bertillons gerichtlichen Photographien bei seinen zusammengesetzten Porträts von Verbrechern zunutze machen, die er 1883 in *Inquiries into human faculty and its development* beschreibt: Um „wahrhaft repräsentative Gesichter" zu bekommen, blendete er durch Mehrfachbelichtungen die erkennungsdienstlichen Photographien mehrerer Gewaltverbrecher und Diebe übereinander und opferte so ihre letzten individuellen Züge der anschaulichen Evidenz eines Typus, der das Unsichtbare an den Tag bringt.[58] Bis auf wenige geisterhafte Züge hat das wissenschaftlich repräsentative Bild des Verbrechers über seinen Gegenstand triumphiert.

„C'est l'illustre savant belge Quételet qui, le premier, a démontré que des règles mathématiques présidaient à la répartition mystérieuse des formes et à la distribution des dimension dans la nature."

[58] Vgl. Francis Galton, *Inquiries into human faculty and its development*, London: MacMillan and Co. 1883, S. 8-19 und S. 339-363, „Composite Portraiture", insbes. S. 8: „As a means of getting over the difficulty of procuring really representative faces, I contrived the method of composite portraiture". Zu Galtons Mischphotographietechnik vgl. Gunnar Schmidt, ‚Mischmenschen und Phantome. Francis Galtons anthropologische Fotoexperimente', in: *FOTOGESCHICHTE. Beiträge zur Geschichte und Ästhetik der Fotografie* Heft 40 (1991), S. 12-30.

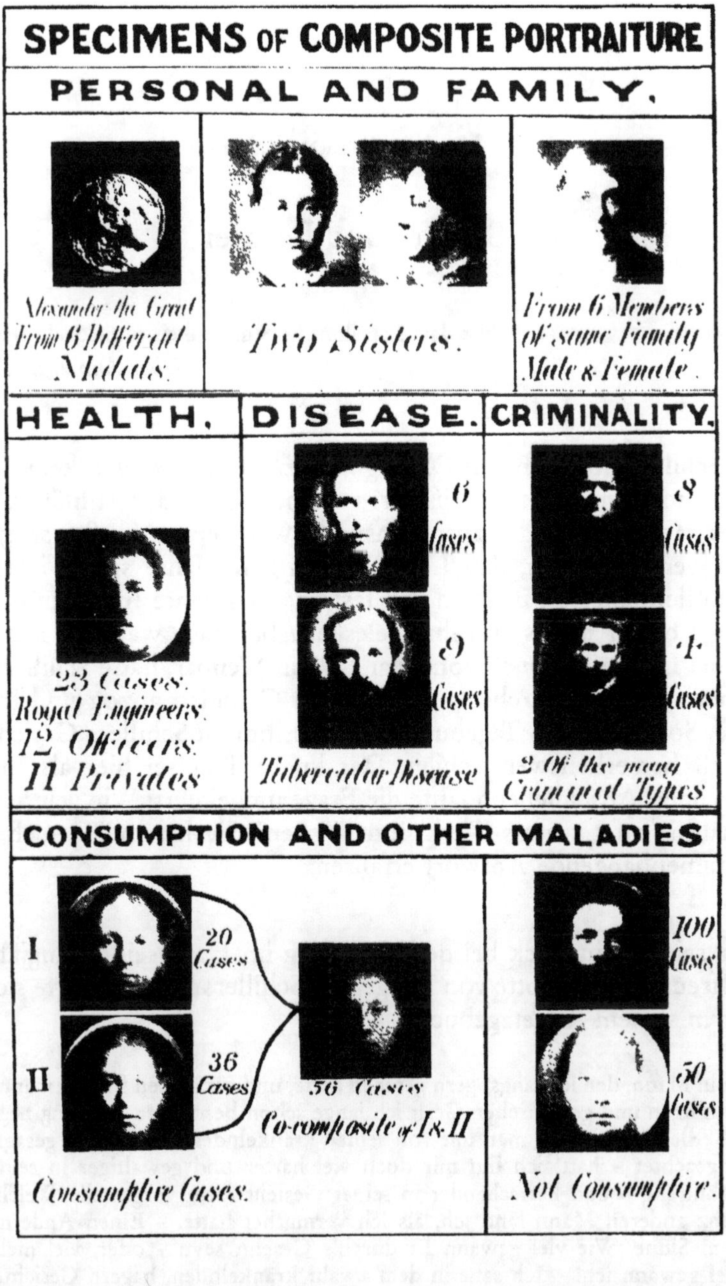

Abb. 4. Francis Galtons durch die von ihm entwickelte Mischphotographietechnik konstruierten ‚wahrhaft repräsentativen Gesichter'; in der rechten Spalte der mittleren Reihe finden sich die beiden Typen des Gewaltverbrechers und des Diebes (aus: Francis Galton, *Inquiries into Human Faculty and its Development,* London 1883, Vorsatz).

Martin Stern, Basel

Schiller und Lavater

Nie darf sich ihm die Sinnlichkeit ohne Seele zeigen...
Über Anmut und Würde

Von Schiller gibt es in den *Physiognomischen Fragmenten* keine Zeichnung und keinen Schattenriß. Er war noch Eleve der Militärakademie seines Herzogs, als das anspruchsvolle Werk entstand. So ist es auch kaum verwunderlich, daß Lavater noch zehn Jahre später in seinem vermutlich einzigen Brief an den fast zwanzig Jahre Jüngeren betonte, er habe bisher nichts von ihm gelesen. Aber nach weiteren neun Jahren, bei Lavaters Besuch vom Mai 1793 in Weimar, hatte Schiller einen Namen, der den Zürcher aus mehreren Gründen anzog und interessierte. So hielt er im Tagebuch fest, was ihm an Schillers Gesicht und Gestalt bemerkenswert schien. Der kurze Text sei hier als Einstieg verwendet. Anschließend laute die Frage umgekehrt: Wie war Schillers Verhältnis zu Lavaters Werk und Wirken? Sie hat m.W. noch keine zusammenhängende Antwort erfahren.

Über seinen Eindruck bei dem Empfang im Haus seiner langjährigen Brieffreundin Charlotte von Lengefeld, Schillers Frau, notierte sich Lavater in seinem Reisetagebuch:

> „Ein Mann, den ich längst gern gesehen hätte, und für dessen freyen, männlichen, muthigen und genialischen Geist ich lange schon besondere Achtung hegte. –
>
> Alles dessen, was man mir von seinen kränkelnden Umständen gesagt hatte, ungeachtet – hatt' ich ihn mir doch viel härter und gewaltiger in seiner Totalbildung – und herrschender in seiner Gesichtsform vorgestellt. Welch einen ganz anderen Mann fand ich, als ich vermuthet hatte. – Einen Andern in jedem Sinne. Wie viel gewann Er durch's Gesehn seyn – oder, viel mehr, wie viel gewann ich! – Ich sahe in dem zwahr kränkelnden, hagern Gesichte nicht den Kraftgenialischen Schnitt, den ich erwartet hatte; Nichts von der messenden Verachtung, die ansteht, ob sie einen zünftigen oder unzünftigen homme de lettre [sic], mit Sprechen oder Stillschweigen dehmüthigen wolle – Ich fand einen Weisen, einen ruhigen, scharfen, edeln, zwahr in sich selbst sichern, aber nichts weniger, als despotischen Denker, einen vielseitigen Prüfer. So wenig Gespräche

von Bedeütung mir erinnerlich geblieben sind, so sehr blieb mir der Eindruck von dem vielbedeütenden Gesichte, und der bescheidenen Gestalt."[1]

Diesen Text hatte Lavater zur Veröffentlichung bestimmt. Heinrich Funck entnahm ihn 1905 jenen noch in Lavaters Archiv befindlichen, schon ausgedruckten Bogen, die Teil eines weiteren Bändchens der Schrift *Reise nach Kopenhagen im Sommer 1793* waren, das dann aber nicht mehr zustande kam.[2]

An Lavaters Aufzeichnung fällt Verschiedenes auf: Es scheint, daß sich der Verfasser nun über Schillers öffentliches Ansehen im klaren ist und bei dessen Gesamtbewertung keinen Fehler machen möchte. Typisch für Lavaters lebenslange Überzeugung ist das Bekenntnis, sich irren zu können und durchaus belehrbar, weil ein von der Erfahrung geleiteter Beobachter zu sein. Drittens stellt sich wohl auch die Frage, wie dieses so plastische Urteil über Schiller zustande kam. Es scheint mir wahrscheinlich, daß Lavater inzwischen *Die Räuber* in der Hand gehabt hatte: Die Vorstellung, die er von Schiller 1793 nach Jena mitbrachte, läßt eine Übertragung von Charakteristika Karl Moors auf dessen Autor vermuten, und *Die Räuber* waren ja in der Schweiz wegen des Ausfalls gegen Graubünden weit herum bekannt geworden.[3] Außerdem ist in dem Werk von Physiognomik, bzw. ihren Feinden, die Rede; und so dürften es Lavaters Freunde kaum unterlassen haben, den Vielbeschäftigten darauf hinzuweisen.

Diese *Räuber*-Stelle in II/3 ist nicht das früheste Zeugnis von Schillers Beschäftigung mit Lavater. Wie auf der Hohen Karlsschule üblich, befaßten sich die promovierenden Jungmediziner häufig mit Grenzgebieten der Psychologie und Anthropologie. Schillers dritte, 1780 auf Kosten des Landesherrn gedruckte Abhandlung *Über den Zusammen-*

---

1 Heinrich Funck, ‚Schilleriana aus Lavaters Korrespondenz und Tagebüchern', in: *Euphorion* 12 (1905), S. 421-435, Bericht vom 31. Mai 1793, S. 434f. – Ernst Staehelin druckte zwar in Bd. IV seiner Lavater-Ausgabe 1943 Auszüge aus dem Tagebuch der Kopenhagener Reise, aber nicht die Aufzeichnung über Schiller. Vgl. *Johann Caspar Lavaters ausgewählte Werke*, hrsg. von Ernst Staehelin, Bde. I-IV, Zürich 1943. – Mary Lavater-Sloman gibt von diesem Aufenthalt Lavaters in Jena und Weimar ein falsches Bild, weil sie Briefe Schillers und Goethes falsch datiert und einen Namen (Paulus) verwechselt. Vgl. Mary Lavater-Sloman, *Genie des Herzens. Die Lebensgeschichte Johann Caspar Lavaters*, Zürich – Leipzig 1939, S. 356-359.

2 Vgl. den Kommentar Staehelins, a.a.O., Bd. IV, S. 31f. und Heinrich Funcks Hinweise, a.a.O., S. 422.

3 Vgl. Reinhold Steig, ‚Schillers Graubündner Affäre', in: *Euphorion* 12 (1905), S. 233-262. – An zweiter Stelle käme die Kenntnis des *Dom Karlos* in der Fassung der *Rheinischen Thalia* in Frage; denn Lavater hatte die Zeitschrift abonniert und erhielt wohl dieses erste und einzige Heft (s. unten).

hang der thierischen Natur des Menschen mit seiner geistigen macht eine klare Trennung zwischen den beweglichen, die Mimik bestimmenden Teilen des Gesichts und ihren unbeweglichen.[4] Wie Riedel nachweist, hatte Schiller die Unterscheidung von Physiognomik (als einer Semiotik der festen Teile) von der Pathognomik (als Semiotik der willkürlichen und unwillkürlichen Gesichtsbewegungen) wahrscheinlich durch die Gegenschrift Lichtenbergs von 1778 oder durch Lavaters Referat derselben im vierten Teil der *Physiognomischen Fragmente* kennengelernt und dem Sinn (nicht dem Begriff) nach übernommen.[5] Für die ärztliche Diagnose ist, so Schiller, nur die Pathognomik von Bedeutung. Aber er sieht – wie übrigens auch Lavater – eine Grenzzone, indem er zugesteht, daß habituell gewordene – willkürliche oder unbewußte – Gesichtsbewegungen sich einprägen und somit schließlich „organisch" werden können. Schiller formuliert als a priori: „Körperliche Phänomene verrathen die Bewegungen des Geistes", und dieses Geistige gilt ihm als wesentliche Komponente jeder Krankheit und somit auch als Gegenstand der Diagnose. Indem er sich gleichzeitig vom sogenannten Animismus der älteren Schule Georg Ernst Stahls distanziert[6], zeigt Schiller im § 22 seiner Abhandlung eine deutliche Nähe zu Lavater, wenn er schreibt:

> „Je mehr sich der Geist vom Ebenbild der Gottheit entfernet, desto näher scheint auch die äußere Bildung dem Viehe zu kommen, [...] So ladet das sanfte Außenbild des Menschenfreunds den Hülfsbedürftigen ein, wenn der trozige Blik des Zornigen jeden zurükscheucht. Diß ist der unentbehrlichste Leitfaden im gesellschaftlichen Leben." (NA 20, 68)

Die biblische Gottebenbildlichkeit ist pietistisch-klopstocksches Erbe. Der junge Arzt und Psychologe reflektiert aber auch schon Gründe des stupenden Erfolgs des Lavaterschen Unternehmens: Indem man seine Mitwelt „physiognomisierte", glaubte man sich für einen besseren, auch erfolgreicheren Umgang mit ihr zu üben.

---

4 Friedrich Schiller, ‚Versuch über den Zusammenhang der thierischen Natur des Menschen mit seiner geistigen', in: *Schillers Werke, National-Ausgabe,* hrsg. von Julius Petersen und Friedrich Beißner, Weimar 1943 ff., hier Bd. 20, hrsg. von Benno von Wiese, S. 37-76. Im folgenden werden alle Schiller-Zitate nach der Nationalausgabe mit Band- und Seitenzahl im fortlaufenden Text nachgewiesen.

5 Vgl. Wolfgang Riedel, *Die Anthropologie des jungen Schiller. Zur Ideengeschichte der medizinischen Schriften und der ‚Philosophischen Briefe',* Würzburg 1985; hierzu S. 147f.

6 Der Animismus vertrat die auf Aristoteles zurückgehende Ansicht, alle körperlichen Veränderungen (auch Leiden) gingen von solchen der Seele aus. Sein Grundsatz lautete: „anima forma corporis (est)"; mit Wallensteins Worten: „Es ist der Geist, der sich den Körper baut." (‚Wallensteins Tod' III/13, V. 1813). Vgl. dazu: *Georg Ernst Stahl (1659-1734).* Hallesches Symposium, hrsg. von Wolfram Kaiser und Arina Völker. Wissenschaftl. Beiträge der Martin-Luther-Universität Halle-Wittenberg, Halle (Saale) 1985.

Eine lange Passage widmet Schiller sodann der Affektsprache, dem Feld, das ihn als Dramatiker am meisten interessierte. Lavater hatte es – grundsätzlich, wenn auch in der Praxis nicht konsequent – aus seinen Überlegungen ausgeklammert.[7] Schiller fragt, in zeittypischer Weise noch gespalten zwischen Leibnizschem Idealismus und neuerem Materialismus (den er in den *Räubern* Franz Moor, den Schurken, verteidigen läßt), nach der geheimen „Mechanik", welche die Seelenbewegungen durch Affekte ins Physische, in die Gesichts- und Körpermotorik übertrage. (NA 20, S. 69) Aber die Neurologie ist noch nicht so weit. So unterbleibt die Antwort. Auch von Genetik weiß Schillers Abhandlung natürlich noch nichts. Basis seiner Ausführungen ist ein physiologischer Empirismus, wie ihn schon Albrecht von Haller, vor allem aber Schillers wichtigster medizinischer Lehrer, Johann Friedrich Consbruch, vertraten.[8] Reize rufen Reaktionen hervor; wiederholen sich diese in Mimik und Gestik, so werden sie „habituell":

> „So formirt sich endlich die feste perennirende Physiognomie des Menschen, daß es beinahe leichter ist, die Seele nachher noch umzuändern als die Bildung." (NA 20, 70)

Doch nun folgt eine Distanzierung von Lavater:

> „Eine Physiognomik organischer Theile, z.E. der Figur und Größe der Nase, der Augen, des Mundes, der Ohren u.s.w. der Farbe der Haare, der Höhe des Halses u.s.f. ist vielleicht nicht unmöglich, dörfte aber wohl so bald nicht erscheinen, wenn auch Lavater noch durch zehen Quartbände schwärmen sollte." (NA 20, 70)

Die hohe Zeit von Lavaters Ruhm ist vorbei; sein physiognomisches Werk, das in den siebziger Jahren Herder, Wieland, dem Arzt Zimmermann und zahllosen weiteren Lesern Ausrufe der Bewunderung entlockt hatte, steht 1780 im Gegenwind scharfer Kritik.[9] Das allgemeine Verdikt der Aufklärer lautet auf „Schwärmerei". Es wird hier auch von Schiller verwendet.

Ein witziger Vergleich mit Linnés botanischer Klassifikation schließt den Schillerschen § 22 ab und weist damit auf die schiere Undenkbarkeit hin, eine wissenschaftliche Systematik zur Erfassung der „ungeheuren kurzweiligen Mannigfaltigkeit" der Natur bei der Kombination der Gesichtsteile je entwickeln zu können.

---

[7] Rund zehn Jahre später wurde dieser Aspekt von J.J. Engel ausführlich behandelt. Vgl. Johann Jakob Engel, *Ideen zu einer Mimik*, 2 Bde, Berlin 1785-1786. Verbesserte Auflage in: *J.J. Engel's Schriften*, siebenter und achter Band: Mimik, Berlin 1804 (Athenäum Reprint Frankfurt/M 1971).

[8] Vgl. Riedel, a.a.O., S. 70ff.

[9] Vgl. den informativen Abriss der Wirkungsgeschichte in dem Neudruck: *Johann Caspar Lavater, Physiognomische Fragmente [...] Eine Auswahl.* Mit 101 Abbildungen, hrsg. von Christoph Siegrist, Stuttgart 1984, S. 386ff.

Um Schillers Kritik zu begründen, ist vermutet worden, Schiller habe bei einem Besuch Lavaters auf Schloß Solitude bereits 1774 einen negativen Eindruck von dem Zürcher Physiognomen erhalten.[10] Das ist nicht zwingend. Denn der Verfasser der Abhandlung *Über den Zusammenhang* hatte offenbar Lavaters *Fragmente* selber studiert und kannte wohl auch einen Teil der ihretwegen entstandenen heftigen Diskussion.

Die nächste spöttische Bemerkung zu Lavaters Methode befindet sich in Schillers statt der Ewigkeit (des Ruhms) dem Tod (im Nichts) gewidmeten *Anthologie auf das Jahr 1782:*

GRABSCHRIFT
eines gewissen – Physiognomen

Weß Geistes Kind im Kopf gesessen,
Konnt' er auf jeder Nase lesen:
Und doch – daß er es nicht gewesen,
Den Gott zu diesem Werk erlesen,
Konnt' er nicht auf der *seinen* lesen.[11]

Das war witziger als die zwei 1797 auf Lavater gemünzten *Xenien*. Schiller spielt an auf die religiöse Berufung des Physiognomen und macht sich lustig über Lavaters Aufgliederung des menschlichen Gesichts. Die Nase, der für Komik anfälligste Gesichtsteil, steht hier symbolisch für Lavaters Blindheit: denn seine Nase kann der Mensch nicht sehen. Daß Lavater die Grenzen seiner Methode nicht erkennt, erscheint als Bestrafung für seine Eitelkeit. Daß er eine überaus spitze Nase besaß, ist und war aus Porträts und Schattenrissen unschwer ersichtlich.

Wie allgemein bekannt, hat dem jungen Verfasser der *Räuber* jene Stelle über das „Graubünder Land", das Spiegelberg als „das Athen der heutigen Jauner" bezeichnet (NA 3, 55), das Schreibverbot seines Herzogs eingetragen.

Im gleichen Gespräch zwischen Razmann und Spiegelberg in II/3 läßt der dramatisierende Regimentsmedikus seine zwei Schurken

---

10 Vgl. die Erläuterung zu Schiller, NA 20, S. 70.23 im selben Band auf S. 131. Meist wird in diesem Zusammenhang auf eine Stelle in Friedrich Wilhelm von Hovens Autobiographie verwiesen (Erstdruck Nürnberg 1840); die entsprechende Textstelle ist auch zugänglich in: *Schillers Jugendfreunde*, hrsg. von Julius Hartmann, Stuttgart – Berlin 1904, S. 48.

11 Schiller, NA 1, S. 87. – Das Epigramm wird – ohne Beweise – von den Herausgebern mit Lavaters oben erwähntem Besuch in der Karlsschule von 1774 in Zusammenhang gebracht, soll aber doch später, „vielleicht um 1778" entstanden sein (vgl. NA 2, 81f.). Das ist nicht zwingend. Es wäre wohl richtiger, in einem solchen Fall auf Mutmaßungen zu verzichten.

darüber diskutieren, wo man am besten Kundschaft einholt und Genossen für das finstere Handwerk findet: bei „Bettelvögten", in „Kaffeehäusern", „Bordellen", „Wirtshäusern", meint Spiegelberg und rät seinem Bewunderer:

> „[...] spähst, sondirst, wer am meisten über [...] die einreissende Pest der Policeyverbesserungen schreyt, wer am meisten über die Regierung schimpft, oder wider die Physiognomik eifert und dgl." (NA 3, 56 u. Komm. S. 413)

Wie schon Julius Petersen bemerkte[12], ist das die parodistische Umkehrung einer unvorsichtigen Äußerung Lavaters in den *Fragmenten*, wo Schiller lesen konnte:

> „Die meisten eifern gegen die Physiognomik, weil sie das Licht derselben scheuen. [...] Nicht alle, die wider die Physiognomik eifern, sind böse Menschen [...] Aber das darf ich behaupten: Beynahe alle böse, schlimme Menschen eifern darwider."[13]

Die Stelle ist politisch subversiv, was bisher unbeachtet blieb. Indem der Sprecher – wenn auch als Schelm – „Policeyverbesserungen", „Regierung" und „Physiognomik" in *eine* Linie stellt, bezeichnet er indirekt das Fürstendienerische des Lavaterschen Unternehmens. Derselbe Schiller versagte es sich wenig später allerdings auch nicht, den Regierenden die Schaubühne als eine *„moralische Anstalt"* zu empfehlen, mit deren Hilfe rebellische Elemente eventuell pazifiziert werden könnten.[14] Und fast gleichzeitig trat der junge Autor mit einer geradezu demütigen Bitte um Hilfe direkt an Lavater heran.

Beim Werben um Subskribenten für seine Zeitschrift *Rheinische Thalia* wollte Schiller offenbar nichts unversucht lassen. Rücksichten hinsichtlich Weltanschauung und Partei fielen da weg. Neben dezidierten Aufklärern wie Boie und G. Jacobi war Schiller auch der fromme Lavater mit seinem weit verbreiteten Anhang recht als mögliche Stütze des Unternehmens. Die Folge war ein kurzer Briefwechsel, bestehend aus lediglich zwei Schriftstücken – der Bitte Schillers und der Antwort Lavaters. Sie seien hier, ihrer Unbekanntheit wegen, beide in extenso zitiert.

---

12 Julius Petersen, *Schiller und die Bühne*, Berlin 1904, S. 243. – Die Anspielung zeigt durch ihre Präzision, daß Schiller die *Fragmente* kannte. Vgl. dazu auch Peter Michelsen, ‚Der Bruch mit der Vater-Welt. Studien zu Schillers *Räubern*', in: *Euphorion*, Beiheft Nr. 16, Heidelberg 1979, Anm. 169, S. 41.

13 Vgl. J.C. Lavater, *Physiognomische Fragmente [...]*, Leipzig und Winterthur 1775-1778, Bd. 1, S. 19.

14 Vgl. dazu meinen Versuch: ‚Kein „Dolchstoss ins Herz des Absolutismus" – Überlegungen zum bürgerlichen Trauerspiel [...]'. In: R. Krebs/J.-M. Valentin (Hrsg.): *Théâtre, Nation et Sociétée en Allemagne au XVIIIe Siècle.* Nancy 1990, S. 91-106; hier S. 98ff.

Schiller schickt Lavater am 16. November 1784 eine nicht bekannte Zahl von Ankündigungsblättern und schreibt:

> „Verzeihen Sie, würdigster Mann, wenn auch *ich* die Zahl derer vermehre, die Ihrer Güte misbrauchen, und auf Ihre allgemeine Philanthropie einstürmen. Sehr entfernt, Ihnen Stunden entwenden zu wollen, worauf die Welt frühere und gerechtere Ansprüche hat, wage ich nur die einzige Bitte an Sie, beiliegende Avertissements, welche Ihnen in Betreff meiner und meines Gesuchs mehreres Licht geben können, Ihren Correspondenten zu empfehlen. Ich fühle die Unbescheidenheit meiner Zumuthung wol, aber laßen Sie mich es offenherzig sagen, Ihnen, Verehrungswürdigster, möcht ich so gerne Verpflichtungen haben, und ein Unternehmen, deßen Triebfedern wenigstens die edelsten sind, durch Ihre Mitwirkung ausgeführt sehen. Doch gebe ich den Augenblik meine Wünsche auf, sobald dieser Auftrag Ihnen Mühe verursacht, oder Sie sonst in Weitläuftigkeiten verwikelt. Ich verlange nichts, als daß Sie die Anzeigeblätter in Ihren Zirkeln zerstreuen, oder in Ihren Briefen an Freunde beilegen möchten, wenn es nemlich ganz, ohne Sie zu beschweren geschehen kann. Eben so entsage ich auch einem meiner süßesten Wünsche, mit Ihnen durch Briefe in Verbindung zu bleiben, sobald es Ihnen beschwerlicher als angenehm ist.
>
> Übrigens freue ich mich dieser Veranlaßung, die mir erlaubt, Ihnen das Geständniß meiner aufrichtigsten Achtung zu thun, mit welcher ich zeitlebens seyn werde
>
> ganz ergebener
> Friderich Schiller D."
> (NA 23, 164f.)

Lavater antwortet, vermutlich erst zu Beginn des folgenden Jahres 1785, wie folgt:

> „Von Schillern erwartete ich, warum, weiß ich wahrlich nicht, denn ich habe nichts von Ihnen gelesen, das Zutrauen nicht, mit welchem Sie sich an mich wenden, und dem ich in meiner weltbekannten Lage auf irgend eine bedeutende weise entsprechen zu können, nicht vorsehe. Ich für mich subskribir' auf ein Exemplar Ihrer Thalia – will die Anzeigen vertheilen, das Werk, wenn es meinen nicht geringen Erwartungen entspricht, rechts und links gelegentlich empfehlen und übrigens froh seyn, wenn auch dieß neue Produkt zehen unbedeutendere verdrängt oder herabsezt, und Wahrheit mit Klarheit, Froheit mit Würde, Krafft mit Sanfftheit, Freyheit mit Adel vereinigt – wenn es sich über den so allgemeinen als fatalen Ton der Ungezogenheit unsrer deutschen Zeitschrifften so hoch als die Sonne über Kaminfuncken erheben und allen Lesern das Wort abnöthigen wird: „Das heißt geschrieben! So spricht Vernunfft, Herz, Wahrheitsliebe, Geschmak." Empfehlen Sie mich Herrn von Lamezans Andencken, wenn ich bitten darf. Ich bin Ihr aufrichtig ergebner
>
> J.C.L."
> (NA 33.I, 48f.)

Bei allem begreiflichen Bestreben, auf den einflußreichen Zürcher Pfarrherrn einen guten Eindruck zu machen, war der Brief sonderbar: Schiller stellte sich darin ja nicht nur als Streiter auf dem gleichen Feld der Beförderung des Wohls der Menschheit vor, sondern auch als heimlichen Verehrer. Und das war er, wie wir wissen, keineswegs. Auch Lavaters Stil wird mit Geschick imitiert, besonders die seit Klopstock so beliebten Superlative („würdigster Mann“, „edelste Triebfedern“, „süßester Wunsch“).[15]

Eine weitere Feststellung drängt sich auf, wenn man den Text von Schillers ‚*Ankündigung*‘ heranzieht. Schiller unterwirft darin sein Drama *Die Räuber* scharfer Kritik und erklärt es als jugendliche Entgleisung eines Verfassers ohne Weltkenntnis. Er ist offensichtlich bestrebt, seinen skandalösen Ruhm loszuwerden und sich dem geneigten Leser, bzw. Subskribenten, jetzt als gereift und gebessert zu empfehlen. Dann folgt, vor der Charakterisierung der acht geplanten Rubriken der Zeitschrift, die folgende Beschreibung des Gesamtziels der Unternehmung:

> „Die *Rheinische Thalia* wird jedem Gegenstand offen stehen, der den Menschen im Allgemeinen interessiert und unmittelbar mit seiner Glückseligkeit zusammenhängt. Also alles, was fähig ist, den sittlichen Sinn zu verfeinern, was im Gebiet des Schönen liegt, alles, was Herz und Geschmack veredeln, Leidenschaften reinigen und allgemeine Volksbildung wirken kann, ist in ihrem Plane begriffen.“ (NA 22, 95)

Dieser Text konnte auch einem Lavater nicht mißfallen; die Richtung auf das Allgemeinmenschliche, Versittlichende und Schöne, ja auf „Volksbildung“, schien für Aufklärer wie für Philanthropen wie gemacht. „Herz“ und „Geschmack“, Ethik und Ästhetik treten gleichsam Hand in Hand auf, wie es von Sulzer bis Kant selbstverständlich war. Selbst der aristotelisch abgestützte Zweck der Tragödie wird geschickt untergebracht und damit der geplante Abdruck eigener Theatertexte im voraus gerechtfertigt. Daran konnte Lavater wirklich nichts zuwider sein, außer vielleicht das Fehlen jeder religiösen Absicht.

Lavaters Antwort allerdings war reserviert. Der Hinweis auf die im deutschen Zeitschriftenwesen eingerissene „Ungezogenheit“ war besonders pikant und eine Art Wink mit dem Zaunpfahl: Herabsetzungen, wie sie sich die *Berlinische Monatsschrift* und andere Organe ihm gegenüber erlaubten, möchte Lavater in der *Rheinischen Thalia* nicht lesen.

Wenig Erstaunen wird auslösen, daß der im Dezember 1784 zum Weimarischen Hofrat ernannte Schiller sich hinsichtlich Lavaters in den folgenden Jahren zurückhielt, aber privat mit mockanten Bemerkungen wie früher nicht sparte. Herzog Carl August war seit seiner mit Goethe unternommenen Schweizer Reise von 1779 Lavater gewogen, und die Herzogin Luise war eine ausgesprochene Lavater-Anhängerin. Dasselbe galt – mit allerdings wachsendem Vorbehalt – für Wieland, Herder und weitere Hofkreise.

---

[15] Das machen auch die in ganz anderer Tonart abgefaßten parallelen Werbebriefe für Ebert, Göckingk, F.G. Jacobi deutlich; vgl. NA 23, S. 162-165.

Aber im Briefverkehr mit Freunden, vor allem mit Körner in Leipzig, brauchte sich Schiller keinen Zwang anzutun. Seine Bemerkungen blieben dort durchwegs witzig, aber ohne jene merkwürdige Gehässigkeit, mit der Goethe seit der italienischen Reise Schriften und Person des einstigen Freundes verfolgte.

Schiller hatte Körner nach der Gründung der *Rheinischen Thalia* längere Zeit nicht mehr geschrieben. Am 10. Februar 1785 entschuldigte er sich, beteuerte seine unverbrüchliche Liebe und Treue und fügte bei, er sei eben inzwischen mit seinem Karl Moor an der Donau gewesen:

> „Wäre dann aber auch das noch zu wenig, so könnten wir unsere 5 Köpfe zu Lavater tragen." (NA 23, 175)

Diese Briefstelle wird, soweit ich sehe, auch in kritischen Ausgaben nicht ausreichend kommentiert.[16] Gemeint sein muß die Szene III/3, „Gegend an der Donau", mit ihrer anfänglich tief melancholischen Stimmung, die aber am Schluß bei dem verhängnisvollen Schwur Karl Moors „Ich will euch niemals verlassen – " (NA 3, 189) in einen allgemeinen Enthusiasmus umschlägt. Die Lavater-Anspielung versteht man nur im Zusammenhang mit dem vorausgehenden Text des Briefes. Er enthält eine eigentliche Liebeserklärung an die Leipziger Freunde, an Christian Körner, dessen Braut Anna und deren Schwester Dorothea Stock sowie Dorotheas Bräutigam Ferdinand Huber. Schiller ist glücklich, daß wenigstens seine Seele um die Freunde schweben dürfe. Und ganz klopstockisch – aber auch lavaterisch – fährt er fort:

> „[...] solche Augenblike, wo meine Seele aus ihrer Hülle schwebt und mit freierem Fluge durch ihre Heimat Elisium wandert, sollen den Freunden meines Herzens geheiligt seyn. Wenn Sie zuweilen, mitten unter den berauschenden Zerstreuungen Ihres Lebens von einer plözlichen Wehmut überrascht werden, die Sie nicht gleich erklären können, so wißen Sie von jezt an, daß in *der* Minute Schiller an Sie gedacht hat – dann hat sich mein Geist bei Ihnen gemeldet.
>
> Dieser Eingang, fürchte ich, wird einer *Schwärmerei* gleicher sehen als meiner wahren Empfindung, und doch ist er ganz, ganz Stimmung meines Gefühls." (NA 23, 175)

Mit dem Wort „Schwärmerei", aber noch mehr mit der Versicherung, seine Nähe werde den Freundinnen und Freunden auf telepathischem Weg mitgeteilt werden, betrat Schiller einen Bereich, der seinem ärztlichen Schulwissen ebenso fern wie seiner Gemütsverfassung offenbar tröstlich war. Doch wie wenn diese poetische Lizenz dann wieder gebüßt werden müßte, wird nun noch der Witz mit den fünf Köpfen angehängt: Wenn die Freunde nicht glauben sollten, daß er ganz der ihre sei, dann könnten sie alle ja Lavater als Zeugen anrufen; er würde

[16] Sie wird jedenfalls in NA 23, S. 346 nicht erklärt.

dann prüfen – und gewiß bestätigen –, daß ihre Profile (oder Schattenrisse) ihre Bestimmung zu gegenseitiger ewiger Freundschaft ebenfalls dokumentierten.

Einen Lavater-Witz erfand Schiller auch in seinem Brief an Körner vom 6. Oktober 1787. Er erzählt darin von Lavaters Magnetismus-Studien und vom Auftreten eines Sohnes Lavaters in Weimar, der sage, „daß er nicht von seynes Vaters Meynung sey." Darauf die mokante Bemerkung Schillers: „Schade, daß er diesen Sohn nicht vor seine Schriften binden lassen." (NA 24, 161)

Seit ihrem von Goethe vermittelten Besuch in Zürich im Jahre 1783 waren Frau Luise von Lengefeld und ihre Töchter Caroline und Lotte gläubige Anhängerinnen Lavaters. „O wir lieben Sie alle von ganzer Seele!" schrieb Caroline an ihren gemeinsamen Zürcher Seelenhirten[17], bevor sie sich im Herbst 1784 mit Friedrich von Beulwitz verheiratete, der ebenfalls in das Herzensbündnis einbezogen war.

Wegen ihrer Verbindung mit Lavater muß es zwischen den Lengefelds und Schiller zu Diskussionen gekommen sein, und zwar noch bevor Charlotte am 22. Februar 1790 Schillers Frau wurde. Darauf deuten mehrere Briefe hin.

Am 29. Mai 1788 begleitete Caroline von Beulwitz geb. Lengefeld eine Sendung an Schiller mit dem Vermerk: „Hier Journale und den *lieben* Lavater, den mir Knebel doch da gelassen hat."[18] Die Hervorhebung war wohl eine ironische Demonstration der eigenen (weiblichen?) Einschätzung Lavaters.

Im Herbst 1788 weilte Schiller zu Besuch bei den Lengefelds in Rudolstadt. Dabei muß auch Lavater Gegenstand von Gesprächen gewesen sein. Denn der nach Weimar Zurückgekehrte kann in einem seiner schwärmerischen Briefe an die Gastgeberinnen ohne Übergang mitteilen:

> „Wieland behauptet, daß Lavater der Frau von der Recke durch seinen Brief sehr große Vortheile über sich gegeben habe. Der Brief soll ihm sehr wenig Ehre machen; Bode hat ihn und will ihn nebst der Antwort Ihnen zu verschaffen suchen." (NA 25, 130 und Erläuterungen S. 568)[19]

---

[17] Funck, a.a.o., S. 427.

[18] *Briefwechsel zwischen Schiller und Lotte 1788-1805*, hrsg. und erläutert von Wilhelm Fielitz, Stuttgart – Berlin 1905, S. 46. – Der Kommentar vermutet, es habe sich um Lavaters neuestes Druckerzeugnis gehandelt: *Vermischte unphysiognomische Regeln zur Selbst- und Menschenkenntnis von* **, Zürich 1787.

[19] Für das Schiller nicht direkt Betreffende sei hier auf die ausführlichen Erläuterungen in der Briefausgabe von Fielitz, a.a.O., S. 108ff. hingewiesen.

Der Brief macht deutlich, daß Schiller bestrebt war, die Freundinnen durch die Mitteilung von Publikationen und Aussagen anderer Gewährsleute zu informieren und dadurch vor Lavater zu warnen.

Eine Woche später, am 20. November 1788, kann sodann Schiller Beulwitz und den Lengefelds mitteilen, er habe sich nun selbst über Inhalt und Verlauf des öffentlichen Streits zwischen Lavater und dessen früherer Anhängerin Elisa von der Recke informiert. Weil offenbar Bodes Exemplar doch noch nicht nach Rudolstadt gelangt war, referiert Schiller dem dortigen Freundeskreis seinen Befund:

> „Die Briefe Lavaters an die Recke und die ihrigen an ihn habe ich gelesen. Er nennt ihre jetzige Rolle in der gelehrten Welt einen *Amazonen*auftritt, und macht ihr besonders darinn zum Vorwurf, daß sie die *Einfalt* des Herzens verloren hätte. Nach vielen unverständlichen mystisch prophetischen Ermahnungen – und ziemlich harten wenigstens gegen eine Dame!! unschicklichen Tiraden ist sie wieder plözlich eine angebetete Elisa! Kurz der Brief hat mir nicht gefallen, aber die Antwort auch nicht viel beßer. Sie würde mich zwar empfindlich ärgern wenn sie an *mich* wäre, aber nicht wegen des Vortheils, den sie wirklich hat, als den sie zu haben glaubt, nicht wegen des *Geists* sondern wegen des *Tons.* Es ist unangenehm und widrig, eine Person wie die Recke, die ohne es zu wißen, tausendmal näher an *Lavatern* und seiner Ideenreyhe hängt, als sie jemals an *Nicolais* und Consorten hieng und hängen wird, eine Person, die immer noch Enthousiastinn nur in einem andern Rocke ist, es ist widrig sage ich, eine solche Person mit *nüchterner Philosophie* um sich zu werfen, auf einen *Kopf,* wie doch Lavater immer ist, herab sehen, ihm *Lehren geben* wie Sie sehr darinn zu thun affektirt und besonders ihre Freundschaft als einen *Preiß* auf seine Sinnesänderung und Beßerung setzen zu sehen. Meine Freundschaft, sagt sie ihm z.B., werde ich keinem entziehen, der sich ihrer nicht unwürdig gemacht hat. Bode sieht mit allen Gliedmaßen aus dem Briefe heraus, ich glaube sogar, daß er ihn ganz gemacht hat. Die ganze Sache ist diese, daß Lavater dabey verliert und die Recke nichts gewinnt! Die Briefe fodert er freilich auf eine empfindliche Art, aber doch noch beleidigender ist die Art wie sie sie ihm verweigert." (NA 25, 139)[20]

Dieser ausführliche Bericht zeigt, daß Schiller – trotz allem Spott – Lavater Achtung entgegenbringt. Angesichts des Ärgernisses, das ihm der demonstrative Frontwechsel Elisa von der Reckes bereitet, fühlt er sich gedrängt, Lavaters „Kopf" und damit seinen Rang in Schutz zu nehmen – und Lavaters weiteren Gesichtsverlust zu bedauern.

Damit war aber kein Umschwung in Schillers Haltung verbunden. Nur Monate später witzelt er wieder, indem er die Schwestern Lengefeld beauftragt:

---

[20] Zur Auseinandersetzung von der Recke – Lavater vgl. Martin Schütze, ‚Der Briefwechsel zwischen Lavater und Elisa von der Recke: neuentdeckte Originale', in: *The Germanic Review* Vol. VII, Jan. 1932, S. 1-31 und Vol. VII, July 1932, S. 201-214. – Der Titel der umstrittenen Schrift lautete: *Nachricht von des berüchtigten CAGLIOSTRO Aufenthalt in Mitau im Jahre 1779 und von dessen dortigen magischen Operationen, von Charlotte Elisabeth Constantia von der Recke, geb. Gräfinn von Medem,* Berlin und Stettin bey Friedrich Nikolai 1787.

„Bitten Sie ihn [v.Beulwitz, M.St.] ja sehr, daß er mich Lavatern zu Füssen lege und mir einen Zipfel von seinem Rocke mitbringe.“ (NA 25, 251)

Im Streit mit Elisa von der Recke ging es vor allem um Cagliostro, an dessen Wunderkräfte Lavater so gern geglaubt hätte. Über Cagliostros betrügerische Aktivitäten gab es bald keine Zweifel mehr. Daß aber Lavater durch seine schwankenden Äußerungen auch über Kants Philosophie in den Augen Schillers weiter an Kredit einbüßte, liegt auf der Hand.

Ein Hauptkontrahent in Sachen Kant war Karl Leonhard Reinhold, a.o. Professor der Philosophie in Jena und damit Schillers unmittelbarer Kollege. Reinhold hatte, noch vor der Veröffentlichung seiner erfolgreichen *Briefe über die Kantische Philosophie* von 1790-1792, anonym die Schiller wohl nicht unbekannt gebliebene Schrift *Herzenserleichterungen zweyer Menschenfreunde, in vertraulichen Briefen über Johann Kaspar Lavaters Glaubensbekenntnis* herausgegeben.[21]

Gegen Reinholds sorgfältig Gefahren und Vorzüge von Lavaters Methode und Denkweise abwägende Schrift kam aus Zürich eine aggressive Replik. Sie stellte sich auf den von Lavater jetzt häufig vertretenen Standpunkt, alle Aufklärer seien im Grunde Atheisten, denn wahrer Gottesglaube sei nur in Anerkennung der Göttlichkeit Christi möglich. Der Verfasser der Schrift war Lavaters Freund und Gefolgsmann Johann Konrad Pfenninger, Diakon zu St. Peter in Zürich; sie kann also kaum ohne Lavaters Billigung verfaßt worden sein.[22] Reinhold beschwerte sich in einem Brief an Nicolai – der seinerseits von Lavater des Atheismus bezichtigt worden war – am 26. Januar 1787 bitter über diese „äußerst hämische in ächtem Jesuitengeist hinterlistig und schurkisch geschriebene Diatribe gegen meine *Herzenserleichterung.*“[23]

Damit waren Tendenzen Lavaters bezeichnet, die sich mehr und mehr auch auf die Haltung seiner einstigen Weimarer Leser und Freunde negativ auswirkten. Dazu gehörte vor allem seine Wundersucht und Wundergläubigkeit, die ihn in den Augen der Aufklärer zum Obskurantisten stempelte. Magnetismus und Spiritismus, Hypnose und

---

[21] Bei Philipp Erasmus Reich, Frankfurt und Leipzig 1785. – Reinhold reagierte damit auf die ihm zugeschickte Schrift *Herzenserleichterung, oder Verschiedenes an Verschiedene* von J.C. Lavater, St. Gallen 1784. Friedrich Nicolai rezensierte Lavaters Schrift negativ und Reinholds Gegenschrift positiv in der *Allgemeinen Deutschen Bibliothek* 1786, 67. Bd., 2. Stück, S. 340-360.

[22] Johann Konrad Pfenninger, *Beicht und Bekehrung eines Erzlavaterianers zur Licht- Freund und Wahrmundschaft* [. . .], Breslau bey Löwe 1786.

[23] *Karl Leonhard Reinhold. Korrespondenz 1773-1788*, hrsg. von R. Lauth, E. Heller und K. Hiller, Stuttgart – Bad Cannstadt 1983, Nr. 41, S. 188. – Ich danke Frau Dr. des. Gisela Luginbühl-Weber für den Hinweis auf diese Ausgabe sowie auf andere Lavateriana.

Gebetsheilung, über die er offenherzig berichtet hatte, taten ein übriges. Als aber auch noch seine Verbindungen mit katholischen Geistlichen und Plädoyers für den katholischen Gottesdienst hinzukamen[24], war für viele das Maß voll, und es bildete sich eine Fronde, der sich, bei aller Distanz zu den „Berlinern", auch Schiller – noch unabhängig von Goethe – anschloß.[25] Das zeigt schlaglichtartig eine der wenigen überlieferten Bemerkungen Schillers über Lavater nach 1790. Sie erfolgte gegenüber dem *Thalia*-Mitarbeiter Karl Gotthold Graß (1767-1814), einem Theologen und späteren Landschaftsmaler. Graß berichtet von einem Gespräch mit Schiller in Jena am 23. Januar 1791:

> „Lavater nannte er einen Komödianten und bestätigte mein Urteil über ihn." (NA 42, 132)

Neben den schon früher von Schiller verwendeten Begriff „Schwärmer" tritt damit der noch diffamierendere des „Komödianten"; den beiden Ausdrücken stehen die seit seiner Abwendung von Lavater von Goethe bevorzugten „Prophet" und „Schalk" komplementär gegenüber. Ein wesentlicher Unterschied bestand allerdings darin, daß Schiller von Anfang an zu Lavater Distanz gehalten hatte, während Goethe den einstigen „Bruder" nach mehr als zehnjähriger Freundschaft von sich stieß. So ist denn auch bei Schiller zwischen dem witzelnden Ton seiner frühesten Bemerkungen und der gemeinsam mit Goethe betriebenen Produktion der Lavater betreffenden *Xenien* kaum ein Unterschied festzustellen.[26]

Im Mai 1793 machte Lavater, wie wir schon wissen, auf seiner Reise nach Kopenhagen in Jena Station, wo auch ein Besuch bei Reinhold stattfand. Lavaters persönlichen Eindruck von Schiller kennen wir bereits. Aber nachzutragen bleibt Lavaters Notiz über seine und Reinholds Bewertung Schillers im Vergleich mit Goethe.

---

[24] Vgl. Lavaters Briefwechsel mit Pater Johann Michael Sailer, Professor der Philosophie zu Dillingen und Lavaters Schrift *Drey Lobgedichte auf den katholischen Gottesdienst und auf die Klosterandachten.* Neu aufgelegt. Mit Anmerkungen zweyer Protestanten, Leipzig 1787.

[25] Seltsamerweise blieb dabei die rein persönliche Beziehung zwischen Reinhold und Lavater nicht nur bestehen, sondern Reinhold hatte es wohl Lavater zu verdanken, daß er nach dessen Kopenhagener Reise 1794 auf einen viel besser bezahlten, eben freigewordenen Lehrstuhl für Philosophie nach Kiel berufen wurde. – Vgl. den Briefwechsel mit Lavater in: *Karl Reinhold's Leben und litterarisches Wirken, nebst einer Auswahl von Briefen [...]*, hrsg. von Ernst Reinhold, Jena 1825, S. 405ff.

[26] Auf die Xenien „Der Prophet"(Nr. 20) und „Das Amalgama" (Nr. 21) ist hier nicht einzugehen, da beide von Goethe stammen. Vgl. *Goethes Werke, Weimarer Ausgabe*, I/5, Weimar 1893, S. 208.

Zuerst notiert Lavater Gedanken zu Shakespeare und zu Goethes „Untreue", die er sich aus dessen Charakter zu erklären sucht; dann folgt der Vergleich zwischen Schiller und Goethe:

> „Von *Schiller* ward ungefähr folgendes gesprochen. Als Künstler mag *Goethe* vielleicht mehr Übung, Kenntniß und Kultur haben – an Talenten mag Er Ihm gleich kommen. Unter allen *Dichtern* scheint Er der Erste und Größte in der Darstellung der Moralität und Immoralität zu seyn. *Reinhold* glaubt, die sittliche *Güte* und *Größe* habe, seines Wissens, noch keiner so glücklich zu individualisieren verstanden, als Er."[27]

Daß Lavater dieses Urteil Reinholds so ohne Kommentar aufzeichnete, ist typisch für die große Diskrepanz zwischen seiner Haltung Goethe gegenüber und jener Goethes (und bald auch Schillers und Herders) ihm gegenüber: Lavater vermutete in der Ablehnung, die er aus Weimar erfuhr, zeitlebens ein unbegreifliches Mißverständnis.[28]

Ein letztes Kapitel soll nun einer Bemerkung Schillers über Physiognomik in *Über Anmut und Würde* gelten. Wir kehren damit zurück zum Ausgangspunkt, d.h. zu Schillers Abwehr einer Physiognomik als Lehre von der Symptomatik einzelner fester Teile des Gesichts, bei gleichzeitiger Anerkennung ihres Nutzens als Grundlage einer Mimik.

Schiller war im Frühjahr 1792 aus Mangel an Beiträgen für die *Neue Thalia* gezwungen, in sehr kurzer Zeit selbst einen Text zu verfassen. So entstand in nur sechs Wochen *Über Anmut und Würde*. Dabei konnte Schiller allerdings auf die in den *Kallias-Briefen* gesammelten Gedanken zurückgreifen und sie mit Material aus Sulzers *Allgemeiner Theorie der schönen Künste* und aus weiteren ihm bekannten Quellen – vor allem Ferguson, Home und Mendelssohn – anreichern. Aber Anreiz und Zentrum war die Auseinandersetzung mit Kants *Kritik der Urteilskraft*, und Schiller wurde in diesem Bemühen zu seiner Freude von Kant selbst gelobt[29]; er versuchte, das Schöne als empirisches Phänomen zu begreifen, es damit funktional zu bestimmen, als sinnliches Erscheinen

---

27 *Goethe und Lavater. Briefe und Tagebücher*, hrsg. von Heinrich Funck. Weimar 1901, S. 325.

28 Vgl. dazu den sarkastischen Bericht Herders an Johann Georg Müller: *„31. Mai 1793. Lavater hat sich gezeigt [...] er war äusserst unstät, flüchtig u. darf ich sagen,* ***unsicher u. unzuverläßig****. Wir sahen uns nur am 3ten Ort; er eilte, als ob er auf glühenden Kohlen wäre, u. brachte den Abend mit Wieland [...] zu. [...] gebe ihm Gott eine glückliche Reise, u. fernerhin guten Muth, sich u. die Welt zu täuschen bis an sein seliges Ende. Mir hat er die Hand* ***wider sein Gewißen*** *zärtlich gedrückt [...] Doch was halte ich mich mit ihm auf?" Johann Gottfried Herder. Briefe.* Siebenter Band. Jan. 1793 – Dez. 1798, bearbeitet von Wilhelm Dobbek und Günter Arnold, Weimar 1982, S. 51f.

29 Am 18. Mai 1794 schreibt Schiller hocherfreut an Körner über die positive Aufnahme von *Über Anmut und Würde* durch Kant: „Er spricht mit großer Achtung

eines Nicht-Sinnlichen (der Freiheit), und zwar in der menschlichen Gestalt und in zweierlei Formen: als „Anmut" (bei unbewußt bleibender seelischer Schönheit) und als „Würde" (bei bewußter Überwindung von Affekt und Leiden durch den triumphierenden Geist).

Auch in diesem Text – wie schon rund zehn Jahre früher in der Ankündigung der *Rheinischen Thalia* – kommen Sätze vor, die von Lavater stammen könnten. Von der ganzen Schrift ist zu vermuten, daß sie Lavaters Billigung gefunden hätte, wäre sie ihm noch bekannt geworden. Lavater hielt zeitlebens Kant für einen der größten Männer der Epoche, obwohl er ihn nur ungenau kannte und wahrscheinlich mißverstand. Aber er freute sich über alle, welche Selbständigkeit gegenüber Kant markierten, so Hamann, Herder und F.H. Jacobi, besonders natürlich wegen ihrer Vorbehalte gegen Kants radikalen Erkenntniskritizismus.

Auch aus anderem Grund hätte Lavater wohl aus Schillers Abhandlung Trost ziehen können: Seine Wissenschaft, die Physiognomik, wird darin jetzt mit auffallender Schonung behandelt. Schiller interessieren aber, wie schon in seiner dritten medizinischen Dissertation, nur jene Züge, die der Mensch nicht der Natur (wir würden heute sagen: seiner Konstitution oder Erbmasse) verdankt. Er fragt ausschließlich nach jenen Elementen, die als Spuren eines stillen oder energischen Wirkens der Seele zu betrachten sind. Schiller schreibt:

> „Die Bildung eines Menschen ist also nur in so weit *seine* Bildung, als sie mimisch ist; aber auch *so weit sie mimisch* ist, ist sie sein. Denn, wenn gleich der größere Theil dieser mimischen Züge, ja wenn gleich alle bloßer Ausdruck der Sinnlichkeit wären, und ihm also schon als bloßem Thiere zukommen könnten, so war er bestimmt und fähig, die Sinnlichkeit durch seine Freyheit einzuschränken. Die Gegenwart solcher Züge beweist also den Nichtgebrauch jener Fähigkeit, und die Nichterfüllung jener Bestimmung; ist also ebenso gewiß moralisch sprechend, als die Unterlassung einer Handlung, welche die Pflicht gebietet, eine Handlung ist.
>
> Von den sprechenden Zügen, die immer ein Ausdruck der Seele sind, muß man die stummen Züge unterscheiden, die bloß die plastische Natur, in sofern sie von jedem Einfluß der Seele unabhängig wirkt, in die menschliche Bildung zeichnet. Ich nenne diese Züge *stumm*, weil sie als unverständliche Chiffern der Natur von dem Charakter schweigen. Sie zeigen bloß die Eigenthümlichkeit der Natur im

---

von meiner Schrift und nennt sie das Werk einer Meisterhand." Vgl. *Schillers Briefe, Kritische Gesamtausgabe*, hrsg. von Fritz Jonas, 3. Bd., Stuttgart – Leipzig – Berlin – Wien 1893, S. 438. – In seiner weit ins 19. Jahrhundert ausgreifenden Untersuchung ‚Sign and Sein' hat R. Gray das die Philosophie von Kant bis Hegel erfassende Interesse an Physiognomik mit der Selbstbestimmung und Abgrenzung bürgerlicher Subjektivität begründet, ein Ansatz von hohem Anspruch, dem hier nicht nachgegangen werden kann. Vgl. Richard Gray, ‚Sign and Sein. The „Physiognomikstreit" and the Dispute over the Semiotic Constitution of Bourgeois Individuality', in: *Deutsche Vierteljahreschrift* 66 (1992), S. 300-332.

Vortrag der Gattung, und reichen oft für sich allein schon hin, das *Individuum* zu unterscheiden, aber von der *Person* können sie nie etwas offenbaren. Für den Physiognomen sind diese stummen Züge keineswegs bedeutungsleer, weil der Physiognome nicht bloß wissen will, was der Mensch selbst aus sich gemacht, sondern auch, was die Natur für und gegen ihn gethan hat.

Es ist nicht so leicht, die Grenzen anzugeben, wo die stummen Züge aufhören, und die sprechenden beginnen. Die gleichförmig wirkende Bildungskraft und der gesetzlose Affekt streiten unaufhörlich um ihr Gebiet; und was die *Natur* mit unermüdeter stiller Thätigkeit erbaute, wird oft wieder umgerissen von der *Freyheit*, die gleich einem anschwellenden Strome über ihre Ufer tritt. Ein reger Geist verschaft sich auf *alle* körperlichen Bewegungen Einfluß, und kommt zuletzt mittelbar dahin, auch selbst die festen Formen der Natur, die dem Willen unerreichbar sind, durch die Macht des sympathetischen Spiels zu verändern. An einem solchen Menschen wird endlich alles Charakterzug, wie wir an manchen Köpfen finden, die ein langes Leben, außerordentliche Schicksale und ein thätiger Geist völlig *durchgearbeitet* haben. Der plastischen Natur gehört an solchen Formen nur das *Generische*, die ganze *Individualität* der Ausführung aber der Person an; daher sagt man sehr richtig, daß an einer solchen Gestalt alles Seele sey." (NA 20, 273f.)

Die zitierten Abschnitte zeigen deutlich die Verwandtschaft und den Unterschied in Lavaters und Schillers Denken und Verfahren. Einigkeit besteht über die fundamentale Prämisse, den noch unerklärten, aber unleugbaren Zusammenhang, das „Commercium" von Leib und Seele: Das unsichtbare Innere offenbart sich durch das Äußere, den Körper.[30] Auch Schillers Interpretation des griechischen Ideals, wie es eine frühere Passage darstellt, hätte wohl Lavaters Zustimmung gefunden:

„Nie darf sich ihm [dem Griechen] die Sinnlichkeit ohne Seele zeigen, und seinem *humanen* Gefühle ist es gleich unmöglich, die rohe Thierheit und die Intelligenz zu vereinzeln." (NA 20, 254)

Beide bezogen ihr Griechenbild von Winckelmann. Aber nun beginnt die Differenz. Lavater ist der Gefangene seiner Totalitätsforderung und seiner Systematik, die in ein höchst problematisches Nebeneinander von Evidentem und ganz Uneinsichtigem führen. Er postuliert den ganzen Leib als Sprache, in allen Manifestationen. Und wo Erfahrung und Beobachtung noch keine schlüssigen Resultate liefern, induziert er das zeitliche Moment seiner eschatologischen Hoffnung, eines Tages würde allen Menschen jeder Zug und jede Regung jedes Mitmenschen unmittelbar verständlich werden, die leibliche Verhüllung werde schwinden und das irrtum- und betrugsanfällige Medium der Wörtersprache nicht mehr nötig sein.[31]

---

30 Vgl. dazu Karl Pestalozzi, ‚Physiognomische Methodik', in: A. Finck/G. Gréciano (Hrsg.), *Germanistik aus interkultureller Perspektive*, en hommage à Gonthier-Louis Fink. Collection Recherches Germaniques no. 1, Strasbourg 1988, S. 137-158.

31 Dies als christliche Gegenutopie zu den „politischen" Verhaltens- und Benimm-Lehren seit Gracian und Macchiavelli, die wiederum weltliche Gegenbücher über

Im Licht einer solchen Erlösungserwartung kann Lavater das Ungenügende jetziger Einsichten und Resultate frei gestehen und gleichzeitig phantastische – und bestreitbarste – Spekulationen äußern, im festen Glauben, Gottes Plan mit dem Menschen – seinem Ebenbild – werde auch alles bloß Vorläufige der Physiognomik wie Nebel auflösen und ihre Wahrheiten evident und wirksam werden lassen.

Ein Gefangener seiner Systematik und eines falschen Begriffs von Empirie aber ist Lavater dadurch, daß er – eigentlich wider besseres Wissen – die Methode ganzheitlichen Wahrnehmens verläßt und über die Beschreibung der Teile, der unendlich verschiedenen Details an Körpern, Gesichtern und Gebärden, zu gültigen Aussagen über die Korrespondenz von Intellekt, Gemüt und Willenskräften einerseits und physischen Merkmalen andererseits gelangen möchte. Das Zergliedern und Zusammensetzen, das er offenbar der Wissenschaftlichkeit des aufgeklärten Jahrhunderts schuldig zu sein meint, führt zum absurden Verzicht auf synthetische Schlüsse, aus denen doch alle durch nachherige Erfahrung bestätigte Vor-Urteile in diesem Bereich bestehen.

Und Lavater betrügt sich gläubig und hoffend ständig selbst, so insbesondere, wenn er Bildnisse seines Bekanntenkreises oder der Welthistorie interpretiert und damit jede intersubjektive Prüfung seiner Technik durch die Umkehrung der Reihenfolge Frage – Antwort unmöglich und überflüssig macht: Er weiß, wen er in diesen Bildnissen vor sich hat und was er in ihnen finden will. Das war natürlich nicht mehr Wissenschaft, sondern nur noch ein Gesellschaftsspiel. Und auch als Lehrgang dienten solche Spiele kaum.

Schiller war Arzt. Physiognomik begegnete ihm als Hilfsmittel der Diagnostik und als Brücke zwischen Somatologie und Psychologie. Klare Begriffe, folgerichtige Schlüsse und strikte Beschränkung sind ihm selbstverständliche Vorbedingung. Von Kant hat er das Unterscheiden, die „Kritik", und das logische Beziehen und Schließen gelernt. Damit beginnt der hier zuletzt zitierte Abschnitt. Wissenschaft in diesem Sinn verlangt Verzichte, wie sie Lavater aus Totalitätsdrang nicht zu leisten fähig war. Schiller trennt gleich einmal die „stummen Züge" als nicht in verständlicher Weise von Innerem sprechende physische Eigenschaften ab. Als zweites unterscheidet er Individuum und Person, um nun die getrennten Anteile klar zu bezeichnen. Individuell ist alles, was den Menschen als ganzen kenntlich macht; persönlich

---

Methoden der Wahrheitsfindung und Entlarvung von Betrügern hervorriefen. – Vgl. dazu den erhellenden Aufsatz von Alexander Kosenina, ‚Wie die „Kunst von der Natur überrumpelt" werden kann', in: Jürgen Barkhoff und Eda Sagawa (Hrsg.), *Anthropologie und Literatur um 1800*, München 1992, S. 53-71.

hingegen nur das, was wir als Ausdruck seelischer Anlagen und Errungenschaften bezeichnen würden.[32]

Der zweite der beiden Begriffe – die Errungenschaft – ist wichtig für Schillers willenzentriertes Menschenbild. Und nur dieses Menschenbild erklärt, warum er den Affekt „gesetzlos" nennen kann: Die positiv gemeinte Gesetzlosigkeit ist Freiheit. Ein „reger Geist" hat sie oder kann sie sich verschaffen, und zwar bis zur Verdrängung, ja Vernichtung dessen, was die Physis, die blinde „Natur", als Material dem Auftritt der Affekte zur Verfügung stellt.

Dieser willenzentrierte Radikalismus ist wohl die Hauptschwäche von Schillers damaliger Anthropologie. Eine zweite ist ein Rest forschungsbedingter Rückständigkeit, die dem Autor nicht persönlich angelastet werden darf. Elektrizitätslehre und Chemie entwickelten sich erst im späten 18. und frühen 19. Jahrhundert zu Hilfswissenschaften auch der Physiologie und insbesondere der Neurologie. Die Funktionsweisen des neurovegetativen Systems und der Impuls- und Reflextransmission waren zu Schillers Zeit ein noch umstrittenes Rätsel. So weicht er aus verständlicher Verlegenheit metaphorisierend aus und spricht von „sympathetischem Spiel", aber ohne sich dabei systemfremd wieder den magischen Sympathie-Lehren der Antike und des Mittelalters anzuschließen. Doch nähert sich hier der Arzt dem Ästhetiker Schiller, der das Schöne, über Kant hinausgehend, als „Freiheit in der Erscheinung" und somit objektiv in der Menschengestalt zu bestimmen versucht.[33] Wie aber geht das zu? Die Person in uns hat oder erwirbt sich Freiheit zu Äußerungen ihrer selbst, und diese Äußerungen üben eine solche „Macht" aus, daß auch das zweite, gleichsam stumm neben dem ersten liegende Instrument (der Leib) im gleichen Ton (der Seele) mitzuklingen beginnt.

Gleichwohl: Dieses Mitspielen ist kein Duett von ebenbürtigen und gleichberechtigten Partnern! Wie eingangs angedeutet, gleicht sich der eine (der Leib) dem anderen (der Seele, dem Willen, dem „regen Geist") nach Schillers Vorstellung immer mehr und schließlich restlos an. Dann – im einzig menschenwürdigen Endzustand – gehört „die ganze *Individualität* der Ausführung", das heißt, das Einmalige und Unverwechselbare der Gestalt entspricht nun völlig „der Person"; die

[32] Vgl. Gabriele Brandstetter, ‚Die Bilderschrift der Empfindungen. Jean-Georges Noverres *Lettres sur la Danse, et sur les Ballets* und Friedrich Schillers Abhandlung *Über Anmut und Würde*', in: Aurnhammer/Manger/Strack (Hrsg.), *Schiller und die höfische Welt,* Tübingen 1990, S. 77-93.

[33] Vgl. Karl Menges, ‚Schönheit als Freiheit in der Erscheinung. Zur semiotischen Transformation des Autonomiegedankens in den ästhetischen Schriften Schillers', in: Wolfgang Wittkowski (Hrsg.), *Friedrich Schiller. Kunst, Humanität und Politik in der späten Aufklärung.* Ein Symposium, Tübingen 1982, S. 181-201.

Seele hat sich quasi selbst von ihrem Körper erlöst, indem sie ihn sich total unterwarf, zum Ausdruck machte.[34]

Hier wird noch einmal Verwandtes und Trennendes zwischen Lavater und Schiller offenbar: Einen Drang zu überwinden, zu expandieren und zu transzendieren hatten beide in sehr starkem Maß. Lavater erwartete Hilfe aus göttlicher Verheißung, eine restitutio ad integrum et novum sive pulchrum, wie er sie in Christus vorgezeichnet sah. Schiller versprach sich den Erfolg der totalen „Vergeistigung" und Befreiung vom menschlichen Wollen aus Vernunft und Einsicht. Idealisten waren beide durch ihren Glauben an die Priorität des Inneren und Unsichtbaren, auch wenn es nur Lavater gegeben schien, Schillers Größe und Leistung als „Darsteller der Moralität und Immoralität" anzuerkennen.

---

[34] Daß das noch nicht Schillers Endposition, sondern nur der Anfang seiner Entwicklung als Ästhetiker war, zeigt überzeugend Helmut Pfotenhauer in dem Beitrag: ‚Anthropologie, Transzendentalphilosophie, Klassizismus. Begründungen des Ästhetischen bei Schiller, Herder und Kant', in: Barkhoff/Sagawa, a.a.O., S. 72-97.

Marianne Schuller, Hamburg

Körper. Fieber. Räuber

Medizinischer Diskurs und literarische Figur beim jungen Schiller

Zunächst war Schiller Arzt. Dann wurde er Dichter. Die Zeit des Umbruchs fällt mit der Veröffentlichung der „*Räuber*" zusammen. Auf das Verhältnis zwischen Medizin und Literatur spielt Schiller in seiner 1782 anonym erschienenen Selbstkritik des Jugenddramas an. In der Schlußwendung heißt es: Der Autor „soll ein Arzt bei einem Wirtembergischen *Grenadier*-Bataillon sein [...]. So gewiß ich sein Werk verstehe, so muß er *starke Dosen* in *Emeticis* ebenso lieben als in *Aestheticis*, und ich möchte ihm lieber zehen Pferde als meine Frau zur Kur geben."[1] Danach gehen die „*Räuber*" aus einer Doppel- oder auch gespaltenen Liebe hervor: aus der Liebe zu Brechmitteln, welche eher den Körper und aus der Liebe zu ästhetischen Dingen, welche eher den Geist angehen. Die ‚kollossalische' Drastik der Formulierung aber transportiert nicht nur gehörige Selbstironie, vielmehr signalisiert sie auch ein Problem: nämlich das der Darstellung des Verhältnisses von ‚Körper' und ‚Geist'. Nicht zuletzt diesem Problem ist der Wechsel von Medizin zu Literatur geschuldet.

Die Frage nach dem Zusammenhang von ‚Soma' und ‚Psyche' hat Schillers Studium der Medizin an der Hohen Karlsschule von Grund auf bewegt. In seiner Dissertation mit dem Titel „*Versuch über den Zusammenhang der thierischen Natur des Menschen mit seiner geistigen*" (1780) feiert Schiller den Menschen als dasjenige Wesen, welches die Einheit beider ‚heterogener Prinzipien' repräsentiert. Es heißt dort: „Man kann in diesen verschiedenen Rüksichten Seele und Körper nicht gar unrecht zweien gleichgestimmten Saiteninstrumenten vergleichen, die nebeneinander gestellt sind. [...] So wekt, vergleichungsweise zu reden, die fröhliche Saite des Körpers die fröhliche in der Seele, so der

1 Friedrich Schiller, ‚Die Räuber. Ein Schauspiel, von Friedrich Schiller 1782', in: *Schillers Werke*, Nationalausgabe, im Auftrag des Goethe- und Schiller – Archivs, des Schillernationalmuseums und der Deutschen Akademie, hrsg. von Julius Petersen u.a., Weimar 1943ff.; Bd. 22, hrsg. von Herbert Meyer, Weimar 1958, S. 31 (im folgenden abgekürzt NA).

traurige Ton des ersten den traurigen Ton in der zweiten. Dies ist die wunderbare und merkwürdige Sympathie, die den heterogenen Principien des Menschen gleichsam zu *Einem* Wesen macht, der Mensch ist nicht Seele und Körper, der Mensch ist die innigste Vermischung dieser beiden Substanzen."[2]

Damit aber schreibt sich Schiller auf dem Felde der Medizin in ein Projekt ein, das unter dem Namen ‚Anthroplogie' von den sogenannten ‚philosophischen Ärzten' ausgearbeitet worden ist.[3] Eine exemplarische Definition dieses anthropologischen Projekts liefert Ernst Platner in der Vorrede zu seiner *Anthropologie für Aertzte und Weltweise* von 1772. Dort heißt es: „Endlich kann man Körper und Seele in ihren gegenseitigen Verhältnissen, Einschränkungen und Beziehungen zusammen betrachten, und das ist es, was ich Anthropologie nenne."[4] Mitte der achtziger Jahre nimmt Johann Carl Wezel diese Definition der Anthropologie auf, wenn er in der Vorrede zu seinem *Versuch über die Kentnniß des Menschen* von 1784/85 schreibt: „Unsere Einsichten haben viel dadurch erlangt, daß man den Menschen in zwey große Hälften zerschnitt, den körperlichen Theil dem Anatomiker und Physiologen überließ, und den geistigen dem Philosophen zu seinem Antheile gab: allein man schien zuletzt ganz zu vergessen, daß beides Theile Eines Ganzen sind und folglich in der genausten Verbindung mit einander stehen müssen [...] Dieses Band zwischen den beiden getrennten Theilen des Menschen wieder anzuknüpfen, war die Absicht einer Wissenschaft, die man Anthropologie nennte [...]."[5]

Die Programmatik dieses Projekts von Anthropologie, das den Ärzten eine bedeutsame Position zuerkannte, zeichnet sich ab: es geht um die Durchsetzung einer emphatisch propagierten Idee von der ‚Einheit des Menschen' als Einheit von ‚Psyche und Soma'. Diese Ausgestaltung eines psycho-physiologischen Zusammenhangs aber entspringt einer kritisch-polemischen Haltung: sie setzt sich ab vom Materialismus nach Descartes einerseits und vom Animismus andrerseits, wie er etwa durch den Hallenser Arzt Georg Ernst Stahl vertreten worden ist.

---

2 Schiller, ‚Versuch über den Zusammenhang der thierischen Natur des Menschen mit seiner geistigen', in: Schiller, NA, Bd. 20, Unter Mitwirkung von Helmut Koopmann herausgegeben von Benno von Wiese, Weimar 1962, S. 64.

3 Vgl. hierzu vor allem Hans-Jürgen Schings, *Melancholie und Aufklärung. Melancholiker und ihre Kritiker in Erfahrungsseelenkunde und Literatur des 18.Jahrhunderts*, Stuttgart 1977, bes. S. 11-40; ebenfalls die sich auf Schings berufende Arbeit von Wolfgang Riedel, *Die Anthropologie des jungen Schiller. Zur Ideengeschichte der medizinischen Schriften und der ‚Philosophischen Briefe'*, Würzburg 1985, bes. S.11-16.

4 Ernst Platner, *Anthropologie für Aerzte und Weltweise*, Leipzig 1772, S. XVI.

5 Johann Karl Wezel, *Versuch über die Kenntniß des Menschen*, 2 Tle., Leipzig 1784-85, (Faks. Nachdruck Frankfurt/Main 1971); zit. nach Riedel, a.a.O. S. 15.

Während Descartes und nach ihm La Mettrie die Maschine zum Modell der Organisation des Menschen und seiner Erkenntnis einführen[6], kulminiert der Animismus in dem Leitsatz Stahls: „Die Seele baut sich den Körper, ernährt ihn und handelt in allem in und mit ihm auf ein bestimmtes Ziel hin, wenn sie zuweilen auch von diesem Ziel abirrt.“[7]

Ganz im Sinne der Anthropologie der philosophischen Ärzte wendet sich Schiller sowohl gegen das, was „Stahlsche Träumereien sind“[8], wie er auch gegen den Materialismus im Stile Descartes' zu Felde zieht. Im Rückgriff auf moralphilosophische Vorstellungen heißt es emphatisch: „Oder mus der Geist selbst Materie sein. [...] Unsterblichkeit wäre ein Wahn. Der Geist müste vergehen. Diese Meinung mit Gewalt ersonnen, die Erhabenheit des Geistes zu Boden zu drüken, und die Furcht einer kommenden Ewigkeit einzuschläfern, kann nur Thoren und Bösewichter bethören; der Weise verhöhnet sie.“[9] Doch wie ist dieser Emphase argumentativ und in Rücksicht auf die Medizin Rechnung zu tragen? Um diese Frage dreht sich die erste (abgelehnte) medizinische Dissertation Schillers von 1779 mit dem Titel „*Philosophie der Physiologie*“.[10] In dieser Schrift macht Schiller Anleihen bei dem philosophischen Ordnungsmodell der ‚chain of being‘, das physico-theologisch begründbar war.[11] Die *Physico-Theology*, so der Titel eines 1713 erschienen Buches

---

6 Vgl. René Descartes, *Über den Menschen (1632) sowie Beschreibung des menschlichen Körpers (1648). Nach der ersten französischen Ausgabe von 1664 übersetzt und mit einer historischen Einleitung und Anmerkungen versehen von Karl E.Rothschuh*, Heidelberg o.J. (1969) – vgl. auch Arno Baruzzi, *Mensch und Maschine. Das Denken sub specie machinae*, München 1973.

7 Georg Ernst Stahl, ‚ Über den mannigfaltigen Einfluß von Gemütsbewegungen auf den menschlichen Körper‘ (Halle 1695), in: *Sudhoffs Klassiker der Medizin*, Bd. 36. Eingeleitet, ins Deutsche übertragen und erläutert von Bernhard Josef Gottlieb, Leipzig 1961, S. 37.

8 Friedrich Schiller, ‚ Über den Unterschied zwischen den entzündlichen und den fauligen Fiebern‘, in: *Medizinische Schriften*, Eine Buchausgabe der Deutschen Hoffmann-La Roche AG aus Anlaß des 200. Geburtstages des Dichters 10. November 1959, S. 68: „Wenn man alles hinter sich gelassen hat, was STAHLsche Träumereien sind, von dem wirksamen Bestreben des denkenden Geistes die Krankheiten zu überwinden [...].“ (Übersetzung aus dem Lateinischen: A.Engelhardt).

9 Friedrich Schiller, ‚Philosophie der Physiologie, in: NA, Bd. 20, S. 12.

10 Diese, von den unterrichtenden Ärzten abgelehnte Dissertation war in lateinischer Sprache geschrieben. Der Titel: *Philosophia Physiologiae*. Sie ist nur fragmentarisch und nur in deutscher Fassung erhalten.

11 Vgl. hierzu Bernhard Fabian, ‚Newtonische Anthropologie: Alexander Popes ‚Essay on man‘, in: *Deutschlands kulturelle Entfaltung. Die Neubestimmung des Menschen*, hrsg. von Bernhard Fabian et al., München 1980 (= Studien zum achtzehnten Jahrhundert, Bd. 2/3), S. 117-133; weiterhin: Klaus Bartels, ‚Der digitale Guckkasten‘ (Typoskript; erscheint Herbst 1993 bei *Diogene*, Paris); weiterhin: Schings, ‚Philosophie der Liebe und Tragödie des Universalhasses. *Die Räuber* im

von Thomas Durham, ging davon aus, daß „hinter der scheinbaren Unordnung der Natur und der Welt Naturgesetze und Vernunftmechanismen"[12] walten. Dieses eher statische Ordnungsmodell wird bei Schiller im Zuge einer Liebesphilosophie gleichsam dynamisiert. So heißt es in dem frühen Dialog *„Der Jüngling und der Greis"*: „Unaufhörliches Streben ist das Element der Seele. Beim Worte Genügsamkeit zersplittern die Stufen in der unendlichen Leiter der Wesen [...] Ich weine nur ein Mensch zu sein, ich jauchze ein Gott sein zu können."[13] In diesen literarischen Sätzen aber ist auch die Sprache des ersten Versuchs einer medizinischen Dissertation zu vernehmen. Deren Auftakt lautet: „Soviel wird, denke ich, einmal fest genug erwiesen seyn, daß das Universum das Werk eines unendlichen Verstandes sei und entworffen nach einem treflichen Plane [...] der Mensch ist da, daß er nachringe der Größe seines Schöpfers, mit eben dem Blik umfaße die Welt, wie der Schöpfer sie umfaßt – Gottgleichheit ist die Bestimmung des Menschen."[14]

Die Kraft, welche die beiden ‚heterogenen Prinzipien', die Materie und den Geist zu einer Einheit binden soll, ist die Liebe. „Liebe also, der schönste, edelste Trieb in der Menschlichen Seele, die grose Kette der empfindenden Natur, ist nichts anders, als die Verwechslung meiner Selbst mit dem Weesen des Nebenmenschen."[15] Liebe als diese imaginär-narzißtische Spiegelung aber tendiert zum Wahn. Entweder wähnt sich der Geist Materie zu sein oder aber die Materie träumt sich als das, was sie nicht ist: Geist. Nur auf wunderbare Weise, nämlich über eine imaginäre Verkennungsfunktion, würde die Materie auf den Geist wirken. „Wunder verraten einen Mangel im Plan der Welt."[16] Deswegen sieht sich Schiller veranlaßt, das duale Liebesmodell in ein triadisches zu transformieren: „Oder endlich mus eine Kraft vorhanden sein, die zwischen den Geist und die Materie trit und beede verbindet. [...] Ich nenne sie *Mittelkraft.*"[17] Für diese ‚Mittelkraft' findet Schiller das Wort „Nerven-geist".[18] Anspielend an Hallers Kategorie der

---

Kontext von Schillers Jugendphilosophie, Tl. I, in: *Jahrbuch des Wiener Goethe-Vereins* 84/85, 1980/81, S. 71-95; ders. ‚Schillers Räuber: Ein Experiment des Universalhasses', in: *Friedrich Schiller. Kunst, Humanität und Politik in der späten Aufklärung*. Ein Symposium, hrsg. von Wolfgang Wittkowsky, Tübingen 1982, S. 1-21.

12 Bartels, ‚Der digitale Guckkasten', a.a.O., S. 15.

13 Schiller, NA; Bd.22, S. 80.

14 Schiller, NA, Bd. 20, S. 10.

15 Ebd., S.11.

16 Ebd., S.13.

17 Ebd., S.13.

18 Ebd., S.16.

‚Reizbarkeit'[19], verbindet die Wortschöpfung ihrerseits ein materielles und ein geistiges Moment. Schiller schreibt: „Ich selbst bin durch tausend Zweifel einmal zu der festen Überzeugung gekommen, daß die Mittelkraft in einem unendlich feinen, einfachen, beweglichen Weesen wohne, das im Nerven, seinem Kanal strömt, und welches ich nicht elementarisches Feuer, nicht Licht oder Aether, nicht elektrische oder magnetische Materie, sondern den Nervengeist heiße. Und also heiße in Zukunft die Mittelkraft."[20]

Mit der Einführung der ‚Mittelkraft' artikuliert Schiller eine Kritik an den Einheits- und Ganzheitspostulaten von ‚Geist' und ‚Materie', wie sie der medizinisch-anthroplogische Diskurs der ‚philosophischen Ärzte' als verbindlich gesetzt hat. Genau diese Stelle aber ist es, die den Grund zur Ablehnung der ersten Dissertation abgibt. In der Sprache der Gutachter heißt das: Schiller mißachte die ärztlichen Autoritäten. Exemplarisch dafür ist das Gutachten des Chirurgienmajors und herzoglichen Leibarztes Christian Konrad Klein, der den Unterricht in Anatomie, Chirurgie und Geburtshilfe erteilt hat: „Und so bekriegt er alles, was nicht vor seine neue Theorien passend ist."[21] Aber nicht nur das. Wie das Gutachten bescheinigt, ist dem Chirurgienmajor Klein die Arbeit Schillers auch unheimlich. Das Gutachten beginnt mit folgenden Worten: „Zweimal habe ich diese weitläuftige und ermüdende Abhandlung gelesen, den Sinn deß Verfassers aber nicht erraten können. Sein etwas zu stolzer Geist, dem das Vorurteil für neue Theorien und der gefärliche Hang zum besser wissen allzuviel anklebet, wandelt in so dunkel gelehrten Wildnissen, wo hinein ich ihm zu folgen mir nimmermehr getraue."[22] Mit der Ablehnung dieser Dissertation unterbleibt

---

[19] Vgl. Albrecht von Haller, ‚Von den empfindlichen und reizbaren Teilen des menschlichen Körpers', in: *Klassiker der Medizin*, Bd. 27, hrsg. von Karl Sudhoff, Leipzig 1922.

[20] Schiller, NA, Bd. 20, S.16.

[21] Chirurgien-Major Klein. ‚Dessen Urtel die Probe-Schrifft des Eleve SCHILLERS betreffend', in: *Friedrich Schiller, Medizinische Schriften*. Eine Buchgabe der deutschen Hoffmann-La Roche AG aus Anlaß des 200. Geburtstag des Dichters 10. November 1959, Miesbach/ OBB., S. 60.

[22] Ebd., S.60. – Johann Friedrich Consbruch, der wichtigste medizinische Lehrer Schillers, der die Fächer Physiologie, Pathologie, Semiotik und Therapie vertrat, lehnte die Arbeit mit ähnlichen Argumenten ab. In seinem kurzen Gutachten heißt es aber zum Schluß: „Uebrigens enthält diese Streit-Schrifft sehr viel guthes, und macht den philosophischen und physiologischen kenntnissen des verfassers Ehre; nur dünkt mich, es spiele an manchen Orten der Wiz zu viel, und überhaupt hätte ich mir in einer Schrifft, wo es auf deutliche und bestimmte Ausdrücke ankommt, eine weniger blühende Schreib-Art gewünscht."(ebd., S. 61) – Und Christian Gottlieb Reuß, der Naturgeschichte, Chemie und Pharmazie unterrichtete, spricht davon, daß den Sinn „aber öfterß schwerlich jemand errathen wird. Der Styl ist durchaus frey und schwülstig, die gedanken reich und auf-

auch eine weitere theoretische Ausarbeitung der ‚Mittelkraft' im Felde des medizinisch-anthropologischen Diskurses. Es fragt sich aber, ob sie nicht verschoben, auf einem anderen Feld, nämlich im Modus eines ästhetisch-literarischen Konzepts wiederkehrt. In andern Worten: auf dem Felde der Medizin, auch in ihrer anthropologischen Ausrichtung, bleibt für Schiller das Verhältnis zwischen ‚Materie' und ‚Geist' oder ‚Körper' und ‚Seele' problematisch. Die Lösung oder ‚Heilung' verlangt nach einem Terrainwechsel: nach dem Übergang zur Literatur.

Ein Indiz dafür, daß sich Schiller diese Aufgabe stellt, ist die literarische Bearbeitung medizinischer ‚Fälle'. So stellen die *Philosophischen Briefe* den literarischen Nachklang der *Berichte über die Krankheit des Eleven Grammont* dar, die Schiller auf Weisung seiner philosophischen und medizinischen Lehrer während seines Studiums an der Karlsschule aufgezeichnet hatte.[23] Die Krankheit des Eleven Grammont war die Schwermut. An der Schwermut, der melancholischen Aushöhlung von Wissens- und Sinnversprechen, leidet auch die literarische Figur des Julius. Er wendet sich an seinen Lehrer Raphael, der ihn in die einst glückseligen Gefilde des liebenden Wissens oder der Philosophie eingeführt hatte. Der Impuls, aus dem die *Philosophischen Briefe* leben, ist die Übertragung diagnostischer und therapeutischer Funktionen auf die Literatur. So heißt es in der „Vorerinnerung": „Skeptizismus und Freidenkerei sind die Fieberparoxysmen des menschlichen Geistes und müssen durch eben die unnatürliche Erschütterung, die sie in gut organisierten Seelen verursachen, zuletzt die Gesundheit befestigen helfen. Je blendender, je verführender der Irrtum, desto mehr Triumph für die Wahrheit [...] die Kenntnis der Krankheit mußte der Heilung vorangehen."[24]

Der Briefroman der *Philosophischen Briefe* folgt also dem Modell einer Krankengeschichte. Entsprechend gruppiert er sich um den medizinisch überdeterminierten Begriff der ‚Krisis'. Raphael, eine sokratische Figuration von Schillers Lehrer der Psychologie und Philosophie Jakob Friedrich Abel[25], erläutert den Begriff der ‚Krisis' wenn er an den Eleven Julius schreibt: „Du hast eine Krankheit zu überstehen [...] Daß ich aus Deinem süßen Traume Dich geweckt habe, reut mich noch nicht, wenngleich Dein jetziger Zustand peinlich ist. Ich habe nichts

---

brausend, jedoch auch manche Stellen noch laconisch." (Ebd., S. 61); vgl. hierzu Richard Weltrich, *Schiller, Geschichte seines Lebens und Charakteristik seiner Werke,* Bd.1, Stuttgart 1899, bes. S. 254ff.

23 Vgl. Riedel, ‚Anthropologie', a.a.O., S. 209.

24 Schiller, ‚Philosophische Briefe', in: Friedrich Schiller, *Sämtliche Werke,* hrsg. von Gerhard Fricke und Herbert G.Göpfert, Bd. 5, München 1967, S. 337.

25 Vgl. u.a. Riedel, ‚Anthropologie', a.a.O., S. 18-20 und öfter.

getan, als eine Krisis beschleunigt [...] Wehe dem, der im Sturme der Leidenschaft noch mit den Spitzfindigkeiten einer klügelnden Vernunft zu kämpfen hat. [...] Dich vor solchem Schicksale zu bewahren, blieb mir nichts übrig, als diese unvermeidliche Seuche durch *Einimpfung* unschädlich zu machen."[26] Die Überwindung der Krisis wird zur Aufgabe der philosophisch ausgerichteten Literatur: Sie ist es, welche die Heilung herbeiführen kann. Deswegen erteilt der sokratische Raphael die Aufforderung an den Schüler-Jüngling, die Genese seiner Krankheit zu schreiben. Das Ergebnis ist die *„Theosophie des Julius."*[27] Der philosophische Briefroman aber ist Fragment geblieben. Das heißt in diesem Falle: die ‚Seuche' konnte noch nicht ‚unschädlich' gemacht werden.

In die Problematik von medizinisch-anthropologischem Diskurs und literarischer Rede greift offensichtlich auch das frühe Drama *Die Räuber* ein.[28] So zitiert Schiller in seiner Dissertation von 1780 aus dem Schauspiel-Text[29], wie umgekehrt in den *Räubern* explizit auf medizinisch-anthropologisches Wissen Bezug genommen wird. Franz Moor imaginiert sich als ‚umgekehrter Arzt', der den Körper über psychische Dynamiken zerstören möchte: „Ich möcht es machen wie der gescheide Arzt, (Nur umgekehrt) [...] Philosophen und Mediziner lehren mich, wie treffend die Stimmungen des Geists mit den Bewegungen der Maschine zusammen lauten. [...] Wer es verstünde, [...] den Körper vom Geist aus zu verderben – ha! ein Originalwerk!"[30] Damit taucht das medizinisch-anthropologische Problem des Zusammenhangs von ‚Geist' und ‚Körper' wieder auf. Doch welche Versionen erfährt es in der literarisch-dramatischen Entfaltung?

In ihrer „kolossalischen Größe"[31] sind Schillers *Räuber* monströs. Sie betreiben eine Art ‚Leichenöffnung des Lasters'[32]. Die Überschreitungen ins Extreme auf der philosophisch-konzeptionellen Ebene aber sind in gewisser Weise abgestützt. Denn Schiller kann sich dabei auf moralphilosophische Autoritäten wie Abel[33] einerseits, Ferguson und Garve andrerseits berufen. In seiner von Garve ins Deutsche über-

---

26 Schiller, ‚Philosophische Briefe', a.a.O., S. 342/43.

27 Ebd., S. 344ff.

28 Zur komplizierten Entstehungsgeschichte der *Räuber* vgl. Helmut Koopmann, *Friedrich Schiller I: 1759-1794*, Stuttgart 1966, bes. S. 4-19.

29 Vgl. Schiller, NA, Bd. 20, S. 60.

30 Vgl. Schiller, NA, Bd. 3, hrsg. von Herbert Stubenrauch, Weimar 1953, S. 38/39.

31 Schiller, NA, Bd. 3, S. 5.

32 Vgl. Schiller, *Sämtliche Werke*, Bd. 5, a.a.O., S. 15.

33 Vgl. Jakob Friedrich Abel, *Rede über das Genie. Werden grosse Geister geboren oder erzogen und welches sind die Merkmale derselben?*, hrsg. von Walter Müller-Seidel, Marbach 1955.

setzten *Moralphilosophie* hatte Ferguson die Forderung erhoben, dem Newtonschen Körpergesetz der Gravitation die ‚Gesetze der Geisterwelt' und die gesetzmäßigen „Operationen der Seele" an die Seite zu stellen. „Es ist eine alte Anmerkung", so Ferguson, „daß die Geisterwelt, eben so wohl als die Körperwelt, ihre Gesetze habe, aber daß die Gesetze der Geisterwelt nicht eben so gut beobachtet werden können. [...] Die Schwere ist nur deswegen ein Gesetz, weil wirklich alle Körper schwer sind. Aber auch die Geisterwelt hat Gesetze [...]; denn es giebt unter den Veränderungen und Operationen der Seele, gewisse beständige und unveränderliche Facta."[34] Die Gesetze der Seele aber lassen sich besonders erfolgreich an extremen Erscheinungs- und Verhaltensweisen ablesen. Die Wendung ins Außergewöhnliche ist als methodische Forderung legitimiert.

Dieser Forderung kommt Schiller nach. Dabei stellt er eine enge Beziehung zwischen medizinischer und literarischer Rede her. So findet sich in seiner angenommenen Dissertation von 1780 eine Formulierung, die auch in den Vorreden zu den *Räubern* wiederkehrt. In der Dissertation heißt es: „Die verhohlensten Winkel der Natur werden durchsucht, die Scheidekunst zertrümmert die Produkte in ihre lezte Elemente, und schaft sich eigene Welten, [...], der mikroskopische Blik eines Swammerdamms ertappt die Natur bei ihren geheimsten Prozessen."[35] Unter dem mikroskopischen Blick der Medizin also wird die Natur bei ihren geheimsten Prozessen ertappt. Und wie sieht es im Bereich der Literatur aus? Darüber gibt die ‚Vorrede zur ersten Auflage' der *Räuber* Auskunft: „Man nehme dieses Schauspiel für nichts anders, als eine dramatische Geschichte, die die Vortheile der dramatischen Methode, die Seele gleichsam bei ihren geheimsten Operationen benutzt [...]."[36]

Die Parallelführung[37] springt in die Augen. Was aber besagt sie? Zunächst einmal: Schillers Konzept geht aufs Ganze. Denn es ertappt ‚Natur' und ‚Seele' gleichermaßen. Was aber besagt die Rede vom ‚Ertappen'? Dem ‚Ertappen' geht notwendigerweise ein Vergehen voraus, eine Unbotmäßigkeit oder gar Delinquenz. Wie also dem ‚Ertappen' eine Art Räuberei vorausgeht, so macht das Ertappen das Schädliche

---

[34] Adam Ferguson, *Grundsätze der Moralphilosophie*, übersetzt und mit Anmerkungen versehen von Christian Garve, Leipzig 1772, S. 71/72. – Vgl. zum Verhältnis von ‚Laster' und ‚moralischer Freiheit' die der Übersetzung hinzugefügten Anmerkungen Garves, bes. S. 377-383.

[35] Schiller, NA, Bd. 20, S. 55.

[36] Schiller, NA, Bd. 3, S. 5.

[37] In der sogenannten ‚Unterdrückten Vorrede' hatte Schiller von den „verstohlensten Operationen" gesprochen. Er ersetzt also das Wort ‚verstohlen' durch ‚geheim', was die Parallelisierung stützt. Vgl. Schiller, *Sämtliche Werke*, a.a.O., S. 481.

unschädlich. Der ‚Körper' und die ‚Seele': auch Delinquenten. Die Literatur: auch ein Modus, die Delinquenz zu begleichen. So heißt es in der ‚Vorrede zur ersten Auflage' der *Räuber*: „Das Laster wird hier mit samt seinem ganzen innern Räderwerk entfaltet. Es löst in Franzen all die verworrenen Schauer des Gewissens in ohnmächtige Abstraktionen auf, skelletiert die richtende Empfindung [...] Ich habe versucht [...], die vollständige Mechanik seines Lastersystems auseinander zu gliedern [...]."[38]

Die Beschreibung des Lasters, wie Schiller sie vornimmt, verwendet eine Reihe von Leitmetaphern jenes Konzeptes, welches den Körper als Maschine und die Maschine als Modell des Menschen entwirft. Beim ‚Laster' aber ist das „Triebwerk" der Maschine in Unordnung geraten. Die Unordnung, welche das Laster darstellt, wird in einer Sprache charakterisiert, die aus der Medizin stammt. So heißt es in der ‚Selbstkritik' der *Räuber*, „Daß der Zustand des moralischen Übels im Gemüt eines Menschen ein schlechterdings gewaltsamer Zustand sei, welchen zu erreichen zuvörderst das Gleichgewicht der ganzen geistigen Organisation (wenn ich so sagen darf) aufgehoben sein muß, so wie das ganze System der tierischen Haushaltung, Kochung und Scheidung, Puls und Nervenkraft durcheinander geworfen sein müssen, eh die Natur einem Fieber oder Konvulsionen Raum gibt."[39] Das ‚Laster' wird über einen weit ausgeführten Vergleich mit extremen Vorgängen des Körpers, genauer: es wird über extreme Vorgänge des kranken Körpers beschrieben. Dieser Bezug ist so stark ausgearbeitet, daß der Körper selbst als lasterhaft und schädlich erscheint.

Welche Krankheit aber ist es, die dem ‚moralischen Übel' seinen Ausdruck gibt? Es ist das Fieber, welches den Körper unter Bedingungen einer durcheinandergeworfenen tierischen Haushaltung heimsucht. Das ‚Fieber' aber hatte Schiller, wenn auch ohne Erfolg, zum Gegenstand seiner zweiten medizinischen Dissertation gemacht. Wie der Titel *De discrimine febrium inflammatorium et putridarum* sagt, behandelt diese Schrift von 1780 den „Unterschied zwischen den entzündlichen und den fauligen Fiebern."[40] Sie setzt mit folgenden Worten ein: „Den Ärzten [...] pflegen vor allem zwei Arten von heftigen Fiebern zu begegnen, deren eine sich ganz wesentlich von der andern unterscheidet. Das erste einfachere Übel stürzt sich härter und schrecklicher, wie mit gezücktem Schwert, auf kräftige Menschen, während sich das andere

---

[38] Schiller, NA, Bd. 3, S. 6.

[39] Schiller, NA, Bd. 22, S. 121.

[40] Schiller, ‚Über den Unterschied', a.a.O., S. 63-132. (Deutsche Übersetzung von A. Engelhardt) – Die Dissertation wurde mit dem kurzen, aber einhelligen Hinweis darauf, daß der Verfasser „wenige Zeit auf die Verfertigung dieser Schrift verwant", abgelehnt. Vgl. ebd., S. 133.

heimtückisch und unter dem Scheine der Gutartigkeit bei schon geschwächten Menschen einnistet. Während jenes plötzlich hereinbricht, schleicht dieses hinterlistig und langsamen Schritts voran."[41] Das ‚entzündliche Fieber' wird positiv konnotiert: sein Auftritt ist plötzlich, gleichsam spontan, und es kämpft mit offenem Visier und mit ‚gezücktem Schwert'. In andern Worten: es trägt heldische Züge. Dagegen setzt sich das ‚faulige Fieber' ab: es ist schleichend, hinterrücks und versteckt sich hinter Masken. Es trägt deutlich die Züge des Intriganten. Dem korrespondiert auch der Unterschied zwischen den Personen-Typen. Empfänglich für das ‚entzündliche Fieber' sind die „Vollblütigen", die „höchste Lebenskraft und einen für die Leidenschaft sehr empfänglichen Geist" haben: „Das sind die Grundlagen in einem Körper, der vom entzündlichen Fieber ergriffen wird."[42] Die ‚fauligen Fieber', „die sich unter der Maske katarrhalischer Erkrankungen einnisten"[43], fühlen sich eher bei „Schlaffheit und Üppigkeit"[44] wohl. Ganz im Sinne der Figur des Intriganten heißt es: „Nicht mit dem Ungestüm, wie es die entzündlichen Fieber zu tun pflegen, greifen die fauligen Fieber den Menschen an, die schon in die verborgensten Winkel der Eingeweide ihre Samen ausgestreut haben, bevor sie sich deutlicher verraten. In der Zeit, wo der hinterlistige Feind durch das Innere des Körpers schleicht, tritt eine eigenartige Veränderung des Gemüts in Erscheinung."[45]

Nach diesen beiden Zuständen einer Krankheit, dem guten und dem bösen, sind auch die dramatischen Hauptfiguren der *Räuber* figuriert. In Karl Moor, dem „Mordbrenner", nimmt das mit ‚gezücktem Schwert' auftretende ‚entzündliche Fieber' Gestalt an: „Zügelloses Feuer und schlechte Kameradschaft verdarben sein Herz". Dagegen muß Franz, die Kanaille, den Part des ‚fauligen Fiebers' übernehmen. Er spielt „einen heuchlerischen, heimtückischen Schleicher."[46] In der Figurierung dieser beiden Zustände von Fieber erschöpft sich geradezu die Personendarstellung. So ist die Figur des Karl Moor ganz und gar durch den semantisch variierten Komplex des Feuers determiniert, das dem semantischen Hof des ‚entzündlichen Fiebers' angehört. Entsprechend heißt es in der Eingangsszene, in der Franz dem Vater das Bild Karls in Erinnerung ruft: „Der feurige Geist, der in dem Buben lodert, sagtet Ihr immer, der ihn für jeden Reiz von Größe und Schönheit so empfindlich macht; diese Offenheit, die seine Seele auf dem Auge spie-

---

41 Schiller, ‚Fieber', a.a.O., S. 67.
42 Schiller. ‚Fieber', a.a.O., S. 75.
43 Schiller, ‚Fieber', a.a.O., S. 99.
44 Schiller, ‚Fieber', a.a.O., S. 126.
45 Schiller, ‚Fieber', a.a.O., S. 102.
46 Schiller, *Sämtliche Werke*, Bd. 1, S. 489.

gelt [...]. Der feurige Geist hat sich entwickelt [...]. Seht dieses feurige Genie [...].“[47] Karl hat „feuerwerfende Augen“[48] und das Pseudonym, welches er sich bei der Rückkehr auf das väterliche Schloß zulegt, lautet „Graf von Brand“[49]. Es ist ein sprechender Name. Er verweist zum einen auf seine brennenden Gefühle, die Karl selbst einmal in elegischem Ton äußert: „O all ihr Elisiums Scenen meiner Kindheit! – Werdet ihr nimmer zurückkehren – nimmer mit köstlichen Säuseln meinen brennenden Busen kühlen? – Traure mit mir Natur – Sie werden nimmer zurückkehren, nimmer mit köstlichen Säuseln meinen brennenden Busen kühlen.“[50] Zum andern bezieht sich der Name aber auch auf seine Brandschatzungen, welche brennende Wunden[51] hinterlassen. Und welches seiner Verbrechen nimmt den größten Raum im Drama ein? Die Brandschatzung einer ganzen Stadt, die im Anzünden eines Pulverturms ihren Höhepunkt findet.[52]

Die „Leibfarben“ von Franz dagegen sind das Gelb und die fahle Blässe. Sein Programm: „wehe dem, der mir mit vollen feurigen Backen unter die Augen trit! Blässe der Armuth und sclavischen Furcht sind meine Leibfarbe.“[53] Und statt des offenen Kampfes operiert er mit dem schleichenden Gift eines instrumentellen Wissens. Wie nämlich will Franz Moor den Mord an seinem Vater vollziehen? Er will den psychotechnisch vollkommenen Mord vollziehen: den Tod ohne körperliche Wunde, ohne sichtbare Spur. Doch das psychotechnisch instrumentalisierte psycho-physiologische Wissen, das Franz einsetzt, wendet sich gegen ihn selbst. Sein Wahnsinn und sein Tod sind als Szene eines durchbrechenden fauligen Fiebers gestaltet, das den Körper zum Schauplatz konvulsivischer Fieberparoxismen[54] macht.

Aber nicht nur die beiden dramatischen Figuren Karl und Franz sind Träger von den medizinisch codierten Fiebervorstellungen. Vielmehr ist das Schauspiel im ganzen in einem aufgeheizten, hitzigen Zustand. Die Ausbreitung oder Ansteckung aber ist selbst ein Zug des Fiebers: Es läßt sich nicht gestalthaft binden oder beschränken. So heißt es bei Schiller: „Es gibt noch sehr vieles mehr, was diese schwerste Krankheit auszeichnet, was aber durch keine Abhandlung sicher erschöpft werden kann. Nicht wenn ich hundert Zungen hätte und hundert ei-

---

[47] Schiller, NA, Bd. 3, S. 140/41.

[48] Ebd., S. 90.

[49] Ebd., S. 87.

[50] Ebd., S. 80.

[51] Vgl. ebd., S. 32.

[52] Vgl. ebd., S. 53-73.

[53] Ebd., S. 53.

[54] NA, Bd. 3, S. 124: „Franz wirft sich in seinem Sessel herum in schröklichen Bewegungen, tiefe Pause.“ (Regieanweisung)

serne Münder, könnte ich alle Formen der Krankheit zusammenstellen und alle Namen der Krämpfe durchlaufen.“[55] Es ist nur ein Ausschnitt aus der Zusammenstellung der proteusartigen Krankheit, wenn es etwa heißt: „Während sich dieses Widernatürliche im Bereich des Körpers abspielt, wird auch der Verstand in verschiedener Weise angegriffen. [...] Hierher gehören alle Hirn- und Hirnhautentzündungen, Wasserscheu, Schwermut, krampfhaftes Lachen, Veitstanz [...], Starrsucht, Bewußtseinstrübung bald im Wachen, bald im Schlaf, bis selbst zu tiefster Schlafsucht und Todesschlaf.“[56]

Die Vielgestaltigkeit der Fieber wirft das Problem der Identität und damit die Frage des Genres auf: welche Genres können aus dieser Krankheit gebildet werden? Es ist nicht zuletzt diese Frage, welche die medizinischen Theorien und Diskussionen der Fieber bewegt. Exemplarisch dafür ist das fünfbändige, im Stil einer Summa abgefaßte Werk von Johann Christian Reil *„Ueber die Erkenntniß und Kur der Fieber“*, dessen erste Bände 1799 erschienen sind.[57] Nach Reil ist es eine schier unlösbare Aufgabe, die Gattungs- und Art- und Individualgesetze[58] der Fieber zu erstellen. Diese Schwierigkeit geht aus den Charakterisierungen des Fiebers deutlich hervor. Denn das Fieber ist nomadenhaft und von trügerischer Verwandlungskunst. Es ist „undurchsichtig“[59] und, wenngleich es die reizbaren Nerven bevorzugt, an „kein bestimmtes Organ gebunden“.[60] Reil: „Doch finden wir, daß die Symptome des Fiebers sich schnell ändern, am Morgen gelinde, und am Abend heftig sind, daß bald dies, bald ein anderes Organ leidet, und neu hinzukommende örtliche Passionen die vorhandenen schnell beruhigen. Eben so schnell, wie die Symptome des Fiebers sich ändern, müssen auch die Kräfte des Körpers und seiner Organe, und die Mischung der thierischen Materie, in welcher sie gegründet sind, abgeändert werden.“[61] Doch nicht genug damit. Die Fieber zeichnen sich auch dadurch aus, daß sie in all ihren Unterschiedlichkeiten[62] entweder gleichzeitig oder nacheinander in einem Individuum auftreten können.[63] Die Folgen: „In

[55] Schiller, ‚Fieber‘, a.a.O., S. 105.

[56] Ebd., S. 105/06.

[57] Christian Johann Reil, *Ueber die Erkenntniß und Kur der Fieber*, 5 Bde, Halle 1799/1830 (die ersten Bände sind bereits 1799 erschienen, der 5. Band erst 1830, nach Reils Tod).

[58] Zu diesem Ordnungsmuster vgl. Reil, *Fieber*, a.a.O., Bd. 1, S. 28.

[59] Ebd., Bd. 1, S. 44/45.

[60] Ebd., Bd. 1, S. 46.

[61] Ebd., Bd. 1, S. 54.

[62] Reil klassifiziert die Fieber in die Gattung der ‚entzündlichen‘ und der ‚bösartigen‘, d.h. ‚fauligen‘ Fieber; vgl. Reil, *Fieber*, a.a.O., Bd. 1, S. 33.

[63] Vgl. ebd., Bd. 1, S. 634/35.

dieser ununterbrochenen Folge der Fieber in einem Individuum liegt der Grund, daß die Krankheit in ihrem Verlaufe immerhin ihre Gestalt abändert. Hierauf beruht die *Verschiedenheit ihrer Perioden*, die *Zunahme* und *Abnahme*, die *Rohheit*, *Kochung* und *Krise* derselben. Denn was finden wir bey der Zergliederung dieser Begriffe anders, als Verschiedenheit in der Quantität, zum Theil auch in der Qualität der Symptome? Und woher diese anders als von dem Wechsel der Natur und der Zahl der Krankheiten?"[64]

Proteusartig, nomadenhaft, flüchtig, uneindeutig: so präsentiert sich das Fieber. Und: das Fieber ruft die Vorstellungen von „Aufruhr" wach. So heißt es bei Reil: „Das Fieber besteht gleichsam in einem Aufruhr der Organe; sie wirken zu hastig, tumultarisch, aber doch jedes Organ seiner Organisation gemäß. Die Muskeln spielen wider den Willen der Seele; im Gehirn jagd eine Vorstellung die andere, das Herz arbeitet geschwinder, der Magen strengt sich durch Erbrechen an, und die wurmförmige Bewegung der Gedärme wälzt sich schneller fort. Dieser Aufruhr ist entweder in einem oder mehreren Organen, und hat mehr oder weniger intensive Stärke."[65].

Das Fieber also löst Vorstellungen von Aufruhr, Exzeß und Chaos aus. In dieser Funktion herrscht es auch in den *Räubern*. Wie es das „Triebwerk" der Körper-Maschine, so bringt es auch die Gestalt des Dramas buchstäblich außer Rand und Band. Das zeigt sich nicht zuletzt an der identitätsstiftenden Frage des Genres. Denn auch die *Räuber* werfen die Frage nach dem Genre auf. Erfüllen die *Räuber* das Genre des Dramas? Hält es sich innerhalb der Genre-Grenzen? In der ‚unterdrückten Vorrede' schreibt Schiller: „Es mag beim ersten *in die Hand nehmen* auffallen, daß dieses Schauspiel niemals das Bürgerrecht auf dem Schauplatz bekommen wird. Wenn nun dieses ein unentbehrliches Requisitum zu einem Drama sein soll, so hat freilich das meinige einen großen Fehler mehr."[66] Aber das ist nur die Rhetorik der Bescheidenheit. Denn nach Schiller ist die Übertretung der Gattungsschranken geradezu gefordert. „Ich kann demnach eine Geschichte dramatisch abhandeln, ohne darum ein Drama schreiben zu wollen. Das heißt: Ich schreibe einen *dramatischen Roman*, und kein theatralisches Drama."[67] Wie das Fieber die Einteilung in Gattungen und Arten, so überschreiten auch die *Räuber* die Genre-Grenzen des Dramas. Oder: der Text fiebert. Ein kranker Körper. Oder: der Körper als Krankheit.

---

[64] Ebd., Bd. 1, S. 635.
[65] Ebd., Bd. 1, S. 43.
[66] Schiller, *Sämtliche Werke*, Bd. I, a.a.O., S. 481.
[67] Ebd, S. 482.

Gegen diese Krankheit, die den Körper, auch den Text-Körper ergreift, steht eine andere Kraft. Sie wird durch eine weibliche Figur repräsentiert. Diese Figur hat einen sprechenden Namen: Amalie. Entsprechend ist ihre dramatische Funktion: sie ist die Vertreterin der Liebesphilosophie, wie sie der junge Schiller gleichzeitig zu den *Räubern* ausgearbeitet hat. Programmatisch heißt es in der *Zweiten Karlsschulrede* Schillers: „Nicht geringer, als die allwirkende Kraft der Anziehung in der Körperwelt, die Welten um Welten wendet, und Sonnen in ewigen Ketten hält, nicht geringer, sag ich, ist in der Geisterwelt das Band der allgemeinen Liebe. Liebe ist es, die Seelen an Seelen fesselt; Liebe ist es, die den Unendlichen Schöpfer zum endlichen Geschöpfe herunterneigt, das endliche Geschöpf hinaufhebt zum unendlichen Schöpfer [...]. Liebe ist der zweite Lebensodem in der Schöpfung; Liebe das grose Band des Zusammenhangs aller denkenden Naturen. Würde die Liebe im Umkreis der Schöpfung ersterben, – wie bald – wie bald würde das Band der Weesen zerrissen seyn, wie bald das unermessliche Geisterreich in anarchischem Aufruhr dahintoben, eben so als die ganze Grundlage der Körperwelt zusammenstürzen [...].“[68]

Die Repräsentation dieses anthropologischen Programms wird der liebenden Amalie zur theatralischen Aufgabe. Doch bereits Schiller selbst konstatierte Asymmetrien des dramatischen Werts zwischen den Räubern und Amalie. In seiner ‚Selbstkritik‘ heißt es: „Räuber war einmal die Parole des Stücks, der lärmende Waffenton hat den leisern Flötengesang überstimmt. Der Geist des Dichters scheint sich überhaupt mehr zum Heroischen und Starken zu neigen als zum Weichen und Niedlichen. Er ist [...] gut in jedem höchsten Grade der Leidenschaft, und in keinem Mittelweg zu gebrauchen.“[69] In andern Worten: die Liebeskraft, welche die frühe Dissertation und frühe literarisch-philosophische Versuche so hymnisch entworfen haben, bleibt dramaturgisch schwach. Im Grunde wird sie auf ein Requisit verlagert: auf das Saiteninstrument, auf die Laute, welche Amalie als Liebende bezeichnet. Denn das Saiteninstrument stellt, wie auch die Verwendung in der Dissertation von 1780 zeigt, eine Kernmetapher für den sympathetisch-liebenden Zusammenhang von Geist und Körper dar. In dieser medizinisch-anthropologisch überdeterminierten metaphorischen Funktion[70] taucht das Saiteninstrument auch in den *Räubern* auf. So singt Amalie, ungefähr in der Mitte des Dramas, also an einer drama-

---

[68] Schiller, ‚Die Tugend in ihren Folgen betrachtet‘, in: *NA*, Bd. 20, S. 32.

[69] NA, Bd. 22, S. 124.

[70] Die metaphorische Kraft des Saiteninstruments hat eine lange Geschichte, die hermetisch, medizinisch und moralisch determiniert ist und bis in die Antike reicht. Vgl. hierzu Riedel, *Anthropologie*, a.a.O., S. 130/31.

turgisch exponierten Stelle, ein Liebeslied zur Laute. Es klingt wie das Echo der liebesphilosophisch-anthropologischen Programmatik. Denn hier, im Lied, verbinden sich die ‚Flammen' als Symbolisierungen des Körpers und die ‚Harfentöne' als Symbolisierungen einer geistigen Harmonie. In Erinnerung an den Geliebten Karl Moor heißt es: „Seine Küsse – paradisisch Fühlen! – / Wie zwo Flammen sich ergreiffen, wie / Harfentöne ineinander spielen / Zu der himmelvollen Harmonie."[71]

Gegen das Spiel der Räuber bleibt die Figur der Amalie blaß. Diese dramaturgische Blässe der weiblichen Figur (ein Horror für jede Inszenierung) gibt zu lesen: sie gibt das Scheitern des medizinisch-anthropologischen Einheitskonzepts zu lesen. Denn sofern die musikalische Leitmetapher vom harmonischen Saitenspiel von der den Körper betreffenden Metaphorik der Fieber ausgespielt wird, setzt sich ein zerstörerisches, chaotisches Moment durch. Dieses zerstörerische, chaotische, aufrührerische Moment heftet sich an den Körper. Genauer: im Durchspielen der medizinisch-pathologischen Semantik der Fieber stellen sich die *Räuber* als ein Drama heraus, welches den Körper als ein ansteckend-zerstörerisches Moment ertappt. Damit aber stellen sich die *Räuber* zugleich als ein Experiment heraus, welches das medizinisch-anthropologische Projekt in einer Unzulänglichkeit ertappt. Damit aber haben die *Räuber* zugleich den Weg eröffnet, der von der Medizin zur Literatur führt.

Es ist der Weg, welcher die Anstößigkeit des Körpers durch die literarische Aufzeichnung zu überwinden sucht. Nicht zuletzt der Ausarbeitung dieses Weges sind Schillers weitere theoretischen Konzepte gewidmet. Sie führen über die Auseinandersetzung mit dem ‚Erhabenen' schließlich zur Konzeptualisierung der Literatur als des ‚ästhetischen Zustandes'. Nach Schiller betreibt das Erhabene ein Auseinandertreten der dualen ‚heterogenen Principien' von ‚Physis' und dem, was „nicht Natur ist". Das ‚Erhabene' fordert, „daß wir unsern physischen Zustand, der durch die Natur bestimmt werden kann, gar nicht zu unserm Selbst rechnen, sondern als etwas Auswärtiges und Fremdes betrachten, was auf unsre moralische Person keinen Einfluß hat."[72] Das ‚Erhabene' stellt sich somit im Ausstoßen der ‚Natur' her: in der Konstituierung ihrer als etwas „Auswärtiges" und „Fremdes". Sie spielt, gleich Räubern, den verfemten Teil, ohne den sich das ‚Erhabene' nicht hervorbringen könnte. Dagegen stellt der ‚ästhetische Zustand' eine Wiederauflage des triadischen Modells mit der Wiederkehr einer ‚Mittelkraft' dar, wie es die erste Dissertation unter den Bedingungen der medizinischen Anthropologie inauguriert hatte. Jetzt aber ist das ‚Mitt-

---

71 NA, Bd. 3, S. 74.

72 Schiller, ‚Vom Erhabenen', in: *Sämtliche Werke*, Bd.V, a.a.O., S. 502.

lere' nicht mehr an einen organischen Träger, die Nerven gebunden, sondern es ist der mediale Geist der literalen Aufzeichnung selbst. In den Briefen ‚*Über die ästhetische Erziehung des Menschen*' wird von der Notwendigkeit der Herstellung eines „mittleren Zustand[s] ästhetischer Freiheit"[73] gesprochen. Dieser mittlere Zustand des Ästhetischen konstituiert sich im Zuge der literarischen Aufzeichnung. Sie geht hervor, indem sie den „Krieg gegen die Materie in ihre eigene Grenze" spielt, „damit er [d.i. der „mittlere Zustand", M.S.] es überhoben sei, auf dem heiligen Boden der Freiheit gegen diesen furchtbaren Feind zu fechten."[74] Der Mensch „muß lernen *edler* begehren, damit er nicht nötig habe, *erhaben zu wollen.* Dieses wird geleistet durch ästhetische Kultur."[75]

Damit ist eine Um- und Neuverteilung des Feldes vollzogen, welches die medizinische Antropologie definiert und besetzt gehalten hatte. Jetzt ist es der Arzt, der einen (vergeblichen) Krieg innerhalb der Grenzen der Materie führt. Es ist ein endloser Krieg, weil er im Grunde der Krieg gegen den Gesellen des Körpers, gegen den Tod ist. Die mediale oder ‚mittlere' Ebene der literarischen Aufzeichnung dagegen gewinnt ihre Kraft daraus, daß sie diesem furchtbaren Feind entkommt. Mit der Aufgabe der Bindung an den Körper, überwindet sie auch den Tod. Nicht lange nach den *Räubern* hatte sich der furchtbare Feind auf furchtbare Weise gezeigt: im Aufruhr der Französischen Revolution war er in einer changierend gestaltlosen, in einer fiebernden Masse auferstanden. Umso mehr wurde es für Schiller zur Forderung an die Literatur, den verfemten Teil durch eine Verschiebung ins Ästhetische zu befrieden. Während die *Räuber* den Aufstand des Körpers als kühn monströses Drama über das medizinisch-anthropologische Einheitspostulat hinweg in Szene setzten, wird die Überwindung des Räuber-Körpers dem literarischen Konzept Schillers zur Aufgabe. Doch: die Räuber kehr(t)en wieder.

---

73 Schiller, ‚Über die ästhetische Erziehung des Menschen in einer Reihe von Briefen, in: *Sämtliche Werke*, a.a.O., S. 645.

74 Ebd., S. 645.

75 Schiller, ‚Über die ästhetische Erziehung des Menschen in einer Reihe von Briefen, in: *Sämtliche Werke*, a.a.O., S. 641.

Gerhard Kaiser, Freiburg i. Br.

Faust und Margarete: Hierarchie oder Polarität der Geschlechter?

In Erinnerung an manche freundschaftliche Diskussion im Faust-Seminar, das Du, lieber Karl, Gonthier-Louis Fink und ich gemeinsam hielten, widme ich Dir diesen Beitrag, der durch Deinen Festvortrag zu Wilhelm Emrichs achtzigstem Geburtstag ausgelöst ist (siehe: *Neue Zürcher Zeitung* 20./21.10.1990, Nr. 244). Durch ihn sind wir 1962 in Berlin zusammengekommen, und so treffen wir uns hier in einem Kernbereich unserer Freundschaft und unserer Arbeit. Er schließt auch meinen 1983 gestorbenen, von Dir geschätzten Freund Paul Requadt ein, dessen bedeutende Monographie *Goethes „Faust I". Leitmotivik und Architektur* (München 1972) mich bei meinen *Faust*-Studien begleitet hat. In Deinen Darlegungen für den Jubilar Emrich über *Goethes Gretchen und Rousseaus Sophie* hast Du mit Überblick, Genauigkeit und Vorsicht dargelegt, „daß sich die Figur Gretchens in manchen Zügen Rousseaus Sophie verdankt" – so sehr, „daß man durchaus Gretchen als eine Schwester Sophies bezeichnen kann". Beide sind bestimmt „zur Ehefrau und Mutter, deren Wirkungsbereich Haus und Familie ist [...]". Auch wenn ich im folgenden wieder stärker die Eigenart der literarischen Figur Gretchen betone, fuße ich doch auf Deinen Ergebnissen und zweifle die durch Rousseaus Wirkung auf Goethe begründete Familienähnlichkeit Sophies und Margaretes nicht an. Ich finde, daß gerade die Feststellung von Ähnlichkeiten rückwirkend den Blick für das Unterscheidende, Einzigartige schärft – eine Dialektik, die wahrscheinlich in jeder Gegenstandserkenntnis ansatzweise gegeben ist.

Ich möchte das Eigentümliche Margaretes zunächst nicht von der Psychologie, sondern von der Gattungspoetik her fassen. Sophie ist die Figur eines pädagogischen Musterromans, Margarete eine Tragödienfigur. Auch sie ist – wie Sophie – ein Typus; da sie aber nicht dem Musterknaben Emile, sondern dem Exzentriker Faust konstellativ zugeordnet wird, ist diese Typik anderer Art. Sophie ist exemplarischer Durchschnitt. Margarete birgt von vornherein extreme Möglichkeiten in sich, so wie auch Faust, gleich Hiob, auf den er durch den „Prolog im Himmel“ bezogen ist, als Extremfigur Typisches zur Erscheinung bringt.

Faust und Margarete sind einander zugeordnet durch eine beiden Figuren gemeinsame Unbedingtheit – Faust des Strebens, Margarete der Hingabe, die sie alle Bindungen und Normen der Kleinbürgerwelt, aus der sie kommt, aber auch alle Rücksichtnahme auf sich selbst überspringen läßt. Hierin steht sie in äußerstem Gegensatz zu Schillers Louise Millerin, die in ähnlicher Situation wie Gretchen für die Bindungen in ihrer Herkunftsfamilie optiert. Ferdinands egozentrischer Absolutismus der Liebe läßt sie erschaudern. Margarete hingegen ist hingerissen und entschieden zugleich. So dringt ihr als Bürgermädchen eine Kühnheit auf die Lippen, die von Fausts Männertiraden kaum erreicht, geschweige denn überboten wird. Goethe selbst scheint – wie die spätere Zurücknahme der Formulierung aus dem *Urfaust* erkennen läßt – bei Margaretes Stoßgebet

> „Mein Schoß, Gott! drängt
> Sich nach ihm hin.“ (Vers 1098f.)

schwindelig geworden zu sein. Erst recht ihre Pointe

> „Ich habe schon so viel für dich getan,
> Daß mir zu tun fast nichts mehr übrig bleibt.“ (Vers 3519f.)

fällt in einer für uns kaum noch nachvollziehbaren Weise aus dem Rahmen des in ihrem Milieu Üblichen und Gültigen heraus. Was Margarete als „fast nichts“ bezeichnet, die körperliche Hingabe der Jungfrau, ist nach vergangener bürgerlicher Sexualmoral fast alles; die seelische Bewegung hingegen, die sie „so viel“ nennt, gilt nach den herrschenden Regeln fast nichts, denn in Gretchens Herkunftsbereich werden Ehen durch Absprachen, nicht durch seelenhaft vertiefte Liebe begründet.

Die Verschränkung von Extremismus und Typik in Faust und Margarete schlägt auch auf die Geschlechterrollen durch, die sie verkörpern. Sie sind gegenüber Rousseaus *Emile* dynamisiert, radikalisiert und problematisiert.

> „Der Mann muß hinaus
> Ins feindliche Leben,
> [...]
> Und drinnen waltet
> Die züchtige Hausfrau“

– diese Formulierung des Geschlechterverhältnisses in Schillers *Lied von der Glocke* entspricht in etwa dem, was Rousseaus Musterroman zugrunde liegt. Der Mann ist danach expansiv in die Gesellschaft gerichtet und entwirft kompensativ in der Frau ein Idealbild naturhafter, in sich ruhender Gefühlswärme und Harmonie, als das sie den binnenfamiliären Raum trägt, prägt und garantiert. In Goethes *Faust* ist diese Rollenverteilung der Geschlechter symbolisch vertieft und in eine Polarität überführt, die die ganze Welt durchzieht. Die Naturrepräsentation der Frau in der Familie und im Geschlechterverhältnis tritt in Korrespondenz zur Verklärung der den Menschen umgebenden gewachsenen Natur: die Frau und Mutter ist Natur, die Natur ist Mutter. Der Mann dagegen ist Geistfigur. Geist setzt Spaltung, Trennung voraus; das bestimmt den Mann symbolisch zur Wanderschaft. Der Geist, der Wandrer, setzt sich in ihm in Bewegung. Außer sich, expansiv, dissonant und sehnsuchtsvoll umkreist er deutend die Frau – Mutter Natur -, die intensiv, harmonisch und bei sich ist. Dieses Goethesche Muster von Wandrer und naturhafter Idylle habe ich so oft erörtert, daß ich es hier bei der Andeutung belasse.

Man kann die symbolische Vertiefung der Geschlechterrollen auch beim klassischen Schiller finden. Aber bei Goethe ist sie bereits im *Urfaust* entfaltet, und vor allem: in der symbolischen Aufladung der Geschlechterrollen tritt bei Goethe alsbald auch ihr Konfliktpotential heraus. In Faust zeigt sich das katastrophische Moment des männlichen Weltzugriffs, der die Welt und auch die Frau zum Material des Ich zu machen droht. In ihm zeigt sich auch das Moment von Gewalt, das in der männlichen Deutung der Frau liegt. Wie Rousseau, Schiller und die meisten anderen Ideologen der modernen bürgerlichen Familie und der zugehörigen Geschlechterrollen ist auch Goethe ein Mann, der die Frau durch Interpretation festlegt; aber indem im *Faust*-Drama der Held als Interpret Gretchens auftritt, ist in Goethes Werk in einzigartiger Weise dichterisch *reflektiert*, daß der Mann es ist, der sich die Definition der Frau anmaßt, und was in dieser Anmaßung geschieht. Auch in Margarete ist ein katastrophisches Potential dargestellt, das in der Bestimmung der Frau zu naturhafter Liebe und Hingabe liegt, sofern dieses Naturhafte mit den Normen und Regeln der Gesellschaft in Konflikt gerät.

Der – freilich in sehr verschiedener Weise vollzogene – Durchgang durch die Katastrophe prägt am Ende sowohl Margarete wie Faust. Dem blinden Visionär und verbrecherischen Menschheitsbeglücker Faust stehen in ihr allerdings integrierte Extreme gegenüber; denn die Alternative blondes Gretchen und rothaarige Maria Magdalena, von der Du, Karl, sprichst, scheint mir in ihr aufgehoben. Als Una Poenitentium ist sie bei Fausts Himmelfahrt den klassischen christlichen Sünderinnen und Büßerinnen aus Liebe – der Heiligen Maria Magdalena, dem Samaritanischen Weib, der Heiligen Maria Aegyptiaca – zugeordnet und weist Faust den Weg zur erlösenden Mater Gloriosa. Sie ist eine Synthese von Himmelsmutter und Magna Mater, eine Verkörperung von Mutter Natur, auf die Margarete bezogen ist. Mag Goethes polare Konstellation der Geschlechter als Geist und Natur, Wandrer und Idylle für uns heute befremdlich sein; mag diese Polarisierung als Männerphantasie de facto über die Frau verfügen; so liegt doch der Idee nach hier nicht, wie bei Rousseau, eine Subordination, sondern eine Koordination der Geschlechter, also Gleichberechtigung, vor. Polarität ist das Gegenteil von Hierarchie. Daß Margarete, wie alle anderen Figuren, Faust als dem Helden eines Stationendramas zugeordnet ist, also von ihm her in den Blick kommt; daß Faust die ganze Welt durchläuft, während Margarete am Ende des ersten Teils in der Nacht des Kerkers verschwindet und erst am Schluß des zweiten Dramenteils sublimiert wieder auftaucht, gibt Faust im Geschlechterverhältnis keine Überlegenheit; im Gegenteil. Erst nach schier endlosen Umwegen kommt Faust da an, wo durch Margarete die rettende Liebe nach ihm greifen kann. Eingangs ist sie auf ihn bezogen; nun er auf sie.

Die Verschiebung der Gewichte bahnt sich schon im Verlauf der Gretchentragödie an, deren tragische Katastrophe für sie zugleich Rettung und Vollendung verheißt. Faust gibt den Anstoß für ihre personale Entfaltung, hinter der er letztlich zurückbleibt. Er ist eine Figur, die keine Geschichte gewinnt. Zwar zeigt er große Varianz der Verhaltensmöglichkeiten, Fülle in seinen Weltbegegnungen, aber im Verhaltensmuster ist er unabänderlich – statisch in seiner Dynamik, seiner Zukunftsrichtung. Der Faust des fünften Akts des zweiten Tragödienteils verhält sich kaum anders als der Faust der Gretchentragödie. Diese Entwicklungs- und Geschichtslosigkeit der Figur wird von der Handlungsführung unterstrichen. Die Verjüngung in der Hexenküche und der Heilschlaf am Beginn des zweiten Teils der Tragödie löschen das Vorhergegangene aus. Der zweite Teil des Dramas reiht Episoden aneinander, die jeweils von vorn anfangen. Margarete hingegen durchläuft einen Gang von dem seiner selbst weitgehend unbewußten, gegängelten Kleinbürgermädchen zu einer in der Zerstörung sich vollendenden, reifen Frau, zu Menschlichkeit, Liebe und Schuldanerkenntnis. In der Statik ihres äußeren Lebens, das aus dem metaphorischen „Kerker" ihres eingegrenzten Jungmädchenlebens (Vers 2694) nicht weiter als bis in den Kerker der Hinrichtungskandidatin führt, erweist sie seelische Plastizität und Dynamik. Da ich das hier nicht in der Breite entfalten kann, beschränke ich mich auf vier Schlüsselszenen, an denen das spezifisch Dichterische der Goetheschen Figurencharakteristik hervortritt: die Balladenszene vom König in Thule, die Spinnradszene, die Domszene und die balladesk überformte Kerkerszene des *Faust I*, von dem ich hier als der durchgeführten Gesamtkonzeption der Gretchentragödie ausgehe. Jeweils erweist sich, daß die Form ihrer Äußerungen – Ballade, Lied, Freie Rhythmen – die literarische Charakteristik der Gestalt vollendet. Nicht der Begriff, vielmehr die

Form ergibt die Formel einer Figurenpsychologie, die, statt empirische Charaktere zu imitieren, Charaktere einer literarischen Konstellation stilisiert.

In der Szene „Abend. Ein kleines reinliches Zimmer" erscheint Gretchen erstmals nach dem Wortwechsel mit Faust beim Kirchgang. Zwischen zwei kurzen Auftritten des Mädchens inspiziert Faust mit Hilfe Mephistos heimlich ihr Zimmer und transformiert seinen Voyeurismus in die sentimentale Verklärung des „Liebchens" (Vers 2700) zum „eingebornen Engel" und „Götterbild" der Natur (Vers 2712ff.). Nicht zufällig klingt die Formulierung von Gottes ‚eingeborenem Sohn' aus dem Glaubensbekenntnis an. In Gretchen ist laut Faust die Idee der Natur Fleisch geworden, das „Himmelreich" (Vers 2708) des Naturhaften nahe herbeigekommen. Trotzdem bleibt das Schmuckkästchen als teuflischer Köder der Verführung in ihrer Kammer zurück. Im Gegensatz zu Fausts Überschwang erweist sich Gretchen als Produkt der Ständegesellschaft: kleinbürgerlich, abhängig von der Mutter und der Kirche, in Denken und Sprache dem Landläufigen, Gegenständlichen und Redensartlichen verhaftet.

Den tiefen Eindruck, den Faust auf sie gemacht hat, sucht sie in Allgemeinbegriffen ständischer und moralischer Art zu umreißen („kecker Herr", „wacker", „aus edlem Haus"). Seelische Beklemmung äußert sich in meteorologischen und Unaussprechlichkeitsfloskeln („schwül", „Es wird mir so, ich weiß nicht wie"). Ihre Selbstcharakteristik ist sortenhaft („töricht furchtsam Weib"). Ihre Reflexion ist Allerweltsweisheit, Sprache des ‚Man' („Nach Golde drängt"). Der Goldschmuck im Kästchen löst Reaktionen der Neugier und Begehrlichkeit aus, die in Gretchens Lebensrealität angelegt sind. Während die Mutter im Hintergrund bleibt, entwickelt sich Gretchens Beziehung zu Faust im Dunstkreis der Kupplerin Marthe Schwerdtlein, dessen Anrüchigkeit auch über den idyllisch-naturhaften Spielorten Garten und Hütte liegt. In Marthes Sphäre tritt die von Faust in seinem Wunschbild Gretchens so gepriesene „Reinheit" unter den Aspekt der Handelsware. Die Jungfräulichkeit der Frau, auf der das Langzeitgeschäft der Ehe basiert, hat ihren Preis: Das Schmuckkästchen ist ein Angebot in einer Gesellschaft, in der es viele komplizierte fragwürdige Vermittlungen zwischen Moral, Kapital und Bedürfnis gibt.

Gretchen ist eine Kleinbürgerin, und doch ist sie von Anbeginn so viel mehr und anderes! In ihrer konventionellen Charakterisierung Fausts steckt ein Moment unbeholfener, aber angemessener Wahrnehmung, sofern sie auf das Spannungsvolle in ihm aufmerksam geworden ist. Die von ihr empfundene Schwüle der Atmosphäre, ihre Selbstfremdheit („Es wird mir so, ich weiß nicht wie –") zeigen, daß bei aller Verschlafenheit ihres Bewußtseins ihr Gefühl ahnungsvoll ist. Frei nach

Kleist: Es ist ein gewisser Zustand in ihr, welcher weiß. Margarete mit der Lampe in der Hand ist eine in aller Unklugheit kluge Jungfrau, die, sich entkleidend, des Bräutigams wartet, der der falsche und – als Erwecker – doch auch der richtige ist. Der Gesang der Ballade offenbart, wer und was sie in der Tiefe ist. Gesang ist mehr als Sprache: ganzheitliche, körperlich-seelische Schwingung. Undenkbar, daß Faust zu singen begönne – dazu ist der „übersinnliche sinnliche Freier" (Vers 3534) viel zu sehr in seiner Zerrissenheit blockiert. Die Ballade ist im Gattungsverständnis des ‚Sturm und Drang', dem die Gretchentragödie ja angehört, eine Art der Volksdichtung, Volk dabei im doppelten Sinne verstanden: sozial im Gegensatz zu Adel und Gelehrtentum, kulturell in Abhebung vom Artistischen und spätzeitlich Verfeinerten. In ihr artikuliert sich ein originales, naturhaftes Gefühl; denn beim Volk, und da wiederum bei der Frau aus dem Volk, ist die Decke der zivilisatorischen Überformungen am dünnsten. Ist Gretchens Prosa Sprache des ‚Man', so erklingt in der Ballade – auch wenn Goethe sie in diesem Fall selbst gedichtet hat und sie unverkennbar sein Gepräge trägt – der poetische Naturlaut eines kollektiven Unbewußten.

Indem Gretchen eine Ballade singt, offenbart sie unter der kleinbürgerlichen Oberfläche eine Basisschicht, in der sie Kind der Natur ist. Faust, der sie idealisch als eingeborenen Engel der Natur interpretiert, greift demnach projektierend auf etwas vor, was der Konzeption des Dramas gemäß in ihr liegt und in ihrer gelebten Liebe voll hervortreten wird. Sie wird aktuell werden, was sie virtuell ist: Natur, und zwar nicht als eine schlichte Gegebenheit, sondern als Programm einer im Menschen prinzipiell angelegten Ganzheit und Übereinstimmung mit sich und der Welt. Hier ist der Konvergenzpunkt der Männerphantasien von Frau und Natur: Der Dichter läßt den Mann Faust von einer Natur schwärmen („Wo fass' ich dich, unendliche Natur? / Euch Brüste, wo?" [Vers 455f.]), die derselbe Dichter in Rollenrede aus dem Mund der liebenden Frau tönen läßt. Ihr Naturgesang ist das Echo der Ursprungs- und Ganzheitssehnsüchte, die in sie hineingelegt werden.

Thule, wovon Gretchen singt, ist ein uraltes mythisches Land der Liebe und Treue. Deshalb ist es auch von weither und vornherein, vorbewußt und wesentlich das Land von Gretchens Liebe und Treue. Ihre auf pragmatischer Ebene sich zeigende sinnlich-materielle Versuchbarkeit ist durch die Ballade bestimmt als rückhalts- und bedenkenlose Liebe jenseits aller institutionellen Sicherungen. Treue ist hier eine Dimension der Liebe selbst, Ausdruck ihrer Unbedingtheit. Die Liebende der Ballade ist Buhle, nicht Ehefrau. Das in Marthe sich darstellende Tauschverhältnis von Liebe, Jungfräulichkeit, Geld und Ehe, das allem einen Warencharakter anheftet, ist hier vorgreifend dementiert. Gretchen wird in der Sphäre der Kuppelei quer zu ihr stehen.

Im König, der in der Ballade an die Stelle des „Herrn aus edlem Haus" tritt, von dem Gretchen im vorhergehenden Monolog spricht, ist primär ein menschlicher, kein ständischer Rang bezeichnet. Und obwohl der König im Gesang für Faust steht, liegt in ihm auch ein Urteil über ihn. Die männliche Wunschfigur, in der Margaretes Liebesfähigkeit und ihr Bild des Liebesobjekts miteinander verschmelzen, versteht Liebe nicht, wie Faust, als Grenzüberschreitung und Selbstverabsolutierung, sondern, wie Gretchen, als intensivste Weise menschlicher Begegnung. In ihr liegt sowohl Sprengung als auch Erfüllung der Zeit. Der goldne Becher der Ballade ist nicht Kaufpreis, vielmehr Symbol der Einheit von Liebe und Treue. Gold meint Treue (treu wie Gold) und vitale Tiefe. Gretchens folgende Öffnung des Schmuckkästchens ist Öffnung der verschlossenen Jungfrau für die ambivalenten und fragwürdigen Angebote der Gesellschaft, aber auch Öffnung zur vitalen Macht der vollen Liebeserfahrung. In ihr wird der Becher fallen, trinken, sinken. Als Symbol der Liebe ist er Inbegriff des erfüllten Lebens. Diese Lebensfülle ist zugleich das zuinnerst Persönliche, das in der Liebe sich ausbildet und sich schenkt, und die Unmittelbarkeit zum Ganzen des Lebens, die der Mensch in der Liebe gewinnt. Deshalb gönnt der König alles seinen Erben, den Becher nicht zugleich. Den wirft er ins Meer. Aus Liebe und Treue bis zum Tod hat er ihn empfangen, in Liebe und Treue bis zum Tod gibt er ihn zurück ins weibliche Element des Lebens und der Liebe, ins Wasser.

Wissend-unwissend, ahnungslos prophetisch spricht Gretchen in der Ballade von sich und ihrem zukünftigen Verhalten. Im Gesang fließen ihr die Worte für das zu, wohin sie unterwegs ist. Nach dem Gesang der Ballade findet ihr Rückfall ins ‚Man' statt. Vor den Spiegel tretend, sieht Gretchen sich, aber sie erkennt sich noch nicht als ‚Diese'. Gerade im Spiegelaugenblick geht ihr Monolog in den Plural über, in dem sie sich als eine wie alle faßt: „Ach wir Armen!" (Vers 2804). Es ist weit von hier bis zu Gretchens nächstem Alleinsein in ihrer Stube, am Spinnrad. Sie geht, von Faust in Bewegung gesetzt. Ihre Komplimente für ihn in der Gartenszene sind noch wie aus dem Komplimentierbuch; das Blumenorakel ist noch halbbewußtes Spiel. ‚Margarites' heißt griechisch ‚Perle', und Perlen bedeuten Tränen. Margarete ist auch ein Blumenname. Das Mädchen mit diesem Blumennamen zerpflückt als Liebesorakel eine Margerite – sich selbst. Dann aber folgt ein großes freies Liebesbekenntnis, wie es Faust so rückhaltlos zugewandt nie zustande bringt: „Bester Mann! von Herzen lieb' ich dich!" (Vers 3207). Jetzt reflektiert Gretchen auf ihr „ich weiß nicht, wie" bis zu der Sentenz:

> „Allein gewiß, ich war recht bös' auf mich,
> Daß ich auf Euch nicht böser werden konnte." (Vers 3177f.)

Nun kann sie sogar ihre eigene Unwissenheit in den Blick nehmen, sich zum Problem werden:

> „Bin doch ein arm unwissend Kind,
> Begreife nicht, was er an mir find't." (Vers 3215f.)

Trotzdem entwickelt Gretchen eine andere Reflexionsweise, eine andere Sprache als die Fausts. Ist er überfliegend und verallgemeinernd, so sie gegenstands- und situationsbezogen: konkrekt. Sein Geist schweift aus in äußerste Höhenflüge und schließt im Selbstbetrug doch die Augen vor dem, was ist. Sie erkennt und sagt es ohne Umschweife. Faust denkt und argumentiert diskursiv-analytisch, sie intuitiv. Immer noch ahnt sie mehr, als sie sagen kann. Immer wieder sagt sie formelhaft, was sie differenziert fühlt. Immer wieder sagt Faust in vielen Worten weniger als er sollte. Er verhüllt, oft durch Redundanz; sie legt sich bloß. Auch Fausts *Reden* ist Zugriff; auch ihr *Reden* ist Hingabe. Faust verfolgt Absichten, sie folgt ihrem wissenden Gefühl, und sei es in den Abgrund. Bewußt werdend, kommt sie als Natur zur bewußten Sprache auch in der Dialogie; noch ihr Bewußtsein ist naturhaft im Sinne des Ideals von Unmittelbarkeit und intensiver Lebensfülle. In ihr ist sie noch, wenn sie außer sich ist, bei sich, denn gerade weil ihr Gefühl ungeteilt und unrationiert ist, gerät sie in die Zerrissenheit hinein. Diese hat ihren Grund nicht in einem Widerspruch in ihr, sondern in ihrem Außenverhältnis zur umgebenden Welt.

Mag es zeitbedingt sein, die Frau mit Natur zu identifizieren, so ist es Goethes Weite in dieser Grenze, daß er, menschliche Natur entwerfend, sie fortschreitend klarer als eine solche versteht, die sich geistig herstellt, als ein Ideal, das sich im einzelnen Menschen nicht stabil verwirklicht, sondern allenfalls von ihm in einer Kulmination durchschritten werden kann – von gesellschaftlichen Prägungen her, auf gesellschaftsbezogene Entscheidungen hin. So entscheiden sich Lotte, Dorothea, Margarete, Iphigenie, Eugenie, Ottilie. Und indem ich solche Figuren der Dichtung zitiere, wird klar, daß die symbolische Durchsichtigkeit der Frau auf Natur sich vollends nur in der Kunst, in entworfenen Figuren darstellen kann. Das naturhafte Gretchen ist voll und ganz Kunstfigur und lebt so intensiv in unserer Imagination, gerade weil sie sich der Imagination verdankt.

Der Augenblick, in dem Margarete Natur geworden ist, ist zugleich der Augenblick ihrer vollen Personalisierung. Er stellt sich dar im Lied am Spinnrad, das nun nicht mehr von einer Spiegelungsfigur, wie der König von Thule es ist, handelt. Das Lied sagt „Ich". Es ist auch nicht mehr, wie die Ballade, einer Redesituation eingebettet. Es schafft die Situation und ist statt der Rede. So ist es punktuell und total zugleich. Nur momenthaft ist volle Übereinstimmung des Menschen mit sich möglich: und zugleich: der Moment der Übereinstimmung ist absolut, er kreist in sich wie Gretchens Lied und Gretchens Spinnrad. Fausts Liebesfähigkeit ist so stark, daß sie Gretchen betreffen und verwandeln kann. Seine Egozentrik ist so groß, daß er, durch Margarete hindurch, sie mediatisierend, alles an und in sich reißen will. Deshalb ist der Augenblick von Gretchens Übereinstimmung mit sich und ihrem Gefühl nicht der Augenblick der vollen Übereinstimmung mit dem Geliebten. Er ist nicht der Augenblick des Glücks, sondern der Einsamkeit, Entbehrung und Phantasie. Gretchen ‚spinnt'. Sie erreicht ihre Ganzheit – im Zerbrechen. Alles das sagt und ist das Lied. Es ist als Naturlaut dissonant, Laut der Schmerzen. Wieder erklingt, wie in der Ballade, körperhaft-seelenhafter Gesang, aber wie anders schon in der Form! Dort die traditionell festgelegte, stabile Volksliedstrophe. Hier eine schwebende, von der Stimmung getragene und geprägte Strophe. Mephisto ruft Gretchen in Fausts Imagination, wie sie „Tage lang, halbe Nächte lang" vor sich hin singt: „Wenn ich ein Vöglein wär'!" (Vers 3518f.). Also ein typisches Volkslied. Tatsächlich aber singt Gretchen ein voll individualisiertes Seelenlied, und wie die Frau nur als Kunstfigur völlig auf Natur durchsichtig werden kann, bekräftigt sich hier, daß auch der Naturton des Herzens eine dichterische Konzeption ist. Diese Natur kommt erst in der Kunst des Liedes zu ihrem vollen, höchsten Ausdruck.

Gretchens Lied besteht aus zehn vierzeiligen Strophen, die nach wechselndem Schema männlich, manchmal unrein, reimen. Alle Verse sind zweihebig mit zuweilen großer Füllungsfreiheit, z. B. „Wo ich ihn nicht hab'" (◡◡ / ◡ /). Die erste, vierte und achte Strophe sind identisch und im metrischen Bau hervorgehoben. Die anderen Strophen sind jambisch; in der wiederholten Strophe ist die zweite Hälfte daktylisch mit Auftakt (Vers 3376f.):

„Ich finde sie nimmer
Und nimmermehr."
◡ / ◡◡ / ◡
◡ / ◡ /

Das ist wie das schmerzliche Stolpern eines stoßenden, schweren Herzschlags. Die kurzen Zeilen mit ihren harten männlichen Reimen sind von höchster Unruhe und penetranter Monotonie zugleich. Die mehrfache Wiederkehr *einer* Strophe läßt das Kreisen der Gedanken und Vorstellungen – dem Kreisen des Spinnrads entsprechend, an dem Gretchen sitzt – hervortreten. Abwechselnd blickt das Mädchen auf sein Leiden und, mit den Augen der Sehnsucht, auf die glänzende, überhöhte Gestalt des Geliebten, von deren Vergegenwärtigung in der Phantasie sie wieder auf sich zurückfällt. So entsteht eine weitere kleinräumige Kreisbewegung im Innern des Gedichts. Ihre Phantasie von ihm schreitet fort von der Erscheinung zu stufenweise sich steigernden Mitteilungsweisen: Lächeln – Blick – Rede – Händedruck – Kuß.

Auch Gretchen imaginiert – wie Faust in der Szene „Abend. Ein kleines reinliches Zimmer" – das geliebte Gegenüber, aber ihre Imagination ist nicht monologisch-voyeuristisch, sondern dialogisch. Die edle Gestalt, seines Mundes Lächeln, seiner Augen Gewalt – auch das sind Charakterisierungen, die nicht das Einzigartige des Geliebten fassen, aber die ständischen Klischees haben sich aufgelöst, und indem die Rede Gretchens nicht Eigenschaften, sondern Impressionen ihres liebenden Herzens benennt, ist der Geliebte auch in der Allgemeinheit der Wörter gänzlich dieser einzige, dem sie dank ihrer Einbildungskraft begegnet. Margaretes Metaphorik des Entbehrens ist expressiv und extrem. Die Welt ist Galle und Grab. Sie selbst ist verrückt und zerstückt. Ihr Bewußtsein ist das Bewußtsein des geistigen Bruchs. Ihre Haltung: sie geht aus sich heraus, sie gerät ‚aus dem Häuschen' nur für ihn. Das ist ein Moment ihrer Verrückung.

Und doch ist die ‚Verrückte' und Zerstückte in ihrer Sehnsucht in kühnster Weise ganz. Das sprechen die letzten beiden Strophen aus, in denen am deutlichsten wird, daß das Schema des Kreisens von einer Steigerung überlagert wird. Die zur Wiederkehr bestimmte Strophe am Anfang ließe eine Wiederaufnahme am Ende erwarten. Der Refrain im Mittelteil müßte – bei strenger Symmetrie – genau die Mitte einnehmen. Statt des Schemas A – B – C – A – D – E – A findet sich aber das Schema: A – B – C – A – D – E – F – A – E – H; das heißt zwischen zweiter und dritter Wiederholung sind nicht mehr nur zwei, sondern drei Strophen eingeschoben, und zwei Strophen am Schluß fallen aus dem Rahmen. Gretchens ‚Erinnerung' Fausts, seine ‚Verinnerung' treibt sie über ihren Kreis hinaus. Schon das letzte Strophenpaar vor der Refrainstrophe besteht aus *einem* Satz, einer Klimax. Auch das Strophenpaar danach, mit dem das Gedicht schließt, bildet eine Klimax aus, aber diese setzt erst in der Strophenmitte nach einem Aussagesatz ein, so daß hier nun Satz und Strophe völlig quer zueinander stehen. Außerdem hat sich die Aufzählung in die Steigerungsstufen eines Wunsches verwandelt, der bis an die Selbstauflösung reicht:

> „An seinen Küssen
> Vergehen sollt'." (Vers 3412f.)

Nicht er soll an ihren Küssen vergehen; sie soll es an seinen! Ihr Wollen wird von ihr als Sollen erlebt, als Bestimmung, in die sie einstimmt. Das ist es, was oben konkretes Bewußtsein genannt wurde. Kein Überblick, keine Zergliederung, keine Ausrede, kein Ausweg, keine Abwägung, keine Strategie. Die Einheit des Gefühls bei zwiespältiger Lage spricht sich in höchster Intensität unzensiert aus.

Was Margarete am Spinnrad singt, ist in der Szene „Dom" aufgebrochen: die Zerstückung. Zu sich selbst erwachend, ist sie zu einer Zernichtung erwacht, die von ihr als unausweichlich erfahren wird. Das Kreisen des Gedichts ist Zeitaufhebung im Augenblick lyrischer Unmittelbarkeit, sagten wir. Es ist zugleich Kreisen innerhalb der im Bewußtsein wahrgenommenen, aber nicht zu bewältigenden Brüche. Jetzt sind die Antinomien nach außen getreten. Grauenvolles ist geschehen. Der Schlaftrunk für die Mutter, der die volle Liebesvereinigung mit Faust ermöglichte, war – von Mephisto beschafft – tödlich für sie. Der Bruder Valentin, der Margarete anstelle des toten Vaters in der bürgerlichen Sphäre zu verankern und zu schützen hätte, hat sie als Hure verstoßen und ist von Faust mit Hilfe Mephistos im Zweikampf erstochen worden. Gretchen erwartet in Schande ein uneheliches Kind. Der von ihr geliebte Mann, der edle Geliebte ihres Liedes, ist Totschläger, Mörder, Verführer. Gretchen ist schwer mitschuldig und völlig vereinsamt.

In der Domszene ist sie unter „vielem Volke", aber es ist eine anonyme, fremde Menge. Die Szene spielt während einer beliebigen Messe; im *Urfaust* heißt es noch „Exequien der Mutter Gretchens", und die Anwesenden sind „alle Verwandte". Das ist jetzt getilgt, ohne daß die Beziehung auf Tod und Jüngstes Gericht gelockert wäre. Die mittelalterliche Sequenz „Dies irae" folgt traditionellerweise auf die Epistel der Totenmesse. Der verzweifelte Versuch, menschliche Nähe herzustellen, der Hilferuf zu einer nur körperlich nahestehenden Nachbarin, entringt sich dem in Ohnmacht verlöschenden Bewußtsein. Wie Margarete die körperliche Hingabe, die sie zur Verworfenen der bürgerlichen Gesellschaft macht, als „fast nichts" eingestuft hat, hat das Drama die darumlagernden Handlungen nur flüchtig berührt. Erst die Konsequenzen werden breit dargestellt. Erstaunlicherweise hat Margarete den Widerspruch ihres Verhaltens zu allen Normen ihrer Herkunft, den Tod der Mutter und des Bruders, die Selbstauslieferung an einen Abenteurer ohne feste moralische und religiöse Prinzipien nicht konflikthaft ausgetragen. Sie ist aus allen Bindungen und Bedingungen in unbedingter Entschlossenheit herausgetreten. So klar sie sich selbst und ihre innere Situation ins Auge faßt, so fest sind ihre Augen vor der äußeren Situation, ja sogar vor der Realität Fausts als Freibeuter der Liebe verschlossen gewesen. Sie erlebt und reflektiert *ihre* Notwendigkeit. Sie erlebt Faust, den Stümper, als Genie der Liebe, aber wie Faust in Gretchens Deutung als Natur doch ihren Kern erfaßt, so liebt auch sie in ihm eine verschüttete Möglichkeit. Sie liebt ihn, wie er wäre, wäre er ein Liebender und nicht in der Sünde der Egomanie, der Selbstverfallenheit. Weil Margarete ihre Liebe nur ganz und ungeteilt denken und leben kann, wird sie von den Gegebenheiten zerstückelt, von den Konsequenzen überrollt, von Schuld eingeholt. Sie fragt nicht nach den Folgen, aber sie liefert sich ihnen aus. Wie sie der Liebe völlig Raum gab, so nun der Verantwortlichkeit. Sie ist in der Domszene zerrissen, aber nicht im Konflikt, vielmehr in der Schuld.

Als nicht näher bezeichnetes „Amt" ist die kirchliche Zeremonie im Dom eine Veranstaltung, die Margarete nicht so eindeutig angeht, wie Exequien für die Mutter es täten. Sie ist eine Messeteilnehmerin unter vielen und die *eine*, Einzige und Verlorene, für die das Hochamt zum Gericht wird. Die Sequenz ist, was ‚man' in der Kirche hört und was zugleich speziell für sie bestimmt ist. Einerseits muß Margarete diese Sequenz Wort für Wort auf sich beziehen, ja, unter den Klängen des Hymnus wird die Situation in der Kirche für sie zur Situation des Jüngsten Gerichts selber, bei dem sie vor dem Richterstuhl Gottes steht. Andererseits aber bleibt durch das Lateinische etwas für Margarete Fremdes in diesem Gesang, etwas, das sie zugleich versteht und nicht versteht. Und darin ist dieser Hymnus die Stimme eines fremden, entfremdeten, drohenden Gottes.

Ganz anders die Stimme des Bösen Geistes. Das Jüngste Gericht gilt ihr mit dem ganzen Saeculum; der Böse Geist ist intim, eine Zerrgestalt ihres Gewissens, eine Abspaltung ihrer selbst in ihrer Schuldzerrissenheit. Während sie das von außen auf sie einstürmende Gericht verinnert, veräußert sich so die Verzweiflung ihrer Seele. In schärfstem Kontrast zur strengen strophischen Form des fremdsprachigen „Dies irae" spricht der Böse Geist die Sprache Gretchens, wie sie ihr erstmals in dieser Szene in den Mund gelegt ist: expressive, ausschweifende und wieder stockende Freie Rhythmen. Es ist die Sprachform der höchsten Augenblicke Fausts – der Erdgeistbeschwörung, des Glaubensbekenntnisses, die Sprache auch, die in Goethes Genie-Hymnen erklingt. Darin zeigt sich, daß Margaretes Weg der Schmerzen zur höchsten Höhe der Selbsterfahrung und des Selbstausdrucks führt. Dabei sind auch Fausts und Margaretes Freie Rhythmen sehr verschieden voneinander. Er schwimmt und schwelgt in ihnen als in seinem Element; aus Margarete brechen sie unter dem Übergewicht des Leidens heraus und umstellen sie als Sprache des Bösen Geistes, der deshalb böse ist, weil er ihr einen gnadenlosen Gott der höllischen Verdammnis in Aussicht stellt und sie damit in die tiefste Sünde der Verzweiflung zu treiben sucht. Doch obwohl Margarete sich zur Hölle fahren sieht, ist ihr Schuldbewußtsein ohne Reue. Sie bekennt ihre Verfehlungen und trägt sie, aber sie nimmt nichts zurück. Sünde ist, was gut und lieb war. In dieser Antinomie bleibt sie stehen, das hält sie im Wahnsinn, als Wahnsinn durch. Das ist mehr als Fausts Titanismus, denn auch wenn er sich zum Schmerzensmann der ganzen Menschheit aufbläht, kann er nur an Wohl und Weh denken (Vers 1773), wogegen Margarete wirklich Schuld auf sich und in ihre Zuständigkeit nimmt, und nicht nur ihre eigene. Dabei fällt kein Wort der Anklage gegen Faust, der die Verantwortung flieht. Kein Versuch, seinen größeren Anteil an den Vergehen von sich abzuwälzen, findet statt.

Die Kerkerszene schließt Margaretes Gestalt ab. Sie ist als Kindsmörderin zum Tode verurteilt und wacht dem Morgen der Hinrichtung entgegen. Das erste, was wir von Faust hören, sind die Ausflüchte eines Intellektuellen. Der elementare Schauder, der ihn beim heimlichen Öffnen der Kerkertür erfaßt, wird durch Verallgemeinerung domestiziert. Ans bloße Überleben ist bei der Rettungsaktion gedacht, nicht daran, ob mit der Schuld gelebt, ob sie gesühnt werden kann. In Wahn und Jammer wird das Verbrechen aufgelöst. Der Liebestaumel ist vorbei. Das erste hingegen, was wir von Margarete hören, ist Gesang. Die Szenenanweisung ist genau: „Es singt inwendig". Vordergründig heißt das: da sie noch unsichtbar ist, kann auch die Quelle des Gesangs noch nicht identifiziert werden. Hintergründig heißt es: Es singt aus ihr.

Was aus ihr singt, ist die Stimme des getöteten Kindes. Es erklärt die Mutter zur Hure und Mörderin, den Vater zum Schelm, der das Kind gegessen hat – in der Tat: Fausts um sich fressende Vergeßlichkeit will noch den kleinen Leichnam als inneres Hindernis der Flucht aus Margaretes Sinn verschwinden lassen. Aber das Kind ist aufgeflogen und singt nun als Waldvöglein, wobei sich geisterhaft die Töne seiner Mutter in diesen Gesang mischen. Wie das Kind aus ihr singt, singt aus dem Kind auch Margarete, die sich wirr des Schwesterchens erinnert, das sie einst betreut hat. Ihre Freiheitssehnsucht dringt ihr aus dem Kind entgegen, das zum Waldvöglein geworden ist. Statt die Mutter zu verfluchen, singt es ihr den Ruf zur Flucht: „Fliege fort, fliege fort!" Aber das sind interpretatorische Rationalisierungen, die den Würfen und Sprüngen des Texts nicht gerecht werden, die ihn zähmen. Er ist verrückt, denn sie ist verrückt. Aber der Wahnsinn ist hellsichtig. Wenig später hat sich der Freiheitsruf des Waldvögleins in den Ruf des Totenvogels verwandelt. „Komm mit! Komm mit!" lockt Faust (Vers 4479) – es ist die volkstümliche Übersetzung des Käuzchenrufs: „Kiwitt! Kiwitt!"

Im *Urfaust* erklingt Gretchens Gesang in einer Prosaszene. In *Faust I* ist die Prosa der Kerkerszene in Verse übertragen. Das hat eine Abschwächung des Eruptiven, Sprunghaften, Chaotischen zur Folge. Bindung, Gliederung, Argumentation, Reflexion, motivliche Bereicherung finden Raum. Das Stimmungsmoment wird stärker, die Stimmung weicher, etwas vom Balladenton kann aus dem Gesang in den Dialog hinüberfließen. Die grauenvollen inneren Bilder vom versperrten

Fluchtweg, dem zappelnden Kind im Teich, der auf dem Stein sitzenden, mit dem Kopf wackelnden Mutter erinnern an die Schauerballade. Die Figur Margarete selbst, die im balladesken Lied vom Waldvöglein verstellt anwesend ist, gewinnt in der Gesamtszene balladenhafte Züge. Ist doch das Thema der verführten Unschuld, der Kindsmörderin, auch ein Balladenthema der Zeit. Ihr sehendes Erleiden des Schicksals ist ein epischer Zug, welcher der Ballade gemäß ist.

Der *König von Thule* gibt sich als Volksballade, ist aber von Goethe selber gedichtet. Gretchens Lied in der Kerkerszene stammt aus dem Märchen vom Machandelboom, das Goethe aus alter Volksüberlieferung übernommen hat. Unter seinen eigenen Liedern findet sich keines von dieser Schrecklichkeit. Wie mit der Sequenz „Dies irae" erweitert Goethe auch hier die eigene Sphäre durch die Adaption des Fremden; besser gesagt: das äußerst ‚Unheimliche' wird durch Zitat markiert. Scheinbar ist Margarete in einer Kreisbewegung von der Ballade über das Lied und die Freien Rhythmen wieder zur Ballade zurückgekehrt. Aber diese zweite Balladenszene ist gegenüber der ersten etwas völlig Neues und anderes. Zuerst singt Gretchen ahnungsvoll, aber unwissend ein Lied von fremden Liebesschicksalen. Ihre Welt und die Welt der Ballade sind nur leise aufeinander bezogen. Jetzt aber, in ihrem Wahnsinn, fließen die Sphäre des Liedes und des dazugehörigen Märchens und ihre eigene Lebenssphäre wie in Osmose ineinander. Sie hat sich nicht mehr selbst, sie ist sich zur Figur eines fremden Märchens geworden. Die Leute singen Spottlieder auf sie, aber Margaretes Schicksal ist längst auf andere Weise zum Lied und Märchen geworden:

> „Ein altes Märchen endigt so,
> Wer heißt sie's deuten?" (Vers 4449f.)

Singend ist sie jetzt viel näher bei ihrer Situation und ihrem Gefühl als in der Ballade vom König in Thule. Das Lied handelt von ihrem eigenen Kind, das fortgeflogen ist, von ihr als Hure, von Faust als Schelm. Gretchen hat letzte Wahrheit in der Entfremdung.

Das gilt auch außerhalb des Liedes, in ihrer Auseinandersetzung mit Faust. Früher war er der Führende im Dialog; nun geht – trotz der Verwirrung – die Lenkung des Gesprächs an sie über. Sie zeigt in der Verdüsterung Überblick und läßt Faust geistig hinter sich. Lessing legt seiner Gräfin Orsina die Sentenz in den Mund: „Wer über gewisse Dinge den Verstand nicht verliert, der hat keinen zu verlieren." (*Emilia Galotti* IV, 7) So spricht jemand, der den Verstand nicht verloren hat, weil er sich in die Abstraktion zu retten vermag. Das ist Fausts Weg. Indem er fortlaufend seine Zustände verallgemeinert, findet seine Egozentrik die Möglichkeit, von der Menschheit und ihren höchsten Gütern perorierend, ständig von sich zu sprechen. Das ist auch seine erste Ausflucht aus Gretchens Katastrophe. Jetzt allerdings, im Verlauf der Kerkerszene, kommt er beim plattesten, gedankenlosesten Pragmatismus und Egoismus an. Das schlimmste an ihrem Leiden ist für ihn, daß es *ihn* so leiden macht – bis zum Todeswunsch: „O wär' ich nie geboren!" (Vers 4596). Sein Mitleid ist zuletzt Selbstmitleid. „Du bringst mich um" kann er klagen (Vers 4519), wo sie an der Schwelle des Todes steht. Margaretes höchstes Bewußtsein erweist sich auch jetzt als konkret, indem es in immer größerer Schärfe die Situation zum Ausdruck bringt, letztlich zu ihrem Ausdruck wird. Wo in der Extremlage die einheitliche Wirklichkeit in unaufhebbare Gegensätze zerfällt, zerfällt auch die Einheit des Denkens. Gerade dadurch wird es ein adäquates Instrument, ein Seismograph zur Anzeige des erschütterten Weltzustands. In ihrem zerfallenen Geist liegen die unvermittelten, die unvermittelbaren Trümmer.

Zunächst sind es die ihres Lebens. Sie ist so jung! und soll schon sterben. Sie ist schön und befleckt, halb Mädchen, halb Mörderin. Sie will das Kind tränken, das sie ertränkt hat. Sie hat es umgebracht, und man hat's ihr genommen. Sie springt auf, die Ketten fallen ab, sie ist frei, ist gerettet; aber eine innere Stimme sagt ihr, daß sie nicht fort darf und hält sie fest. Sie will neben dem Kind, der Mutter und dem Bruder begraben liegen, aber mit Abstand, denn sie hat sie getötet, trotz ihrer Liebe zu ihnen. Die Zeit mit Faust war glücklich und verbrecherisch. Sie übergibt sich dem Gericht Gottes – zu ihrer Rettung. Sie ist entzückt von Faust, und es graut ihr vor ihm. Sie erkennt ihn und erkennt ihn nicht. Sie verwechselt ihn mit dem Henker und erfaßt ihn als geliebten Freund, dessen liebender Ton das Heulen der Hölle übertönt. Tatsächlich ist er als ihr Geliebter auch ihr Henker, der sie zerstört hat und jetzt noch tiefer zu zerstören droht, indem er sie aus sich selbst und ihrer inneren Wahrheit herauslocken will: als vermeintlicher Retter doppelter Verführer. Sein Rettungsversuch ist ein Tötungsversuch. Er drängt zu ihr und schreckt vor ihr zurück. Er verweigert, von Sorge um ihr Entkommen getrieben, den Kuß, und sie erlebt das als Versagen in der Liebesprobe, spürt die Kälte in ihm, das Verlöschen der Liebe. Die Situation drängt, und Gretchen wendet sich in die Erinnerung zurück, die Zeit vergeht ihr – als erinnerte Gegenwart der vergangenen Liebe.

„Und weißt du denn, mein Freund, wen du befreist?" (Vers 4505)

Die einzige Anklage, die Gretchen erhebt, ist Selbstanklage. Und doch nimmt der desintegrierte Verstand das Zersplitterte auch in Faust zusammen. Hat sie bisher die Verschattung in ihm übergangen, erfaßt sie jetzt das Antagonistische: *sich* als Fremde, Faust als Fremden. Selbstsein und Fremdsein fallen in eins. Das heißt: Gretchen durchläuft im Wahnsinn einen Bewußtseinsweg zu höchster Differenziertheit und Komplexheit der Wahrnehmung:

> „[...] Du bist's! ich glaub' es kaum.
> Gib deine Hand! Es ist kein Traum!
> Deine liebe Hand! – Ach aber sie ist feucht!
> Wische sie ab! Wie mich deucht,
> ist Blut dran." (Vers 4510ff.)

Noch einmal hat der Verführer Gretchen in Bewegung gesetzt. So ist Margaretes erste und letzte Entscheidung in diesem Drama die der Trennung, die von einem Schrei nach Vereinigung übertönt wird: „Heinrich! Heinrich!" Hat „es" zu Szenenbeginn „inwendig" gesungen, so ruft „es" am Ende „von innen" nach Faust. Margarete ist als Person Persona geworden.

Ihr Ruf meint ewige Rettung, denn wo Faust nur ans Leben denkt, lebt Gretchen in den Dimensionen von Welt, Himmel und Hölle, göttlichem Gericht und göttlicher Gnade.

> „Halb Kinderspiele,
> Halb Gott im Herzen!" (Vers 3781f.)

erscheint sie im Drama, kirchlich von außen gegängelt. Aber inzwischen ist sie längst den religiösen Mächten im Inneren begegnet, die nun den Kerker durchtönen und verwandeln. Innerhalb der Gefängnismauern ruft Margarete einen Schutzwall herauf, der sie noch enger, und rettend, umschließt: „Ihr Engel! Ihr heiligen Scharen! Lagert euch umher, mich zu bewahren!" (Vers 4608). Faust hat sich nicht ins Gebet ziehen lassen. Es wäre die von ihr erfaßte Überlebensmöglichkeit ihrer Liebe gewesen. Nun öffnet ihr das Gebet den Freiheitsweg, den Fausts Hilfsaktion für sie verstellt. Margarete überschreitet in ihrem Denken die vorgegebenen Deutungskoordinaten ihres Lebens nicht nach außen, sondern nach innen. Gott, Teufel, Himmel, Hölle sind verinnert; aber nichts berechtigt dazu, darin die unübersteigbaren geistigen Grenzen der Kleinbürgerwelt zu sehen, innerhalb deren Gretchen sich birgt, während Faust in die metaphysische Unbehaustheit entschreitet und damit noch in der Flucht einen nihilistischen Heroismus betätigt.

Dagegen spricht zunächst, daß die Szene von einer hinter dem Rücken der Figuren sich aufbauenden Hoheliedsymbolik durchzogen ist, die mit dem Exemplarischen dieser Liebe noch im Scheitern auch den religiösen Horizont heraushebt und ihn objektiviert. Vor allem aber antwortet mit der Stimme von oben „Ist gerettet!" (Vers 4611) eine göttliche Instanz auf Gretchens Gebet und verankert damit ihren Glauben im metaphysischen Gerüst des Dramas. Es meint gewiß eine Immanenz in der Transzendenz, kein christliches Weltbild. Aber nicht nur Gretchen, auch Goethe selber faßt diese Immanenz in der Transzendenz mit Bildern, die das Christentum bereitstellt. Wenn am Ende die göttliche Liebe als „Jungfrau, Mutter, Königin, / Göttin" nach Faust greift (Vers 12102f.), wird sie es durch Gretchen tun, die ihm von oben entgegenkommt.[1]

[1] Zitiert ist nach: *Goethes Werke*. Hamburger Ausgabe. Hrsg. Erich Trunz. Bd. 3.

Ulrich Stadler, Zürich

Novalis und Lavater

Hardenbergs ‚höhere Physiognomie' im *Heinrich von Ofterdingen*

Welche Farbe haben die Augen und die Haare des Helden in Hardenbergs Roman?[1] Wie sieht die Mutter Heinrichs von Ofterdingen aus? Über das Aussehen der Romanfiguren wird uns kaum etwas mitgeteilt. Gewiß, man erfährt, daß Heinrich jung ist, „eben zwanzig Jahre alt geworden" (203), aber sein Äußeres bleibt merkwürdig unbestimmt und unbeschrieben. Erst im 4. Kapitel gibt es einige karge Hinweise: Die Ritter und Rittersfrauen der Bergschlösser preisen den nach Augsburg reisenden Jüngling wegen „seines ungezwungenen milden Betragens", und besonders die Augen der letzteren verweilen „gern auf seiner einnehmenden Gestalt" (230). Bevor es zu diesen ersten pathognomisch und physiognomisch aufschlußreichen Aussagen kommt, wird uns allerdings schon viel vom Innenleben des Romanhelden verraten. Heinrich sei ein lieber Enkel (203), von ernster Schüchternheit (206) und habe fruchtbare Anlagen (204). Er sei gedankenvoll (207), seit einiger Zeit sogar „weit stiller und in sich gekehrter [...] als sonst" (203). Muß man, angesichts der auffälligen Diskrepanz bei der Darstellung innerer und äußerer Gegebenheiten auf ein geringes Interesse des Erzählers, wenn nicht gar des Autors an der Außenwelt schließen? Das Klischee von Novalis als einem Verfechter reiner Innerlichkeit wäre dann bestätigt, vor allem wenn man noch berücksichtigt, daß auch die übrigen Romanfiguren selten durch ihre Erscheinung, aber umso häufiger durch ihre Ansichten und ihre Gemütsbeschaffenheit charakterisiert werden.

Im Prinzip kann ein auktorialer Erzähler durchaus das Innere seiner Erzählfiguren mitteilen, ohne die äußere Erscheinungsform als Indika-

---

[1] Novalis wird zitiert nach der erweiterten Ausgabe der *Schriften*, hrsg. v. P. Kluckhohn und R. Samuel, Stuttgart 1965ff. *Ofterdingen*-Zitate aus Bd. 1 werden durch bloße Angabe der Seitenzahl im Text selber nachgewiesen. Lavaters *Physiognomische Fragmente* von 1775/78 werden nach dem Faksimiledruck des Orell Füssli Verlags, Zürich 1968/69, zitiert, und zwar in folgender Weise: Ph.Fr. Band / Seitenzahl.

tor verwenden zu müssen, aber der Erzähler des *Ofterdingen* macht von dieser Möglichkeit nur sehr zurückhaltend Gebrauch. Er kennt zwar offensichtlich das Innenleben Heinrichs so gut, daß er beispielsweise den ‚Traum von der blauen Blume' berichten kann, ohne den Romanhelden dafür als Sprachrohr benützen zu müssen. Aber bei den erwähnten inneren wie äußeren Eigenschaften der Romanpersonen hält er sich auffallend zurück. Er konstatiert sie zumeist nicht als solche, sondern gibt sie als Befunde anderer Erzählfiguren aus. So ist Heinrich nicht einfach lieb, er ist es vielmehr in seiner Beziehung zu Schwaning; die Schüchternheit attestieren ihm die Kaufleute, und seine wachsende Introvertiertheit hat seine Mutter registriert. Ein gleiches gilt seltsamerweise auch für die spärlichen Hinweise auf äußerliche Merkmale. Im Fall der genannten körperlichen Vorzüge des jungen Ofterdingen beschränkt sich der Erzähler darauf, die Meinung der Schloßgesellschaft zu kommentieren, allerdings tut er das auf eine überraschende und ungewöhnlich ausführliche Weise. Die von den Frauen wahrgenommene „einnehmende Gestalt" war – so behauptet der Erzähler –

> „wie das einfache Wort eines Unbekannten [...], das man fast überhört, bis längst nach seinem Abschiede es seine tiefe unscheinbare Knospe immer mehr aufthut, und endlich eine herrliche Blume in allem Farbenglanze dichtverschlungener Blätter zeigt, so daß man es vergißt, nicht müde wird es zu wiederholen, und einen unversieglichen immer gegenwärtigen Schatz daran hat. Man besinnt sich nun genauer auf den Unbekannten, und ahndet und ahndet, bis es auf einmal klar wird, daß es ein Bewohner der höhern Welt gewesen sey." (230)

Der Erzählerkommentar unterzieht den Befund der Schloßfrauen einem schwindelerregenden Metaphorisierungsprozeß. Die „einnehmende Gestalt" wird mit einem „einfachen Wort" verglichen, das mit einer blühenden Pflanze gleichgesetzt wird, die sich als ein unverlierbarer Schatz erweist, welcher die Rückbesinnung auf den Gestaltträger ermöglicht, der sich erst jetzt als „Bewohner der höhern Welt" entpuppt. Die Behauptung, das äußere Erscheinungsbild der Erzählfiguren sei unwichtig, wichtig sei allein das Innere der Personen, läßt sich mithilfe dieser Passage nur teilweise untermauern. Zwar trifft es zu, daß hier die Gestalt nicht um ihrer selbst willen wichtig ist; sie verflüchtigt sich in einem Deutungsvorgang, der ihr immer wieder andere Metamorphosen abgewinnt. Aber schon die Glieder dieser Metamorphosenkette sind geeignet, den Wertgegensatz ‚äußerlich-materiell' versus ‚innerlich-geistig' abzutragen. Obendrein handelt es sich bei dem Deutungsvorgang nicht um einfache Allegorese. Der Gedanke, daß Ofterdingen ein Bewohner der „höhern Welt" gewesen sein muß, verdankt sich einzig und allein dem Eindruck, der durch die Begegnung mit der individuellen, der persönlichen Gestalt Heinrichs ausgelöst worden ist. Allerdings, so ist hinzuzufügen, stellt sich dieser Gedanke erst im Nachhinein, in der Erinnerung an die Begegnung mit dem jungen Ofterdingen, ein. Schon dieser erste genauere Blick auf eine Personenbeschreibung im Roman kann demnach das Vorurteil ausräumen, die Physis und mit ihr die Physiognomie spiele bei Novalis und insbesondere im *Ofterdingen* keine Rolle.

Hardenberg hat Johann Caspar Lavaters *Physiognomische Fragmente* gekannt. Schon im Reisejournal vom April 1793 berichtet der noch nicht Einundzwanzigjährige, er habe sich aus der Bibliothek des Grafen Stolberg-Wernigerode „Lavaters Physiognomik" auf sein Logis schicken lassen.[2] Bezeugt dieser Umstand ein besonderes Interesse an dem Werk, so verrät ein anderer auch eine große Vertrautheit mit dessen Inhalt. Vier Jahre später versucht Hardenberg einem Bekannten eine Vorstellung von der außerordentlichen physischen Erscheinung seiner Braut zu geben. Er schreibt an Karl Ludwig Woltmann wenige Wochen nach dem Tode Sophie von Kühns:

> „Die schönsten Menschen müssen ihr ähnlich gewesen seyn. Ein Bild von Raphael in der Physiognomik[3] hat die treffendste Aehnlichkeit von ihr, die ich noch fand, unerachtet es gewiß kein vollkommnes Bild von ihm (d.i. von Raphael; U.St.) ist."[4]

Vieles spricht dafür, daß Hardenberg die *Physiognomischen Fragmente* im Sommer und Herbst 1796 eingehend studiert hat. Darauf deuten u.a. die beiden Aufzeichungen aus den ‚Fichte-Studien': „Fysiognomik. Beharrliches in jedem Gesichte – Ton des Gesichts." und „Nur das Bleibende ist unsrer ganzen Aufmerksamkeit werth – das Fortwährend Nüzliche."[5] Freilich ist Vorsicht angebracht, diese beiden Aufzeichnungen schon als Stellungnahmen im Streit der Pathognomiker gegen die Physiognomiker und als Parteinahme für die letzteren zu lesen. Daß sie allerdings mehr sind als bloße Exzerpte Lavaterscher Ausführungen, wird sich in der Folge noch zeigen. Als Bezugnahme auf die *Physiognomischen Fragmente* entpuppt sich auch die Entgegensetzung Dürers und Tizians im gleichen Konvolut:

> „Schiller zeichnet zu Scharf, um wahr für das Auge zu seyn, wie Albrecht Dürer, nicht, wie Titian – zu idealisch um im höchsten Sinn natürlich zu seyn."[6]

Bei Lavater hieß es:

---

2 Novalis, IV/18.

3 Welches der Raphael-Portraits Novalis gemeint hat, ist nicht klar. In Frage kommen Ph.Fr. I/nach 116, III/ nach 60 und 169.

4 Novalis, IV/222.

5 Novalis, II/234 und 235.- Hardenberg notierte sich das Wort „Physiognomik" auf einem Brief, den Friderike von Mandelsloh am 16. September 1796 an ihn geschrieben hatte; s. II/726 sowie IV/691 und die Abbildung gegenüber S. 192.

6 Novalis, II/232; Hervorhebungen getilgt.

„Albrecht Dürer maß; Raphael maß und fühlte den Menschen. Jener zeichnete Wahrheit, wissenschaftlich; dieser gemessene, idealisirte – und doch nicht weniger wahre Natur.

Der blos wissenschaftliche Physiognomist mißt wie Dürer; das physiognomische Genie mißt und fühlt, wie Raphael."[7]

Die Aufzeichnung referiert nicht einfach bloß; vielmehr macht sich Hardenberg hier das Gelesene zu eigen. Er übernimmt zentrale Begriffe, korrigiert aber den Maler-Vergleich, indem er Tizian an die Stelle Raphaels setzt, und benützt die bei Lavater gewonnene Erkenntnis, um sich von Schiller, dem Idol seiner Jugend, deutlich abzusetzen. Wie er aber die Position Lavaters veränderte, was ihn mit dessen Auffassungen verband und wo er sich von ihnen distanzierte, ist der Aufzeichnung nicht ohne weiteres zu entnehmen. Erschließen läßt es sich jedoch, wenn man die *Physiognomischen Fragmente* mit Stellen aus dem theoretischen und poetischen Werk Hardenbergs konfrontiert, an denen der Bezug zu Lavater nicht ausdrücklich hervorgehoben ist.[8]

Lavater wie Hardenberg stimmen darin überein, daß sie das Körperlich-Materielle und das Geistige in engstem Zusammenhang sehen. Dieser Zusammenhang äussert sich als Entsprechung[9] bzw. als Analogie.[10] Das Physische entspricht dem Moralischen und Intellektuellen, das Äußere dem Inneren. Die Korrespondenzen gelten für den ganzen Bereich der Natur. Warum – so fragt sich Lavater – sollten sie nicht auch für den Menschen gelten?[11] Hardenberg denkt ganz ähnlich, wie der Anfang des Fragments *Der Lehrling* zeigt. Weil das Äußere der Natur und des Menschen einem Inneren entspricht, spricht es von diesem; es hat Bedeutung und kann gelesen werden als „Chiffernschrift".[12] Freilich ist die Übereinstimmung von Außen und Innen nicht von der Art, daß dieses ohne weiteres an jenem abzulesen

7 Ph.Fr. I/55. Hervorhebungen getilgt.

8 Von der Einheit der beiden Werkbereiche bei Novalis wird im folgenden ausgegangen. – Der Vergleich der Auffassungen Lavaters und Hardenbergs muß bei der hier gebotenen Kürze etwas pauschal ausfallen. Die *Physiognomischen Fragmente* enthalten derart viele Ungereimtheiten und Widersprüche, daß sich für die meisten der zum Vergleich herangezogenen Belege auch immer wieder Gegenbeispiele finden ließen.

9 S. hierzu bes. das 9. Fragment: ‚Von der Harmonie der moralischen und körperlichen Schönheit', Ph.Fr. I/57ff.; s. auch I/33, 51, 154. – Zur Bedeutung der Übereinstimmung von Äußerem und Innerem bei Lavater s. Richard Benz, ‚Swedenborg und Lavater. Über die religiösen Grundlagen der Physiognomik', in: *Zeitschrift für Kirchengeschichte,* 3. Folge VIII, 57 (1938), S. 153-216.

10 S. hierzu meinen Aufsatz ‚„Ich lehre nicht, ich erzähle." Über den Analogiegebrauch im Umkreis der Romantik', in: *Athenäum,* 3 (1992), S. 83-105.

11 Ph.Fr. I/57f. Ähnlich auch J.C. Lavater, *Aussichten in die Ewigkeit, in Briefen an Herrn Joh. George Zimmermann,* 3. Bd., Zürich 1773, 16. Brief, S. 111f.

12 Novalis, I/79.

wäre. Novalis behauptet: „Die äußern Erscheinungen verhalten sich zu den Innern, wie die perspectivischen Veränderungen zu der Grundgestalt [...]."[13] Um diese „Grundgestalt" durch die „perspectivischen Veränderungen", d.h. durch alle Verzeichnungen hindurch, wahrnehmen zu können, bedarf es bei Lavater wie bei Hardenberg besonderer Fähigkeiten. Verstand und Übung allein genügen nicht. Nach Lavater ist unter anderem „Imagination" erforderlich, aber auch „Gedanken, Wünsche, Freuden, Ahnungen, Hoffnungen" sind dabei häufig von Nutzen.[14] Wie die Gegenüberstellung des physiognomischen Genies mit dem wissenschaftlichen Physiognomisten zeigte, sind für Lavater alle notwendigen Fähigkeiten am ehesten beim Genie anzutreffen. Der Kreis der wahrhaft physiognomisch Begabten ist demnach außerordentlich eingeschränkt:

> „Alle Menschen haben Anlagen zur Zeichnungskunst, denn alle können gut oder schlecht schreiben lernen. Aber unter zehentausenden wird nicht Einer ein guter Zeichner. So mit der Beredtsamkeit und Dichtkunst. So mit der Physiognomik.
>
> Alle Menschen in der Welt, die Augen und Ohren haben, haben Anlagen zur Physiognomik. Aber unter zehentausenden wird nicht Einer ein guter Physiognomist werden."[15]

Wenn Lavater den „wahren Physiognomisten"[16] mit dem Künstler und dem Dichter in Beziehung setzt, so mußte dies Hardenbergs ganze Zustimmung erfahren, denn auch dieser geht von einer inneren Verwandtschaft aus, ja er behauptet sogar:

> „Der ächte Beobachter ist Künstler – er ahndet das Bedeutende und weiß aus dem seltsamen, vorüberstreichenden Gemisch von Erscheinungen die Wichtigsten herauszufühlen."[17]

Wenn wir den jungen Ofterdingen auf seine Begabung als Physiognomen hin betrachten, so zeigt sich, daß er tatsächlich über die Gabe verfügt, die „unter zehentausend" kaum einer besitzt. „Heinrich war von Natur zum Dichter geboren" (267), und eben diese Anlage prädestiniert ihn auch zum „wahren Physiognomisten" (ebda.). Schon angesichts des Fremden, der zu Beginn des Romans durch seine Erzählungen die Sehnsucht des Helden nach der blauen Blume weckt, bricht die außerordentliche Erkenntniskraft Heinrichs hervor – zu dessen eigener Verwunderung:

---

13 Novalis, III/389.

14 Ph.Fr. I/174 und II/3.

15 Ph.Fr. I/170. Benz spricht sogar vom „Charisma", über das der wahre Physiognomiker – Lavater zufolge – verfügen müsse (‚Swedenborg und Lavater', S. 205).

16 Ph.Fr. I/170.

17 Novalis, III/179.

„Keiner von uns hat je einen ähnlichen Menschen gesehn; doch weiß ich nicht, warum nur ich von seinen Reden so ergriffen worden bin; die Andern haben ja das Nämliche gehört, und Keinem ist so etwas begegnet." (195)

Die für ihn wichtigen Personen entdeckt er mit geradezu schlafwandlerischer Sicherheit: Der Bergmann fasziniert ihn, der Einsiedler in der Höhle zieht ihn „unwiderstehlich" an (264), und auf Klingsohr, der ihm beim Fest in Augsburg sogleich aufgefallen ist, richten sich seine Augen, nach eigenem Bekunden, unaufhörlich und ausschließlich, bis Mathilde seine ganze Aufmerksamkeit einnimmt. So wie Heinrich die Dichterfiguren in seiner Umgebung auszumachen weiß, so wird auch er von diesen als ein künftiger Dichter erkannt (271). Auch hierin stimmt Hardenberg mit Lavater überein, der den Physiognomikern das „Monopolium"[18] zur Erkenntnis der Dichter zugesprochen hatte. Ja beide Autoren sind sich sogar mehr oder weniger darin einig, wie ein Dichter auszusehen habe, nämlich zugleich ‚markig' und ‚weich'[19] bzw. ‚offen' und ‚fest'.[20] Diese ambivalente Erscheinungsform ist sowohl bei Lavater wie auch bei Novalis Ausdruck einer ambivalenten inneren Disposition. „Der Dichter ist" – so sagt Klingsohr – „reiner Stahl, eben so empfindlich, wie ein zerbrechlicher Glasfaden, und eben so hart, wie ein ungeschmeidiger Kiesel" (281). Die Qualifikation, hart und empfindlich zugleich zu sein, wird von beiden mit demselben Stichwort bedacht, mit dem des ‚Elastischen'.[21]

Und noch in einem weiteren Punkt deckt sich die Einstellung der beiden Autoren zur Physiognomie. Die Gabe des physiognomischen Blicks ist an Liebe gebunden, und zwar auf doppelte Weise. Sie hat Liebe zur Voraussetzung und bringt sie als Resultat hervor. Ohne Liebe gibt es kein physiognomisches Genie[22], und Liebe wird obendrein durch den Blick des Physiognomen erzeugt; jedenfalls wird in den *Physiognomischen Fragmenten* getreu dem Untertitel *zur Beförderung der [...] Menschenliebe* immer wieder die freundschaftsstiftende Kraft der physiognomischen Tätigkeit hervorgehoben.[23] Daß im Ofterdingen die Liebe die physiognomischen Fähigkeiten Mathildes und Heinrichs steigert, wird sich noch weisen; daß sich aber dort auch Liebe

---

18 Ph.Fr. III/208.

19 Ph.Fr. III/207 und 203.

20 Klingsohr hat „eine offene schön gewölbte Stirn" und „große, schwarze, durchdringende und feste Augen" (270).

21 „Elastizität – ist wohl das Wesentlichste im Charakter und der Physiognomie des Dichters [...]." (Ph.Fr. III/207). – S. auch Novalis, III/301f. und IV/246.

22 „Wie willst du Liebe sehen, ohne Liebe zu haben?" (Ph.Fr. I/178). S. auch II/78; III/166 und 223. – Freilich wäre hier noch zu prüfen, ob Lavater und Novalis das Gleiche unter „Liebe" verstehen.

23 Ph.Fr. I/160; II/36; III/30, 34 und IV/4f.

als Resultat des physiognomischen Blicks einstellt, läßt sich am Beispiel von Klingsohr rasch aufzeigen. Von Mathildes Vater nämlich, der sogleich ein „anziehendes Gesicht" (271) an Heinrich bemerkt, heißt es wenig später: „Klingsohr hatte Heinrichen lieb gewonnen, und freute sich seiner Zärtlichkeit." (277)

Schließlich ähnelt die Hardenbergsche Vorstellung des physiognomischen Vorgangs der Lavaterschen: Bei beiden Autoren wird der Blick auf die äußere Erscheinung des Gegenübers zugleich an einen Blick ins eigene Ich gebunden; die Erkenntnis des andern ist von der Selbsterkenntnis nicht zu trennen.

> „Diese schwerste, diese nöthigste, diese wichtigste aller Kenntnisse sollte der Physiognomist auf die vollkommenste Weise besitzen, wie's nur möglich ist. Nur nach dem Maaße als er sich kennt, wird er andere zu kennen fähig seyn."

behauptet Lavater[24], und Novalis schreibt im *Allgemeinen Brouillon:*

> „Eigentlich ist der Kriticism [...] diejenige Lehre, die uns beym Studium der Natur auf uns selbst, auf innre Beobachtung und Versuch, und beym Studium unsrer Selbst, auf die Außenwelt, auf äußre Beobachtungen und Versuche verweißt – philosophisch betrachtet die fruchtbarste aller Indicationen.
>
> Sie läßt uns die Natur, oder Außenwelt, als ein menschliches Wesen ahnden – Sie zeigt, daß wir alles nur so verstehn können und sollen, wie wir uns selbst und unsre Geliebten, uns und euch verstehn.
>
> [...]
>
> Wir verstehn natürlich alles Fremde nur durch Selbstfremdmachung - Selbstveränderung – Selbstbeobachtung [...]."[25]

Freilich läßt die Gegenüberstellung der beiden Zitate auch schon einen wesentlichen Unterschied erkennen, der zwischen den beiden Autoren besteht. Grob gesprochen liegt der Lavaterschen Position ein vorkantisches, der Hardenbergschen ein nachkantisches[26], ja ein nachfichtesches erkenntnistheoretisches Modell zugrunde. Für Lavater gibt es eine Wechselbeziehung in den Kenntnissen: Je mehr ich von mir weiß, desto mehr kann ich vom Andern erkennen, und umgekehrt. Wenn sich dabei obendrein das Ich verändert, so geschieht dies nachträglich: Unter dem Eindruck der Erfahrung eines Zusammenhangs von äußeren Merkmalen und inneren Eigenschaften beim andern läutert und bessert das Ich sich, was dann nicht ohne Folgen für sein eigenes Aussehen bleiben wird. Bei Hardenberg hingegen gibt es eine Wechselbeziehung von Erkennendem, Erkanntem und Erkenntnisweise, und zwar so, daß

---

24 Ph.Fr. I/176.

25 Novalis, III/429; Hervorhebungen getilgt – Vgl. auch II/460.

26 Mit dieser erkenntnistheoretischen Position hängt wohl auch der erwähnte Sachverhalt zusammen, daß im *Ofterdingen* die Eigenschaften von Personen nie an sich behauptet, sondern immer als Befunde anderer Romanfiguren ausgegeben werden.

sich diese Größen wechselseitig konstituieren. Wie das Fichtesche Ich sich nur im Setzen des Nicht-Ich setzt, so erfahren wir uns selbst, ja werden wir erst selbst im Erkennen des andern. Indem wir das Fremde als mit uns Verwandtes und von uns Geliebtes akzeptieren, lassen wir uns auf das Wagnis ein, uns selber fremd zu finden. Die Veränderungen erfassen uns, das andere und unsere Art zu erkennen. Alle drei Modifikationen, die des Sehenden, die des Gesehenen und die des Sehens bedingen sich wechselseitig durcheinander. Für diese höhere Form des Sehens verwendet Novalis vielerlei Namen. Neben ‚idealisieren' spricht er auch von ‚moralisieren' und ‚in den Geheimnisstand erheben'. So notiert er sich einmal im *Allgemeinen Brouillon* unter dem Stichwort MOR(ALISCHE) PSYCH(OLOGIE):

> „Der Busen ist die in Geheimniß-Stand erhobne Brust – die moralisirte Brust. Fernere Bemerkungen dieser Art. So z.B. ist ein gestorbner Mensch ein in abs[oluten] Geheimnißzustand erhobener Mensch."[27]

Liebe, aber auch die Einbildungskraft und Gefühle wie Erinnerung und Ahndung machen aus dem gewöhnlichen Sehen ein höheres Sehen. Dieses bringt die höhere Gestalt hervor und verwandelt die „Brust" in einen „Busen". Der „ächte Beobachter", der „Künstler", wird zum Liebenden im Maße, wie er sein Gegenüber zum Ideal umschafft. Freilich, auch Lavater sprach, wie wir gesehen hatten, dem „physiognomischen Genie" idealisierende Kraft zu. Unter dieser verstand er die Gabe, gesehene Wirklichkeiten zusammenzuschmelzen.[28] Die Definition läßt Nähe wie Abstand zu Hardenbergs physiognomischer Theorie gut erkennen. Indem Lavater von „Zusammenschmelzung" spricht, orientiert er sich an einem Zustand, der sich nicht mit dem augenblicklich gegebenen deckt. Daß seine Physiognomik mehr ist als eine Sammlung und Codifizierung deskriptiv erfaßter Körpermerkmale, wissen wir nicht zuletzt durch die Untersuchungen Karl Pestalozzis, der die Christologie als „Mitte" des Denkens, als Zentrum von ‚Lavaters Utopie' herausgearbeitet hat.[29] Nach Pestalozzi geht es Lavater um die Erkenntnis, ja mehr noch: um die Wiedergewinnung der Gestalt Christi, der das „Urbild" des Menschen überhaupt darstelle und der dem Motto des ersten Bandes der *Physiognomischen Fragmente* „Gott schuf den Menschen sich zum Bilde!" am reinsten entspreche. Alle Menschen seien mehr oder weniger mißlungene Kopien der sichtbaren, Fleisch gewordenen

---

[27] Novalis, III/290; Hervorhebungen getilgt.

[28] „Jedes Ideal, so hoch es über unsere Kunst, Imagination, Gefühl erhaben seyn mag, ist doch nichts, als Zusammenschmelzung von gesehenen Würklichkeiten." (Ph.Fr. III/42; Hervorhebungen getilgt.)

[29] Karl Pestalozzi, ‚Lavaters Utopie', in: *Literaturwissenschaft und Geschichtsphilosophie. Festschrift für Wilhelm Emrich*, Berlin / New York 1975, S. 283-301.

Gestalt Christi, des „vortrefflichen Urbildes".[30] Dieses fungiere jedoch als „Keim" im Sinne Charles Bonnets: durch den Sündenfall sei die im Urbild angelegte Entwicklung nur behindert, nicht aber völlig zerstört worden; sie könne durch die imitatio Christi wieder auf die rechte Bahn gebracht werden, so daß der Mensch „gleichförmig" werde mit Christus und die Kopie dem Urbild immer mehr entspreche.[31] Unter diesen Voraussetzungen muß die Beschäftigung mit der Physiognomie für Lavater als Religionsausübung erscheinen. Nicht zufällig werden darum in den *Physiognomischen Fragmenten* ‚Christ sein' und ‚Physiognom sein' als Synonyme verwendet.[32]

Der heilsgeschichtliche Zug der Lavaterschen Physiognomik und ihre triadische Struktur, die sich in der Abfolge von Urbild, verzeichnender Kopie und Wiederannäherung an das Urbild bekundet, müssen Hardenberg außerordentlich zugesagt haben. In der Tat spricht auch er von „Urbild"[33]; auch er zitiert – sogar mehrfach[34] – das Motto der *Physiognomischen Fragmente;* auch ihm geht es um eine Wiederannäherung des Menschen an Gott[35], und auch er bindet das Göttlichwerden des Menschen an die Fähigkeit, Gott zu erkennen.[36] Nur ist bei ihm die Göttlichkeit des Menschen nicht so starr auf die Inkarnation Christi ausgerichtet. So wie für ihn nicht nur Christus, sondern auch Sophie, ja „alles", die ganze Natur, zum „Organ der Gottheit" werden kann[37], so behauptet er auch:

> „Wenn Gott Mensch werden konnte[,] kann er auch Stein, Pflanze[,] Thier und Element werden, und vieleicht giebt es auf diese Art eine fortwährende Erlösung in der Natur."[38]

---

[30] Pestalozzi, a.a.O, S. 286f. (nach Lavaters *Aussichten,* II/31).

[31] Pestalozzi, a.a.O., S. 287.

[32] S.Ph.Fr., I/138; s. auch I/52; IV/215, 435 und 479. – Vgl. auch Benz, a.a.O., S. 209.

[33] „Gott hat uns nach seinem Bilde geschaffen." Novalis, II/141; ähnlich II/154. Charakteristisch für Hardenberg ist jedoch folgende Erweiterung bzw. Modifikation, die Lavater wohl schwerlich unterschrieben hätte: „Gott ist These und Synthese zugleich. Die Natur ist Antithese. Der Mensch und die Natur machen die leztere aus. Sie muß Gott völlig gleich seyn i.e. durch Entgegensetzung. Sie muß ihm völlig correspondiren nur auf eine umgekehrte Art.

Sie [d.h. der Mensch und die Natur] ist ein Bild des Malers [d.h. Gottes] von sich selbst."(II/163)

[34] Vgl. Novalis, III/297.

[35] S. Novalis, III/458.

[36] „Das sind glückliche Leute, die überall Gott vernehmen – überall Gott finden – diese Leute sind eigentlich religiös. Religion ist Moral in der höchsten Dignitaet, wie Schleyermacher vortrefflich gesagt hat." (Novalis, III/286)

[37] S. Novalis, II/442 und das Zitat in der vorausgehenden Anm.

[38] Novalis, III/664.

Mit seiner Auffassung, daß Gott nicht nur im Mensch gewordenen Christus, sondern in allen Menschen, ja auch in Stein, Pflanze, Tier und Element Gestalt annehmen könne und – wenn auch noch auf verborgene Weise – Gestalt angenommen habe, weicht Hardenberg deutlich von den Vorstellungen Lavaters ab. Die Tatsache, daß sich bei ihm die Sphäre, in der Gott körperlich anwesend ist, derart ausgeweitet hat, bleibt erkenntnistheoretisch nicht folgenlos, genauer: sie hängt zusammen mit der oben beschriebenen neuen Art des Sehens, die Novalis im Anschluß an Fichte propagiert. Wenn Gott in „allem" ist, dann ist er auch in jedem einzelnen, aber in keinem einzelnen ist er ganz. Seine Eigentümlichkeit besteht ja gerade darin, daß er in allen einzelnen zugleich anwesend ist. Sofern ich mich an ein einzelnes bloß als einzelnes halte, muß ich ihn notwendig verfehlen. Das Auge sieht indessen nur einzelnes. Wegen dieser Beschränktheit muß ihm das Göttliche verborgen bleiben. Das Sehen allein kann daher – gemäß der dargelegten Wechselkonstitution von Subjekt und Objekt – dem Sehenden nicht zur Göttlichkeit verhelfen. Es befindet sich vielmehr gegenwärtig, wie Subjekt und Objekt selber, in einer depravierten Verfassung. Als „Heilmethode des jetzigen mangelhaften Zustandes"[39] bietet sich lediglich der Rückgriff auf das Organ an, das sich – Novalis zufolge – als einziges unter den menschlichen Sinnen den einschränkenden Bedingungen der Gegenwart zu entziehen vermag: die Einbildungskraft.[40] Sie ist es, die im einzelnen nicht nur das einzelne, sondern alles erahnbar macht. Sie löst es auf und macht es dadurch durchscheinend für das Göttliche. Damit „moralisiert" sie die Natur und öffnet dieser wie auch dem Subjekt den Weg zur Göttlichkeit.

Lavater mißtraute zwar gleichfalls dem Auge; er beklagte „das stumpfe, das ungeübte Auge des Unaufmerksamen" und forderte „das geübte des Gesichtkenners".[41] Aber solch ein „neues Auge"[42] durfte bei ihm im besten Fall nur mit der Beihilfe jener Idealisierungsgabe rechnen, die er dem Genie zuordnete und die darin bestand, gesehene Wirklichkeiten zusammenzuschmelzen. Unter diesen verstand er eine von Menschen wahrgenommene menschliche Natur.[43] Er verblieb

---

39 Novalis, III/302.

40 „Die Einbildungskraft ist der wunderbare Sinn, der uns alle Sinne ersetzen kann – und der so sehr schon in unsrer Willkühr steht. Wenn die äußern Sinne ganz unter mechanischen Gesetzen zu stehn scheinen – so ist die Einbildungskraft offenbar nicht an die Gegenwart und Berührung äußrer Reize gebunden."(Novalis, II/650; Hervorhebungen getilgt). Ähnlich auch Ph.Fr. IV/70.

41 Ph.Fr. I/160.

42 Ph.Fr. I/159.

43 Lavater spricht zwar nicht nur von einer individuellen, sondern auch von einer kollektiven, epochalen Wandelbarkeit der menschlichen Gestalt, wie die Bemer-

demnach in einem Bereich, den Hardenberg als eingeschränkt und einschränkend empfand und zu überschreiten gedachte. Lavaters Vorstellung von ‚Ideal' wäre Novalis wohl als Resultat eines rohen Empirismus erschienen, der sich ausschließlich an der menschlichen Gestalt orientiert. Wie sehr Hardenberg Lavaters physiognomische Theorie als anthropozentristischen Empirismus empfinden mußte, läßt sich wohl am besten einsichtig machen, wenn man sich deren Konsequenzen für das Verständnis von Schönheit und Häßlichkeit vor Augen führt. In den *Physiognomischen Fragmenten* heißt es:

> „Ich setze voraus, was jedem gesunden, auch ungeübten Auge einleuchtend ist: daß es Schönheiten und Häßlichkeiten der Züge des Angesichts gebe [...] was man auch für seltsame Einwendungen gegen eine wesentliche Schönheit des Körpers überhaupt, gegen ewig wahre, ständige Principien körperlicher Schönheit ausgeheckt hat: Ich stelle den schönsten Menschen neben den häßlichsten, und kein Mensch wird ausrufen: ‚Jener wie häßlich! Dieser wie so reizend schön!' "[44]

Hardenberg hätte sich kaum mit einer solchen Berufung auf empirische Evidenzen abgefunden. In den ‚Fragmenten und Studien der Jahre 1799 -1800' gibt es eine Aufzeichnung, die als schroffe Absetzung von Lavater gelesen werden muß:

> „Religiositaet der Physiognomik. Heilige, unerschöpfliche Hyeroglyphe jeder Menschengestalt. Schwierigkeit[,] Menschen wahrhaft zu sehn. Relativitaet und Falschheit der Begriffe von schönen und häßlichen Menschen. Recht häßliche Menschen können unendlich schön seyn [...]."[45]

Ueber das, was „bleibend" und „beharrlich" ist in jedem Gesichte, wären sich Lavater und Hardenberg demnach wohl schwerlich einig gewesen. Die Demarkationslinie, die der Zürcher zwischen den „festern" und den „beweglichen" Teilen eines Menschen zieht[46] und die, gemäß Lavater, zugleich das Arbeitsfeld des Physiognomen „im eingeschränkten Sinne des Wortes"[47] von dem des Pathognomen scheidet, verbleibt insgesamt bei ihm doch immer noch im Geltungsbereich menschlicher Empirie. Hardenberg indes würde diese Trennungslinie

---

kungen über die schönere Natur der Alten d.h. der Griechen zeigen (Ph.Fr. III/40ff.), gleichzeitig aber behauptet er: Die „Natur des Menschen bleibt, wie die Hauptform des Menschen, immer Ein und eben dieselbe" (III/43; – Hervorhebungen getilgt).

44 Ph.Fr. I/59; anders IV/212. Vorwaltend bleibt jedoch der Rekurs auf unmittelbare Erfahrung (I/82) und auf den gesunden Menschenverstand (I/46 und II/44).

45 Novalis, III/566. Vgl. auch II/459 und v.a. 649.

46 Ph.Fr. III/30.

47 Ph.Fr. IV/39. – Neben einem solchen Gebrauch von ‚Physiognomik' verwendet Lavater den Begriff aber auch in einem weiteren Sinne für die Wissenschaft von der Erkenntnis der festen und der beweglichen Teile des Körpers, so z.B. Ph.Fr. I/13.

schwerlich akzeptiert haben. Was vom Menschen sich bloß den Augen offenbart, ist für ihn nur allzusehr den einschränkenden, depravierenden Bedingungen der Gegenwart unterworfen, die gerade überwunden werden müssen, also nicht „bleibend" sein sollen.[48] Die Augen selber als äußere Sinnesorgane sind rein reproduktiv; sie können daher nur etwas aufzeigen, was – Heinrichs Aussagen zufolge – „noch unreif" (289) ist.[49]

Nach diesen Hinweisen auf Gemeinsamkeiten und Differenzen Lavaters und Hardenbergs läßt sich dessen Einstellung zur Physiognomik genauer fassen. In der Streitfrage zwischen Lavater und Lichtenberg über die Aussagekräftigkeit physiognomischer oder pathognomischer Beobachtungen hätte Novalis wohl kaum Partei für die eine oder die andere Seite ergriffen. Da er sich nicht ausschließlich am Sichtbaren des Menschen orientierte, mußte er seinen eigenen Standpunkt gleichsam über jenem Parteienzwist ansetzen. Es wird jetzt auch verständlich, warum Personenbeschreibungen – seien sie nun physiognomischer oder pathognomischer Natur – im *Heinrich von Ofterdingen* nur eine untergeordnete Rolle spielen. Fast immer sind es ja nicht so sehr Gestalt oder Gebärde, welche einer Romanfigur Bedeutung verleihen, sondern Äußerungen oder Erzählungen. Der „Fremde von der ersten Seite"[50] zieht Heinrich durch seine „Reden" (195) in seinen Bann, und bei den Kaufleuten, dem Bergmann, dem Einsiedler sind es die Erzählungen, die den Helden tief beeindrucken. Für diese Reden und Erzählungen aber gilt, was die Kaufleute von der Poesie behaupten: Sie sind nicht sklavisch an die Gegenwart gebunden, weil sie die einschränkenden Bedingungen unserer Sinnesorgane, insbesondere unseres Auges, transzendieren können und an unsere Einbildungskraft appellieren.[51]

Damit hätten wir nun nach manchen Umwegen doch das Klischee vom ‚innerlichen' Novalis bestätigt? Gesetzt es wäre so, dann gäbe es immer noch eine Ungereimtheit, die erklärungsbedürftig wäre. Unverständlich nämlich bliebe, warum im *Ofterdingen* dann dennoch zuweilen Gestalt und Gebärden von Romanfiguren beschrieben werden. Untersuchen wir zunächst, bei welchen Personen das Äußere geschildert wird und bei welchen Anlässen solche Schilderungen erfolgen. Dabei ergibt sich ein relativ klarer Befund. Zum einen sind es die Romangestalten, die bereits ein beträchtliches Stück auf dem Wege der

---

[48] Vgl. Novalis, III/689.

[49] Darum fordert Sylvester „ein wahres Auge, ein schaffendes Werckzeug" (326). – S. auch II/541.

[50] So lautet die Bezeichnung des „Fremden" (195) in den Paralipomena zum *Ofterdingen* (III/677).

[51] *Ofterdingen* 209f. – Zur Produktivität und Gegenwartsunabhängigkeit der Einbildungskraft s. auch Novalis, II/167 und 650.

Moralisierung ihrer Natur zurückgelegt haben, also die Dichterfiguren wie der Einsiedler Graf Friedrich von Hohenzollern (255) oder Klingsohr (270). Von ihnen ist in einem Erzählerkommentar ausdrücklich festgehalten: „Ein Dichter läßt sich wie ein guter König, frohen und klaren Gesichtern nach aufsuchen [...]."[52] Zum andern wird das Äußere von Personen in Situationen und in Augenblicken geschildert, die noch oder schon einen hohen Grad der Moralisierung der Natur repräsentieren. Das ist etwa der Fall bei der Beschreibung des Bräutigams und der Prinzessin im Atlantis-Märchen (216), das eine vergangene Zeit schildert, die dem Goldenen Zeitalter näherstand und infolgedessen noch sehr viel wunderbarer war als die Gegenwart. Und das gilt auch für die Beschreibung Mathildes beim Augsburger Fest (271), das einen Vorschein des künftigen Goldenen Zeitalters darstellt.[53] Sowohl im Fall kollektiver als auch in dem individueller Nähe zum Goldenen Zeitalter kann angenommen werden, daß die Physis der Personen das Makelhafte, Unzulängliche noch hat fernhalten können oder aber schon weitgehend abgestreift hat. Der ursprüngliche Zustand hat sich gegenüber den ausartenden Tendenzen der Gegenwart erhalten oder aber aufs Neue durchsetzen können. Im Vergleich zu diesen nur vorübergehend gültigen ist er das wahrhaft „Bleibende", das „unsrer ganzen Aufmerksamkeit werth" ist. Heinrich weiß das nach der Erfahrung des Augsburger Festes. Wenn seine Geliebte Mathilde ihre Angst vor dem Vergänglichen einbekennt: „Ach! Heinrich, du weißt das Schicksal der Rosen; wirst du auch die welken Lippen, die bleichen Wangen mit Zärtlichkeit an deine Lippen drücken?" tröstet er sie mit den Worten:

> „O! könntest du durch meine Augen in mein Gemüth sehn! aber du liebst mich und so glaubst du mir auch. Ich begreife das nicht, was man von der Vergänglichkeit der Reitze sagt. O! sie sind unverwelklich. Was mich so unzertrennlich zu dir zieht, was ein ewiges Verlangen in mir geweckt hat, das ist nicht aus dieser Zeit. Könntest du nur sehn, wie du mir erscheinst, welches wunderbare Bild deine Gestalt durchdringt und mir überall entgegen leuchtet, du würdest kein Alter fürchten. Deine irdische Gestalt ist nur ein Schatten dieses Bildes. Die irdischen Kräfte ringen und quellen um es festzuhalten, aber die Natur ist noch unreif; das Bild ist ein ewiges Urbild, ein Theil der unbekannten heiligen Welt."(288f.)

Es gibt – so ließe sich sagen – hier zwei Gestalten des Menschen und zwei Arten zu sehen, die jeweils miteinander korrespondieren: Die eine Gestalt ist bloß „irdisch", sie ist vergänglich und altert; ihr ist das gewöhnliche Sehen zugeordnet. Zusammen mit diesem stellt sie

---

[52] *Ofterdingen* 267. – Vgl. hierzu auch Ph.Fr. III/349f.

[53] S. hierzu v.a. *Ofterdingen* 272. – Anhand der Erwähnungen von „Wein" und „Öl" ließe sich der antizipatorische Charakter des Festes genauer aufzeigen.

den Erkenntnisgegenstand und die Erkenntnisweise der Physiognomik dar, wie sie von Lavater und dessen Anhängern praktiziert wurde. Die andere Gestalt ist unvergänglich; sie durchdringt als „ewiges Urbild" die erste und leuchtet, ist also gleichfalls sichtbar, ja ihre Sichtbarkeit ist so beschaffen, daß die erste vergängliche Gestalt nur noch als bloßer „Schatten" erscheint. Sie ist ein „Theil der unbekannten heiligen Welt" und dennoch schon im Diesseits erfahrbar, also auch irdisch: „Schon hier leben wir in ihr (d.h. in jener heiligen Welt), und wir erblicken sie auf das Innigste mit der irdischen Natur verwebt." (289) Nach dieser zweiten Gestalt bekundet Heinrich ein „ewiges Verlangen", und darum kann er sie auch jetzt schon „sehen", während Mathilde sie offenbar zunächst noch nicht zu erkennen vermag. Heinrich jedenfalls wünscht ihr anfangs seine eigenen Augen; d.h. er möchte, daß sie wie er wahrnehmen könnte. Erst als Mathilde sich von den Gedanken an die Vergänglichkeit ihrer eigenen irdischen Gestalt abwendet und den Geliebten liebend anblickt, kann sie auf die gewünschte Art sehen: „Ich verstehe dich, lieber Heinrich", antwortet sie dem Romanhelden auf seine Rede, „denn ich sehe etwas Ähnliches, wenn ich dich anschaue."(289) Diesem Sehen, das mit Liebe verbunden ist, und dieser zweiten Gestalt, die die erste überlagert, gilt auch das besondere Interesse des Romanautors. Sie gehören in die Disziplin einer höheren Physiognomik, der sich Novalis verschrieben hat.

Betrachten wir zum Schluß die ausführlichste Personenbeschreibung des Romans. Es ist die von Mathilde bei dem Fest in Augsburg:

> „Heinrich wünschte den Tanz nie zu endigen. Mit innigem Wohlgefallen ruhte sein Auge auf den Rosen seiner Tänzerinn. Ihr unschuldiges Auge vermied ihn nicht. Sie schien der Geist ihres Vaters in der lieblichsten Verkleidung. Aus ihren großen ruhigen Augen sprach ewige Jugend. Auf einem lichthimmelblauen Grunde lag der milde Glanz der braunen Sterne. Stirn und Nase senkten sich zierlich um sie her. Eine nach der aufgehenden Sonne geneigte Lilie war ihr Gesicht, und von dem schlanken, weißen Halse schlängelten sich blaue Adern in reizenden Windungen um die zarten Wangen. Ihre Stimme war wie ein fernes Echo, und das braune lockige Köpfchen schien über der leichten Gestalt nur zu schweben." (271)

Die Erzählsituation tendiert hier mehr zum Personalen als zum Auktorialen: Nicht der Erzähler schildert unmittelbar; es ist viel eher Heinrich, der seine Tanzpartnerin anschaut und seinen Eindruck uns mitteilt. Auch hier besteht die Tendenz, das sinnlich Wahrnehmbare, Konkrete zu transzendieren. Durch Vergleiche („wie ein fernes Echo") und durch Gleichsetzung von gewöhnlicherweise als disparat Erfahrenem (Das Gesicht ist eine Lilie, die Augen sind Sterne) werden die Umrisse der Figur merkwürdig aufgeweicht. Versucht man pedantisch-buchhälterisch Zuweisungen zu machen, so gerät man in Schwierigkeiten: Ist die Iris der Augen von Mathilde nun „lichthimmelblau" oder

„braun"?[54] Und was ist mit den Rosen? Trägt die Tochter Klingsohrs solche Blumen im Haar oder am Busen, oder stehen die Rosen als Metapher da für ‚Wangen'? Auch hier stellt sich jenes schwindelerregende Gefühl ein, dem wir schon bei der Schilderung der Wirkung von Heinrichs „einnehmender Gestalt" auf die Schloßfrauen ausgesetzt waren. Beide Fälle können wir jetzt deuten: Hier wie dort geht es darum, die „irdische Gestalt" aufzulösen[55], um eine höhere Gestalt hervorbringen zu können: das „wunderbare Bild", das „ewige Urbild". Dieses „durchdringt" und „leuchtet" aus der gewöhnlichen Gestalt hervor, indem es sie in „Schatten" verwandelt.[56] Heinrich erkennt Mathilde hier als „Theil der unbekannten heiligen Welt", genauso wie die Schloßfrauen in Heinrich einen „Bewohner der höhern Welt" erkannt hatten. Bei ihnen freilich brauchte es eine zeitliche Verschiebung: Erst in der Erinnerung an den verschwundenen Romanhelden wurde ihnen die höhere Einsicht zuteil. Heinrichs Blick hingegen besitzt hier die Fähigkeit, sogleich, auch ohne zeitliche Verzögerung, die vergängliche Gestalt seiner Geliebten zu durchschauen.

Das bedeutet jedoch nicht, daß der Romanheld unmittelbar oder voraussetzungslos über diese Gabe verfügte. Er muß nicht nur die Anlage dazu haben; d.h. er muß, wie wir hörten, „zum Dichter geboren" sein. Er muß obendrein diese Anlage auch kultiviert und das bedeutet: er muß sich bereits weitgehend „moralisirt" haben. Mit der Ankunft in Augsburg ist Heinrichs Reise fürs erste beendet (268). Der Abschluß der Reise markiert zugleich den einer inneren Entwicklung des Romanhelden.[57] Die verschiedensten Bildungserlebnisse hat der Held nun hinter sich.[58] Zwei von ihnen – die am weitesten auseinanderliegenden – seien hier kurz in Erinnerung gerufen; das letzte: Unmittelbar vor der Bekanntschaft mit Mathilde begegnet Heinrich dem Dichter Klingsohr. Nur weil er ihn kennt, kann er die Tochter auf höhere Art sehen.

---

[54] Daß hier von „braunen Sternen" die Rede ist, hat die positivistische Forschung veranlaßt, in Mathilde ein Porträt Julies von Charpentier und nicht eines von Sophie von Kühn zu sehen; s. Heinz Ritter, *Der unbekannte Novalis. Friedrich von Hardenberg im Spiegel seiner Dichtung*, Göttingen 1967, S. 212.

[55] ‚Auflösung' ist freilich im Sinne der damaligen chemischen Fachsprache zu verstehen, als Zersetzung und zugleich als Verdichtung. S. hierzu Peter Kapitza, ‚„Physik" der Poesie. Zu einem naturwissenschaftlichen Begriffsmodell in der Frühromantik', in: *Literaturwissenschaftliches Jahrbuch*, N.F. 12 (1971), S. 98f. – Was neu entsteht im Vergehen der „irdischen Gestalt", ist das „Urbild".

[56] Vgl. auch Novalis, II/434. – Daß damit dennoch keiner gestaltlosen Innerlichkeit gehuldigt wird, ließe sich vielfach belegen; s. z.B. die Aufzeichnung III/565.

[57] Zum Verhältnis von Wegmetaphorik und Gattungstradition s. Verf., *‚Die theuren Dinge'. Studien zu Bunyan, Jung-Stilling und Novalis*, Bern 1980.

[58] S. Klingsohrs Rekapitulation (283) – Der „Geist der Poesie" ist Heinrich aber v.a. durch Begegnungen und Erzählungen vermittelt worden.

„Sie schien der Geist ihres *Vaters in der lieblichsten Verkleidung.*"[59] Das ‚Scheinen' ist hier durchaus als ‚lucere' zu lesen. Und das erste Erlebnis, das uns mitgeteilt wird: der Traum von der blauen Blume. Nur weil Heinrich ihn geträumt hat, kann er Mathilde jetzt als Angehörige der „unbekannten heiligen Welt", als ein göttliches Wesen begrüßen (und sich selber dabei vergöttlichen). Er erkennt sie hier als einzelne Gestalt, die zugleich aufgelöst ist und ins Blumenhafte transzendiert. Genausowenig wie sie nur ein bestimmter Mensch ist, ist sie auch nur eine bestimmte Blume, z.B. die blaue des Traums. Deren Attribut, das „hohe lichtblaue" (197), wird zwar in den Hinweisen auf den „lichthimmelblauen" Grund der Augen und auf die unter der weißen Haut hindurchschimmernden blauen Adern[60] Mathildes unzweifelhaft aufgenommen, zugleich aber auch dementiert durch die weißen Lilien und die roten Rosen. Erinnern wir uns, daß auch in der Erzählerreflexion über den Eindruck der Schloßfrauen Heinrichs „einnehmende Gestalt" aufgelöst und unter anderem mit einer Blume assoziiert wurde. Stein, Blume, Tier, Stern, Element – alle diese Einzeldinge müssen da sein[61] und müssen zugleich negiert werden, um die „Grundgestalt" rein aufleuchten lassen, um – so wäre auch hier die Formel – ‚eins und alles'[62] fassen zu können. Rein phänomenologisch ergibt sich dabei eine Unschärfe in der Beschreibung, doch gerade sie ist präziser Ausdruck eines Sachverhalts, den es hier aufzuzeigen galt. Die Personen, die Novalis einzig physiognomischer Beschreibung würdigte, – die „Moralisirten" oder wahrhaft Tugendhaften – haben alle „locale und temporelle Personalitaet" abgestreift.[63]

(Ist fortzusetzen)

---

[59] Vgl. auch Heinrichs enthusiastischen Kommentar über seine Beziehung zu Mathilde: „Meine Ewigkeit ist ja dein Werk"(284). Das „dein" ist dort sowohl auf Mathilde als auch auf Klingsohr beziehbar.

[60] Gleichzeitig erinnern die blauen Adern Mathildes aber auch an die „(d)unkelblauen Felsen mit bunten Adern" in Heinrichs Eingangstraum (197). Die menschliche Gestalt wird zum Gesteinshaften hin geöffnet – eine Tendenz, die durch die Edelsteinvergleiche – „Liebe Mathilde, ich möchte euch einen köstlichen lautern Sapphir nennen." (280) – noch zusätzlich verstärkt wird.

[61] In den sogenannten ‚Berliner Papieren' wird als Schluß des *Ofterdingen* eine „Neue goldne Zeit" angesetzt, bei der „Menschen, Thiere, Pflanzen, Steine und Gestirne, Flammen, Töne, Farben" nicht bloß zusammen „handeln" und „sprechen", sondern sich auch ineinander verwandeln und wie eine „Familie" dastehen. S. III/677 und 675f.

[62] S. das Eingangsgedicht der Astralis (318), ferner: *Die Hauptschriften zum Pantheismusstreit zwischen Jacobi und Mendelssohn,* hrsg. u. eingeleitet v. Heinrich Scholz, Berlin 1916. Eine knappe Übersicht bietet: Uvo Hölscher, *Empedokles und Hölderlin,* Frankfurt/Main 1965, S.48-54.

[63] Novalis, III/670.

ELSBETH DANGEL-PELLOQUIN, Basel

Haubenköpfe, Schattenriß und Marmorkopf

Zur Physiognomik der Weiblichkeit in Jean Pauls *Siebenkäs*

In den Schriften Lavaters spielen Frauen eine höchst untergeordnete Rolle. Das physiognomische System beruht fast ausschließlich auf der Beobachtung an Männern, hier und da hat sich ein Frauenkopf unter die Männerbildnisse verirrt oder Frauenansichten werden serienweise im Kleinformat abgehandelt. Einige verlegene, konventionelle Ausführungen zu *Frauenspersonen* in einem eigenen Kapitel machen die Frau zum Anhängsel der physiognomischen Menschen- und Männerliebe. Das dem ersten Schöpfungsbericht entnommene Motto der Titelvignette – „Gott schuf den Menschen sich zum Bilde“ – wird zwar in der Einleitung zu den *Physiognomischen Fragmenten* von 1775 weiterzitiert: „Er schuf sie, Einen Mann! und Ein Weib!“ (L I,4).[1] Doch läßt der emphatische Kommentar zu dieser Bibelstelle die Zweigeschlechtlichkeit des Menschen sogleich wieder verschwinden, wenn es heißt: „Da steht Er! In all seinem Göttlichen!“, und wenn schließlich Gottes Sohn als „zweyter Adam“ (L I,5/6) gefeiert wird.[2] Die Frau ist in diesen Schriften nicht gewürdigt als das andere Gegenbild der Gottebenbildlichkeit, sondern erhält – wie im zweiten Schöpfungsbericht – den nachgeordneten Rang der aus Adams Rippe gebildeten Form, die dem Mann als „Gehilfin“, wie es in der Übersetzung Luthers heißt, beigegeben ist. Das läßt Lavater expressis verbis verlauten, ohne sich am eigenen Widerspruch zu stoßen: „Sie sind Nachlaut der Mannheit [...] vom Manne genommen, dem Mann unterthan zu seyn, zu trösten ihn mit Engelstrost, zu leichtern seine Sorgen [...]“ (L III, 295).

Als müsse er die physiognomische Vernachlässigung der Frau kompensieren, wendet Jean Paul, der von Lavater vielfach beeinflußt war[3],

---

[1] Johann Caspar Lavater: *Physiognomische Fragmente zur Beförderung der Menschenkenntniß und Menschenliebe.* 4 Bände. Leipzig und Winterthur 1775-1778. (Im Text belegt mit der Sigle L sowie Band- und Seitenzahl.)

[2] Vgl. dazu Römerbrief 5, 12ff.

[3] Vgl. dazu: Gunnar Och: *Der Körper als Zeichen. Zur Bedeutung des mimisch-gestischen und physiognomischen Ausdrucks im Werk Jean Pauls.* Erlangen

in seinem *Siebenkäs* von 1796[4] an die Physiognomien der Frauen besondere Aufmerksamkeit und läßt sie – und nur sie – zunächst metonymisch verkürzt als Köpfe in Erscheinung treten. Die bei Lavater so kontrovers behandelte Frage der Gottebenbildlichkeit stellt sich implizit auch an diesen Frauenköpfen, die zwei konträre Konzeptionen der Weiblichkeit repräsentieren. Zugleich sind die Köpfe exemplarische Beispiele für die von Jean Paul in der *Vorschule der Ästhetik* entwickelten Richtlinien zur „Darstellung der menschlichen Gestalt" (V,283), besonders für das stilistische Mittel der *Aufhebung*, das ein zuvor verhülltes Frauenantlitz plötzlich vor den Augen des Betrachters zeigt, und für das Verfahren der *Bewegung*, das die Gestalten in einer Handlung – das heißt im Roman in der Nachbildung der Frauenköpfe durch die Männer – entstehen läßt. Diese beiden Methoden der Darstellung sollen die Anordnung des Folgenden strukturieren. Schließlich geben die Frauenköpfe in ihrer originalen und reproduzierten Variante Aufschluß über das Geschlechterverhältnis und widersprechen durch die Art ihrer Darstellung der ausdrücklichen Hierarchisierung der Frauengestalten im Roman.

I.

Lenette, eine Haubenmacherin und die Braut von Firmian Siebenkäs, wird zu Beginn des Romans gleich mit einer zweimaligen Aufhebung der Verhüllung eingeführt. Ihr erster Auftritt, von Siebenkäs und der Leserschaft ungeduldig erwartet, gestaltet sich so:

> „Am frischen Morgen fuhr der Schulrat *Stiefel* vor und hob aus der Kutschenarche (feine Lebensart ziert einen gelehrten Mann doppelt) einen Haubenkopf statt der Braut aus dem Wagen [...]"(35).

Diese Passage wendet das Verfahren der *Aufhebung* ins Komische. Die hochgespannte Erwartung der Phantasie, die durch den Klammersatz noch eine Verzögerung erfährt, fällt ins Leere; die Apparition der angekündigten, vorerst in der Kutsche verborgenen Schönen macht bloß den Haubenkopf sichtbar. Nun ist freilich – der von Jean Paul

---

1985; Andreas Käuser: *Physiognomik und Roman im 18. Jahrhundert.* Frankfurt/Main – Bern 1989; Götz Müller: *Jean Pauls Ästhetik und Naturphilosophie.* Tübingen 1983, bes. S. 81ff. u. S. 166ff.

4 Jean Pauls Roman mit dem barocken Titel *Blumen-Frucht- und Dornenstükke oder Ehestand, Tod und Hochzeit des Armenadvokaten F. St. Siebenkäs im Reichsmarktflecken Kuhschnappel* wurde 1818 umgearbeitet und erweitert. Ich zitiere nach dieser zweiten Auflage. In: *Werke in 6 Bänden.* Hrsg. von Norbert Miller. München 1960ff. Bd. 2. (Alle Seitenzahlen in Klammern ohne Bandangaben beziehen sich auf den *Siebenkäs*, die anderen Bände der Ausgabe sind mit römischen Bandnummern und Seitenzahl versehen).

genannten Technik entsprechend – die Phantasie gezwungen, die Gestalt mit diesem Wort zu assoziieren: Die den Lesenden vorenthaltene Braut rückt in bedenkliche Nähe zu ihrem Platzhalter, dem Haubenkopf. Dies um so mehr, als ihr Stellvertreter auch bei ihrem leibhaften Erscheinen noch einmal erwähnt wird: Sie nimmt nämlich den zweiten, noch in der Kutsche liegenden Haubenkopf „wie ein Kind auf den linken Arm", ehe sie dem Perückenmacher „wankend" ins „Männerzimmer" nachfolgt (36). Dort entsteht das Frauenzimmer in dem Augenblick vor den Leseraugen, in dem es die Männer in der Stube in Augenschein nehmen:

> „[...] auf dem vollen runden Gesichtchen – alles ründete sich daran, Stirn, Auge, Mund und Kinn – blühten die Rosen weit über die Lilien hinüber, waren aber desto lieblicher zu schauen unter dem großen schwarzen Seidenhute, und das schneefarbige Mousselinkleid mit einem vielfarbigen Strauße welscher Blumen und mit den weißen Schuhspitzen gaben der schüchternen Gestalt Reize über Reize" (36).

Dieses Gesichtchen scheint keine Rätsel aufzugeben. Die Metaphorik macht daraus ein Gärtchen, in dem sich das Erröten unter Männerblicken zum Wettbewerb symbolträchtiger Blumen gestaltet, und nur durch diese Bewegtheit in Farbe und Form übertrifft die Beschreibung die Stereotypen der zeitgenössischen Frauendarstellung, die sie gleichwohl übernimmt. Lenette ist mit den „Ordenszeichen der Weiblichkeit" ausgestattet, wie sie Lavater in seinen Ausführungen zur Weiblichkeit in den *Physiognomischen Fragmenten* zu verleihen hat: „Weichheit, Rundheit, Reizbarkeit" (L III, 295). Der Diminutiv und die Rundheit, welche die Gestalt ins Kindlich-Rührende hinüberspielen, sowie die weiße Farbe des Kleides, setzen die Signale, die in guter Lavaterischer Manier in der äußeren Erscheinung die innere Unschuld aufscheinen lassen. Aber noch ist die letzte Hülle von Lenettes „angepuderten weißen Blumengesichtchen" nicht weggezogen. Während ihr Kopf vom Frisör für die Trauung „zurechtgemacht" wird, bleibt dies dem Bräutigam vorbehalten, der „den Aurikeln-Puder aus dem Blüten-Gesichte gelind abstrich und die Blumen darin nackt aufblühen ließ" (37). Ob man diese zweite *Aufhebung* nun – wie geschehen[5] – als erotische Anspielung lesen will oder ob die Blumenmetaphorik nur die Schamhaftigkeit der Braut demonstrieren soll: Lenettes Kopf – der reale wie der symbolische – geht jedenfalls in dieser ersten Szene durch auffallend viele Männerhände, die alle damit beschäftigt sind, ihn ‚zurecht zu machen'.

---

[5] Vgl. Ulrike Monigel: *Der Körper im humoristischen Roman. Zur Verlustgeschichte des Sinnlichen. Francois Rabelais – Laurence Sterne – Jean Paul – Friedrich Theodor Vischer.* Königstein 1988, S. 224.

Mit dieser Personenbeschreibung eröffnet der Roman eine idyllische Perspektive: Lenette scheint einem empfindsamen Roman entsprungen, und zwar genau an der Stelle, wo diese gewöhnlich aufzuhören pflegen: am Hochzeitsmorgen.

‚Haubenkopf' und ‚volles rundes Gesichtchen' sind auch weiterhin die Stichwörter, die die Darstellung Lenettes prägen und das jeweilige Verhältnis der Eheleute zueinander bezeichnen.

Sie evozieren die kleinbürgerliche Enge der Stube, den ausschließlichen Lebensraum des ‚Frauenzimmers' Lenette, die emsige Tätigkeit darin und zugleich das „Vollglück in der Beschränkung", wie Jean Paul die Idylle definiert (V,258). Mit ihrer Rundheit ergänzt Lenette zunächst aufs schönste ihren Siebenkäs, der sich selbst als „angespannt, eckig und scharf" wahrnimmt (48). Der Höhepunkt der idyllischen Szenerie vereint die Eheleute am Michaelistag in den Armen *eines* Großvaterstuhls, in den sie beide zusammen hineinpassen: „(denn er hatte kein Fleisch, sie keine Knochen)"(94). In einer paradiesischen Harmonie sind sie dabei „ruhig-beglückt wie Kinder", und ihr „Ausruhen" wird zum „Schlaf eines Wiegenkindes" (94), dem Unschuldstand der ersten Menschen im Paradies entsprechend, denen jedes über sie hinausweisende Begehren fremd ist. Direkter und naiver könnten beide die biblische Prophezeiung nicht erfüllen, nach der Mann und Frau ein Fleisch werden sollen. Im Status der ersten Menschen stehen die Eheleute auch aufgrund ihrer Freiheit von jeder familiären Bindung und Vorgeschichte. Der Roman schweigt sich darüber aus, wie eigentlich der gebildete, satirisch-enthusiastisch veranlagte Armenadvokat zu der ungebildeten, eng denkenden Haubenmacherin gefunden hat. Vielmehr sind die beiden wie aus dem Nichts gesetzt in eine experimentelle Versuchsanordnung auf der Basis des zweiten Schöpfungsberichts – von dem ja auch die an das Paar gerichtete „Adamsrede" Leibgebers ausgeht – als zwei extrem verschiedene, aber sich ergänzende Geschlechtscharaktere, die im engen Rahmen der Stube miteinander ihr Auskommen versuchen müssen. Als „Gehilfin" des Mannes ist die Eva/Lenette dem Adam/Firmian beigegeben, denn „es ist nicht gut, daß der Mensch allein sei".[6]

Die ursprüngliche physiologisch-physiognomische Ergänzung hält noch in den Flitterwochen an, in denen Lenette jeweils den Gegenpart zu Siebenkäs bildet, „geistige Provinzialismen" verrät, wo er Satiren schreibt, die nur er selber versteht, „unverdroßne Feg-und Bürstarbeit" verrichtet, wo er am Schreibtisch arbeitet und sie ihn als „niedliche Gestalt im nettesten Hauskleidchen" mit superlativischen Diminutiven umschwirrt (78,80). Doch bald wird deutlich, daß gerade die kultu-

[6] Genesis 2, 18.

rellen Abzeichen der Geschlechterdifferenz – Nadel und Haubenkopf gegen Feder, Tinte und Papier – die beiden auseinandertreibt. Diese Geschlechtsinsignien werden zum Kampfmittel der Konkurrenz zwischen den Geschlechtern – etwa ob man für die Nadelstiche oder für die Federstriche besseres Kerzenlicht brauche (172) –, ja sie sind geradezu Werkzeuge der Trennung: mit der Feder im Mund verspricht Siebenkäs Küsse für später, die Nadeln, die Lenettes Mund bewehren, hindern das Küssen und beschäftigen dann ihre Finger auch unter dem Kusse weiter (80/1). Insbesondere der Haubenkopf wird mehr und mehr zum Emblem einer beschränkten Weiblichkeit und verdrängt das Paradigma ‚Rundheit':

> „Als er einmal eine sehr artige Haube, die sie voll Vergnügen den drei von ihr zuweilen leicht geküßten Haubenköpfen nacheinander aufprobiert hatte, auf ihr eigenes Köpfchen vor dem Spiegel mit den Worten stülpte und zog: ‚Setz auf und sieh hinein, dein Kopf ist vielleicht so gut als einer von Holz', so lächelte sie ungemein vergnügt und sagte: ‚Du willst unsereine nur immerdar flattieren' "(79).

Der Vergleich mit dem Kopf aus Holz, der Lenette schmeichelt, enthält bereits die Kritik, die Siebenkäs an der ihm zugesellten Gehilfin übt: Sie zielt immer wieder auf die Beschaffenheit des Kopfes, der bald als eine „mit Heu ausgepolsterte[n] Menschenhaut" apostrophiert wird (165), bald als „Gehirnkammern", die „bis an die Häute mit Spitzen, Hauben, Hemden und Kochtöpfen und Bratpfannen vollgestellet, vollgekeilet und gesättigt" sind (290). Besonders der fehlende Enthusiasmus Lenettes, die es fertigbringt, bei seiner „Kabinetpredigt über Tod und Ewigkeit" vom Strümpfestopfen zu reden (291), vergrößert den Geschlechtergraben. Die Haubenköpfe als Symbol der pragmatischen Geistlosigkeit „behaupten" in Firmians Abwesenheit dann auch prompt seinen Schreibtisch und werden so, zusammen mit dem ausgetrockneten „Dintenfaß", zum Sinnbild für Lenettes Regiment, in dem die Schrift nichts zu suchen hat (468). Die Stellverteterschaft des Haubenkopfes wird in einer Engführung schließlich zur vollkommenen Identität, wenn es von Lenette heißt: „Auch diese ungewöhnliche Hartnäckigkeit eines starren Haubenkopfes wurde von ihm noch leidlich ertragen" (485/6). Die Unverträglichkeit der Ehegatten findet in der „Realinjurie gegen den Haubenkopf" (489), die Siebenkäs in Form einer Ohrfeige metonymisch „Lenettens Favoritsultanin unter den andern Köpfen" erteilt (487/8), ihren Höhepunkt.

Das anfängliche, auf Lenettes Rundheit basierende Modell der Ergänzung ist an dieser Textstelle in schärfste Differenz umgeschlagen, die an dem zunächst noch humoristisch integrierten Haubenkopf ausgetragen wird. In jenen *Teufelspapieren*, die im Roman Siebenkäs untergeschoben werden, urteilt Jean Paul vernichtend über die geistige

Unbeweglichkeit und Enge weiblicher Denkinnenräume im Verhältnis zum innovationsfreudigen Äußern:

> „Haubenmacherinnen [...] pflanzen [...] ihre Neuerungen nur *auf*, nicht *in* den Kopf, geben nicht sowol den Ideen neue Formen als den Haaren, und die nämliche Hirnschaale, auf der die Kupferstiche des halben Modejournals realisiret liegen, deckt ein Gehirn, in welchem das Gehirn der Großmutter als eine verkleinerte Mumie noch konserviret wird."[7]

Die idyllische Einheit kann den reflexiv gebrochenen und unentwegt über die Beschränkung hinausstrebenden Mann nicht fesseln. Mit einer Frau, deren Rundheit seine Ecken kompensiert, ist Siebenkäs alleingelassen. Nicht die in Männergesprächen stumme Gehilfin ist gefragt, sondern ein Ebenbild, eine Seelenfreundin, die „imstande ist, mitzufliegen" (291). Die Ergänzung des Verschiedenen erweist sich als ein Modell, das die Geschlechter in die Isolierung treibt; der Mann sucht ein Gegenüber, das ihm entspricht.

Diese Entsprechung findet Siebenkäs in Natalie. Er begegnet ihr auf dem Weg zu Leibgeber in der Bayreuther Fantaisie, „einem artistischen Lust- und Rosen- und Blütental" (364), in einem Augenblick, da er sich in seinem einsamen, durch die freie Natur weich gestimmten Herzen „die schöne, zarte weibliche Seele recht klar gemalet hatte, die er oft gerufen, aber nie gesehen [...]" (362). Deutlicher könnte Natalie nicht als die Inkarnation dieser Sehnsuchtsgeliebten ausgezeichnet sein.

Auch sie tritt zunächst verschleiert auf, als „eine ganz schwarz gekleidete, mit einem weißen Flore bezogne weibliche Gestalt", die Siebenkäs Blumen nachwirft, um seine Aufmerksamkeit auf sich zu lenken.

> „Er sah sich leicht um, bloß um zu zeigen, daß er schon wach sei, und ging an die Glaspforte des künstlich-baufälligen Tempels hinan, um sich neben dem Rätsel zu verweilen. Drinnen stand ihm gegenüber ein Pfeilerspiegel, der den ganzen Mittel- und Vordergrund hinter ihm samt der weißen Unbekannten in die grüne Perspektive eines langen Hintergrundes herumdrehte. [...] Er wandte sich lächelnd um. Eine sanfte, aber hastige Stimme sagte: ‚Kennen Sie mich nicht?' Er sagte: ‚Nein!' und eh' er noch langsam dazugesetzt hatte: ‚Ich bin ein Fremder', war ihm die unbekannte Oberin näher getreten und hatte ihre Mosis-Flor-Decke schnell vom Gesicht gerückt und in einem höhern Tone gesagt: ‚Und *noch* nicht?' – Und ein weiblicher Kopf, der vom Halse des vatikanischen Apollo abgesägt und nur mit acht oder zehn weiblichen Zügen und mit einer schmalern Stirn gemildert war, glänzte vor ihm, wie ein Marmorkopf vor der Lohe einer Fackel."(365).

[7] Jean Paul: ‚Auswahl aus des Teufels Papieren'. In: *Sämtliche Werke*. Hrsg. von N. Miller und W. Schmidt-Biggemann. Abteilung II. *Jugendwerke und vermischte Schriften*. 2. Bd. München 1976, S. 128.

Der „höhere Ton", den Natalie anschlägt, bestimmt die Stillage der Szene. Sie kann als Urszene romantischer Begegnung zwischen Mann und Frau gelesen werden, als Traumerfüllung, die mit dem Moment des Erkannt-Werdens selbst den Traumgesetzen folgt. Die den Farben Lenettes entsprechende schwarz-weiße Kleidung und der Schleier umgeben die „weiße Unbekannte" mit der Aura des Asketisch-Nonnenhaften, dem zugleich etwas vom Unheimlichen einer Geistererscheinung beigemischt ist. Das auf den baufälligen Tempel bezogene „Rätsel" meint auch die verhüllte Frau mit und macht sie zur Urahnin all jener sphinxhaften Frauen, die das „Rätsel der Weiblichkeit"[8] von der Frühromantik bis zum fin-de-siècle verkörpern müssen.[9] Die phantastisch-antikisierende Ruinenlandschaft bildet den passenden Dekor dieser Geschlechterbegegnung, bei der die Frau, noch bevor sie näherkommt, im Spiegel herumgedreht und damit in die vielfältig gebrochene Reflexionsspirale des Mannes hineingezogen wird.

In dieser Szene kommt das Prinzip der *Aufhebung*, das bereits bei Lenette wirksam wurde, zu seiner vollen Entfaltung. Der durch die Verzögerung aufs äußerste gestaute Erwartungsaffekt wird hier nicht komisch aufgelöst, sondern ins Erhabene gesteigert. Es ist eine Entschleierung im emphatischen Sinn: Sie hat in ihrer Plötzlichkeit – das „Flor-Fallgitter" wird alsbald wieder herabgezogen – und in ihrer blitzartigen Beleuchtung vom Feuer den Charakter einer Epiphanie. Während Lenettes Apparition als Haubenkopf eine Karikatur ihrer selbst sichtbar machte, bringt die Enthüllung Natalies das Antlitz des Gottes zum Vorschein, das zuvor von einer „Mosis-Flor-Decke" bedeckt war, analog jener, die Moses nach seiner Gottesbegegnung vor dem Volke trug, um den Widerschein des Gottes auf seinem Antlitz zu dämpfen.[10] Aus der jüdisch-christlichen Grundhermeneutik in das antike Mythologem übersetzt, steht der marmorne Kopf des Griechengottes da als unmittelbare sinnliche Inkarnation des Übersinnlichen. Der vatikanische Apoll, dessen Züge der Erzähler seiner Natalie leiht, verkörpert seit Winckelmanns Kanonisierung das „höchste Ideal der Kunst unter allen Werken des Altertums", das „über die Menschheit erhaben" ist.[11] Er wird mehrfach als Topos höchster Schönheit in der

---

[8] Sigmund Freud, ‚Die Weiblichkeit', in: *Vorlesungen zur Einführung in die Psychoanalyse und Neue Folge*. Studienausgabe. Hrsg. von Alexander Mitscherlich, Angela Richards, James Strachey. Frankfurt: 1969ff. Bd. I, S. 545.

[9] Vgl. etwa Novalis: *Die Lehrlinge zu Sais* und Hofmannsthal: *Das Märchen von der verschleierten Frau*.

[10] Vgl. Exodus 34, 32ff.

[11] Johann Joachim Winckelmann: *Geschichte der Kunst des Altertums*. Hrsg. von W. Senff. Weimar 1964, S. 309. Vgl. zu Winckelmanns Beschreibungen der Apollo-

Literatur der Zeit zitiert.[12] Auch Lavater nennt in seiner Einleitung zu den *Physiognomischen Fragmenten* diese Statue als höchstes, den wirklichen Menschen übertreffendes Symbol der Ebenbildlichkeit Gottes (L I,5). In dieselbe Richtung geht Jean Pauls Diktum, „daß ein gebildeter Apollos- und ein gemalter Johanneskopf nichts sind als die schöne echte Physiognomie der großen Seelen, die beide geschaffen, um in homogenern Körpern zu wohnen, als die eignen sind."(IV,204). Die äußere Erscheinung Natalies ist, wie dieser Satz zeigt, nur das angemessene Äquivalent ihres Innern und entspricht damit der Grundannahme Lavaters einer Harmonie von außen und innen.

Zeitgenössische Kunsturteile zu dieser Statue sehen darin mit Winckelmann „die reizende Männlichkeit" und „gefällige[r] Jugend" ausgedrückt, die ins Androgyne spielt[13], aber auch – wie Humboldt – die „höchste männliche Kraft".[14] Die Milderungen ins Weibliche ändern nichts daran: Natalie trägt den Kopf eines männlichen Gottes. Entsprechend herrschen in ihrem Charakter die männlichen Qualitäten vor, die sich allenfalls, wie ihr „wahre[s] Gefühlswort" (377) vermuten läßt, mehr durch Empfindung als durch Reflexion auszeichnen. Statt mit der üblichen Nadel finden sie ihre Freunde „mit einigen Papieren in der Hand" (375), bezeichnenderweise aber nicht mit einer Schreibfeder, welche die Rezeptivität weiblicher Bildung aufheben würde. Die merkwürdige Überlegung Firmians, Natalies Kopf könne „ebenso viel Philosophisches fassen als – rauben" (366), verrät durch die Wortwahl, daß weibliche Bildung als ein illegitimer Übergriff in eine

---

Statue: Hans Zeller: *Winckelmanns Beschreibung des Apollo im Belvedere*. Zürich 1955.

[12] Die Zitierungen der Apollostatue als Schönheitsausweis sind zahlreich in der Literatur der Zeit. So etwa – der *Siebenkäs*-Stelle verblüffend ähnlich – bei Heinse im *Ardinghello*, der auch eine ausführliche Beschreibung der Statue gibt und wo es von Lucinde heißt: ein „Frauenzimmer, dessen Mutter, was die Formen des Gesichts betrifft, sich an dem Vatikanischen Apollo versehen zu haben scheint, nur ohne Stolz und Zorn, vielmehr alles heilige Güte; ein wunderbares Geschöpf" (Wilhelm Heinse: *Ardinghello und die glückseligen Inseln*. Hrsg. von Max L. Baeumer. Stuttgart 1985, S.93). Ferner wird die Statue mehrfach in den Memoiren der Karoline Jagemann zitiert und zwar bezogen auf Karoline selbst sowie auf Goethe, dessen Mundform eine Ähnlichkeit mit der des Apollo bescheinigt wird. *Die Erinnerungen der Karoline Jagemann*. Hrsg. von E. v. Bamberg. Dresden 1926, S. 16 u. 96. Weitere Übernahmen und Kommentare von Zeitgenossen bei Hans Zeller: a.a.O., S. 144ff.

[13] Winckelmann, a.a.O., S. 309. Zur Androgynie bei Winckelmann vgl. Achim Aurnhammer: *Androgynie. Studien zu einem Motiv in der europäischen Literatur*. Köln – Wien 1986, S. 161-4.

[14] Wilhelm von Humboldt: ‚Über die männliche und weibliche Form.' In: *Werke in 5 Bänden*. Hrsg. von A. Flitner und K. Giel. Bd. 1. *Schriften zur Anthropologie und Geschichte*. Darmstadt 1960, S. 308.

männliche Domäne verstanden wird, entsprechend der zwar positiv, aber in derselben Terminologie gefaßten Aufforderung Schleiermachers an die Frauen drei Jahre später: „Laß dich gelüsten nach der Männer Bildung, Kunst, Weisheit und Ehre".[15] Daß Natalie indessen für Firmians *Teufelspapiere* – für Satiren also – Verständnis zeigt, stellt sie entschieden an die Seite der Männer. Aber nicht nur dieses Partizipieren an einer geistigen Welt, vor der Lenette verstummt, sondern auch ihre Teilhabe an der freien Natur macht sie ihrem auf die Stube beschränkten Geschlecht überlegen. Sie hat ihre Romanauftritte fast nur draußen und auch ihre Wohnräume sind zum „blühende[n] Lusttal" der Fantaisie geöffnet (391). Ihr ist der metaphysische Trost der Natur gewährt, der sonst den Frauen versagt bleibt. Wie der Mann die Brust an den ganzen Erdball drücken kann (303), so hält sie nach der Auflösung ihrer Verlobung immer noch die „Natur und die Freundschaft" in ihren Armen (398), sonst unverbrüchliche Garanten des Trostes für die Männer. Natalie ist selbständig genug, um – wie Siebenkäs und Leibgeber – das Geld zu verachten und erst recht den äußeren Anschein, der für Lenette ständig zur Maxime des Handelns wird. Dagegen besitzt sie mit ihrem empfindlichen Ehrgefühl die männliche Tugend par excellence, deren Kodex nebst dem dazugehörigen Vokabular – „meiner Ehre schuldig", „mein heiliges Wort" (390) – sie übernommen hat.

Durch alle diese – vorwiegend männlichen – Eigenschaften zeichnet sich Natalie als ein ebenbürtiges Gegenüber für Siebenkäs aus, das ihm durch seine Stellung „von Stande" (376) in der sozialen Hierarchie sogar überlegen ist. Beide entsprechen sich: äußerlich durch ihre „Blässe" (390), innerlich durch die erlittenen „Stichwunden einer verlornen Liebe" (403). Firmians „mildes liebevolles Wesen" (390) übernimmt gegenüber der stolzen Natalie gar den weicheren weiblichen Part, denn diese erweist sich auch im Leiden als „fest und stark" (390), läßt sich nur von männlichen Schmerzen erweichen (402) und trägt ihr Leiden mit einer wahrhaft stoischen „kalte[n], stille[n] Heiterkeit" (399). Im androgynen Austausch der Geschlechtermerkmale wird Schlegels Postulat, „Nur sanfte Männlichkeit, nur selbständige Weiblichkeit sei die wahre und schöne"[16], in Romanhandlung umgesetzt.

Höhepunkt dieser Übereinstimmung ist die mit Wein begossene Aufnahme Natalies in den Freundschaftsbund der Männer, der die „drei verschwisterte[n] Seelen" (405) mit den heißen Zeichen der

---

[15] Friedrich Schleiermacher: ‚Katechismus für edle Frauen'. In Friedrich Schlegels Athenäum-Fragmenten (Fragment Nr. 364). *Kritische Friedrich-Schlegel-Ausgabe*. Hrsg. von Ernst Behler unter Mitwirkung von Jean-Jacques Anstett und Hans Eichner. München-Paderborn-Wien 1958ff., Band II (1967), S. 231.

[16] Friedrich Schlegel: ‚Über die Philosophie. An Dorothea'. In: *Kritische Friedrich-Schlegel-Ausgabe*. Band VIII. (1975), S. 45.

Freundschaft vereint. Der Enthusiasmus der Freundschaft verbindet, während die zwischengeschlechtliche Liebe isoliert. Indem nun auch eine Frau die „männliche Begeisterung" (392) teilt, ist die Region des von den Geschlechterschranken befreiten Menschlichen erreicht, das aber, wie die Charakterisierung Natalies zeigt, fast ausschließlich männlich bestimmt ist. Die „dreiseitige Wahlverwandtschaft" (376) macht die Frau zur Männerbündlerin, deren Körper – nicht anders als zwischen Mann und Mann – nur „eine Mosisdecke, ein Altargeländer, ein Gefängnisgitter aus Körper und Erde gemacht, zwischen Seel' und Seele gezogen", ist (452), der die reine Begegnung gleichgestimmter Seelen hindert.

Ein Haubenkopf aus Holz und der Kopf des Apollo aus Marmor – größer könnte der Gegensatz der Frauenköpfe nicht sein.

Mit den beiden Trägerinnen der Köpfe ist im Roman ein Wandel des Frauenideals vollzogen, wie er am Ende des 18. Jahrhunderts stattfindet und in den Androgynenkonzepten der Frühromantiker gipfelt. Das lesende Frauenzimmer war zwar bereits Forderung der Moralischen Wochenschriften, und Lenette repräsentiert mit ihrer dogmatischen Frömmigkeit und ihrer Unbelesenheit eine Kleinbürgerin, die noch nicht mit den aufklärerischen Maximen in Berührung gekommen ist.[17] Aber das wirklich Neue an Natalies Bildung ist mit dem Stichwort „Enthusiasmus" gegeben, wie es Schleiermacher in seinem „Katechismus für edle Frauen" drei Jahre später formuliert: „Ich glaube an die Macht des Willens und der Bildung, mich dem Unendlichen wieder zu nähern [...] und mich von den Schranken des Geschlechts unabhängig zu machen. Ich glaube an Begeisterung und Tugend, an die Würde der Kunst und den Reiz der Wissenschaft".[18] Vom zweiten Schöpfungsbericht mit der im Nachhinein vom Mann genommenen und nur mit ihm eine Einheit bildenden Eva verschiebt sich die Konzeption auf den ersten, der die Frau als das andere Gegenbild der Gottesebenbildlichkeit erkennt. Aber als dieses nimmt sie männliche Züge an: Wird Lenettes

---

[17] Vgl. zum Entstehen einer bürgerlichen Lesekultur: Rolf Engelsing: *Der Bürger als Leser. Lesegeschichte in Deutschland 1500-1800.* Stuttgart 1974, bes. S. 296-339 und: Wolfgang Martens: *Die Botschaft der Tugend. Die Aufklärung im Spiegel der deutschen Moralischen Wochenschriften.* Stuttgart 1968. Die Unbelesenheit Lenettes, die damit auch sozialhistorisch eine ältere Frauengeneration vertritt, verweist auf ihr biographisches Urbild: die putzende und ihren Sohn mit Unverständnis behandelnde Mutter Jean Pauls. Diese biographischen Hintergründe könnten auch die merkwürdige Ungleichheit des Paares Siebenkäs/Lenette erklären helfen. Vgl. dazu: Günter de Bruyn, *Das Leben des Jean Paul Friedrich Richter.* Frankfurt/Main 1978, S. 86.

[18] Schleiermacher, a.a.O.

Kopf am Hochzeitsmorgen zum Objekt für die Männer, erscheint Natalie als Subjekt wie der Mann; die Ergänzung des Verschiedenen wird zur Entsprechung des Gleichen.

II.

Haubenköpfe und Marmorkopf sind allerdings nicht die einzigen Stellvertreter der Frauenköpfe. Es gibt im Roman eine zweite Reihe von Frauenansichten: die von Männern geschaffenen Nachbildungen der originalen Frauenköpfe.

Während der Trauung von Siebenkäs und Lenette zieht Leibgeber, der im Chor der Zeremonie beiwohnt, eine Schere und ein schwarzes Quartblatt aus der Tasche und schneidet „von ferne das Gesicht der Braut in sein Schattenpapier hinein" (41). Damit wählt Leibgeber eine in der Zeit der Romanhandlung beliebte Form der Wiedergabe des menschlichen Gesichts. Die ohne besondere Kunstfertigkeit von jedem Laien herstellbaren Schattenrisse spielen im kulturellen, geselligen Leben der Zeit eine wichtige Rolle, sie werden im dichten Kommunikationsnetz als Ersatz für Reisen und persönliches Sehen herumgereicht, in Briefen ausgetauscht und kommentiert. Sie schmücken die Wände der bürgerlichen Interieurs und sogar die Finger, wie Jean Paul satirisch an den „sechs bereiften Ringfingern" des Venner demonstriert (100). Das Konterfei Lenettes paßt demnach genau in die Stube, die ihr der Erzähler als Lebensraum zugewiesen hat. Mehrfach erwähnt Goethe die Schattenrißmode in *Dichtung und Wahrheit*, auch ist dessen Bedeutung als Erinnerungsstück an die Geliebte im Briefwechsel mit Lotte Kestner belegt und im *Werther* literarisch verarbeitet.[19] Dort kommt der erotische Gehalt dieser „holden Finsternisse[n]"[20] zur Sprache, die als ein bloßer Umriß des Gesichts auf einer schwarzen Fläche die Einbildungskraft des Betrachters anregen.

Auch der Schattenriß Lenettes im Roman wird zum Objekt eines Verliebten. Noch am Hochzeitsabend hält der Schulrat Stiefel, der sämtliche Stellvertreter Lenettes als erster in Händen halten muß, „geradezu bei Leibgebern um den Schattenschnitt Lenettens an"(47) und macht damit aus jenem im wörtlichen Sinne einen Leibgeber, nämlich einen Brautvater. In seiner fetischisierenden Erotik scheint Stiefel noch weiter zu gehen als Goethes Werther, der dem Schattenbild Lottes bloß

---

19 *Goethe und Werther. Briefe Goethes, meistens aus seiner Jugendzeit, mit erläuternden Documenten.* Hrsg. von A. Kestner. Stuttgart und Tübingen 1854, S. 53, 186, 202/9 u. 212.

20 Goethe: ‚Den 25. Januar (An Rösel)'. *Goethes Werke.* Hrsg. im Auftrage der Großherzogin Sophie von Sachsen. 4. Bd. Gedichte. Weimar 1891, S. 144.

1000 Küsse bescheinigt[21], während Stiefel den seinen „zufällig in sein Nachtkamisol gesteckt und mit diesem und dessen ähnlicher Farbgebung in die Waschwanne geschickt" (129), wie er in treuherziger Unbefangenheit dem Ehepaar Siebenkäs mitteilt. Daraufhin wird ihm von Siebenkäs unverzüglich Ersatz versprochen.

Die Herstellung eines neuen Schattenrisses ist eine Schlüsselstelle im Roman, sowohl für die weibliche Physiognomik als auch für das Geschlechterverhältnis, das sie en miniature reproduziert. Sie ist für Jean Pauls Überlegungen zur Darstellung der menschlichen Gestalt so exemplarisch, daß er sie in der *Vorschule* erwähnt als Beispiel für eine Darstellung durch „Handlung, d. h. eine Reihe von *Bewegungen*"(V, 286). Implizit bezieht sich die Stelle auch auf Lavaters Ausführungen in den *Physiognomischen Fragmenten* und läßt sich lesen als Kritik an dessen ungeheurer Wertschätzung des Schattenrisses.

Nach Lavater ist das Schattenbild das „schwächste und leerste", aber auch das „wahrste und getreueste" Bild, das man von einem Menschen geben kann; schwach und leer sei es, weil nichts Positives gegeben sei, sondern nur „die Gränzlinie des halben Gesichtes"; getreu, weil es ein „unmittelbarer Abdruck der Natur" sei (LII, 90). Besonders betont Lavater die Reduktion des Schattenrisses auf „Eine Linie" und nimmt damit implizit auf die Geometrie als einer privilegierten Form der Erkenntnis der Wahrheit Bezug. Die Geometrie erscheint in der aufklärerischen Philosophie als Inbegriff einer irrtumsfreien, weil ewigen Gesetzen gehorchenden, und dennoch anschaulichen Erkenntnis. Diesen Vorzugsrang nutzt Lavater in seinen physiognomischen Überlegungen und sieht in dem auf die Linie reduzierten Schattenriß eine Form, in der sich die göttliche Wesenschau des Menschen und die menschliche Selbsterkenntnis begegnen: „Die Physiognomik hat keinen zuverlässigern, unwiderlegbarern Beweis ihrer objektifen Wahrhaftigkeit, als die Schattenrisse"(L II, 91). Die Linie des Schattenrisses kann die Gottesebenbildlichkeit des Menschen, die ja ausgewiesenes Telos der gesamten Lavaterschen Physiognomik ist, sichtbar machen – „Ein Schatten Stimme der Warheit, Wort Gottes" – und ist als wahrhaftiges Abbild der freien und bestimmten Natur sogar jeder menschlichen Kunst überlegen: „Keine Kunst reicht an die Wahrheit eines sehr gut gemachten Schattenrisses" (L II, 92/90).

Diese hohe metaphysische Bedeutung scheint auch für den Roman verbindlich. Der erhabene Ort, „oben im Chor" (130), an dem Leibgeber das Gesicht der Braut ausschneidet, die Kraft seines sprechenden

---

[21] Johann Wolfgang Goethe: *Die Leiden des jungen Werther*. In: *Goethes Werke in 14 Bänden*, textkritisch durchges. und kommentiert von Erich Trunz, Hamburger Ausgabe, Bd. 6, Hamburg 1951, S. 122.

Namens und seine vom Erzähler beteuerte Kompetenz lassen erkennen, daß er mit der Profillinie der Braut gleichsam Gottes Schöpfungsgrundriß von ihr entwirft, als den Lavater den Schattenriß verstanden wissen will.

Aber das Vorhaben, zu dem Leibgeber „oben im Chor" befugt ist, wird vermessen, wenn es der ausdrücklich in dieser Kunst unkundige Siebenkäs[22] unten in seiner Stube ausführen will:

> „[...] der schöne warme Kopf wurde ans steife Papier abgedrückt – er setzte den Bleistift oben an der Schattenstirn enthaltsam an, so schwer es auch war, in einer solchen Nachbarschaft der Wirklichkeit nach dem bloßen Schatten zu greifen – und fuhr die blumige schöne Anhöhe voll Lilien und Rosen herunter [...] Aber es kam nicht viel Sonderliches heraus: man dachte, er habe das Hinterhaupt leidlich abgeschattet. Er schielte immer auf die farbig beseelte Fläche neben seiner Hand zurück und riß daher so schlecht ab wie ein Schachtelmaler. ‚Wendeline, dein Kopf sitzt auch nicht eine Minute fest', sagt' er. Allerdings schwankte ihr Gesicht wie ihre Gehirnfibern vom stärkern Gange des Herzens und Atems; auf der andern Seite aber stolperte seine Reißfeder über das sanft erhobene Bildwerk der kleinen Nase, fiel in die Spalte der Lippe und strandete an der Untiefe des Kinns. Er küßte die Lippen, die er nicht treffen konnte [...]" (131).

Siebenkäs hält sich – wie Leibgeber – nicht an die von Lavater gewiesene Methode. Wo jener ganz frei aus der Distanz arbeitet, kommt dieser dem Original zu nahe und versucht, direkt den Kopf – und nicht den projizierten Schatten – aufs Papier abzuzeichnen. Dadurch aber enthüllt er ein Dilemma, das insgeheim auch Lavaters Schattenrißtheorie in Frage stellt: das Abschatten gerät in Konkurrenz zum „schönen warmen Kopf". Zwar bedeutet die Vokabel „enthaltsam" den Verzicht auf alles, was nicht reine Quantität der Linie ist, aber die „farbig beseelte Fläche neben seiner Hand" irritiert den Ausführenden so sehr, daß die Wahrheit der Linie zur schlechtesten Kunst, der Schachtelmalerei, verkommt. Damit wird sofort der entscheidende Gegenbegriff zur Linie hergestellt, nämlich die Beziehung zur Qualität, die sich zuerst in der Farbigkeit äußert, die aber in ihrer Vollendung auch die Materialität, das heißt die Leiblichkeit und die Lebendigkeit, impliziert. Alle Manifestationen des Lebens – Atem, Herzschlag, Wärme, Farbe und Bewegung – stehen der Ausführung der Profillinie entgegen. Sie erweist sich als Reduktionsstufe des Lebendigen, als „bloßer Schatten", dem die in Jean Pauls physiognomischem Vokabular so entscheidende Qualität der Beseelung fehlt.[23] Lenette, die mit ihrer weiblichen Rundheit ohnehin wenig zum physiognomischen Objekt taugt –

---

[22] Beim Tausch ihrer Identitäten muß Siebenkäs bei Leibgeber Privatstunden im Schattenreißen nehmen, um glaubwürdig als Leibgeber auftreten zu können (459).

[23] Vgl. zu den Begriffen ‚Quantität', ‚Qualität' und ‚Beseelung' Jean Pauls frühen Aufsatz: ‚Über die natürliche Magie der Einbildungskraft' (IV, S. 195-205, bes. S. 202-204).

ihre Stirn scheint „ein Kugelausschnitt aus einer weißen Halbkugel zu sein" (132) – , entzieht sich der physiognomischen Fixierung durch die Äußerungen einer je veränderlichen Vitalität. Die Hierarchie Lavaters, nach der den festen Teilen des Gesichts, dem Knochenbau, ein höherer Wahrheitsgrad zukommt als dem Zufällen und Wandlungen unterworfenen, beweglichen Ausdruck, wird damit als eine Mortifikation des Lebendigen verworfen; Physiognomik ist von der Pathognomik nicht abtrennbar, der von der komplexen und farbig-bewegten Wirklichkeit abstrahierende „bloße Schatten" kann nicht „das wahreste und getreueste Bild" des Menschen sein.

Der Vorspruch des Erzählers, der Siebenkäsens Schattenreißen ankündigt, reflektiert auf einer metatheoretischen Ebene den Verlust künstlerischer Komplexität im Schattenbild:

> „Ich bin zwar jetzt gesonnen, für gebildete Menschen sein Abschatten hier abzuschatten; aber dies beding' ich mir, daß man nicht aufsehe, daß eine Feder ein Pinsel sei – oder ein Pinsel ein Poussiergriffel – oder ein Griffel ein Blumenstaubfaden, der eine Lilien- und Rosen-Generation nach der andern erschafft" (131).

Dieser triadische Transformationsprozeß restituiert dem Schatten nacheinander Farbe (Pinsel) , Dreidimensionalität (Poussiergriffel) und schließlich die regenerative Kraft des Lebendigen (Blumenstaubfaden), die als Schöpfungsmetapher der poetischen Kreation gelesen werden kann. Erst das Abschatten des Abschattens, das heißt die Negation der Negation durch den Erzähler selber, macht es möglich, daß die starr ans Papier gedrückte und schlecht abgezeichnete Lenette lebendig und beseelt vor den Lesenden entsteht, denn – wie es in der *Vorschule* heißt – „dadurch schattet sie sich am Brette und in unserer Seele ab" (V,287). Mit dem Selbstbewußtsein des Künstlers, der seine Kunst einem bloßen Nachzeichnen der Profillinie überlegen weiß, sieht Jean Paul in sich das „ingenium", durch welches „die Natur der Kunst die Regel gibt"[24], das die Natur nicht nachahmt, sondern selbst wie die Natur schafft.

Im Hinblick auf das Geschlechterverhältnis gewinnt die Passage eine weitere Dimension. Indem er sich Leibgebers Kompetenz des Schattenreißens anmaßt, versucht Siebenkäs das Gesicht seiner Frau in die eine, von allen Trübungen und Störungen bereinigte Linie des Wesentlichen zu bannen und in ihrer Silhouette gleichsam Gottes Schöpfungsplan zu erfassen, der ihn „über die steinige spitzige Gegenwart der Zufälligkeiten" (130) hinwegheben könnte. Doch gerade da versagt seine bildnerische Kraft. An der Unmutsäußerung des Advokaten: „Wendeline, dein

[24] Immanuel Kant: *Kritik der Urteilskraft. Werke in sechs Bänden.* Hrsg. von Wilhelm Weischedel. Bd. V, Darmstadt 1983, S. 406.

Kopf sitzt auch nicht eine Minute fest", und an der Frage: „Da sieh, hast du nicht mehr Gesichter als Janus oder ein indischer Gott?" (131), wird evident, daß dem umgekehrten Pygmalion die Reduktion auf das Wesen, auf eine Einheit nicht gelingt, daß an Lenette der Versuch, sie ihrer Veränderlichkeit in Raum und Zeit zu entheben, zuschanden wird. Aber schlimmer noch: Siebenkäs verliert auch die Fähigkeit zur physiognomischen Deutung. Das durch die Schwankungen von Lenettes Kopf verzeichnete Profil, in dem „der Vorsprung des obern Gesichts über das untere wie eine Halbmaske" hinausgreift (131/2), läßt die maskenlose Wahrheit jenseits der Verworrenheit des Erscheinenden nicht erkennen. Nicht Lavaters hermeneutische Grundregel[25], daß die Natur immer „aus Einem in Eins" arbeite und so nach einem Plane „als nach dem ersten ewigen Grundrisse des Ganzen" bilde, trägt hier das Ergebnis der Bemühungen, vielmehr scheint sich die von Lavater als „Lästerung des Geistes" bezeichnete Behauptung, die „‚Natur setze Gesichtstheile zusammen, wie der Buchdrucker Buchstaben'", zu bewahrheiten.[26] Jedenfalls kommt dem Schattenbildner gerade im Moment der Ausführung der Linie, die die „objektife Wahrheit" der Physiognomik sichtbar machen soll, jede Lesbarkeit des Gesichts abhanden und führt zu der bangen Frage: „‚Ach liebt sie ihn vielleicht doch gewiß?' (nämlich den Rat)" (132). Die „Augenbuchstaben", die allenfalls Auskunft geben könnten, sind – wie der Erzähler später formuliert – nichts „als ein verwirrter Schriftkasten voll Perlschrift" (334). Übrig bleibt die tiefe Verunsicherung über das unerkennbare und undeutbare Wesen des anderen: „‚Bist du denn nicht mehr wie in Augsburg?'"(132).

Schließlich wird die Schattenrißstelle zur Allegorie einer im Roman stets sorgfältig ausgesparten Sexualität, die auch hier allenfalls in der erotischen Metaphorik angedeutet wird. Wenn Siebenkäs oben an der Stirn „enthaltsam" ansetzt, so ist damit das eheliche Liebesverhältnis schon genügend charakterisiert, doch legt der Text darüber hinaus eine Analogie von Schattenreißen und Sexualität nahe, die Firmians Mißerfolg beim einen wie beim andern andeutet. Wenn ihr Gesicht schwankt, während seine Feder stolpert, wenn er sich in Betrachtungen verliert, während ihre Sinnlichkeit zunimmt, wird evident, daß sich beide nicht treffen können.

---

[25] Vgl. dazu Karl Pestalozzi: ‚Physiognomische Methodik'. In: Adrien Fink u. Gertrud Gréciano (Hrsg.): *Germanistik aus interkultureller Perspektive (Collection Recherches Germaniques)* Strasbourg 1988, S. 137-153, bes. 143ff.

[26] Johann Kaspar Lavater/ Charles Bonnet/Jacob Bennelle: *Briefe. 1768-1790.* Hrsg., eingeleitet und kommentiert von Gisela Luginbühl-Weber. Veröffentlichung in Vorbereitung, Brief vom 21. August 1778.

Das Hauptübel der mißlingenden Ehe aus Lenettes Sicht, ihre Kinderlosigkeit, der dann Stiefel auch prompt ein Ende setzt, mag im Akt des Schattenreißens eine Erklärung finden.

Siebenkäs scheitert in der Schattenrißszene exemplarisch als Künstler, als Frauenbildner und als Mann. Als Künstler, indem er die Frau in der Quantität der reinen Linie und nicht in ihrer beseelten Qualität erfassen will, als Frauenbildner, indem er sie auf einen wesentlichen Grundriß festschreiben will, der ihre Lebendigkeit ausschließt, als Mann schließlich, indem er sich aus der vita activa der Ehe in eine vita contemplativa zurückzieht, in der die Eifersucht erst Raum gewinnt. Lenette läßt sich physiognomisch nicht eindeutig lesen noch festhalten; vielmehr legt der Erzähler bei ihrer Darstellung den Akzent auf pathognomische Details und zeigt sie vor allem in mimischer und gestischer Bewegung. Besonders ihre Augen verraten die Vielseitigkeit der Gestalt, von der ein Schattenriß nichts ahnen läßt. Sie werden bald als „freundliche gespannte" (181), bald als „glänzende" (264), bald als „demütiges Auge voll Heiterkeit" (118) beschrieben, das Auge scheint schließlich in der Eifersucht „Voltas elektrischer Verdichter" zu sein, und wirft „einen Funken voll Augenliebe über die Treppe nach, der die ganze Pulvermühle eines Eifersüchtigen in Brand hätte stecken können"(470/1).

Gegen diese differenzierte Behandlung durch den Erzähler ist Firmians Versuch, den ursprünglich gemeinten Schöpfungsplan der Frau nachzuzeichnen, eher ein Übergriff, der sie nicht sowohl nach dem Bilde Gottes als nach dem Bilde des Mannes geformt sehen will. Was Leibgeber in einem seiner rastlosen Einfälle später plant – nämlich als Privatdozent Frauenköpfe zu bilden (462) – übt Siebenkäs täglich an seiner Lenette, indem er „eine außerordentliche Professur" annimmt (290) und ihr „mit der chirurgischen Winde der Philosophie die zwei wichtigsten Glieder [...], den Kopf und das Herz" einrichten will (177). Doch alles Dozieren verfängt bei Lenette nichts, ihr Kopf läßt sich nicht bilden. Ihre Widerständigkeit gegen alle Bildungsprogramme findet ihren Höhepunkt in dem lakonischen Satz, der fast noch die Ratlosigkeit des Erzählers über so viel weibliche Insubordination mithören läßt: „Er mochte sagen, was er wollte: sie sagte, was sie wollte" (176).

Natalies Kopf dagegen braucht Siebenkäs nicht mehr zu bilden, er ist es schon. Und zwar in zweierlei Hinsicht: sowohl im Innern durch ihre Bildung, als auch äußerlich in einer allgemeingültigen, zeitüberhobenen Form der höchsten Kunst. Firmians eigene gestalterische Tätigkeit ist demnach ungleich bescheidener als bei Lenette: „er verzierte jetzt die ganze Fantaisie statt der steinernen Göttinnen mit lauter Gipsabgüssen des entflohenen Kopfes [...]"(365). Obwohl diese Phantasiehandlung nicht wert ist, ausführlicher beschrieben und als Beispiel für die Darstellung der menschlichen Gestalt festgehalten zu werden, ist sie doch signifikant. Mit dem Gipsabdruck findet nämlich eine zweite Reproduktionstechnik, die Lavater dem Physiognomisten empfiehlt, Erwähnung. Auch hier wird besonders geschätzt, daß jede pathognomische Unruhe und Bewegung, die dem Studium der unveränderlichen Linien des Gesichts hinderlich sein könnten, ausgeschaltet bleiben:

> „Wie lange, wie ruhig, wie von allen Seiten läßt sich ein solcher Abguß betrachten! – Man kann ihn setzen in welches Licht man will, man kann ihn von allen Seiten silhouettieren und messen; auf alle Weise zerschneiden, und jedes Stück genau nachzeichnen, und seine Gränzlinien alle beynahe mit mathematischer Genauigkeit bestimmen. Auf diese Weise heftet der Physiognomist seine Blicke auf das Feste, Unveränderliche, auf die unwandelbare Wahrheit einer Physiognomie" (L IV,155f.).

Natalies Marmorkopf widersetzt sich als überzeitlich gültige Form dieser physiognomischen Methode nicht und kann – in potenzierter Künstlichkeit – als Gipsabdruck die Köpfe der steinernen Göttinnen verschönern. Zwar versucht der Text im Nachhinein, dem entflohenen Kopf Leben einzuhauchen, indem er ihm „drei Pleonasmen" verschreibt: „zu viel Wangenrot, zu viel Biegung der Nase und zu viel Augen-Lauffeuer oder Feuerung" (365), aber der weitere Verlauf zeigt, daß Natalie trotz dieser verbalen Lebensspritzen die Tendenz hat, sich wieder in die leblose Statue zurückzuverwandeln. Der rote Farbaufstrich auf ihren Wangen verblaßt wieder, „das Rosenrot immer mehr in *Rosenweiß*" (390), dem bleichen Angesicht ist allenfalls ein flüchtiges Erröten gestattet. Auch das Feuer der Augen erlischt, höchstens ist von Augen, die starren, oder von „großen Augen" die Rede, die zudem in die metaphorische Nachbarschaft der Erde geraten, die „ihr großes Auge, wie das einer sterbenden Göttin" zudeckt (409/10).

Natalie bleibt physiognomisch und pathognomisch völlig unbestimmt. Mit der einmaligen Referenz auf die Apollostatue ist es getan, des weiteren werden ihr jeweils verschiedene mythologische Ehrentitel verliehen – „gestrige Venus", „erzürnte[n] Aphrodite" (366, 400) etc. – oder sie wird in Gemäldeposen festgehalten: als Römerin, als „Siegerin im Lorbeerkranz" (390, 405). Vor allem aber ist Natalie reine Seele, ein Innen, dem gar keine Hülle mehr entsprechen kann. Als „entblößte frierende Seele", als „schöne warme Seele" (403/5), als „fliegende Seele" (576) oder sogar als „Seelenrotwangige" (377) ist dieses Innen metaphorisch mit den Körpergebärden und -qualitäten ausgestattet, die der äußeren Beschreibung fehlen, und entspricht damit der Charakteristik, die Jean Paul in der *Vorschule* „Seelen-Mythologie" nennt (V,221). Diese Seele kann nur in schon vorhandenen und in ihrem Wert beglaubigten Formen Raum finden. Der von Jean Paul in der *Vorschule* erteilte Hinweis, die Darstellung eines sittlichen Ideals sei so schwer wie dessen Erschaffung, weil sich die Allgemeinheit der Idealität schwerlich individuell aussprechen lasse (V, 217), kann indessen die tradierte äußere Form Natalies nicht zureichend erklären. Vielmehr scheint das Marmorantlitz Natalies aus einer Mortifikation des Weiblichen herzurühren.[27] Die Bilderbereiche von reiner immaterieller Seele und starrer vorgeformter Statue schließen sich nämlich zusammen, wenn Natalies „überglänzte Seele" (409) „in dem weißen krystallenen Schimmer wie ein Engel auf dem Grabe eines Säuglings" ruht (414) und somit zur Statue eines Grabengels gerinnt[28].

Natalie gerät überall ins Assoziationsfeld des Todes. In genauer Entsprechung zu Siebenkäs hat auch sie ihren Passionsweg abzuschreiten und über Leiden und Sterben zur Auferstehung zu gelangen. Doch während bei jenem das Scheinsterben als „opera buffa e seria seines Lug-Todes" (389) immer wieder ins humoristische Genre schlägt, kommen bei dem metaphorischen Sterben Natalies nur die Leidenszüge der Christusanalogie zur Geltung. In der Auflösung ihrer Verlobung mit dem Venner wird Natalie zum Opferlamm, die mit einem „in ihr Herz getriebene[n] Opfermesser" glühen und bluten muß (391). Dabei fällt auf, daß die Opferung eigentlich keinen Urheber hat – denn die Nichtswürdigkeit eines Venner ist der Größe dieser Passion nicht angemessen – und daß die Sprache drastisch aggressiv in der Beschreibung der Verletzungen schwelgt: von der „verwundete[n] zugenähte[n] Lippe" (396/7) und vom „zerquetschte[n] Herz[en]" (400) ist da die Rede. Diese Opfermetaphorik ist aber nur Vorstufe zum Prozeß des Absterbens, den Natalie in der großen Liebesszene mit Siebenkäs durchleidet und der in auffallender Parallelität zum Sterben Christi komponiert ist. Der Ort kündigt als „heilige Stätte" den Passionstod an, Rosen und Dornen werden ausgetauscht, Natalie formuliert mit „brechendem Auge" ihr Liebesgeständnis in den Einsetzungsworten des Abendmahls: „Nimm hin, nimm hin [...]" und schließt mit dem Auftrag des Gedenkens an die Stunde der Liebeskommunion – „Denk an heut" –, der dem Liebesbund die Weihe des Sakraments verleiht. Das an Christi letzte Worte am Kreuz gemahnende „nun ists vorbei", mit dem sich Natalie verabschiedet, wird mit dem zwischen den

---

[27] Vgl. zum Thema der Mortifikation des Weiblichen: Marlies Janz: *Marmorbilder. Weiblichkeit und Tod bei Clemens Brentano und Hugo von Hofmannsthal.* Königsstein 1986.

[28] Daß diese Technik für Jean Pauls Darstellung der „hohen Frauen" generell gilt, läßt sich mit vielen Textstellen belegen. Einige sind zusammengestellt bei Gunnar Och: a.a.O., S. 153-156.

Küssenden unentschieden schwebenden „Todes-Kuß“ besiegelt (412-415)[29].

Den beiden von Natalie vertretenen Formen des menschgewordenen Gottes – Apollo und Christus – entsprechen zwei Formen der Mortifikation: die Versteinerung zur Statue und der Passionstod. Die merkwürdig aggressive Komponente bei Natalies erstem Erscheinen, wonach ihr Kopf „vom Halse des vatikanischen Apollo abgesägt“ (365) ist, zeigt bereits an, daß das Gebilde nicht zusammengewachsen ist, was ironischerweise der Meinung Lenettes recht gibt, die „an einer Venus [...] den *Kopf* nicht für ächt“ hält (473). Damit gerät die Darstellung Natalies aber in bedenkliche Nähe zu der von Jean Paul in der *Vorschule* monierten Schillerschen Beschreibung der Maria Stuart, die „widrig genug auf dem Enthauptungs-Blocke aufgetischt“ werde (V, 288).

Auch die Auferstehung in der letzten Begegnung mit Siebenkäs kann die Mortifikation Natalies nicht rückgängig machen. Als er sie am Grabe findet mit einem „Angesicht, ins Eis des Todes eingefroren“ und „die offenen Augen erblindet“ (572), gelingt es ihm zwar, sie aufzurichten. Aber eine Auferstehung des Fleisches wird Natalie, dieser „bleichen Schwester“ Lunas (574), nicht zuteil. Die letzte Momentaufnahme hält sie fest in erhabener Pose, das Haupt gen Himmel gebogen und mit betenden Händen, einer Statue des Grabengels gleich, als die er sie anredet: „O Gott! O du Engel im Leben und Tode bleibst du bei mir“ (576).

Auch bei Natalie scheitert Siebenkäs – oder ist es diesmal Jean Paul? – als Künstler, als Frauenbildner und als Mann. Weil er die Gottsuche und die Suche nach der Frau verwechselt, darf keine Frau lebendig sein: dieser Pygmalion kann seine ideale Statue nicht ins Leben rufen. Weil er sich die Gottesebenbildlichkeit des Menschen nur männlich denken kann, darf die ebenbürtige Seelengeliebte nicht weiblich sein. Und weil er schließlich die vita activa eines Zusammenlebens von Mann und Frau nicht ergreifen kann, darf die Frau nicht körperlich sein.

Die Annäherung der Geschlechter, wie sie im frühromantischen Androgynenkonzept entwickelt und in diesem Roman ausdrücklich postuliert wird, erhält auf der Ebene der Darstellung eine paradoxe Pointe: die selbständige Weiblichkeit erweist sich als leblose Projektion eines männlichen Bildungswillens, während Lenette dem Mann,

---

[29] Mit diesem Todes-Kuß streift Natalie zugleich eine andere Tradition: die der weiblichen Statue, die sich den Geliebten holt und ihn in den Tod zieht. Eichendorffs *Marmorbild* evoziert die Gefahr, Mérimées *Vénus d'Ill* führt sie zuende, Natalie nimmt sie vorweg.

der sie nach seinem Bilde formen will, hartnäckig ihre Eigenart entgegensetzt und – wenn auch in den Grenzen eines zur Zeit des Romans bereits obsoleten Weiblichkeitsmusters – ihre Selbständigkeit bewahrt. So gesehen wird der Haubenkopf zum Ehrenemblem dieser Widerborstigkeit, an der sich der Mann vergeblich abarbeitet.[30]

Natalie, die androgyne Gottesgestalt, bleibt auch hinsichtlich der Modernität der Darstellung hinter Lenette zurück. Denn sie ist statisch angelegt und verharrt in idealischer Zeitlosigkeit. Dagegen verändert sich Lenette für Siebenkäs in der Zeit und mit der Zeit, wodurch das Geschlechterverhältnis eine in der Literatur ganz neue Dynamik erhält, die auch die Struktur des Romans bestimmt und ihn dem modernen Typus des „Desillusionsromans“, wie Lukács ihn benannt hat, annähert. Denn in der Bewegung der Geschlechter wird die Zeit konstitutiv, sie ist das „depravierende Prinzip“[31], das innerhalb eines Jahres die anfängliche Idylle in eine „Vorhölle“(166) des Zanks verwandeln kann. Diesem Prozeß einer Wahrnehmungsveränderung durch die Zeit gebietet erst das Scheinsterben Firmians Einhalt. *Sub specie aeternitatis* wird die idealistisch-platonische Einsicht des Erzählers wahr, die er an die „betörten und uneinigen Sterblichen“ insgesamt richtet: „daß ihr euch alle herzlich liebet, wenn ihr euch nur in reiner menschlicher Gestalt erblickt, ohne Binden und Nebel – daß wir alle nur *erblinden*, wenn wir fürchten, daß wir *erkalten*“ (499/500). Es muß aber bedenklich stimmen, daß Siebenkäs im Vollzug dieser, an Lavaters *Aussichten in die Ewigkeit* gemahnenden Erkenntnis nicht seine Frau selbst, sondern „lange stumm und warm den kleinen, teuern Schatten“ anblickt (499). Das bestätigt zwar die metaphysische Bedeutung des Schattenrisses, läßt aber für Lenettes Lebendigkeit nichts Gutes hoffen. Dieser Schatten legt sich auf den Glanz des Romans, der keine Frau lebendig lassen kann: Lenette muß nach ihrer Eheschließung mit Stiefel im Kindsbett sterben, Natalie darf überleben – als Marmorstatue.

---

[30] Diese Frauenkonstellation besteht ganz ähnlich in *Wilhelm Meisters Lehrjahre* mit Mariane auf der Seite Lenettes, Natalie, auch durch die androgynen Züge, auf der ihrer Namensschwester. Die Parallelität betrifft nicht nur das unaufmerksame Verhalten der Frauen gegenüber männlichen Vorträgen, sondern auch den Tod im Kindsbett, der Mariane und Lenette ereilt.

[31] Georg Lukács: *Die Theorie des Romans. Ein geschichtsphilosophischer Versuch über die Formen der großen Epik*. Neuwied und Berlin ^{2}1963, S. 126.

René von Niederhäusern, Basel

„So leserlich wie die Kehrseite der Gesetztafel"
Zur Bedeutung der Physiognomik in Jean Pauls *Kampaner Tal*

‚Was ist das. – Was – ist das... ‘
‚Je, den Düwel ook, c'est la question [...]‘
Thomas Mann

„Ehe man aber weitergeht, stehe man fest und überlasse sich der frohen Übersicht, wie ein Gelehrter um den andern die Sachen höher treibt und Altes liest und Neues schreibt – wie wir gleich Luftspringern einander auf die Schultern steigen, um aus Menschen einen pyramidalischen Babelturm zusammenzugruppieren – wie jeder dem Tausendfuß der Gelehrsamkeit bald rechts ein neues Bein einsetzt, bald links –" (I,4,635)[1]

Die Bedeutung der Physiognomik und Pathognomik für Jean Pauls ästhetische Theorie und Praxis ist von der Forschung der letzten Dekade in zunehmendem Maße erkannt, im Rahmen des *commercium mentis et corporis* erörtert und gewürdigt worden.[2] Um die anthropologische Frage zu beantworten, rekurriert Jean Paul immer wieder auf die Physiognomik. Er knüpft an dieses lebensweltliche Verstehens-

---

[1] Jean Paul wird nach folgenden Ausgaben zitiert:
a) Jean Paul, *Werke*, 6 Bde., hrsg. v. Norbert Miller, (zitiert als I. Abteilung , Band und Seitenzahl), München 1960ff.; Jean Paul, *Sämtliche Werke. Abteilung II: Jugendwerke und vermischte Schriften*, hrsg. v. Norbert Miller und Wilhelm Schmidt-Biggemann, München 1974ff., 4 Bde. (zitiert als II. Abteilung, Band und Seitenzahl)
b) Jean Paul, *Sämtliche Werke. Historisch-kritische Ausgabe*, 33 Bde, hrsg. v. Eduard Berend, Weimar 1927ff. (zitiert als SW, unter Angabe von Abteilung, Band und Seitenzahl; die römischen Seitenzahlen verweisen auf die Einleitung des jeweiligen Herausgebers).

[2] Götz Müller, *Jean Pauls Ästhetik und Naturphilosophie*, Tübingen 1983, besonders S.81ff., 122ff., 178ff und 187! Werner Gebarek, ‚Jean Paul und die Physiognomik‘, in: *Sudhoffs Archiv. Zeitschrift für Wissenschaftsgeschichte*, Bd. 73 (1989), Heft 1, S. 1-11; Hans-Jürgen Schings: ‚Der anthropologische Roman. Seine Enstehung und Krise im Zeitalter der Spätaufklärung‘, in: *Studien zum 18. Jahrhundert Bd.3, die Neubestimmung des Menschen. Wandlungen des anthropologischen Konzepts*, hrsg. v. B. Fabian u.a., München 1980. (Zur Bedeutung der Physiognomik vgl. S. 266).

modell an und mißt ihm eine entscheidende Rolle als hermeneutisches und ästhetisches Paradigma zu.[3] Obschon der zweite Teil des 1797 erschienenen *Kampaner Tals* – aus dem das Eingangszitat zu meiner „frohen Übersicht“ stammt – im Hinblick auf Jean Pauls divergierende Einschätzung der Physiognomik aufschlußreich ist, hat der „Tausendfuß der Gelehrsamkeit“ die Doppelschrift bisher nicht oder nur am Rande berücksichtigt. Mein Beitrag möchte diese Forschungslücke schließen, indem er den humoristischen Anhang des *Kampaner Tals* auf seinen physiognomischen Gehalt hin untersucht.

Jean Pauls *Kampaner Tal*, dessen vollständiger Titel *Das Kampaner Tal oder über die Unsterblichkeit der Seele nebst einer Erklärung der Holzschnitte unter den 10 Geboten des Katechismus* lautet, vereinigt zwei nach Thema und Ton heterogene Texte. Dem im hohen Stil gehaltenen platonischen Dialog über die Unsterblichkeit schickt Jean Paul einen humoristischen Kommentar von Holzschnitten aus dem Bayreuther Katechismus nach, die er einem fiktiven Künstler Krönlein zuschreibt. Was der Witz, „der verkleidete Priester, der jedes Paar kopuliert“ (I,5,173) im kleinen tut, vollzieht nun Jean Paul im großen. Dem erhabenen Dialog, der mit dem poetischen Aufstieg in der Montgolfiere endet, folgt der *Bathos*, das dichterische Sinken.[4] Obwohl Jean Paul davon ausgehen konnte, daß seine Leserschaft mit den Techniken witziger Heterogenität und stilistischer Umpolung vertraut war, rechtfertigt er im „Vorbericht“ zum *Kampaner Tal* den Zwittercharakter seines neuen Buches :

> „Der Mensch besteht aus zwei Teilen, aus Spaß und Ernst, [...] Daher muß ein guter Autor wie ein Brite für dieses nicht sowohl wider- als doppelsinnige Geschöpf, das in einem Simultaneum zweier Welten lebt, zwei Naturen annehmen, die göttliche und die menschliche.“ (I,4,564)

Jean Pauls ästhetische Trauformel für das hybride Textgespann, das *spoudogeleion*[5], basiert auf einem dualistischen anthropologischen Mo-

---

3 Gunnar Och, *Der Körper als Zeichen. Zur Bedeutung des mimisch-gestischen und physiognomischen Ausdrucks im Werk Jean Pauls*, Erlangen 1985; Andreas Käuser, *Physiognomik und Roman im 18. Jahrhundert*, Frankfurt/Main 1989.

4 Einen Einblick in die Entstehung des humoristischen Lachens aus einer ‚antilonginischen‘ Umkehrbewegung des *Hypsos* liefert eine von der Forschung wenig berücksichtigte Quelle: Jean Pauls *Zerstreute Betrachtungen über das dichterische Sinken, auf Veranlassung der swiftischen Anweisungen zu demselben* (II, 1, 851-74). Dort erwähnt Jean Paul interessanterweise „eine häufige Anbringung lächerlicher Holzschnitte“ (II, 1, 851) als Wesensmerkmal der komischen Sprache.

5 Bakhtines Ausführungen zum *spoudogeleion*, sind für das Verständnis des dialogischen Aufbaus der Doppelschrift wichtig (vgl. Mikhail Bakhtine: *Problème de la poétique de Dostoievski*, Lausanne 1970, S. 125). Im *spoudogeleion* und in Jean Pauls Faszination für mittelalterliche Narrenfeste (vgl. z.B. I, 5, 132) lebt die von Bakhtine anvisierte „sensibilité carnavalesque“, wenn auch vergeistigt und

dell platonischer und christlicher Provenienz; es steht im Zeichen moderner Subjektivität (vgl. I, 5,124), liegt der humoristischen Poesie zugrunde (vgl. I, 5, 93) und ist auch für das *Kampaner Tal* formprägend.[6]

Was den Jean Paulschen (hohen) Menschen (vgl. I, 1, 221) entzweispaltet, ist ein metaphysisches Bedürfnis nach Transzendenz, aus dem Jean Paul, im Rückgriff auf Jacobis Glaubensphilosophie, die Existenz des transzendenten Wunschobjektes ableitet. (vgl. I, 4, 611) Innerhalb dieses sozusagen ins Emotionale umformulierten ontologischen Gottesbeweises (Gefühls- statt Begriffsrealismus) kommt der Poesie eine Schlüsselstellung zu. Sie lenkt und öffnet, als „die einzige zweite Welt in der hiesigen" (I, 5, 30), den Blick auf die ersehnte Transzendenz.

In der Kantate-Vorlesung der *Vorschule* faßt Jean Paul seinem letzten Zuhörer gegenüber (alle übrigen sind aus dem Vorlesungssaal längst desertiert) die Aufgabe der Poesie prägnant zusammen. Er fordert im Namen einer „schönen (geistigen) Nachahmung der Natur" (I, 5, 30) von der „Dichtkunst", sie solle „die Wirklichkeit, die einen göttlichen Sinn haben muß, weder vernichten, noch wiederholen, sondern entziffern."[7] (I, 5, 447)

Von diesem poetologischen Fluchtpunkt aus enthüllt sich der engere Bezug zwischen den beiden Schriften des *Kampaner Tals*: was sie verklammert, ist der Topos der ‚beiden Bücher', des liber naturae und der Heiligen Schrift. In beiden Texten rekurriert Jean Paul auf das hermeneutische Paradigma der Physiognomik. Während im platonischen Gespräch die Physiognomik und Pathognomik, zu einem universalen Beseelungs- und Deutungsprinzip erhoben, Jean Paul erlauben, einen göttlichen Sinn in der „*Bilderbibel* der Natur" (I, 4, 581) zu entziffern, erfährt die Physiognomik in der ‚spaßigen' Exegese der zehn Gebote eine karnevaleske Umwertung.

Für diese These sprechen auch die in beiden Schriften angelegten intertextuellen Bezüge zu den wohl wichtigsten Antagonisten im Streit um die Geltung der Physiognomik: Lavater und Lichtenberg. Der Bezug zu Lichtenberg ist explizit markiert. Im „Vorbericht" zum *Kam-*

---

subjektiviert, weiter. So kommentiert Jean Paul den karnevalesken Kommentar in einem Brief an Otto: „Das ganze ex/eg/etische sol nichts als ein edlerer – Schwank und bedarf *Karnevals-Privilegien*." (SW III, 2, 305).

[6] Bernard Buschendorf, ‚„Der Instinkt des Göttlichen". Zur formprägenden Macht der Metaphysik', in: *Kurt Wölfel. Jean Paul-Studien*, hrsg. v. B. Buschendorf, Frankfurt/Main 1989, vgl. S. 409; neuerdings auch Redmer Baierl, *Transzendenz. Weltvertrauen und Weltverfehlung bei Jean Paul*, Würzburg 1992, vgl. zum *Kampaner Tal*, S. 42ff.

[7] Zur Deutung der schriftmetaphorischen Implikationen dieser Stelle vgl.: Monika Schmitz-Emans, ‚Der verlorene Urtext', in: *Jahrbuch der Jean-Paul-Gesellschaft* (Heft 26/27), München 1992, S. 197-222.

paner Tal erklärt Jean Paul, es solle „mit jedem Exemplar zugleich der kleine Katechismus Lutheri selber, der fast nichts kostet, von der Verlagshandlung ausgegeben werden, wie mit Lichtenbergs Kommentar die Platten von Hogarth." (I, 4, 564; vgl. ebenfalls I, 4, 671) Lichtenbergs *Ausführliche Erklärung der Hogarthischen Kupferstiche*, mit deren ersten drei Lieferungen Jean Paul vertraut war, ist bei der Entstehung der Erklärung der Holzschnitte Pate gestanden.[8] Es braucht keine besonders starke Lupe, um Lichtenbergs Spuren in Jean Pauls launigem Kommentar wiederzufinden. Für unseren Zusammenhang relevant ist der Umstand, daß – wie Ernst-Peter Wieckenberg überzeugend nachweist – Lichtenbergs Erklärungen, „wenn auch nur implizit, ein Traktat über Hermeneutik"[9] darstellen, dem eine anti-lavaterische Tendenz zugrunde liegt. So argumentiert Wieckenberg: obwohl die Erklärungen nicht direkt gegen Lavater gerichtet sind, „darf man annehmen, daß Lavater als Widerpart doch in den Erklärungen gleichsam gegenwärtig ist".[10] Wieckenbergs These gilt auch, mutatis mutandis, für Jean Paul. Die Bezüge zu Lavater sind für das Verständnis der beiden Texte nicht weniger wichtig. Das *Kampaner Tal* enthält mehrere Anspielungen auf den „physiognomischen Fragmentisten". (vgl. I, 4, 592, 652, 672f.) So läßt sich meine Ausgangshypothese erweitern: hinsichtlich der Validität physiognomischer Deutung schwankt Jean Paul zwischen Lavaterscher Begeisterung und Lichtenbergscher Skepsis. Der „binomische" Aufbau des *Kampaner Tals* wurzelt in dieser Ambivalenz.

Dem Kommentar der Holzschnitte ist eine längere *Historische Einleitung* vorgeschaltet, die umständlich berichtet, wie der Erzähler ‚Jean Paul' auf einer längeren Reise durch Sachsen zusammen mit dem Katechismus das Bildnis des Künstlers entdeckt, dem die Holzschnitte zu verdanken sind. Die Einleitung ist in ihrer abschweifenden Manier der von Jean Paul formulierten „Poetik des Appendix" (I, 4, 413) verpflichtet. Dennoch ist im wuchernden Digressionen-Gestrüpp deutlich ein roter Faden erkennbar, den man als ‚Kopfjägermotiv' bezeichnen könnte. Er soll im folgenden Abschnitt kurz nachgezeichnet werden.

Auf seiner Durchfahrt durch Sachsen begegnet die Erzählerfigur ‚Jean Paul' immer der gleichen „Physiognomie". Ausgangspunkt der Reise ist Wittenberg, wo ‚Jean Paul' in den Ruinen des siebenjährigen Krieges einen „Taufengel ohne Kopf" (I, 4, 630) bemerkt. Der Fund wird vom Erzähler eher beiläufig registriert. ‚Jean Paul' trifft in

---

8 Zur Entstehungsgeschichte des *Kampaner Tals* allgemein und zum Einfluß Lichtenbergs vgl. Berends Einleitung (SW, I, 7, S. XIII u. XV).

9 Ernst-Peter Wieckenberg, ‚Lichtenbergs „Erklärungen der Hogarthischen Kupferstiche" – ein Anti-Lavater?', in: *Text und Kritik* (Heft 114), Stuttgart 1992, S. 54.

10 Vgl. Wieckenberg, a.a.O., S. 53 und 49.

Wittenberg zwei Kadetten, die er nach Bleesern begleitet. Die Schwester des einen Kadetten besitzt einen „hölzerne[n] alte[n] Haubenkopf“ (I, 4, 631), den der Erzähler ausführlich physiognomiert (vgl. I, 4, 631) und als das hölzerne Haupt des geköpften Taufengels aus Wittenberg identifiziert. Beim Besuch des Dresdner Zwingers nimmt der Erzähler den „ikonologischen Kirschkern [...], den eine Wesenkette von 85 eingeschnittenen Gesichtern durchgräbt“ (I, 4, 632) unter die Lupe. Als er den Zwinger bereits verlassen hat, kommt ihm plötzlich in den Sinn, „daß die 70ste Physiognomie weiter keine andere sei, als die ich schon am abgeschossenen Seraphskopf in Bleesern gesehen.“ (I, 4, 633) Nach einer Digression über eine „Iconologia Lutherania“ verlagert sich der Schauplatz der Einleitung nach Weimar, wo der Erzähler die „Katechismen-Kollektion“ des Magisters Binder besichtigt und ein Exemplar des „ältesten kleinen lutherischen Katechismus“ entdeckt. Er dankt dem „Engel der literarischen Gemeinde“ (I, 4, 634) für den erstaunlichen Fund, denn im Katechismus „lag vornen schwach eingeleimt ein Buchbinderblatt, worauf ich die Physiognomie, die ich an dem Taufengel in Bleesern und dem Kirschkern in Dresden angetroffen, voll Erstaunen wiederfand. Das Kniestück war mit Dinte und Feder und weder aus Punkten noch Strichen noch Bögen, sondern aus krausen Schnörkeln gezeichnet.“ (I, 4,634) Der Erzähler assoziiert die ‚krausen Schnörkel‘ sofort mit ihm bekannten Buchstabenporträts und versucht, das „Kniestück“ zu entziffern; doch ohne Erfolg:

> „Aber das Porträt blieb unleserlich. Zufällig waren einige Schörkel auf der andern Seite durchgeschlagen und folglich so leserlich wie die Kehrseite der Gesetztafel. 1) Das Blatt liegt noch vor mir: ‚Krönlein‘ hießen die filtrierten Züge. Kurz ich ersah, daß das mich immer verfolgende Bildnis wirklich mit Buchstaben, aber nur, wie Kupferplatten, verkehrt im Spiegel gezeichnet sei: in einem Spiegel wars also nur zu lesen.“ (I, 4, 634)

Jean Paul erläutert den Vergleich mit den mosaischen Gesetzestafeln in einer Fußnote: „In Lessers Lithotheologie steht, daß Rabbi Salomon behauptet, daß die Buchstaben des Gesetzes durch die Tafel durchgeschienen, aber nicht verkehrt.“ (I, 4, 634) Im Gegensatz zum Text des Dekalogs wird der Text des Kniestücks, es erscheint durch den Druck spiegelverkehrt, erst in einer umkehrten Spiegelung (d.h. Reflexion) lesbar. Jean Paul entziffert den Sinn des Porträts mit Hilfe einer Lupe und eines Rasierspiegels und kommt zu folgendem Schluß:

> „so konnt, ich, eh' ich nur bis auf den Magen herabgelesen, schon wissen, daß ich über die Figur meine Gedanken in Druck äussern würde. Hier ist ein schlechtes Inventar des Funds: ich hatte den Formschneider der 10 Holzschnitte für die 10 Gebote vor mir – er hiess Lorenz *Krönlein* – er war Salzrevisor im Sachsenland – die 10 Schnitte stellten nichts aus der biblischen Geschichte vor – sondern alles aus seiner eignen – sie haben eine ganz neue Erklärung nötig – diese er-

teilt sein Riß – seine gezeichnete Person zerfället er in 10 Gesichtslängen und Holzschnitte". (I, 4, 635-636)

Die „Historische Einleitung" enthält für das Verständnis des physiognomischen Gehalts der Erklärungen wichtige Rezeptionsvorgaben. Auf dem „ikonologischen Kirschkern" entdeckt Jean Paul die Engelsphysiognomie innerhalb einer „Wesenkette" (I, 4, 632) von 85 Gesichtern. Die Episode reproduziert *en miniature* die physiognomische Verkettung der Reise und zitiert die für das 18.Jh. und für Jean Paul einflußreiche Vorstellung von einer harmonischen Stufenleiter des Seins. Allerdings folgt das ‚Kopfjägermotiv' einer *absteigenden Tendenz*: die Reise führt vom „abgeschossenen Engelsrumpf" über seinen säkularisierten „Haubenkopf" zu Krönleins Physiognomie.

Es handelt sich bei den erwähnten Physiognomien allesamt um künstlerische Darstellungen. Die Physiognomie des abgeschossenen Engelskopfs gemahnt den Erzähler ‚Jean Paul' an einen Engel von Guido (vgl. I, 4, 631). (Schöneres konnte sich Lavater nicht vorstellen.[11]) Die lebensweltliche, exoterische Bedeutung der Physiognomik tritt hier ganz deutlich zugunsten ihrer *ästhetischen und utopischen Dimension* zurück. Diese Akzentverschiebung entfaltet Jean Paul am Schluß seines theoretischen Aufsatzes *Über die natürliche Magie der Einbildungskraft*. Dort wertet er die Phantasie entschieden auf, weil sie nicht bloß reproduktiv ist, sondern „in die Materie die Pantomime eines Geistes eindrückt, kurz das Idealische." (I, 4, 203) Deshalb kann die Phantasie als idealisierendes Vermögen dem menschlichen Wunsch nach Transzendenz, der sich in unserem „Sinne des Grenzenlosen" (vgl. I, 4, 200) manifestiert, entsprechen. Jean Paul veranschaulicht ihre maßgebliche Rolle in der künstlerischen Produktion und Rezeption, indem er auf das physiognomische Paradigma zurückgreift:

> „Unsere Seele schreibt mit vierundzwanzig Zeichen der Zeichen (d.h. mit vierundzwanzig Buchstaben der Wörter) an Seelen; die Natur mit Millionen. Sie zwingt uns, an fremde Ichs neben unserem zu glauben, da wir nur Körper sehen – also unsere Seele in fremde Augen, Nasen, Lippen überzutragen. Kurz, durch Physiognomik und Pathognomik *beseelen* wir erstlich alle Leiber – später alle unorganisierten Körper." (I,4,204)

Die ‚Seele' kann nur in Erscheinung treten, indem sie sich in Zeichen materialisiert; und obwohl die qualitative Differenz zwischen dem materiellen Substrat und dem Bezeichneten bestehen bleibt, sind beide, wie in der Physiognomik, durch einen Zwang der Natur vermittelt.[12]

---

[11] „Die ganze menschliche Gestalt ist einer solchen unendlichen Verschönerung fähig [...], dass ich mir beynahe nichts schöners denken kann, als einen Engel von Guido". Johann Caspar Lavater: *Aussichten in die Ewigkeit in Briefen an Joh. Georg Zimmermann,* 4 Tle., Zürich 1768-1778, Bd. 2, S. 132.

[12] Vgl. G. Müller, a.a.O., S. 103, 181 und Och, a.a.O., S. 42f. und 61.

Das Motiv des Buchstabenporträts steht zu dieser physiognomischen Ausdruckstheorie und Hermeneutik in einem Spannungsverhältnis. Der Vergleich mit Lettern ist in Krönleins Porträt, das ‚Jean Paul' entziffert, buchstäblich realisiert. Das eigentliche Porträt bekommt der Leser allerdings nie zu Gesicht, es sei denn buchstäblich, nämlich als Text; doch hat sich Krönlein in seinen Holzschnitten selber dargestellt. Dies erlaubt ‚Jean Paul', das Fundament seiner Geschichte, „nämlich Krönleins Charakter", auch aus den Selbstbildnissen herauszudeuten. (vgl. I,4,638)

Verwandelt der Physiognom den Körper in einen Text[13], dessen Lesbarkeit er postuliert, so nimmt Jean Paul diese Metapher *au pied de la lettre* und übersetzt sie in ein narratives Argument.

Der Text, den ‚Jean Paul' aus dem „Kniestück" herausliest, ist Krönleins Lebensbeschreibung; sie liefert den Bezugsrahmen zu ‚Jean Pauls' Bildexegese. Dabei wird nicht ganz klar, ob der Interpret diesen biographischen Kontext auf die Illustrationen projiziert oder ob Krönlein die autobiographische Deutung seiner Holzschnitte in seinem Porträt selbst formuliert hat. Im ersten Fall geht der biographische Kurzschluß auf einen Entscheid des Interpreten zurück, im zweiten Fall begnügt er sich damit, eine im Selbstbildnis vorliegende Interpretation zu referieren. Es lassen sich für beide Thesen Belege finden. Für die erste These sprechen diejenigen Textstellen, in denen der Exeget mehr aus den Illustrationen herausdeutet, als er, wie er selber zugibt, dem Porträt entnehmen kann. So schreibt ‚Jean Paul', nachdem er eben eine Figur aus dem dritten Holzschnitt als Selbstdarstellung Krönleins identifiziert und physiognomiert hat:

> „Es ist viel Kindliches in dieser Physiognomie – und in der Historie noch mehr [...] Diese künstlerische Unbefangenheit geht so weit, daß ich mit Beistand seines Lettern-Konterfeies Dinge aus seinen Platten gezogen und abgenommen habe, an die er niemals gedacht – zu seinem Glück, denn sie betreffen seine Frau –, und die doch ihre Richtigkeit haben." (I, 4, 638, vgl. auch I, 4, 640)

Andererseits gibt es auch Textbelege dafür, daß Krönlein in seinem Bildnis nicht nur seine Lebensgeschichte erzählt, sondern auch eine

[13] Auf das Text-Bild Verhältnis kann hier nicht eingegangen werden. Als Ausblick möchte ich dennoch folgendes festhalten: Gerade hinsichtlich der Physiognomik wäre es entscheidend (man denke an Lavaters Hermeneutik von Kunstphysiognomien!), das Zusammenspiel von Sprache und Bild zu reflektieren. Die mediale Differenz ist theoretisch nicht einzuebnen. Sie entspricht im Kommentar der von Käuser postulierten "Differenzqualität„ zwischen einem unmittelbaren physiognomischen Ausdrucksverstehen und einer verbalen Dekodierung. (vgl. Käuser, a.a.O., S. 26-35, 57f.) So ließe sich mit Käuser, der sich mit dem *Kampaner Tal* nicht beschäftigt, behaupten, daß die Komik des Kommentars aus der Vermengung verbaler mit nicht verbaler Kommunikation resultiert, in deren Spannungsfeld die Physiognomik anzusiedeln ist.

Selbstdeutung seiner Holzschnitte vorlegt, die Jean Paul nach Entzifferung des Porträts bloß kommentiert, paraphrasiert oder gar zitiert. Dazu gehören die Passagen, in denen ‚Jean Paul‘ bei seiner „artistische[n] Version und Hermeneutik“ (I, 4, 648) der Holzschnitte, wie es sich für einen gewissenhaften Interpreten gehört, seine Quellen angibt. ‚Jean Paul‘ identifiziert z.B. eine Figur aus dem ersten Holzschnitt als „Landstand“, weil sie „unter diesem Titel von der ersten Gesichtslänge des Federkonterfeies aufgeführt“ (I, 4, 641) wird, oder er distanziert sich, unter Berufung auf Krönleins Textkorpus, immer wieder von seinen exegetischen Vorgängern, „von stumpfen Auslegern [...], die niemals Krönleins Nabel 1) überlesen haben und die aus Einfalt den schönen Revisor mit der langen Tastatur zum Kain und den häßlichen Altisten zum Abel ummünzen“. (I, 4, 661) Der Kommentator sichert seine Erklärungen mit Formeln ab: z.B. „Der rechte Schenkel des Revisors berichtet uns“ (I, 4, 665), „Meine Quelle ist der rechte Schenkel“ (I, 4, 665), „Ich brauche beinah die eignen Worte des Strumpfs.“ (I, 4, 685), „‚Es war ein bedenklicher Spaß und der fast allzukühn‘, sagt er auf seinem Arme weiter unter dem Puls.“ (I, 4, 697)

Ob nun Jean Paul seine Deutung beglaubigt, indem er auf die *intentio auctoris* rekurriert, oder manchmal den Autor besser zu verstehen vorgibt, als er sich selbst verstanden hat (vgl. I, 4, 640), eines steht fest: gemessen an einer herkömmlichen Exegese, wirkt Jean Pauls Deutung der Holzschnitte absurd. Um mit Eco zu sprechen, Jean Paul benutzt den „Text“ als imaginären Stimulus, er interpretiert ihn nicht.[14]

Selbst Texte, wie der Dekalog, die in ihrer Deutung institutionell oder durch ihren Modell-Autor möglichst festgelegt sind, bleiben, wie Eco meint, prinzipiell offen:

> „Man kann durchaus einen Text als unendlich interpretierbar lesen, den sein Autor als absolut univok konzipiert hatte (etwa bei einer phantasierenden und gänzlich danebenliegenden Interpretation des katholischen Katechismus oder – um sich nicht auf Science-fiction Hypothesen einzulassen – bei der Interpretation eines Textes von Searle durch Derrida 1977).“[15]

Auch wenn man von der theoretischen Prämisse einer unendlichen Semiose ausgeht, die eine unendliche „Abdrift des Sinnes“[16] impliziert, bleibt Jean Pauls Lektüre des Katechismus befremdlich, konfrontiert man sie mit dem von den Bildern vorgesehenen ‚Modell-Betrachter‘. Die Illustrationen zum Luther-Katechismus sind Teil eines vorgegebenen Kontextes, der einen ganz bestimmten Modell-Leser voraussetzt. Die Textstrategie des Katechismus läßt, im Unterschied z.B. zum sokra-

---

[14] Vgl. Umberto Eco, *Lector in Fabula*, München/Wien 1987, S. 72.

[15] Umberto Eco, *Die Grenzen der Interpretation*, München 1992, S. 38.

[16] Eco, ebenda, S. 426f.

tischen Dialog des *Kampaner Tals*, in seinem dogmatisch festgelegten Verhörschema von Frage und normierter Antwort dem Leser nur einen minimalen Deutungsspielraum.[17] Jean Paul nennt Katechismen an anderer Stelle „Lesemaschinen" (I, 4, 649). In seiner Vorrede zum *Kleinen Katechismus für die gemeinen Pfarrherrn und Prediger* von 1529 fordert Luther mit Blick auf die „jungen und einfältigen" Katecheten eine Normierung des Glaubensunterrichtes, die keine Offenheit in der Auslegung vorsieht.[18] Was für den Katechismus Geltung hat, gilt auch für die Auslegung der Illustrationen, die ikonologisch festgelegte biblische Szenen darstellen. Das Verbot der Abgötterei („Du sollst nicht ander Götter haben."[19]) illustriert der erste Holzschnitt mit 2. Moses 31, 17 und 32, 1-5. In der Übersetzung von Luther lautet 31, 17: „Und da der Herr ausgeredt hatte mit Mose auff dem Berge Sinai / Gab er jm zwo Tafeln des Zeugnis / die waren steinern / vnd geschrieben mit dem Finger Gottes."[20]

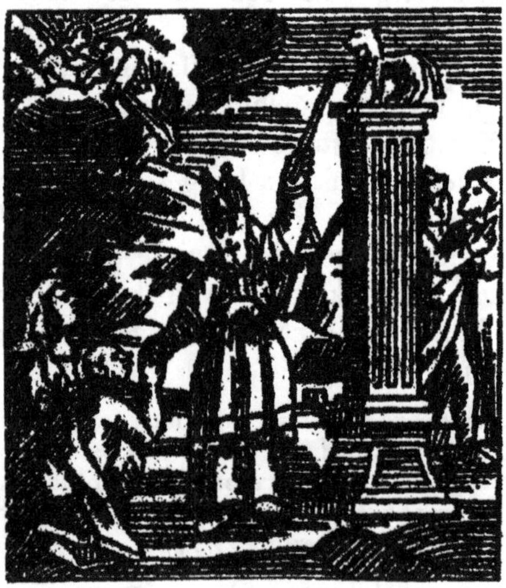

[17] Vgl. Hans Robert Jauss, *Ästhetische Erfahrung und literarische Hermeneutik*, Stuttgart 1984, S. 414f.

[18] Christoph Weismann, *Eine kleine Biblia. Die Katechismen von Luther und Brenz. Einführung und Texte*, Stuttgart 1985, S. 95.

[19] In Luthers kleinem Katechismus lautet die Erklärung: "Was ist das? Antwort: Wir sollen Gott über alle Ding fürchten, lieben und vertrauen.„ Weismann, a.a.O., S. 97.

[20] Martin Luther, *Die gantze Heilige Schrift Deudsch*, Wittenberg 1545, hrsg. v. Hans Volz, München 1972, S. 183f.

Jean Paul setzt sich in seiner Erklärung über Kontext und ikonologischen Kode hinweg und pfropft der Tafel eine Krönleinsche Deutung auf:

> „Oben auf dem Gebirg voll Regionen aus Linien überreicht der Revisor dem Evangelisten Lukas (dem Schutzpatron der Maler, indes in Persien Lukas' Herr und Meister der Schutzpatron der Färber ist) seine zwei Formbretter, worauf er die Holzschnitte der ersten und der zweiten Tafel eingeschnitzt.“ (I, 4, 640)

Am Schluß seines Kommentars zum ersten Gebot bezieht sich Jean Paul ironisch auf die herkömmliche Auslegung, „welche den Bischof in partibus zu Aaron, Krönlein zu Mosi, birnbäumene Tafeln zu steinernen und das Lamm zu einem Kalbe aus Ohrringen macht. In der Tat werden aus Kälbern und aus einem ganzen Viehstand Ohrengehenke und Fingerringe gegossen; aber nicht umgekehrt.“ (I, 4, 644)

Auch wenn man die satirische Pointe gegen den Kult des Mammons (an dieser Stelle stimmt Jean Paul mit Luthers Erklärung des ersten Gebots im *Grossen Katechismus* überein[21]) als Applikation des ersten Gebots auf die merkantile Ausbeutung der unteren Stände versteht, macht der Bezug zum tradierten Sinnhorizont klar, daß Jean Paul die Holzschnitte als Projektionsfläche verwendet. Doch zu welchen Zwecken benutzt er sie? Eine Antwort auf diese Frage enthalten die Rezeptionsvorgaben der *Historischen Einleitung*: die abwärtssteigende Tendenz der ‚physiognomischen Reise‘ und die Betonung der *ästhetischen Dimension* der Physiognomik. Das Sinken auf der Stufenleiter des Seins entspricht dem literarischen Prinzip des *Bathos*; das Motiv der umgekehrten Spiegelung läßt sich als humoristische Kippbewegung deuten, die in der Exegese des ersten Holzschnittes inszeniert ist.

Jean Paul deutet Moses' Empfang der Gesetzestafeln aus Gottes Hand als Übergabe der „Formbretter“ (I, 4, 640) durch Krönlein an den Evangelisten Lukas, den „Schutzpatron der Maler“ (I, 4, 640). Das Verhältnis Urheber-Empfänger wird auf den Kopf gestellt und *säkularisiert*. Damit wird Krönlein, aus der Perspektive des Interpreten, zum *alter deus*. Jean Paul kritisiert an anderer Stelle Krönleins Selbstdarstellung und sieht darin den Grund für sein ästhetisches Scheitern:

> „Der Revisor glitt aus, weil er in das ewige Wintergrün der Kunst die Küchenkräuter des persönlichen Lebens einflocht. Der große Künstler muß in der Stunde, wo er seine Mosis-Decke aufhebt und auf seinem Berge die ewigen Gesetze der Kunst empfängt, sein tieferes Leben und Genießen und Leiden vergessen; und indem der gen Himmel steigt, muß unter ihm die Erde mit ihren kleinen Reichen zusammenkriechen und unter der letzten Wolke verschwinden.“ (I, 4, 693)

Das Motiv der doppelten Spiegelung und die Analogie zu Moses liefern den Schlüssel zum Verständnis des Katechismuskommentars. Jean

[21] Vgl. Luther, *Werke in Auswahl*, hrsg. v. Otto Clemen, Berlin 1959, Bd. 4, S. 5.

Pauls Auslegung des ersten Holzschnittes und die Analogie zur zweiten Empfangnahme der Tafeln durch Moses knüpfen eine Reihe von Beziehungen zwischen dem göttlichen Urheber der ‚zehn Worte', seinem Empfänger Moses, dem Künstler Krönlein und dem Kommentator ‚Jean Paul'. Alle Ebenen spiegeln sich in einer analogen Ausdrucks- und Deutungsproblematik, die Jean Paul in seinen theoretischen Schriften am Paradigma der Physiognomik zu lösen versucht. Der göttliche Autor des Dekalogs erscheint Moses auf den Höhen des Sinais und übergibt ihm die Tafeln, auf denen sich der göttliche Wille offenbart (der Holzschnitt bezieht sich auf 2. Moses 31, 17). Die Holzschnitte sind sowohl eine Darstellung (Illustration) als auch eine Deutung des göttlichen Sinnes. Jean Pauls Kommentar versucht nun seinerseits die Bedeutung der künstlerischen Illustration des ursprünglichen, göttlichen Sinnes (man nenne es das ‚transzendentale Signifikat') zu entziffern, indem er die ursprüngliche, duale physiognomische Situation artifiziell rekonstruiert: Er deutet die Holzschnitte im Lichte von Krönleins Physiognomie. Das Vorgehen wiederholt das in der ‚natürlichen Magie' geforderte physiognomische „Beseelen" und das ästhetische Postulat, wonach „ein gebildeter Apollos- und ein gemalter Johanneskopf nichts sind als die schöne echte Physiognomie der grossen Seelen, die beide geschaffen, um in homogenern Körpern zu wohnen, als die eignen sind." (I, 4, 204) Doch lassen sowohl die Ergebnisse seines Kommentars als auch die ästhetische Qualität der kommentierten Holzschnitte Zweifel an der Gültigkeit physiognomischer Beseelung aufkommen. Auch als utopischer Vorgriff auf eine postulierte Harmonie von Innen und Außen, Seele und Körper, Inhalt und Form und anderen bei Jean Paul in diesem Zusammenhang geläufigen Oppositionen, erscheint die Geltung der Physiognomik angesichts des ‚rasendgewordenen' Kommentators eher fraglich. Als Darstellung des Göttlichen sind die Holzschnitte absolut inadäquat. Die Wahl von Kunstprodukten, über deren ästhetische Qualität Jean Paul im 27. Hundposttag des *Hesperus* ein vernichtendes Verdikt ausspricht (I, 1, 919), soll diese prinzipielle Unangemessenheit plastisch vor Augen führen. Das Geistige findet keine angemessene Verkörperung, und selbst dann bliebe die Deutbarkeit des Ausdrucks fragwürdig.

Jean Pauls Verdikt über Krönleins Scheitern gemahnt an die aus der Vorschule bereits zitierte theologische Funktionsbestimmung der Poesie: Sie soll „die Wirklichkeit, die einen göttlichen Sinn haben muß, weder vernichten, noch wiederholen, sondern entziffern." (I, 5, 447) Indem Krönlein sich selbst darstellt, verfehlt er den anvisierten transzendenten Sinn. Was Jean Paul seinem künstlerischen Ebenbild Krönlein und den „poetischen Nihilisten" vorwirft, die durch die „Willkür der Ichsucht" (I, 5, 31) die Wirklichkeit ‚vernichten', trifft selbstverständlich auch für seine Tätigkeit als Interpret zu. (Diese geistige Verwandtschaft bestätigt sich am Schluß des Textes, wo Krönlein sich als Urgroßvater ‚Jean Pauls' entpuppt.) Der Erzähler ‚Jean Paul', so könnte man sagen, spricht gegen seine Figur ein Urteil aus, das Hegel über Jean Pauls Romane verhängt hatte, das aber mit größerem Recht für den Krönleintext gilt: Inhalt des Kommentars ist „die bloße Subjektivität des Dichters [...], welche über den Stoff wie über die Bedeutung gebietet und sie in fremdartiger Ordnung aneinanderreiht."[22]

‚Jean Pauls' Verdikt stellt den Künstler in Analogie zu Moses. Der Hinweis auf die ‚Moses-Decke' (2. Moses 34, 29-35) wertet die Kunst zum Abglanz göttlicher Präsenz auf. Wie sich der göttliche Glanz in Moses' Physiognomie widerspiegelt, so soll die Kunst Reflex eines göttlichen Sinnes sein. Allerdings, wie die „Historische Einleitung" den Leser belehrt, ist der ‚göttliche Sinn' nur in einer umgekehrten Spiegelung lesbar. Wenn Jean Paul die ‚Mosis-Decke' von dem Antlitz Krönleins hebt, strahlt ihm Krönleins Physiognomie ohne göttlichen Glanz entgegen. Wie soll aber nun die Poesie ihrer transzendenten Bestimmung genügen, wenn das „Unendliche" unter den Bedingungen moderner Reflexivität weder darstellbar noch deutbar, d.h. erkennbar ist? Eine mögliche Antwort auf diese ästhetische Kernfrage des ausgehenden 18. Jahrhunderts[23] gibt Jean Paul in seiner „Theorie des Erhabenen" (I, 5, 105): „Wie wird nun das Unendliche gerade auf einen sinnlichen Gegenstand angewandt, wenn er selber, wie ich bewiesen, kleiner ist als die Flügel der Sinne und der Phantasie? Den ungeheuren Sprung vom Sinnlichen als Zeichen ins Unsinnliche als Bezeichnetes – welchen die Pathognomik und Physiognomik jede Minute tun muß – vermittelt nur die Natur, aber keine Zwischen-Idee". (I, 5, 107). Es bleibt unklar, auf welchen Begriff der Natur die Stelle verweist. Während Och und Müller sie als naturgegebenen „physiognomischen Sinn oder Instinkt"[24] deuten, liest sie Buschendorf im Sinne von Paragraph 80 der *Vorschule* als dargestellte Natur, als Natur-Landschaft.[25] Für die erste Lesart spricht eine Parallelstelle, in der Jean Paul das bekannte Beispiel von Sanchos Irrtum kommentiert und seine Komik auf ein *bewusstes ‚physiognomisches' Mißverständnis* und die daraus enstehende „unendliche Ungereimheit" zurückführt, einen „Selbst-Trug, womit wir dem fremden Bestreben eine entgegen-gesetze Kenntnis unterlegen". (I, 5,

[22] Vgl. G.W.F. Hegel, *Werke in zwanzig Bänden*. Hrsg. v. E. Moldenhauer & K.M. Michel, Frankurt/Main 1970, Bd. 14, S. 230.

[23] Vgl. Manfred Frank: *Einführung in die frühromantische Aesthetik*, Frankfurt/Main 1989, S. 293f.

[24] Och, a.a.O, S. 60, vgl. auch Müller, a.a.O., S. 131.

[25] Buschendorf, a.a.O., S. 414.

110)[26] Die Instanz, die den bewußten komischen Fehlschluß zu verantworten hat, ist „unsere Phantasie, die hier, wie beim Erhabenen, der Mittler zwischen Innern und Äussern ist". (I, 5, 110) Dieses Schema des paradoxen Mißverständnisses (das komische Leihen der Absicht) bildet die Grundlage von Jean Pauls Humor, den er als das „umgekehrte Erhabene" (I, 5, 125) definiert. Der „humour oder das romantische Komische" (I, 5, 125) entsteht in dem Augenblick, in dem der subjektive Kontrast endlicher Komik auf den Horizont der unendlichen Vernunft projiziert wird, wodurch das romantische Subjekt seine erhabene „Unendlichkeit" *behauptet* und – wie V.U. Müller prägnant formuliert – „die Garantie zu schaffen sucht, der Existenz einer ‚unendlichen', metasubjektiven Vernunft sich doch zu versichern."[27] (vgl. I, 5, 124)

Im Verdikt über Krönlein fordert der Kommentator ‚Jean Paul' von der Kunst eine ästhetische Himmelfahrt. Zu leisten ist sie nur in der humoristischen Negation, durch die der „Vogel Merops" gen Himmel fliegt, ihm aber den Hintern zukehrt. (I, 5, 129) Als spiegelverkehrter Ab- und Ausdruck der göttlichen Offenbarung sind die Holzschnitte lächerlich unangemessen. Erst indem Jean Paul sie im Lichte von Krönleins Physiognomie auslegt, die er in einer umgekehrten Spiegelung entziffert, kann sich ihr erhabener Sinn, wenn auch negativ, abschatten. (vgl. I, 5, 130) Die Erklärungen sprengen zwar den Rahmen eines verständigen Erwartungshorizontes; dennoch sind sie als pathognomisches Zeichen der Verehrung, als frommer Kniefall vor der Idee zu verstehen. (vgl. I, 5, 131) Dass beim Aufprall die Kniescheiben des Kommentators nur so knirschen, ist Bestandteil der humoristischen Umkehrbewegung.

Die physiognomische Fehldeutung bleibt auf ein „Unendliches" ausgerichtet. In der Begrifflichkeit der Vorschule formuliert, heißt dies: erst indem der ‚rasende Kommentator' Jean Paul dem objektiven Kontrast zwischen dem beschränkten Kunstverstand der Holzschnitte und ihrem erhabenen Sinn seine eigene fremde Absicht unterlegt und diesen subjektiven Kontrast (d.h. das bewußte physiognomische Mißverständnis) der unendlichen Idee als „objektiven"[28] unterschiebt, entsteht die für den Humor charakteristische negative „Unendlichkeit des Kontrastes". (vgl. I, 5, 125) Was Jean Paul in der Vorschule, ausgehend von

---

[26] Vgl. zu dieser Stelle auch Käuser, a.a.O., S. 290.

[27] Volker Ulrich Müller, *Narrenfreiheit und Selbstbehauptung, Spielräume des Humors im Werk Jean Pauls*, Stuttgart 1979, S. 27.

[28] Götz Müller weist auf eine editorische Variante hin: "Die erste und zweite Auflage der ‚Vorschule' druckt ‚objektiven', Berend und nach ihm die Hanser-Ausgabe ‚objektivem'. (Müller, a.a.O., S. 230) Wir übernehmen an dieser Stelle den Textlaut der beiden ersten Auflagen.

diesem Schema, über Swift behauptet, läßt sich somit auf den ‚rasenden Kommentar‘ übertragen:

> „Vive la Bagatelle, ruft erhaben der halbwahnsinnige Swift, der zuletzt schlechte Sachen am liebsten las und machte, weil ihm in diesem Hohlspiegel die närrische Endlichkeit als die Feindin der Idee am meisten zerrissen erschien und er im schlechten Buch, das er las, ja schrieb, dasjenige genoß, welches er sich dachte.“ (I, 5, 125)

Diese ‚Hermeneutik‘ des insinuierten, paradoxen Mißverständnisses impliziert eine willkürliche Verfügbarkeit des vernichtenden Subjekts, die Jean Paul den Frühromantikern vorwarf. Sie ist aber auch in seiner Humortheorie vorhanden und kann deshalb, mit Jochen Schmidt[29], als Korrektiv von Jean Pauls eigener Position verstanden werden. Jean Paul hat die Gefahr einer Subjektivität erkannt, die sich nur im permanenten Prozeß ironischer Vernichtung ihrer Freiheit versichern kann und deren Allmacht – wie Hegel in seiner Kritik der romantischen Ironie ausführt – in Leere umschlägt.[30] Auf diese Gefahr weist auch der Kommentar der Holzschnitte hin, aber auch auf die Möglichkeit, durch reflexive Inversion das Erhabene dennoch anzudeuten. Nachdem der Exeget Moses' Empfangnahme der steinernen Tafeln als Krönleins Übergabe der hölzernen identifiziert hat, fährt er mit einer schwindelerregenden *mise en ‚abyme‘* fort, die den spekulativen Gehalt der umgekehrten Spiegelung oder Reflexion (die Denkfigur entspricht dem *ordo inversus*[31]) freilegt:

> „Die Bretter zeichnet er leer hin, weil er das Lächerliche voraussah, die zehen Platten auf der ersten verkleinert und also auch die erste verkleinerte auf der ersten und also auch die zwei Formbretter auf den Formbrettern darzustellen – welches so sehr ins Unendliche ausgelaufen wäre wie die wechselseitige Spiegelgalerie zweier einander nachäffender Spiegel.“ (I, 4, 640f.)

Die metaphorische Darstellung der unendlichen Reflexion ist selber Produkt einer umgekehrten Spiegelung, d.h. Ergebnis von Jean Pauls spekulativer Umkehrung des ‚ursprünglichen‘ Sinnes.

Die Darstellung der Darstellung, die Krönlein wohlweislich unterlassen hat, ist in Jean Pauls Kommentar realisiert. Denn an dieser Stelle reflektiert der Kommentar – in einer weiteren Drehung der Reflexionsspirale – die Darstellungs- und Deutungsproblematik, die sich auf den

---

29 Vgl. Jochen Schmidt, *Die Geschichte des Genie-Gedankens 1750-1945*, Darmstadt 1985, Bd. I, S. 142.

30 Vgl. G.W.F. Hegel, a.a.O., Bd. 13, S. 96.

31 Zum Begriff des ‚ordo inversus‘ vgl. Manfred Frank, *Einführung in die frühromantische Aesthetik*, Frankfurt/Main 1989, S. 249-260 und die davon divergierende Darstellung von Winfried Menninghaus, *Unendliche Verdoppelung. Die Grundlegung der Kunsttheorie im Begriff absoluter Selbstreflexion*, Frankfurt/Main 1987, S. 74-77.

verschiedenen Ebenen des Krönleintextes widerspiegelt. Die Stelle wird zur Reflexion einer Reihe von Spiegelungen zwischen Gott – Moses – Krönlein – Kommentator; damit wird sie, indem sie inszeniert, was sie denunziert, selbst zu einer „Spiegelgalerie zweier einander nachäffender Spiegel", die eine unendliche Flucht erzeugen, in der die Kategorie des Ursprungs verschwindet. (Wo zwei Spiegel sich nachäffen, ist das Urbild vom Abbild nicht mehr zu unterscheiden.)

In der *mise en ‚abyme'* wird die Distanz meßbar, die den physiognomischen Kommentar der zehn Gebote von einem intuitiven, unmittelbaren physiognomischen Verstehen trennt. Während sich im physiognomischen Mißverständnis des Kommentars das Erhabene negativ d.h. durch eine „Unendlichkeit des Kontrastes" (I, 5, 125) abschatten soll, indem Jean Paul den unendlichen Horizont eines ‚göttlichen Sinnes' mit dem endlichen Zoll der Holzschnitte humoristisch ausmißt, wird in der Theorie des Erhabenen die Kluft zwischen dem zu evozierenden Erhabenen und dem sinnlichen Zeichen positiv durch die Natur überbrückt. *Jean Paul denkt sich die Vermittlung der beiden inkommensurablen Größen am Leitfaden der Physiognomik.* Den Transfer vom Sinnlichen zum Unsinnlichen leistet in beiden Fällen die „Natur". (vgl. I, 5, 107) Damit meint Jean Paul einerseits die *natura naturata,* andererseits die nachschöpfende Phantasie, die als *sensorium commune* der fünf Sinne, als sinnliche, natürliche Schaltstelle zwischen Innen und Außen, die (menschliche) Natur zu einer anthropomorph sprechenden beseelt. Daß die physiognomische Beseelung im Falle der Katechismusexegese scheitert, kann als Einwand gegen die Geltung einer unmittelbaren, auf ‚Naturzwang' basierenden Übertragung durch die *natürliche* Magie der Einbildungskraft verstanden werden. Doch erscheint im ‚spaßigen' Teil des *Kampaner Tals* nur die negative Form von Jean Pauls metaphysischer Entzifferungskunst. Bezeichnenderweise fehlt in der Auslegung der Bibelillustrationen die Instanz, die den Sprung ins Erhabene ermöglichen soll: die Natur.

Im ersten Teil des *Kampaner Tals* ist sie als erhabener Hintergrund des Gesprächs über die Unsterblichkeit allgegenwärtig. Wie Lavaters *Aussichten in die Ewigkeit*, mit dem er thematisch eng verwandt ist, setzt sich der erste Teil aus einer Reihe von Briefen zusammen, die der Erzähler ‚Jean Paul' an den Humoristen Viktor aus dem *Hesperus* schreibt. Bereits in der Einleitung setzt Jean Paul seinen Reisebericht unter utopische (Lavatersche) Vorzeichen. So berichtet der Erzähler, wie er im alchemistischen Kolben seiner Phantasie „eine schöne Nebenerde, ein Nebenplanetchen" herausdestilliert (vgl. I, 4, 569), das als „Arkadien" (I, 4, 583) und „Paradies" (I, 4, 583) zum Ort der Wiederbegegnung des Skeptikers Karlson und der von ihm geliebten und für tot gehaltenen Gione wird. Ihre Wiederbegegnung, die in einer dramatisch beleuchteten Grotte stattfindet, ist als Vorgeschmack auf eine jenseitige Wiedervereinigung inszeniert. Gione und ihre Schwester Nadine begrüßen Karlson mit folgenden Worten: „‚Wir haben sie lange in diesem Paradies erwartet und vermisset‘, sagte sie mit fester Stimme, und ihr klares, ruhiges Auge tat die weite Perspektive in eine reich geschaffene tiefe Seele auf. ‚Willkommen‘, sagte Nadine, ‚hier in der Unterwelt! Jetzt glauben sie doch an Wiedersehn und Elysium?‘ “ (I, 4, 577) So wie im Augenblick der Wiedervereinigung das Auge zum ungetrübten Spiegel der Seele wird[32], ist die Natur im ersten Teil pansymbolischer Reflex eines göttlichen Sinnes. So stellt Jean Paul in seinem zweiten Brief an Viktor sein ästhetisches Programm mit folgenden Worten vor:

> „Denke nicht, daß ich jetzt alle meine Tuschschalen um mich stellen und dir das kunstlose geründete Tal durch das Quadrat der Kunst abzeichnen werde: ich will dich in diese Bilderbibel der Natur Stückweise schauen lassen, so wie der Zufall ein Blatt nach dem andern umschlägt.“ (I, 4, 580)

In seinem Aufsatz *Das Buch der Natur bei Jean Paul* spricht Friedrich Ohly dem zufälligen Blättern in der Naturbibel ein theologisches oder forschendes Interesse ab. Natur werde hier zur Quelle unterhaltsamer Impressionen ästhetisiert.[33] Entgegen dieser These ließe sich anhand einzelner Motive (z.B. des Schmuckmotivs) darlegen, wie an Schlüsselstellen des Gesprächs die diskursive Argumentation durch Naturbeschreibungen abgelöst wird, welche die Funktion eines Gefühlsargumentes übernehmen. Das einzige Mitglied der Reisegesellschaft, das die Sprache der Natur nicht zu verstehen vermag, weil es „die Epopöe der Natur nicht wie ein Naturmensch genoß, [...] sondern wie ein Konrektor zerwarf“ (I, 4, 584), ist der kantische Kaplan. Der kritische Theologe will die Unsterblichkeit nur als nicht beweisbares „‚Postulat der reinen Vernunft‘ “ (I, 4, 591) gelten lassen, „‚damit der reine Wille nur durch sich und durch keine uneigennützigen *Aussichten in die Ewigkeit* bestimmet werde.‘ “ (I, 4, 592; Hervorhebung R.v.N.) Der Kaplan vermag die „Naturbibel“ nicht zu entziffern. Sein Verdikt enthält eine verkappte Anspielung auf Lavaters Traktat über die Unsterblichkeit, von der sich der Theologe kritisch abgrenzt. In seinen *Aussichten* entwirft Lavater, ausgehend von natur-

---

32 Das Motiv der Wiedervereinigung hängt mit Jean Pauls und Lavaters spekulativen Antworten auf die Frage zusammen, wie sich die Toten im Jenseits wiedererkennen werden. Jean Paul nimmt, jedenfalls im ersten Teil des *Kampaner Tals*, nicht wie Och behauptet eine „konträre Position“ (vgl. Och, a.a.O., S. 43 und Gebarek, a.a.O. S. 8) zu Lavater ein.

33 Vgl. Friedrich Ohly, ‚Das Buch der Natur bei Jean Paul‘, in: *Studien zur Goethezeit. Erich Trunz zum 75.Geburtstag*, hrsg. v. Hans-Joachim Mähl und Eberhard Mannack, Heidelberg 1981, S. 217.

philosophischen Spekulationen und von der heiligen Schrift, eine auf Analogienschlüssen basierende Jenseitsvision, in der er die Möglichkeit einer Vervollkommnung der sittlichen, geistigen und sinnlichen Kräfte des Menschen vorführt.[34] Seine Darstellung menschlicher Perfektibilität ist nicht nur auf ein himmlisches Jenseits orientiert, sondern stellt eine Utopie dar, die – wie es Karl Pestalozzi formuliert – „den Zeitgenossen zum Richtpunkt ihres Lebens werden sollte und auf die Lavater selbst auf mannigfaltige Weise hinwirkte."[35] Für meine physiognomische Fragestellung besonders interessant ist der sechzehnte Brief, in dem Lavater seinem Leser J.G. Zimmermann ‚vorstammelt' – wie er selber betont –, welcher Art die „Sprache im Himmel"[36] sein wird. Diese natürlich motivierte, simultane und auf das Ideal kommunikativer Transparenz ausgerichtete Natursprache bildet die religiöse und utopische Wurzel der Physiognomik:

> „Diese unmittelbare Sprache ist physiognomisch, pantomimisch [...]. Wie Christus das redenste, lebendigste, vollkommenste Ebenbild des unsichtbaren Gottes ist, [...] so ist jeder Mensch – (ein Ebenbild Gottes und Christi) so ganz Ausdruck, [...] er ist ganz Natursprache. [...] jede Hand, jeder Finger, jeder Muskel ist izo schon eine allbedeutsame Sprache für die Augen, die das Vorurteil oder die Dummheit nicht umwölkt hat, die Natur zu sehen, die nichts als Ausdruck, nichts als Physiognomie, als sichtbare Darstellung des Unsichtbaren, nichts als Offenbarung und Wahrheitssprache ist."[37]

In der Sprache des Leibes qua Natur offenbart sich ein göttlicher Sinn. In Lavaters Vorstellung einer physiognomischen Natursprache lebt der Topos vom Buch der Natur weiter. Ein weiterer Beleg für diese These findet sich in der Vorrede zu den *Physiognomischen Fragmenten*. Dort verspricht Lavater zwar nicht,

> „das tausendbuchstäbige Alphabeth zur Entzieferung der unwillkührlichen Natursprache im Antlitze und dem ganzen Äusserlichen des Menschen [...] zu liefern; aber doch einige Buchstaben dieses göttlichen Alphabeths so leserlich vorzuzeichnen, daß jedes gesunde Auge dieselbe wird finden und erkennen können, so wie sie ihm wieder vorkommen."[38]

In der Schriftmetaphorik, deren sich Lavater bedient, dokumentiert sich nicht nur die Affinität des physiognomischen Vorhabens zur bib-

---

[34] Vgl. den zweiten Brief der *Aussichten*: „Von den Quellen, die uns einige Ideen von diesen Leben darbieten." (Lavater, a.a.O., Bd. I, S. 32f.)

[35] Vgl. Karl Pestalozzi, Lavaters Utopie, in: *Literaturwissenschaft und Geschichtsphilosophie. Festschrift für Wilhelm Emrich*, Hrsg. v. Helmut Arntzen u.a., Berlin/New York 1975.

[36] Lavater: *Aussichten*, Bd. 3, S. 101.

[37] Ebenda, S. 108f.

[38] Johann Caspar Lavater, *Physiognomische Fragmente zur Beförderung der Menschenkenntnis und Menschenliebe*, Leipzig und Winterthur 1775, Bd. 1, S. a4 verso.

lischen Hermeneutik.[39] In der Analogie zur ‚Natursprache' und zum ‚göttlichen Alphabet' wirkt auch eine weitere Tradition nach, auf die Hartmut Böhme in seiner Untersuchung zur „Resemiotisierung des Leibes" hinweist: die Signaturenlehre (wie sie Paracelsus und Jakob Böhme formulierten), die den hermetischen Unterstrom von Lavaters Physiognomik darstellt.[40] Obwohl sich Lavater zunächst auch in die Tradition einer medizinischen Physiognomik einordnete, ist in seinem Projekt die Präsenz der beiden anderen, ‚vormodernen' Lesarten[41], die der Bibelauslegung und der Signaturenlehre, unübersehbar. Beide wurzeln in der Vorstellung von der Komplementarität der beiden göttlichen Texte, der Bibel und der Natur. In Lavaters Schriftmetaphorik überlappen sich beide Traditionslinien.

Seine physiognomischen Lektüren stießen nicht nur auf breite Begeisterung, sondern provozierten auch aufklärerischen Protest. Nicolai und Lichtenberg wandten sich im Streit um die Geltung der Physiognomik gegen Lavater. In der Einleitung zur zweiten Auflage seiner antiphysiognomischen Streitschrift verurteilt Lichtenberg im Namen einer kritischen Empirie die Physiognomik als „transzendente Ventriloquenz".[42] Dort wo der Physiognom korrekte Konklusionen zu ziehen meint, sieht der Experimentalphysiker Lichtenberg nur Kurzschlüsse und Sprünge: „Was für ein unermeßlicher Sprung von der Oberfläche des Leibes zum Innern der Seele!"[43] Lichtenberg wird nicht müde, den Physiognomen zur Vorsicht zu ermahnen, weil dieser sich anmaßt, einen „Plan" zu deuten, den er nicht überschaut. So wird im Lichte der erkenntnistheoretischen, ethischen und theologischen Argumentation verständlich, wieso Lichtenberg die Physiognomik als neuen „Aberglaube[n]"[44] abqualifiziert, der die überwundene ‚animistische' Entzif-

---

[39] Über Lavaters Physiognomik als hermeneutische Methode vgl.: Karl Pestalozzi, ‚Physiognomische Methodik', in: *Germanistik aus interkultureller Perspektive (Collection Recherches Germaniques*, no. 1), hrsg. v. Adrien Finck und Gertrud Gréciano, Strassburg 1988, S. 137-153.

[40] Vgl. Hartmut Böhme, ‚Der sprechende Leib. Die Semiotiken des Körpers am Ende des 18. Jahrhunderts und ihre hermetische Tradition', in: *Natur und Subjekt*, Frankfurt/Main 1988; vgl. ebenfalls G. Müller, a.a.O., S. 85.

[41] Vgl. Pestalozzi, a.a.O., S. 142f. Käuser bringt diesen eklektischen Rückgriff (Hermetik, Temperamentenlehre, Emblematik u.a.) mit Lavaters Ziel, eine Theorie moderner Individualität zu entwerfen, in Zusammenhang. Weil dieses Projekt im Rahmen einer rationalistischen Zeichentheorie nicht formuliert werden könne, knüpfe Lavater an vormoderne Denktraditionen an. (vgl. Käuser, a.a.O., S. 32, 26-35, 57f).

[42] Georg Christoph Lichtenberg, *Schriften und Briefe*, hrsg. v. Wolfgang Promies, München 1972, Bd. III, S. 257.

[43] Ebenda, S. 258.

[44] Ebenda, S. 258.

ferung der Natur am menschlichen Körper wieder aufleben läßt: „Jetzt sind es Zeichen an der Stirne die man deuten will, ehmals waren es Zeichen am Himmel".[45]

Jean Pauls Einschätzung der Physiognomik ist nicht einheitlich.[46] In seinen Jugendschriften plädiert er in der frühen Untersuchung *Was algemeines über's Physiognomiren* (1780) analog zu Lichtenberg gegen die Deutung der festen Gesichtsteile zugunsten einer pathognomischen Lektüre. (vgl. II, 1, 44) Auch mißtraut der junge Jean Paul dem „dunklen Gefühl"[47], auf dem die Physiognomen ihre Kunst aufbauen. Neun Jahre später führt Jean Paul im *Physiognomischen Postskript über die Nasen der Menschen* das physiognomische Theorem einer Harmonie zwischen Leib und Seele ad absurdum. Im ‚Postskript' referiert ein genialischer Poet die abstruse Leidensgeschichte seiner Nase. Obwohl sie „ein außen an der Schenke herausgestektes Birkengipfelgen, das das Bier darin richtig verkündigt" (II, 2, 306) sein müßte, stimmt die Nase, dem physiognomischen Theorem zum Trotz, mit den gesteigerten Seelenkräften des Poeten nicht mehr überein. Diese Inkongruenz führt zum Verlust seiner ersten Nase („So hielt es natürlich meine so prosaische Nase nicht länger aus, sondern beurlaubte sich und machte sich bei Nacht und Nebel aus einem Gesicht davon, hinter dem ein Geist stand, der sich so anstrengte und verbesserte."(II, 2, 306)) und zum Erwerb einer zweiten, die mit dem Genie des Poeten harmoniert. Doch wie soll die Körperhülle mit den Verwandlungen der Seele Schritt halten? Sie sollte sich unter dem Einfluß der Seele auch verformen. Sie muß, so schließt der Poet, aus Wachs bestehen. Das Postskript entlarvt die harmonische Korrelation von Körper und Geist als Wunschvorstellung und stellt die Lesbarkeit des menschlichen Körpers in Frage. Auch wenn der Poet zunächst, entgegen seiner eigenen Überzeugung, die Meinung seiner Freunde akzeptiert „daß einer nicht *buchstabiren* müßte können, der auf meiner Nase nicht auffallenden Verstand und Tiefsin *läse*." (II, 2, 304), läßt der weitere Verlauf der Satire dennoch Zweifel an der Vorstellung einer gültigen Deutbar-

[45] Ebenda S. 258; den Nexus zwischen Himmel und Stirn, das Verschwinden einer pansymbolischen Signaturenlehre und der kompensatorischen Resemiotisierung des Leibes deutet Blumenberg ähnlich wie Böhme: „Lichtenberg sieht eine unmittelbare Verbindung zwischen dem von der Aufklärung mühsam zurückgedrängten Zeichenbedarf in und an der Natur und einem neuen Zeichenbedarf an der menschlichen Erscheinung selbst." Hans Blumenberg, *Die Lesbarkeit der Welt*, Frankfurt/Main 1983, S. 202.

[46] Die einzige Konstante, die Och in Jean Pauls Auseinandersetzung mit der Physiognomik feststellen will, ist die Vorstellung einer grundsätzlichen Inkommensurabilität zwischen Körperzeichen und geistigem Sinn. Vgl. Och, a.a.O., S. 68 und Gebarek, a.a.O., S. 8.

[47] Vgl. Och S. 49.

keit des Gesichts aufkommen. Am Schluß des Postskripts meldet sich dessen fiktiver Herausgeber zu Wort. Er berichtet, mit welchem therapeutischen Kniff er den genialischen Poeten von seiner fixen Idee einer wächsernen Nase kuriert habe. Das Heilverfahren ist im Hinblick auf Jean Pauls Einschätzung der Physiognomik höchst aufschlußreich:

> „Ich lies ihn nämlich mit verbundnen Augen auf einer Redoute [...] führen und die Nasen der meisten Masken befühlen, die er für das natürliche Gesicht ansah. Darauf fragt' ich ihn ein wenig ernsthaft, ob er nicht ein Narr wäre, daß er dächte, nur er wäre so sehr von Stande und hätte eine solche genialische Nase, aber kein Mensch weiter. ‚Au contraire, sagt' ich, ‚auf der Redoute tanzten Leute herum, denen unter den befühlten wächsernen Nase gar noch eine zweite wächserne saß: aber das Genie ist auch darnach, und fast außerordentlich." (II, 2, 309)

Die Therapie, die der Herausgeber dem Poeten verschreibt, nimmt die berühmte Maskenball-Szene (vgl. I, 3, 245) aus dem *Titan* vorweg, in der Schoppe die totale Dissoziation von Körper und Seele pantomimisch vordemonstriert und damit die Geltungsansprüche der Physiognomik als hinfällig *demaskiert*. Der fiktive Herausgeber heilt den Poeten von seiner „Grille", indem er, im Einklang mit den damaligen medizinischen Vorstellungen, sich auf dessen Wahnlogik einläßt. Die Therapie reproduziert die Argumentationsstrategie der Satire. Wie sich die fixe Idee innerhalb des Wahnsystems des genialischen Poeten selbst als absurd entlarvt, so denkt die Satire die Prämissen der Physiognomik mit grotesker Konsequenz zu Ende. Auch die Nase, die sich hinter der wächsernen Maskennase verbirgt, entpuppt sich als aus Wachs bestehend; geformt wird sie durch den Blick des Physiognomen und nicht durch ein geistiges Prinzip, das von innen her auf sie wirkte.

In der kleinen Satire dreht der junge Jean Paul der Physiognomie eine *lange Nase*, und zwar eine *wächserne*. Denn selbst wenn der Körper Abdruck des Geistes wäre, Spiegel der Seele und nicht wie hier wächserne Maske, bliebe die Frage nach der Gültigkeit der Deutung noch nicht beantwortet. Auch da gibt das Motiv der wächsernen Nase, besonders ihr phraseologischer Gehalt, Auskunft. Vermutlich ist die geläufige Redensart ‚einem eine Nase drehen', „auch eine Verkürzung der älteren Rda. *eine wächserne Nase drehen*. In Sebastian Brants *Narrenschiff* (71, 11) ist bezeugt, daß die Narren eine lange Nase aus Wachs trugen."[48] Gerade im Hinblick auf die Geltung physiognomischer Deutung ist es lehrreich, Brants Verspottung der zanksüchtigen Narren zu zitieren, die sich „versteifen [...] drauf, daß sie das Recht / Wohl biegen, daß es nicht bleib schlecht, / Als ob es wär eine wächserne Nase."[49] Als Topos für die beliebige Interpretierbarkeit von

[48] Lutz Röhrich, *Lexikon der sprichwörtlichen Redensarten*, Freiburg 1973, S. 675.

[49] Sebastian Brandt, *Das Narrenschiff*, hrsg. v. Hans Joachim Mähl, Stuttgart 1980, S. 258.

gesetzeskräftigen Texten ist die wächserne Nase auch früher belegt; so z.B. bei Allain de Lille: „Die Autorität hat eine Nase aus Wachs, die man nach Belieben verformen kann".[50] Das Motiv der wächsernen Nase, die in für Jean Paul typischer Weise eine bildliche Redensart remetaphorisiert und in ein narratives Argument umwandelt, gewinnt auch im Lichte des kommentierten Topos folgendes Deutungs-Profil: das Motiv steht für die labile Deutung des menschlichen Körpertextes. Selbst wenn der Körper Ausdruck der Seele wäre, eine Annahme, die Jean Paul hier ad absurdum führt, bliebe die Möglichkeit seiner Lesbarkeit und die Gültigkeit ihrer Deutung fraglich.

Während Jean Paul in seinen Frühschriften, wie Lichtenberg, den Geltungsanspruch der Physiognomik kritisiert, knüpft er in der *Vorschule* und in *Über die natürliche Magie der Einbildungskraft* an Denkmodelle an (man denke an Paracelsus' oder Portas ‚Magia Naturalis'), die Lichtenberg in seiner Streitschrift gegen Lavater als *Aberglauben* diskreditiert hatte. Der Zusammenhang, den Lichtenberg zwischen der rationalistischen Entmythologisierung der Welt und ihrer ‚abergläubischen' Kompensation in der menschlichen Natur erkennt, bildet die Grundlage des Paragraphen 24 der Vorschule, der ‚Poesie des Aberglaubens' betitelt ist. Als „Frucht und Nahrung des romantischen Geistes" (I, 5, 97) räumt Jean Paul dem Aberglauben in seiner Ästhetik ein Daseinsrecht ein:

> „Ist eine Harmonie zwischen Leib und Seele, Erden und Geistern zugelassen: dann muß, ungeachtet oder mittelst der körperlichen Gesetze, der geistige Gesetzgeber ebenso am Weltall sich offenbaren, als der Leib die Seele und sich zugleich ausspricht; und das abergläubige Irren besteht nur darin, daß wir diese geistige Mimik des Universums, wie ein Kind die elterliche, erstlich ganz zu verstehen wähnen und zweitens ganz auf uns allein beziehen wollen." (I, 5, 97)

Von zentraler Bedeutung ist an dieser Stelle das *Verfahren der analogen Beseelung*. Dabei ist aber entscheidend, daß das „abergläubige Irren" nicht in diesem Prinzip besteht, sondern im Vertrauen, die Zeichen im Himmel und auf der Stirn ganz zu verstehen. Man könnte hier mit Foucault behaupten, daß in Jean Pauls physiognomischer Poetik das epistemologische Modell der „similitude" weiterlebt, besonders in der Form der Analogie von Mikro- und Makrokosmos, die als „catégorie de pensée" das Spiel der Signaturen limitiert und ausrichtet.[51] Ein deutlicher Beleg dafür ist in Jean Pauls Metapherntheorie zu finden: „So wie es kein absolutes Zeichen gibt – denn jedes ist auch eine Sache –, so gibt es im Endlichen keine absolute Sache, sondern jede bedeutet und bezeichnet; wie im Menschen das Göttliche Ebenbild, so in der Natur

[50] Umberto Eco, *Ueber Gott und die Welt*, München 1985, S. 25.
[51] Vgl. Michel Foucault, *Les mots et les choses*, Paris 1966, S. 46 u. S. 58f.

das menschliche." (I, 5, 182) Die Gottesebenbildlichkeit des Menschen, auf die Jean Paul rekurriert, ist auch – sieht man von der christologischen Akzentuierung bei Lavater ab – *die* theologische Grundlage der *Physiognomischen Fragmente*, denen Lavater als Motto das „Gott schuf den Menschen sich zum Bilde!" programmatisch voranstellt.

Jean Pauls Schwanken zwischen Lichtenberg und Lavater, deren Positionen ich eben kurz skizziert habe, gewinnt im *Kampaner Tal* besonders deutliche Züge. Im ernsten Teil des *Kampaner Tals* bilden die anthropomorphen Naturschilderungen einen entscheidenden Bestandteil der Argumentation; im Krönleinteil dagegen fehlt die Natur. Ihrer Abwesenheit entspricht das Scheitern einer physiognomischen Vermittlung. In den Erklärungen der Holzschnitte kommt die Natur nur als fossilisierte und tote Natur vor. Wo Moses den Willen Gottes in Form von steinernen Tafeln entgegennimmt und wo der „große Künstler [...] auf seinem Berge die ewigen Gesetze der Kunst empfängt" (I, 4, 693), sammelt Krönlein auf seinem Berg (dargestellt auf dem Holzschnitt ist eigentlich der Sinai!) „Petrefakta" als Modelle für seine hölzernen Tafeln, weil er „bekennt, daß ein Formschneider Pflanzen viel leichter nach Phytoliten (versteinerten Pflanzen) als nach Blumenstücken oder Blumenbeeten ausschnitze". (I, 4, 646) Als nachahmender alter deus, als Illustrator der in Stein eingravierten göttlichen ‚zehn Worte' und als Nachahmer des versteinerten Abdrucks der Natur, die im „Quadrat der Kunst" (I, 4, 580) erscheint, scheitert Krönlein. Er wird von seinen Rivalen mit den Petrefakta *gesteinigt.*

Die Auslegung der Bibelillustrationen entfaltet ein irdisches Panorama, in dem das andere Buch der Offenbarung nur als ‚Petrefaktum' vorhanden ist. Die erhabene Natur erscheint lediglich in einer karnevalesken Digression (es ist an dieser Stelle falsch, von Satire zu sprechen) über Lavaters *Aussichten in die Ewigkeit.* Im Krönleintext verbannt Jean Paul diese physiognomische Utopie zusammen mit ihrem Vertreter Lavater auf den Mond. Interessant ist der Seleniteneinschub weniger als witzige Parodie auf Lavater denn als Selbstkarnevalisierung Jean Pauls. Diese Episode reproduziert innerhalb des humoristischen Kommentars die Spannung zwischen den im ersten und ernsten Teil des *Kampaner Tals* von Jean Paul entfalteten Ansichten über und Aussichten in die Unsterblichkeit und seinen an Lichtenberg inspirierten Erklärungen der Krönleinschen Holzschnitte. Berend bringt die Episode mit einem Projekt aus Jean Pauls schriftstellerischen Anfängen in Verbindung:

> „Die Begegnung mit dem Seleniten, dem die Erde als keuscher Mond erscheint (S. 108ff.), findet sich bereits in dem Verzeichnis geplanter Satiren vom Juli 1790 unter Nr. 8 als ‚Lavaterische Aussichten' in die Ewigkeit bei einem Seleniten, der die Erde für seinen künftigen Himmel ansieht (Br. I, 316)." (SW, I, 7, XV)

Den ungeheuren Sprung ins Erhabene, den nur die Phantasie als Natur zu leisten fähig ist, führt den Erzähler ‚Jean Paul' auf den Mond: „Einmal tat ich gar mit den Springfüßen der Phantasie einen Sprung in den Mond."(I, 4, 672) Dorthin verbannt Jean Paul die physiognomische Utopie, die wiederum eine doppelte Umkehrung erfährt. Inmitten einer Naturszenerie, die alle Züge einer erhabenen Alpenlandschaft trägt („auf der rechten Seite die schönsten Mondsgebirge vor mir – die niedrigsten bestehen aus lauter Gotthardsbergen und Montblancs [...]." I, 4, 672) trifft ‚Jean Paul' einen „Selenit[en] und eine Selenitin", die in der duftenden Blumenlandschaft lustwandeln:

> „Er war ein guter bukolischer Dichter und hatte droben die ‚Aussichten in die Ewigkeit 1)' herausgegeben, sie war seine Leserin. Der Mann im Mond und die Jungfer im Mond hatten wegen ihrer Bergluft viele Ähnlichkeit mit Schweizern, besonders hatten sie von ihnen jene freudige unbefangne Offenheit des Gesichts, die ein stilles Leben und ebenso viele Freuden als Tugenden voraussetzt". (I, 4, 673)

In einer Fußnote hebt der Erzähler hervor, daß der Dichter nicht nur Herausgeber der *Aussichten*, sondern ein spiegelverkehrtes Duplikat Lavaters sei. Der ältesten Philosophie und dem Glauben der nordamerikanischen Naturvölker zufolge habe jedes Ding auf Erden ein Doppel im Himmel, und so „setzt der Lavater auf der Erde einen im Monde voraus, und ihre Aussichten unterscheiden sich in nichts als im Standort." (I, 4, 673) ‚Jean Paul' lauscht dem Dialog zwischen dem lunaren Lavater und seiner Leserin (Frau von T.?). Der utopische Impetus der *Aussichten* hallt als Echo im Gespräch der beiden Seleniten nach, die sich nach ihrer eigentlichen (irdischen) Heimat sehnen: „Dort auf der stillen Erde, meine Liebe, da hören die Mängel der Seele auf [...] dort sind die Tugenden, die Freuden und die Wahrheiten drei ewige Schwestern". (I, 4, 674)

Der Erzähler unterbricht das schwärmerische Gespräch mit einem Seufzer, kehrt die Perspektive noch einmal um und klärt die Seleniten über die wahren terrenischen Mißstände auf, über die „personae turpes – yahoos [...] Grobiane und selber Rezensenten" (I, 4, 674), die ihr Unwesen auf der Erde treiben. Das Erscheinen eines Postbedienten unterbricht den imaginären Dialog; die „Zweibrücker Zeitung", die dem Erzähler „eine tote Nomenklatur von Guillotinierten und von zergliederten polnischen Provinzen auftischte" (I, 4, 675) holt ihn jäh auf die Erde zurück.

Wolfram Malte Fues, Basel

Individuum und Geschichte. Beobachtungen an Goethes *Dichtung und Wahrheit*

Goethe stellt, wie Christian Dietrich Grabbe beklagend hervorhebt, „seine ganze Lebensbeschreibung dadurch in ein häßliches Zwielicht, daß er sie ‚Dichtung und Wahrheit' tituliert".[1] Die Rezeptionsgeschichte des Werkes zeigt, wie sehr dieses Zwielicht die Kritiker entzweit und ihr Verständnis auf gegensätzliche Prinzipien gerichtet hat. Zwei Beispiele mögen die Spannweite dieses Gegensatzes veranschaulichen.

> „Goethe hat in seiner Biographie ein unerreichbares Meisterstück aufgestellt. Diese Fähigkeit, in die Wurzeln seines Daseins zurückzukriechen, sich auf jede Lebensstufe zurückzuversetzen und jede ganz rein, für sich, abgesondert von allem, was folgt, zu empfinden und beim Leser zur Empfindung zu bringen, [...] dies alles ist noch nicht dagewesen. [...] Bei Goethe die Wahrheit in ihrer edelsten Naivität."[2]

Dichtung als Mittel biographischer Wahrheit, als schlichte Vermittlung, in deren fugenlosem und folgenlosem Fortgang das subjektive Leben als unmittelbare Einheit einzelner Einheiten objektiv wird: so Hebbel. Genau umgekehrt Friedrich Gundolf: Wahrheit als Mittel und Material objektiv allgemeiner Dichtung, in der das besondere Biographische zur metahistorisch gültigen Gestalt sich umbildet und verallgemeinert.

> „Dichtung und Wahrheit gibt Goethes Leben nicht als Stoff seines Werks, sondern als eine selbstgenugsame Form. Darum gibt es zwar von Goethes Leben, welches zugleich Gestalt und Produktivität war, eine klarere Anschauung als alle

---

[1] ‚Etwas über den Briefwechsel zwischen Schiller und Goethe [...], so wie auch einiges über die ebengenannten beiden Dichter selbst und über unsere Zeit (1830)', hier zit. nach *Goethe im Urteil seiner Kritiker. Dokumente zur Wirkungsgeschichte Goethes in Deutschland*, hrsg. von Karl Robert Mandelkow, Bd. I, München 1975, S. 468.

[2] Friedrich Hebbel, Tagebucheintrag vom 28. März 1841, hier zit. nach Mandelkow, a.a.O. Bd. II, München 1977, S. 264.

Kommentare zusammen, aber keine Erklärung. Denn eine Anschauung ist keine Erklärung, wie ein Wesen nie sein Begriff ist."[3]

Roman oder Geschichte? Fiktionaler Text oder nach Wiedergabe historischer Wirklichkeit sich richtender Bericht? Die Frage besteht weiter, ist sie doch von der Germanistik bisher wenig beachtet und kaum beantwortet worden.[4] „Die bisherige Forschung hat das Werk nur daraufhin untersucht, ob es wahr ist. Was es bedeutet, ist dabei weitgehend im Dunkeln geblieben."[5] Die nachfolgenden Überlegungen wollen deshalb dazu beitragen, das *Dichtung und Wahrheit* zugrundeliegende Verhältnis von Wahrheit und Bedeutung ein wenig aufzuhellen.

„[D]ieses scheint die Hauptaufgabe der Biographie zu sein, den Menschen in seinen Zeitverhältnissen darzustellen, und zu zeigen, inwiefern ihm das Ganze widerstrebt, inwiefern es ihn begünstigt, wie er sich eine Welt- und Menschenansicht daraus gebildet, und wie er sie, wenn er Künstler, Dichter, Schriftsteller ist, wieder nach außen abgespiegelt. Hiezu wird aber ein kaum Erreichbares gefordert, daß nämlich das Individuum sich und sein Jahrhundert kenne, sich, inwiefern es unter allen Umständen dasselbe geblieben, das Jahrhundert, als welches sowohl den Willigen als Unwilligen mit sich fortreißt, bestimmt und bildet, dergestalt, daß man wohl sagen kann, ein jeder, nur zehn Jahre früher oder später geboren, dürfte, was seine eigene Bildung und die Wirkung nach aussen betrifft, ein ganz anderer geworden sein."[6]

Die Biographie thematisiert das Verhältnis zwischen dem Ganzen und seinem Teil, dem einzelnen Menschen und seiner Zeit. Es wird als ein Gegenüber gedacht, bei dem das Allgemeine den von ihm besonderten Einzelnen teils hemmt, teils begünstigt, der Einzelne hingegen die Summe der allgemeinen Wirkungen, denen er ausgesetzt ist, in seinem individuellen Lebensgang verwirklicht oder sie, „wenn er Künstler, Dichter, Schriftsteller ist", in Gestalt einer Weltanschauung äußert und objektiviert. Fällt nun wie in *Dichtung und Wahrheit* der zu Beschreibende mit dem Schreibenden in eine Person, muß sie nicht

---

[3] Friedrich Gundolf, Goethe (1916), hier zit. nach Mandelkow, a.a.O. Bd. III, München 1979, S. 436.

[4] Vgl. dazu die Forschungsberichte bei Klaus-Detlef Müller, *Autobiographie und Roman. Studien zur literarischen Autobiographie der Goethezeit*, Tübingen 1976, S. 262ff., und bei Bernd Witte, ‚Autobiographie als Poetik. Zur Kunstgestalt von Goethes *Dichtung und Wahrheit*', *Neue Rundschau* 89 (1978), S. 384f. und S. 398. Zu Ingrid Aichinger, *Künstlerische Selbstdarstellung. Goethes „Dichtung und Wahrheit" und die Autobiographie der Folgezeit*, Bern/Frankfurt/Las Vegas 1977, siehe die treffende Charakteristik von Ludwig Uhlig in *Germanistik* 19 (1978), S. 800.

[5] Witte a.a.O., S. 385.

[6] *Dichtung und Wahrheit*, Hamburger Ausgabe (HA), hrsg. von Erich Trunz, Bd. 9, Hamburg 1955, S. 9. – Vgl. zu dieser Stelle zunächst Karl Otto Conrady, *Goethe, Leben und Werk.* Bd. II: *Summe des Lebens*, Königstein 1985, S. 382ff.

nur sich selbst in ihrem reinen, unbeweglichen Wesen kennen, sondern auch Weg und Bewegung ihres Jahrhunderts, wie sie dieses Wesen fortreißen, bestimmen und bilden. Das Individuum erscheint in dieser Sicht als Ton in den Händen seiner Zeit, die es ebenso beliebig verformen wie sie seinen Kern nicht berühren können, und denen in ihrem gefügigen Material plötzlich das Bild des Bildners begegnet. Wie läßt sich diese Sicht als Hinsicht aufnehmen? Wo liegt der archimedische Punkt, von dem aus der Schreibende sich in seinem unveränderbaren Selbst im Unterschied zum Ganzen seiner Zeit ebenso erblickt wie die noch zu bestimmende Form der Vermittlung zwischen beiden und die Aufhebung ihres Unterschieds? Und wer ist das Subjekt dieses Sehens? Welches Individuum, das sein Leben beschreiben soll, kennt sich, „inwiefern es unter allen Umständen dasselbe geblieben“, während es seine Veränderbarkeit und sein Anderswerden unter den Einflüssen seiner Zeit täglich erlebt? Welches Individuum bekommt sein Jahrhundert als Ganzes zu Gesicht, da es sich von ihm dauernd bestimmt, geprägt, verändert sieht, sein Blick also von dem schon gelenkt wird, was er auffassen sollte? Welches Individuum schließlich könnte sich über sich selbst und seine Zeit so erheben, daß es beider Begegnung und Vermittlung beobachtend und abwägend zusähe? Keines, das sich nicht mit der Gattung selbst identisch wüßte, die im geschichtlichen Spiel von Gesellschaft und Individuum sich selbst in ihrer allgemeinen und besonderen Bestimmtheit ebenso begreift wie in ihrer Einzelnheit, die aus beider Vermittlung hervorgeht.[7]

Wie hat sich Goethe vor *Dichtung und Wahrheit* zum Problem der Beziehung zwischen dem Individuum und seiner Zeit im Rahmen der Biographie geäußert?[8] Vielleicht löst sich die eben bemerkte Schwierigkeit auf dem Weg dieser Rückfrage oder wird wenigstens in ihrer Entstehung verständlich.

---

[7] Müller legt wert auf die Methodenreflexion an der eben interpretierten Stelle (a.a.O. S. 248), Günter Niggl, *Geschichte der deutschen Autobiographie im 18. Jahrhundert,* Tübingen 1977, S. 155f., betont das Ungewohnte und Neue der hier an die Gattung Autobiographie gestellten Forderungen und spricht das Problem der Beziehung zwischen dem Individuum und seinem Jahrhundert in der Konzeption des Vorworts zu *Dichtung und Wahrheit* mindestens an. Beide sehen jedoch meines Erachtens die hier formulierte Aporie nicht scharf genug. Am nächsten ist ihr Ursula Wertheim gekommen: ‚Zu Problemen von Biographie und Autobiographie in Goethes Ästhetik‘, in: Dies., *Goethe-Studien,* Berlin 1968, S. 99f.

[8] Da ich einen bestimmten Verdacht, ein meine Arbeit leitendes Vorverständnis zu verifizieren suche, beschäftigt mich nur ein Teil der mannigfachen Äußerungen Goethes über Biographie und Autobiographie. Deren sehr ausführlichen Nachweis findet man bei Ursula Wertheim, a.a.O. S. 89-126.

> „In einer so regsamen Stadt zu einer so bedeutenden Zeit erschien ein Mann, der als Repräsentant seines Jahrhunderts und vielleicht als Repräsentant sämmtlicher Menschheit gelten dürfte. Solche Naturen können als geistige Flügelmänner angesehen werden, die uns mit heftigen Äußerungen dasjenige andeuten, was durchaus, obgleich oft nur mit schwachen unkenntlichen Zügen, in jeden menschlichen Busen eingeschrieben ist."[9]

Mit diesen Worten beginnt die „Schilderung Cellinis" im Anhang von 1802/03 zum *Benvenuto Cellini.* Das Interessierende dieser Biographie liegt demzufolge darin, daß ihr Held nicht nur sein Jahrhundert, sondern vielleicht die gesamte Menschheit, den Menschen überhaupt[10] dem Leser wiedervergegenwärtigt. Das noch zögernde „vielleicht" räumt der nächste Satz beiseite, in dem die Wiedervergegenwärtigung sämtlicher Menschheit zur verdeutlichenden Charakterisierung gesteigert wird. Das Individuum wiederholt die Gattung nicht nur, es setzt sie in eine allgemein lesbare Schrift um. Es repräsentiert sie, stellt sie vor, macht sie anschaulich. Es muß, soll es diese Aufgabe erfüllen, jener freien Totalität mächtig sein, in der schon für die Renaissance das Wesen des Menschen besteht.

> „Keinen festen Ort habe ich dir zugewiesen und keine eigene Form, ich habe dir keine dich allein auszeichnende Gabe verliehen, damit du, Adam, den Ort, die Form, die Gaben die du dir wünschst, nach eigenem Willen und Ermessen erhalten und besitzen kannst. [...] Du sollst deine Natur ohne Beschränkung nach deinem freien Ermessen, dem ich dich überlassen habe, selbst bestimmen".

So läßt Pico della Mirandola in seiner berühmten Rede über die Würde des Menschen Gottvater zu seinem Geschöpf sprechen.[11] Goethe wiederum bezeichnet einige Seiten später die Cellini-Biographie als „ein sehr schätzbares Dokument, worin sich ein bedeutendes und gleichsam unbegränztes Individuum [!], und in demselben der gleichzeitige sonderbare Zustand vor Augen legt".[12] Ein Individuum, das die Menschheit bedeutet, muß unbegrenzt, nicht nur gleichsam unbegrenzt sein. Ein unbegrenztes Individuum aber ist ein UnIndividuum, weil es die Schranke der Gattung nirgends mehr spürt.

---

9 Weimarer Ausgabe (WA), Abt. I, Bd. 44, S. 350. – Siehe dazu Reinhard Schuler, *Das Exemplarische bei Goethe*, München 1973, S. 11ff.

10 Noch in *Dichtung und Wahrheit* bemerkt Goethe, „daß die Menschheit zusammen erst der wahre Mensch ist". (HA 9, S. 387)

11 Hier zitiert nach Paul Oskar Kristeller, ‚Die philosophische Auffaßung des Menschen in der italienischen Renaissance', in: Ders., *Humanismus und Renaissance*, Bd. I, München 1973, S. 185. Der führende Aristoteliker der Renaissance, Pietro Pomponazzi, denkt hierüber übrigens nicht anders als der Platoniker Pico (siehe Kristeller, a.a.O., S. 190). Zu Goethes Kenntnis und Schätzung der Renaissance-Biographien siehe zunächst im historischen Teil der *Farbenlehre* den Anfang des Kapitels über Cardano (WA II, Bd. 3, S. 218f.).

12 WA I, Bd. 44, S. 370.

Deshalb das abschwächende „gleichsam"? Oder deshalb, weil die Unbegrenztheit sich nur auf die Epoche des gegenwärtigen geschichtlichen Augenblicks, den „gleichzeitigen sonderbaren Zustand", bezieht und an seinem Vorübergehen ihre Schranke findet?

> „Für den Künstler wie für den Menschen ist eine geschichtliche Ansicht verwandter Zustände zu schnellerer Bildung höchst vorteilhaft. Jeder einzelne Mensch, besonders der tüchtige, kommt sich früher viel zu bedeutend vor, und so nimmt er auch im Vertrauen auf selbständige Kraft viel zu geschwind für diese oder jene Maxime Partei, handelt und arbeitet auf dem eingeschlagenen Wege mit Lebhaftigkeit vor sich hin, und wenn er zuletzt seine Einseitigkeit, seinen Irrthum einsehen lernt, so wechselt er eben so heftig, ergreift eine andre vielleicht eben so fehlerhafte Richtung und hält sich an einen eben so mangelhaften Grundsatz. Nun erst spät wird er seine Geschichte gewahr und lernt einsehen, wie viel weiter ihn eine stetige Bildung nach einem geprüften Leitfaden hätte führen können."[13]

Das ist 1805 geschrieben und verschiebt gegenüber dem *Cellini*-Anhang die Akzente. Während *Cellini* in seinen heftigen Äußerungen Züge der Gattung vertieft und verdeutlicht, in lebhafter Tätigkeit das ursprünglich Richtige trifft, führt den Menschen, von dem hier die Rede ist, seine spontane Tüchtigkeit gerade in die Irre, in die einseitige Parteiung, deren Einseitigkeit er erst spät erkennen lernt, erst dann, wenn die Zeit seiner Tätigkeit vorüber ist. Dem *Cellini*-Anhang zufolge wird der sonderbare, sich besondernde allgemein geschichtliche Zustand in der Einheit des Individuums sichtbar und charakteristisch; die *Winckelmann*-Vorrede bindet die heftigen Äußerungen der Tüchtigkeit an den Irrtum und ordnet das Individuum seiner Geschichte als seinem Lehrmeister unter, dessen Lehren es erst spät und als Muster seiner möglichen, aber verfehlten wahren Individualität einsehen lernt. Das Problem der Beziehung zwischen Individualität und Allgemeinheit, Individuum und Geschichte kompliziert sich. Die Rezension der Autobiographie Johannes von Müllers verlangt deshalb vom Biographen,

> „eine doppelte Pflicht stets vor Augen zu haben: nicht zu verschweigen was von außen, es sei nun als Person oder Begebenheit, auf sie [die beschriebene Persönlichkeit, Vf.] gewirkt, aber auch nicht in Schatten zu stellen, was sie selbst geleistet, von ihren Arbeiten, von deren Gelingen und Einfluß mit Behaglichkeit zu sprechen".[14]

Dieser Doppelbezug entspricht dem, was Goethe im Herbst 1811 in der Vorrede zu *Dichtung und Wahrheit* als Hauptaufgabe der Biographen bestimmt; die Ausführung der Konsequenzen, die die Erfüllung der Aufgabe so schwierig, wie es scheint: unmöglich machen, fehlt

[13] Vorrede zu *Winckelmann*, WA I, Bd. 46, S. 10 (vgl. dazu Schuler, a.a.O. S. 93ff.).
[14] WA I, Bd. 40, S. 365.

allerdings. Das scheint in den Schlußsätzen zu Varnhagen von Enses Biographien nicht anders zu sein. Goethe wünscht da ihrem Verfasser:

> „Möge er mit seinen biographischen Darstellungen immer weiter in das achtzehnte Jahrhundert herangehen und durch Darstellung der Individualitäten und des Zeitgeistes, mit dem sie in Wechselwirkung gestanden, Klarheit des ganzen Zustandes befördern."[15]

Die in Frage stehende Wechselwirkung scheint ohne weiteres darstellbar, ihre Darstellung fördert die Klärung des ganzen Geschichtsabschnitts, der behandelt werden soll. Der 1827 entstandene Text fügt jedoch hinzu:

> „Klarheit nötigt zur Einsicht, Einsicht erschafft Duldung, Duldung ist die einzige Vermittlerin eines in allen Kräften und Anlagen tätigen Friedens."

Klarheit nötigt zur Einsicht. In die Struktur der Zeit, ihre Vermittlungen und Verwicklungen. Einsicht erschafft Duldung. Duldung? Und wenn Einsicht bis zum Grund der Epoche sieht, wenn sie erkennt, welches Stadium, welche Tätigkeit die Zeit im Rahmen der Gesamtgeschichte der Nation oder gar der Gattung zu vertreten hat? Anerkennt sie dann nicht nur Tätigkeiten, die mit jener grundsätzlichen Tätigkeit in Einklang stehen? Wird sie dann nicht ebenso duldsam wie unduldsam? Einsicht, die nichts als Duldung erschafft, verzichtet darauf, den Charakter einer Zeit zu durchschauen und ihn zur entscheidenden Kategorie ihrer Einsichten zu machen. Sie begnügt sich mit phänomenaler Klarheit, die allerdings einen in *allen* Kräften und Anlagen tätigen Frieden vermitteln kann. Hier zeigt sich ein Zögern, die Geschichte auf den Begriff zu bringen, ein Ausweichen vor ihrer Logik, das meines Erachtens auch die äußerste Erschwerung der Hauptaufgabe für die Biographie verursacht, wie *Dichtung und Wahrheit* sie formuliert. Was würde besser dazu helfen, daß das Individuum sich und sein Jahrhundert kenne, als der Begriff dieses Jahrhunderts, in dem Individuum und Zeit, Allgemeinheit und Einzelnheit in ihrer Bestimmtheit als Einfachheit und ermitteltes Resultat, als Sphäre und Ort ausgesprochen werden? 1805/06 scheint sich, was die Konzeption der Beziehung zwischen Individuum und Geschichte betrifft, eine gründliche Änderung in Goethes Denken anzubahnen, die 1811 in der Vorrede zu *Dichtung und Wahrheit* voll zum Tragen kommt.[16]

Das biographische Schema der „Allgemeinen Betrachtungen" aus dem Historischen Teil der Farbenlehre nimmt die Frage nach der Bil-

---

[15] WA I, Bd. 41/II, S. 268.

[16] Vgl. zu diesem Anderswerden Goethes nach Schillers Tod 1805 Müller, a.a.O., S. 249f., und Paul Hankamer, *Spiel der Mächte. Ein Kapitel aus Goethes Leben und Goethes Welt, Tübingen 1943*, S. 11f.

dung des einzelnen Subjekts durch seine Zeit wieder auf, setzt die Akzente aber noch einmal anders.

> „Das Leben jedes bedeutenden Menschen [...] läßt sich in drei Epochen theilen, in die der ersten Bildung, in die des eigenthümlichen Strebens, und in die des Gelangens zum Ziele, zur Vollendung. Meistens kann man nur von der ersten sagen, daß die Zeit Ehre von ihr habe“.[17]

In der Epoche der Kindheit und Jugend, führt der 1809/10 entstandene Text aus, wird jedermann bestrebt sein, den jungen Menschen zu fördern.

> „Jeder Vater, jeder Lehrer sucht die Anlagen nach seinen Einsichten und Fähigkeiten bestens zu entwickeln, und wenigstens ist es der gute Wille, der alle die Umgebungen des Knaben belebt.“[18]

Das hängt damit zusammen, daß sich die Zeit in ihm auszudrücken vermag, daß sie sich im Spiegel seiner Anlagen und Möglichkeiten klarer erblickt, als wenn sie in sich selbst sieht:

> „[Denn] erstlich deutet der Wert eines Menschen auf die Natur und Kraft der in seiner Geburts-Epoche Zeugenden; das Geschlecht, aus dem er stammt, manifestirt sich in ihm öfters mehr als durch sich selbst, und das Jahr der Geburt eines jeden enthält in diesem Sinne eigentlich das wahre Nativitäts-Prognostikon mehr in dem Zusammentreffen irdischer Dinge, als im Aufeinanderwirken himmlischer Gestirne.“[19]

Die *Cellini*-Vorrede scheint wieder anzuklingen, die „heftigen Äußerungen“, die eindrücklich zeigen, was jeder Mensch in schwachen, verwischten Zügen an sich trägt, obwohl ihre Bezugskraft hier streng historisch, auf Jahr und Tag und damit auf einen bestimmten geschichtlichen Augenblick eingeschränkt bleibt. Dieser Prozeß der Bildung in und mit der Zeit wird unterbrochen, wenn der Mann seine entschiedene Absicht in ihr darstellt, „denn sobald die Welt den einzelnen Strebenden erblickt, sobald erschallt ein allgemeiner Aufruf, sich ihm zu widersetzen“.[20] Gelingt es ihm, den Widerstand zu überwinden, seine Absicht durchzusetzen, „so läßt sich's denn die Welt zuletzt wohl auch gefallen; aber auch dieses gereicht ihr keineswegs zur Ehre“.[21] Wenn der tüchtige Mensch auf sich selbst besteht und so den Einklang mit seiner Zeit stört, wird er einseitig gegen sie und irrig, sagt die *Winckelmann*-Vorrede. Allseitige Bildung mit der und durch die Zeit für einen lebenslangen Prozeß zu halten, ist ein Irrtum, heißt es hier. Bildung führt zu Selbstbesinnung, Selbstbesinnung zur Konfrontation mit der Zeit, die die Bildung vermittelt,

---

17 WA II, Bd. 3, S. 244.

18 A.a.O.

19 A.a.O.

20 A.a.O. S. 245.

21 A.a.O.

und die Konfrontation unvermeidlich zum Bruch, denn die Anerkennung, die der Greis findet, enthält mehr resignierte Duldung als dezidierte Zustimmung. Stetige Bildung in und zu der Geschichte, wie sie die *Winckelmann*-Vorrede als mögliche Bedingung irrtumsfreien Handelns andeutet, mündet hier notwendig in Feindschaft und Unvereinbarkeit, endlich vielleicht in Vollendung individueller Absicht, an der das Individuum, nicht die widersetzliche Zeit allein die Ehre hat. Das Individuelle gewinnt damit höheren Wert als das Allgemeine[22], sogar den eigentlichen Wert der Geschichte als den ihres lebendigen Resultats.

> „Die Biographie sollte sich einen großen Vorrang vor der Geschichte erwerben, indem sie das Individuum lebendig darstellt und zugleich das Jahrhundert wie auch dieses lebendig auf jenes einwirkt. Die Lebensbeschreibung soll das Leben darstellen, wie es an und für sich und um sein selbst willen da ist. [...] Man wird nicht müde, Biographien zu lesen [...]: denn man lebt mit Lebendigen. Die Geschichte, selbst die beste, hat immer etwas Leichenhaftes, den Geruch der Totengruft. Ja man kann sagen, sie wird immer verdrießlicher zu lesen, je länger die Welt steht: denn jeder Nachfolgende ist genöthigt, ein schärferes, ein feineres Resultat aus den Weltbegebenheiten herauszusublimiren, da denn zuletzt, was nicht als ‚caput mortuum' liegen bleibt, im Rauch aufgeht. Soll aber und muß Geschichte seyn, so kann der Biograph sich um sie ein großes Verdienst erwerben, daß er ihr das Lebendige, das sich ihren Augen entzieht, aufbewahren und mittheilen mag."[23]

Das tönt zu Anfang wie ein freies Selbstzitat aus dem Gesamtvorwort. Dann aber wird die allgemeine Geschichte zugunsten des Individuums drastisch abgewertet. Leichengeruch haftet ihr an, sie ist das Tote, der Begräbnisplatz der lebendigen einzelnen, deren Leben unter den allgemeinen Resultaten, die die Auffaßung des Allgemeinen erbringen muß, verschüttet und erstickt wird. Der Geschichtsschreiber kann Geschichte als die eine und ganze, nicht als ein Konglomerat von Geschichten, nur darstellen, wenn er Geschichte begreift und ihrem Begriff die Individuen als dessen verschwindende Momente unterordnet, während der Biograph das Lebendige, „das sich ihren Augen entzieht", aufbewahrt und mitteilt, „das Leben [...], wie es an und für sich und

---

[22] „Das Individuum geht verloren; das Andenken desselben verschwindet und doch ist ihm und andern daran gelegen, daß es erhalten werde. Jeder ist selbst nur ein Individuum und kann sich auch eigentlich nur für's Individuelle interessiren. Das Allgemeine findet sich von selbst, dringt sich auf, erhält sich, vermehrt sich. Wir benutzen's, aber wir lieben es nicht. Wir lieben nur das Individuelle. [...] Wir sind überhaupt von einer Seite viel zu leichtsinnig das individuelle Andenken in seinen wahrhaften Besonderheiten als ein Ganzes zu erhalten, und von der andern Seite viel zu begierig, das Einzelne, besonders das Heruntersetzende zu erfahren." (*Bedeutung des Individuellen*, 1808. WA I, Bd. 36, S. 276 u.f.)

[23] Später unterdrücktes Vorwort zum III. Teil von *Dichtung und Wahrheit*, vermutl. 1813. WA I, Bd. 28, S. 358.

um sein selbst willen da ist". Wo aber nimmt der Biograph das Leben auf, das er beschreiben will? In dem geschichtlichen Moment, dem es entstammt, an dem es sich bis zur Gegnerschaft ausbilden, dem es jedoch nie entfliehen kann. Individuelles bleibt von seiner allgemeinen Geschichtlichkeit bestimmt und bedingt, das betont Goethe gerade in der Zeit von *Dichtung und Wahrheit* immer wieder. Wenn nun der Biograph den umgekehrten Weg einschlägt wie der Geschichtsschreiber, was gewinnt er? Das Leben. Nicht: ein Leben. Das Leben, wie es an und für sich und um sein selbst willen da ist. Das Leben, das zwar geschichtlich, aber nicht für die Geschichte und nicht um ihretwillen da ist. Das Leben als die an und für sich seiende Geschichte, als Geschichte, die ihren Sinn ausspricht, statt daß er ihr ausgesprochen wird. Die Biographie bietet konkreten, nicht abstrahierten, toten Geschichtssinn, und das Leben eines Menschen wird bedeutend, wenn sein Biograph zu zeigen versteht, wie der Mensch im Bruch mit seiner Zeit die Zeit zu sich aufhob und sich zum individuellen Sprecher ihrer im Zeitlauf sich besondernden Allgemeinheit machte.

Wir halten fest: 1. Nach 1805 wird in Goethes Äußerungen über das Biographische die Beziehung zwischen Geschichte und Individuum, allgemeinem Zeitzustand und dem mit ihm verbundenen einzelnen immer wichtiger und problematischer. 2. Das Problem verwandelt sich um die Entstehung von *Dichtung und Wahrheit* mehr und mehr in die Forderung, die Biographie habe zu zeigen, wie das einzelne Leben bedeutsam wird, indem es der Geschichte ihre konkrete, individuelle, sinnvolle Form gibt: konkret, weil an und für sich seiend, sich auf sich selbst beziehend, individuell, weil nur hierin ihr Allgemeines bestimmte und sich fortbestimmende Form annimmt, sinnvoll, weil im Prozeß, der sich an und für sich fortbestimmt, Leben als selbstbewußte Einheit seiner Momente offenbar wird.[24] 3. Die hier als Pilotstelle dienende Formulierung aus dem Gesamtvorwort zu *Dichtung und Wahrheit* hält das Schwierige, kaum Erreichbare dieses Unternehmens definitiv fest.

Wir haben bisher die leitende Stelle aus *Dichtung und Wahrheit* zum Problem der Biographie falsch oder doch überinterpretiert. Es sieht so aus, als habe Goethe an den Anfang seiner Biographie die These gesetzt, sie sei gemäß dem Inbegriff ihres Anspruchs nicht zu verwirklichen. Für dessen Einlösung wird jedoch an der zitierten Stelle nicht ein Unerreichbares, nur ein kaum Erreichbares gefordert. Goethe hält

---

[24] Vgl. zu dieser Entwicklung Hans Mayer, *Goethe. Ein Versuch über den Erfolg*, Frankfurt 1973, S. 108ff. Mir scheint die Entwicklung vom *Cellini* bis zu *Dichtung und Wahrheit* allerdings weniger gradlinig, als sie dort dargestellt wird.

der Biographie einen Weg zu ihrem Gelingen offen, wenn auch einen schwierigen, schwer gangbaren.

Wir stützen die Rekonstruktion dieses Weges zunächst auf die Erklärung, die Goethe Eckermann über *Dichtung und Wahrheit* gegeben hat.

> „Es sind lauter Resultate meines Lebens, [...] und die erzählten einzelnen Fakta dienen bloß, um eine allgemeine Beobachtung, eine höhere Wahrheit zu bestätigen. [...] Ich dächte, [...] es steckten darin [in *Dichtung und Wahrheit*, Vf.] einige Symbole des Menschenlebens. Ich nannte das Buch Wahrheit und Dichtung, weil es sich durch höhere Tendenzen aus der Region einer niederen Realität erhebt. [...] Die Deutschen wissen nicht leicht, wie sie etwas Ungewohntes zu nehmen haben, und das Höhere geht oft an ihnen vorüber, ohne daß sie es gewahr werden. Ein Faktum unseres Lebens gilt nicht, insofern es wahr ist, sondern insofern es etwas zu bedeuten hatte."[25]

Dichtung ist damit zur wesentlichen Wahrheit historischer Realität erhoben, als die einigende Sinngebung bestimmt, die die Spreu referierbarer Fakten nicht nur sammelt, sondern auch sichtet, mustert und ordnet. Sollen die Momente des geschilderten Lebenslaufs wie diese symbolisch gelten, wird die Fiktionalisierung der Biographie nicht nur möglich, sondern notwendig. Nur im Medium der Fiktion kann sich die Biographie zu einem Ganzen umgruppieren, das als vermittelte Einheit seiner Momente überall ebenso sich selbst wie darin seine Transzendenz bedeutet. Das Ziel der Biographie wird erreichbar, wenn sie ihre Historizität ihrer Fiktionalität opfert, wenn sie Historizität fingiert.

Goethe begründet in seinem Brief an Ludwig I. von Bayern vom 11. Januar 1830 den Titel „Dichtung und Wahrheit" ebenfalls und erklärt ihn dort für eine Trotzreaktion auf die Erfahrung, daß das Publikum die Wahrhaftigkeit solcher biographischen Versuche für gewöhnlich bezweifelt.

> „Diesem zu begegnen, bekannte ich mich zu einer Art von Fiktion, gewissermaßen ohne Noth, durch einen gewissen Widerspruchs-Geist getrieben, denn es war mein ernstestes Bestreben das eigentliche Grundwahre, das, insofern ich es einsah, in meinem Leben obgewaltet hatte, möglichst darzustellen und auszudrücken."[26]

Dieser Satz verdient, genauer untersucht zu werden. Der Verfasser von *Dichtung und Wahrheit* bekennt sich also zur Fiktionalität seines Textes. Damit entkräftet er den Vorwurf des Publikums nicht, er gesteht ihn ein. Von nichts getrieben als einem Widerspruchsgeist, der

---

[25] *Goethes Gespräche. Gesamtausgabe*, hrsg. von Freiherrn von Biedermann, Leipzig 1910, S. 358 u.f. (Gespräch mit Eckermann vom 30. März 1830).

[26] WA IV, Bd. 50, S. 60f. – Vgl. dazu auch Goethes Brief an Zelter vom 15. Februar 1830, wo er diese Ausführungen wiederholt (WA IV, Bd. 46, S. 241f.).

ihn hindert, gegen die Zweifel des Publikums zu protestieren und auf der Wahrhaftigkeit seines Berichtes zu bestehen; von nichts anderem deshalb gezwungen, weil er sich aufs äußerste bemüht hat, das Grundwahre seines Lebens überall so genau wie möglich darzustellen. Wenn nun das ernsteste Bestreben des Autors dem Grundwahren seiner Biographie gilt, kann er den Vorwurf mangelnder Wahrhaftigkeit, historischer Treue in jedem Detail, nicht zurückweisen. Wenn Erreichen und Darstellen des Grundwahren nur auf Kosten der Wahrhaftigkeit möglich sind, bedarf es einer Art Fiktion, zu der man sich ohne Not bekennen darf, weil sie als Grundwahres Wahrhaftigkeit erst begründet. Ein Publikum, das auf Wahrhaftigkeit pocht, weiß nichts vom Grundwahren; ihm gegenüber behauptet sich der Verfasser, indem er sich zu einer Art von Fiktion bekennt, die eigentlich die Bedingung der Wahrheit ist. Der Satz, in den Goethe wenig später im selben Brief seine Erläuterungen zusammenfaßt, bestätigt diese Analyse:

> „Alles was dem Erzählenden und der Erzählung angehört habe ich hier unter dem Worte: Dichtung begriffen, um mich des Wahren, dessen ich mir bewußt war, zu meinem Zweck bedienen zu können."

Dichtung fungiert als Mittel zu einem Zweck; ich ergänze: als Mittel zu dem höheren Zweck, der Biographie Symbolgestalt zu geben. Diesem Zweck muß sich sogar das Wahre unterordnen, die Resultate, in deren Form das gelebte Leben erinnert wird. Dichtung fingiert ein Medium, in dem wahrhaftige Fakten und wahre Resultate sich zur symbolträchtigen Einheit des Grundwahren verbinden und vermitteln. Goethes Argumentation bricht trotz ihrer verbindlichen, scheinbar nachgiebigen Form dem Anspruch der Fiktion, der Dichtung auf die Wahrheit nichts ab.

Dichtung verbürgt als Fiktion das Grundwahre, und erst durch seine Bürgschaft erhebt sich das Tatsächliche, Wahrhaftige aus „der Region einer niederen Realität" in die „höheren Tendenzen" des Wahren, die das bloß Faktische in die Figuren des Bedeutens hinaufführen. Goethes Autobiographie enthielte und verkörperte demnach das Programm einer Literatur, die dem Wahrhaftigen durch das „Ich lüge" des Dichters die Wahrheit sagt. Läßt sich am Text von *Dichtung und Wahrheit* zeigen, welches Schreiben dieses Programm erfüllt und wie es in der Charakteristik seiner Personen das Problem der Beziehung von Individuum und Geschichte löst?

> „Und so sah ich denn von der Plattform die schöne Gegend vor mir, in welcher ich eine Zeitlang wohnen und hausen durfte: die ansehnliche Stadt, die weitumherliegenden, mit herrlichen dichten Bäumen besetzten und durchflochtenen Auen, diesen auffallenden Reichtum der Vegetation, der, dem Laufe des Rheins folgend, die Ufer, Inseln und Werder bezeichnet. Nicht weniger mit mannigfaltigem Grün geschmückt ist der von Süden herab sich ziehende flache Grund,

welchen die Ill bewässert; selbst westwärts, nach dem Gebirge zu, finden sich manche Niederungen, die einen ebenso reizenden Anblick von Wald und Wiesenwuchs gewähren, so wie der nördliche mehr hügelige Teil von unendlichen kleinen Bächen durchschnitten ist, die überall ein schnelles Wachstum begünstigen. Denkt man sich nun zwischen diesen üppig ausgestreckten Matten, zwischen diesen fröhlich ausgesäeten Hainen alles zum Fruchtbau schickliche Land trefflich bearbeitet, grünend und reifend, und die besten und reichsten Stellen desselben durch Dörfer und Meierhöfe bezeichnet und eine solche große und unübersehliche, wie ein neues Paradies für den Menschen recht vorbereitete Fläche näher und ferner von teils angebauten, teils waldbewachsenen Bergen begrenzt; so wird man das Entzücken begreifen, mit dem ich mein Schicksal segnete, das mir für einige Zeit einen so schönen Wohnplatz bestimmt hatte."[27]

Goethe sieht vom Straßburger Münster auf seinen zukünftigen Aufenthaltsort hinab. Von einem erhabenen Mittelpunkt zieht sich der Blick über die ihm zunächst liegende und deshalb im doppelten Sinn des Wortes „ansehnliche" Stadt hinweg in alle Himmelsrichtungen. Im Osten (be)zeichnet eine auffallend reiche Vegetation den Lauf des Rheins, nach Süden breitet sich ein nicht weniger reiches Grün die Ill entlang aus, das im Norden von „unendlichen kleinen Bächen" aufgefächert und erzeugt wird, und „selbst westwärts, nach dem Gebirge zu, finden sich manche Niederungen, die einen ebenso reizenden Anblick von Wald und Wiesenwuchs gewähren". Aus dem Zentrum der Windrose dringen Tiefenlinien ins Weite eines für sie unendlichen Horizonts, als eilten sie von der Spitze einer Pyramide an ihre sich immer vergrößernde Basis. Die Endlichkeit des Bildraums, den sie eröffnen, liegt nicht in ihnen, sondern in der des Auges, das ihnen folgt. Diesen Raum spannt und trägt das Kraftfeld eines allgegenwärtigen und lückenlosen Grüns, der gemäß Goethes *Farbenlehre* allgemeinsten und deshalb neutralsten Farbe, der Farbe des Wachstums, der Vegetation, der noch nicht kulturierten, aber für die Kultur im ursprünglichen Sinne des Wortes bereiten Natur. Der Blick, der von der Plattform des Straßburger Münsters auf die Stadt und ihre Umgebung fällt, gehorcht den Gesetzen der Zentralperspektive und schafft in ihrer Wahrnehmung einen Raum, in dem „jedes Stück aus dem vorangehenden oder nachfolgenden berechenbar ist"[28], jenen geometrischen Raum der absoluten Homogeneität, den das wirkliche Sehen des Menschen nicht bewohnt:

„Die Wahrnehmung kennt den Begriff des Unendlichen nicht; sie ist vielmehr von vornherein an bestimmte Grenzen der Wahrnehmungsfähigkeit und somit an ein bestimmt abgegrenztes Gebiet des Räumlichen gebunden. Und so wenig wie

---

[27] *Dichtung und Wahrheit*, 9. Buch; HA 9, S. 356f.

[28] Erwin Panofsky, ‚Die Perspektive als „symbolische Form"', in: Ders., *Aufsätze zu Grundfragen der Kunstwissenschaft*, hrsg. von Hariolf Oberer und Egon Verheyen, Berlin 1980, S. 99.

von einer Unendlichkeit des Wahrnehmungsraumes läßt sich von seiner Homogeneität sprechen. Die Homogeneität des geometrischen Raumes beruht letzten Endes darauf, daß alle seine Elemente, daß die ‚Punkte‘, die sich in ihm zusammenschließen, nichts als einfache Lagebestimmungen sind, die aber außerhalb dieser Relation, dieser ‚Lage‘, in welcher sie sich zueinander befinden, nicht noch einen eigenen selbständigen Inhalt besitzen. Ihr Sein geht in ihrem wechselseitigen Verhältnis auf: es ist ein rein funktionales, kein substantielles Sein. [...] Ihre Homogeneität besagt nichts anderes als jene Gleichartigkeit ihrer Struktur, die in der Gemeinsamkeit ihrer logischen Aufgabe [...] gegründet ist.“[29]

Das Bild, das hier, beinahe genau in der Mitte des ganzen Buches, den Gesetzen der Zentralperspektive gemäß entworfen wird, ist ein erzähltes Bild und unserer Vermutung nach ein Bild des Erzählens, das *Dichtung und Wahrheit* regiert und reguliert. Wir verstehen deshalb seinen Bildraum als das Bild eines Zeitraumes, der sich gleichmäßig und gleichsinnig nach allen Himmelsrichtungen der Geschichte erstreckt und im Fluchtpunkt des Autors seinen Ursprung und Anfang hat. Dieser Raum ist homogen. Alle seine Punkte, alle Geschehnisse, die sich in ihm zusammenfinden, sind außerhalb ihrer einfachen Lagebestimmung nichts, aber in dieser Lage, in dieser lückenlosen Relationierung vollkommen bestimmt. Sie erschöpfen ihre Bedeutung in der reinen und dichten Funktion ihres Füreinander-Seins. Kraft des Blicks, den es auf sie richtet, ordnet sich Geschichte für das Autor-Subjekt ihrer Erzählung in einen es allseits umgebenden, homogenen Zeit-Raum, in dem jedes Geschehnis die Lage aller übrigen, die es berühren, ebenso bestimmt wie die seinige von ihnen bestimmt wird. Diese streng funktionale Relationalität bildet die Struktur des Wahrhaftigen, auf die das freie Spiel des Bedeutens und der Wahrheit sich stützen und durch die es sich entfalten kann. Die Frage nach dem Sinn von Geschichte stellt sich erst in diesem Zeit-Raum als Frage nach problematisierbaren Möglichkeiten und Alternativen.

Dem Autor-Subjekt im Fluchtpunkt dieser Homogeneität macht seine Zeit sich überall zugänglich, ihre Vergangenheit sich ihm überall gegenwärtig. Vorbehaltlose Gegenwärtigkeit gestattet es dem Erzähler, sein Jahrhundert als das Kraftfeld zu erkennen, dessen Sog

„sowohl den Willigen als den Unwilligen mit sich fortreißt, bestimmt und bildet, dergestalt, daß man wohl sagen kann, ein jeder, nur zehn Jahre früher oder später geboren, dürfte [...] ein ganz anderer geworden sein“.[30]

Aber dieses Kraftfeld erstreckt und entfaltet nur das funktionale Sein der Geschichte, das neutrale, vor jeder Bedeutung liegende, (all)gemeine Grün des Geschehens überhaupt, die rein und dicht verflochtene, darin

---

[29] Ernst Cassirer, *Philosophie der symbolischen Formen,* Bd. II: *Das mythische Denken,* 8. Aufl. Darmstadt 1987, S. 107f.

[30] Siehe Anmerkung 6.

jedoch einfache und flache Unendlichkeit bloßer Faktizität. Das Bild, das sich das Erzählen vom Turm des Straßburger Münsters hinab von sich entwirft, benutzt Natur als Materie des Bildes, das es sich von seinem Umgang mit Geschichte macht, und macht eben darin Naturgeschichts-, genauer: bedeutungslos. Demgegenüber fordert nun die Biographie von dem Individuum, das sie erzählt, daß es nicht nur sein Jahrhundert kennt, sondern auch sich, insofern es unter allen Umständen des mitreißenden Jahrhunderts dasselbe geblieben ist, insofern es sich also in diesem Kraftfeld hat eine Bedeutung geben und sie behaupten können.

Das Autor-Subjekt, dessen Individualität den Text der Biographie *Dichtung und Wahrheit* erzählt, steht im Fluchtpunkt eines zentralperspektivischen Blicks auf die Geschichte.

> „Die Entdeckung des Fluchtpunkts, als des ‚Bildes der unendlich fernen Punkte sämtlicher Tiefenlinien', ist gleichsam das konkrete Symbol für die Entdeckung des Unendlichen selbst."[31]

Sieht man das Verhältnis umgekehrt, vom Fluchtpunkt ausgehend, so stoßen seine Linien in die unendliche Weite eines absolut homogenen Raumes vor, über den ein absolutes Auge in der reinen Unbeweglichkeit wacht, die alle Bewegung immer schon voraussieht. Dieses Auge setzt sich in seinem Blick von allen Bedingungen der Einzelnheit und damit der Sterblichkeit absolut. Mit ihm sieht das reine Wissen der Gattung auf eine Welt herab, die schon vor allem Anfang der Wahrnehmung die ihre gewesen ist. „Es sieht, es sieht, wir sehen", sagt dieser Blick; von „Ich sehe dich, du siehst" weiß er noch nichts.[32] Im Fluchtpunkt des Erzählens steht hier aber zugleich und in Personeinheit mit der Gattung ein Individuum, ein Betrachter, dessen sterbliches Auge nicht über alle Horizonte reicht und das sich deshalb einen Horizont als endliches Symbol seiner fremdeigentümlichen Unendlichkeit geben muß. Es denkt sich deshalb – wie man, jeder Mensch es an seiner Stelle täte – in das Kraftfeld des allgemeinen Grüns „alles zum Fruchtbau schickliche Land trefflich bearbeitet [...] und die besten und reichsten Stellen desselben durch Dörfer und Meierhöfe bezeichnet". Der „auffallende [...] Reichtum der Vegetation [...] bezeichnet die Ufer, Inseln und Werder" des Rheins; die „besten und reichsten Stellen" des „zum Fruchtbau schicklichen Land[es]" hingegen sind „durch Dörfer und Meierhöfe bezeichnet". Während der Reichtum des allgemeinen Grüns dem Lauf des Rheins folgt und darin seine eigene Struktur nur verdoppelnd nachzeichnet

31 Panofsky, ‚Die Perspektive', a.a.O. S. 117.

32 Paul Celan, ‚Eis, Eden', aus: Die Niemandsrose (1963), hier zit. nach Ders., *Gedichte in zwei Bänden*, Bd. I, Frankfurt 1975, S. 224.

und untermalt, sind die „besten und reichsten Stellen“ der zur Kultur sich schickenden Natur „durch Dörfer und Meierhöfe“ angezeichnet und hervorgehoben, durch eine Zeichengebung anderer Art markiert und in ihrem besonderen Reichtum realisiert. Das Auge des Erzählens kommt in Bewegung. Es wendet sich einzelnen Punkten zu und bestimmt ihre funktionale zu inhaltlicher Bestimmtheit weiter, indem es sie durch einen endlichen Verweisungszusammenhang überlagert und überdeterminiert, der auf Unendlichkeit beruht und sie sich darin voraussetzt – es bedeutet, es schafft Sinn, es setzt an entschiedenen Stellen der Natur die Kultur ein. Ein fokussierender und auswählender, fixierender und überwölbender, ein parabolisierender Blick kreuzt die ebenmäßige Sicht aus dem Fluchtpunkt des Erzählens, schafft Höhepunkte und damit Tiefen und somit aus der Fläche des Bildes seine dritte Dimension. Was sich im erzählten Bild als Schnittstelle von Natur und Kultur darstellt, ergibt im Sinnbild, von dem das Bild erzählt, die Begegnung zwischen Geschichte in der Form eines allgemeinen, sicht- und erkennbaren Gegenstandes und Geschichte als dem diskursiven Muster gegeneinander abgegrenzter Felder, die Sinn zu tragen vermögen.

> Die Zentralperspektive „schafft den Körpern Platz, sich plastisch zu entfalten und mimisch zu bewegen – aber sie schafft auch dem Lichte die Möglichkeit, im Raum sich auszubreiten und die Körper malerisch aufzulösen, sie schafft Distanz zwischen dem Menschen und den Dingen [...] – aber sie hebt diese Distanz doch wiederum auf, indem sie die dem Menschen in selbständigem Dasein gegenüberstehende Dingwelt gewissermaßen in sein Auge hineinzieht. [...] So läßt sich die Geschichte der Perspektive mit gleichem Recht als ein Triumph des distanzierenden und objektivierenden Wirklichkeitssinns, und als ein Triumph des distanzverneinenden menschlichen Machtstrebens, ebensosowohl als Befestigung und Systematisierung der Außenwelt, wie als Erweiterung der Ichsphäre begreifen.“[33]

Während der Erzähler aus seiner Sicht vom Straßburger Münster hinab den Dingen Raum gibt, ihre Form zu entfalten und allen Bewegungen zu entsprechen, in denen das Ganze ihres möglichen Zu-

[33] Panofsky, ‚Die Perspektive‘, a.a.O. S. 123. – Auf diese verdoppelnde Einfachheit von Konzentration und Dissoziation im selben Blick reagiert bereits Barthold Hinrich Brockes' Gedicht ‚Bewährtes Mittel für die Augen‘ (in: *Irdisches Vergnügen in Gott*, Bd. 7, 1743, S. 660-663) mit Beunruhigung und mit Therapievorschlägen. „Vereinfacht läßt sich sagen, daß Brockes wie kaum ein anderer Dichter der Zeit den Paradigmenwechsel der Lebensorientierung von einem heilsgeschichtlich-eschatologischen zu einem sensualistisch-eudämonistischen Verständnis verkörperte.“ (Wolfram Mauser, ‚Die „Balsam=Krafft“ von innen. Dichtung und Diätetik am Beispiel des B.H. Brockes‘, in: *Heilkunde und Krankheitserfahrung in der frühen Neuzeit*, hrsg. von Udo Benzenhöfer und Wilhelm Kühlmann, *Studien am Grenzrain von Literaturgeschichte und Medizingeschichte*, Tübingen 1992, S. 318)

sammenhanges sie beansprucht, sind im Licht seines unpersönlichen, die unendliche Geschichte zum Fluchtpunkt nehmenden Erzählens die Konturen aller bestimmten Endlichkeit schon wieder aufgelöst und in die Vegetation ihrer wachsenden Allgemeinheit auseinandergezweigt. Der Erzähler schafft Distanz zwischen sich und seiner Erzählung, aber er hat diese Distanz immer schon aufgehoben, weil sie auf seinem Erzählen selbst beruht und dessen Inhalte in das ewige Auge seines Subjektes immer schon hineingezogen sind. Im Autor, wie er sich auf der Höhe der Münsterplattform ausmachen läßt, koinzidieren distanzierender Wirklichkeitssinn und distanzverneinendes Machtstreben. Fluchtpunkt und Betrachter in sich verdoppelnder Einfachheit, gibt er begrenzte und regelgeleitete Objektivität, indem er ihr grenzenlose und alle Regeln vorausbegleitende Subjektivität vorgibt. Der Autor des Erzählens ergibt sich damit als exemplarischer Fall dessen, was Goethe Individualität nennt: „Es gibt keine Individuen. Alle Individuen sind auch genera: nämlich dieses Individuum oder jenes, welches du willst, ist Repräsentant einer ganzen Gattung."[34]

Diese Einheit von Natur und Kultur, von sinnertragender und sinntragender Geschichte nennt ihr Erzähler schließlich eine „wie ein neues Paradies für den Menschen recht vorbereitete Fläche". Weshalb? Was ist an ihr so paradiesisch? Wer ihre Dörfer und Meierhöfe bewohnt, steht mit wenigen Schritten auf ihren fruchtbarsten Feldern, die sich mannigfaltig bebauen lassen und mannigfachen Ertrag versprechen. Nur wenige Schritte weiter jedoch umgibt ihn bereits das allgemeine Grün der Vegetation schlechthin, wo jene Fruchtbarkeit zwar nicht verödet, aber sich stetig in die ihm vorangehenden Möglichkeiten auflöst. Das Erzählen eröffnet seinen Gestalten einen Zeit-Raum, der ihnen an bestimmten Diskurs-Orten vielfältige und konkrete Strukturen und Figuren der Sinngewinnung so bietet, daß deren dynamische Abläufe sich mit ihrem energetischen Ver- und Rücklauf unmittelbar berühren und verschwistern. Alle Verwirklichung ist in ihre Ermöglichung und alle Ermöglichung in ihre Verwirklichung wie immer schon übergegangen: „Das Besondere unterliegt ewig dem Allgemeinen; das Allgemeine hat ewig sich dem Besonderen zu fügen."[35] Ewig – ewig. Keine Entwicklung, keine Ableitung, keine Hierarchie. Das unendliche, unsterbliche Auge der Gattung und das endliche, sterbliche des Individuums blicken auf dieselbe Geschichte, erblicken sie verschieden und

---

[34] Friedrich Wilhelm Riemer, *Mitteilungen über Goethe,* auf Grund der Ausgabe von 1841 und des handschriftlichen Nachlasses hrsg. von Arthur Pollmer, Leipzig 1921, S. 261.

[35] Goethe, *Maximen und Reflexionen über Kunst und Ethik,* WA I, Bd. 42/II, S. 131.

vergleichen sich in diesem Blick zu seiner verdoppelnden Einfachheit. Es sieht, das unsterbliche Auge, wir sehen mit ihm in die Unendlichkeit des Wissens und das Wissen unendlich, und mitten in diesem Blick begegnet ein sterbliches Auge dem anderen zu begrenztem, endlichem Bewußtsein – ich sehe dich, du siehst. Eine ästhetisch befriedigende Vorstellung, gewiß. Vielleicht auch eine begehrenswerte Lebensform. Aber paradiesisch?

Wer ein Bewußtsein seines Daseins hat, wer versucht, seine Geschichte mit eigenen Charakteren in die Geschichte einzuschreiben, entwirft sich einen Lebensplan längerer oder kürzerer Reichweite, den er unter den allgemeinen Bedingungen der Zeit und in seinen besonderen Umständen zu verwirklichen trachtet. Die beunruhigendste und verstörendste Erfahrung, die er bei diesem Versuch macht, ist nicht die, daß sein Plan behindert und begünstigt, beeinflußt und verändert wird, sondern die, daß er durch seine gleichbleibende Konsequenz an Kraft und Evidenz verliert. Während das Leben in immer weiter ausgreifenden Zusammenfassungen immer kompliziertere Bedeutungskomplexe zu erstellen und zu befestigen sucht, arbeiten an ihren Diskurs-Orten schon die Erosionen des Allgemeinen, verwirft sich der Entwurf schon im Schwung seiner Würfe. Die Bewohner der Dörfer und Meierhöfe müssen sich nicht mit den „besten und reichsten Stellen“ des fruchtbaren Landes begnügen, sie können Feld an Feld reihen und nach allen Richtungen in den „Reichtum der Vegetation“ kultivierend vordringen. Je tiefer sie sich aber in deren sie allseitig umgebendes Grün einlassen, desto lockender und lockernder unterspült dessen Allgemeinheit ihre Wege und Äcker, ihre Grenz- und Verbindungslinien. Das Projekt, durch charakterisierende Selbstsinngebung die eigene Geschichte mit der Geschichte zu identifizieren, individuelle Sterblichkeit in die Unsterblichkeit der Gattung hinaufzuarbeiten, kehrt sich in die Erfahrung um, daß jene Unsterblichkeit für das Unsterblichkeitsbegehren des eigenen Lebens den Tod bedeutet.[36] Diese Erfahrung ist der Augenblick der Vertreibung aus dem Paradies. Vermeiden ließe sie sich nur in einer Welt, in der ein anderer, ihr vorgängiger Signifikant die unhintergehbare Differenz zwischen Entwurf und Verwerfen ersetzte. Er gäbe das Zeichen zu einem Lebensspiel, in dem jener aller Überbrückung entrückte Gegensatz übersprungen, in seine vorläufige Einheit verrückt wäre, und in dem seine Geltung in derarti-

[36] Vgl. zu diesen Überlegungen Sigmund Freud, ‚Jenseits des Lustprinzips‘ und ‚Das Ich und das Es‘, in: Ders., *Studienausgabe*, hrsg. von Mitscherlich/Richards/Strachey, Bd. III, Frankfurt 1975, S. 247ff. und S. 307ff., sowie Julia Kristeva, *Die Revolution der poetischen Sprache*, Frankfurt 1978, S. 32ff.

ger Verrückung aufgeschoben bliebe.[37] Dieses Spiel „ist die wahre Symbolik, wo das Besondere das Allgemeine repräsentirt, nicht als Traum und Schatten, sondern als lebendig-augenblickliche Offenbarung des Unerforschlichen."[38] Während das individuelle Leben seiner Sterblichkeit durch Sinngebung auf die Geschichte hin zu entgehen trachtet, macht es nicht die Erfahrung, daß sich ihre unsterbliche Allgemeinheit in seinen Tod verkehrt. Sie manifestiert sich vielmehr in seinen besonderen und besondernden Entwürfen als „lebendig-augenblickliche Offenbarung" ihrer selbst und darin so ganz als sie selbst, daß sie für das sterbliche Leben unerforschlich bleibt. Der Anspruch des individuellen Lebens auf sich selbst erfüllt sich zwar, rückt aber im Augenblick seiner Erfüllung so von sich selbst ins Rätselhafte, Unerforschliche, Unerfüllte weg, daß er an seinen Anfang zurückkehrt und bei sich neu beginnt. Die Inschrift der eigenen Geschichte in die Geschichte gelingt und wird charakteristisch, aber der Augenblick ihrer Vollendung rückt diese Schrift von ihrer Vollkommenheit weg und an ihren Anfang, in ihre Fort-Setzung (im doppelten Sinne des Wortes) zurück. Der Sinn, den das sterbliche Leben sich zu geben sucht, erreicht die Unsterblichkeit, aber nur, um sich darin fremd, unerforschlich zu werden und sich auf die eigene Sterblichkeit erneut angewiesen zu finden. Ist eine solche Welt ein „neues Paradies"? Mindestens schiebt sie die Vertreibung so wirksam auf, daß ihre Bewohner über den Unterschied zwischen Paradies und Realität, Wunsch und Wirklichkeit nicht entscheiden können.

Dieses symbolische Verhältnis zwischen Entwurf und Verwerfen kennzeichnet das Reich der Literatur. Im Blick des Autor-Subjekts vom Straßburger Münster, der die Sicht des Erzählens in seine Welt rein darstellt[39], ist das Allgemeine aus seinem unendlichen Fluchtpunkt immer schon entfaltet. Das Besondere des Betrachtens ruht auf ihm, setzt es sich in seiner Besonderung voraus und erlebt die Berührung mit dieser seiner Voraussicht als „lebendig-augenblickliche Offenbarung des Unerforschlichen", der Unendlichkeit des zu Erforschenden. Die symbolische Individualität des Erzählers kennt sich und ihr Jahrhundert, sich, insofern sie unter allen Umständen am selben Flucht-

[37] Vgl. zu diesen Überlegungen Jacques Derrida, ‚Die Struktur, das Zeichen und das Spiel im Diskurs der Wissenschaften vom Menschen', in: Ders., *Die Schrift und die Differenz*, Frankfurt 1976, S. 422-442.

[38] Goethe, *Maximen und Reflexionen über Literatur und Ethik*, WA I, Bd. 42/II, S. 151f. – Zu Goethes Symbol-Konzept siehe Bengt Algot Sörensen, ‚Symbol und Allegorie', in: *Beiträge zu Symbol, Symbolbegriff und Symbolforschung*, hrsg. von Manfred Lurker, Baden-Baden 1982, S. 171-180.

[39] „Auf ihrem höchsten Gipfel scheint die Poesie ganz äußerlich; je mehr sie sich in's Innere zurückzieht, ist sie auf dem Wege zu sinken." (Goethe a.a.O., WA I, Bd. 42/II, S. 176)

punkt geblieben, das Jahrhundert, insofern es jeden in seine Besonderungen mit fortreißt, dergestalt, daß ihr betrachtendes Auge auch die leiseste Veränderung an den Ausgangspunkten ihrer Gestalten im Zeit-Raum ihres Erzählens registriert. Diese Gestalten fungieren als Orte und Realisationen der symbolischen Beziehung zwischen Allgemeinem und Besonderem, zwischen Geschichte überhaupt und den Geschichten der einzelnen. Ihre Physiognomik ist die Phänomenologie dieser Beziehung, das Register und das Archiv, das Labor und die Bühne ihres Gelingens und Mißlingens, ihrer Verborgenheit und ihrer Veröffentlichung, ihrer Karikatur und ihrer Erhabenheit, die Landkarte all der Wege und Umwege, die sie durch die Gesellschaft ihrer Zeit nimmt.

> „Denn dies scheint die Hauptaufgabe der Biographie zu sein, den Menschen in seinen Zeitverhältnissen darzustellen, und zu zeigen, inwiefern ihm das Ganze widerstrebt, inwiefern es ihn begünstigt, wie er sich eine Welt- und Menschenansicht daraus gebildet."

Man wird nicht müde, Biographien dieser Art zu lesen, denn man lebt mit im doppelten Sinne Lebendigen: mit den Zeichen und Zeichenzusammenhängen ihres einzelnen und besonderen Lebens und zugleich mit deren Verschiebung und Fort-Setzung durch die „lebendig-augenblickliche Offenbarung des Unerforschlichen", die sich im Bezeichnen des Besonderen in ihm unerreichbarer Begründung abzeichnet.[40]

Symbolisches Erzählen erzeugt eine Fiktionalität, worin die unhintergehbare Scheidung zwischen Fiktion und Wirklichkeit, Unsterblichkeit und Sterblichkeit, ins Spiel einander aufschiebender, endlicher Unterscheidungen gezogen wird und so nur noch in ihrer unendlichen Verschiebung gegenwärtig ist. *Dichtung und Wahrheit* beruht auf der fundamentalen Scheidung von Dichtung und Wahrheit, indem es sie in Unterscheidungen erdichtet. Wer das Reich einer derartigen Literatur lesend betritt, muß nicht weniger fundamentale Umpolungen scheinbar selbstverständlicher Grunderfahrung gewärtigen. Der Erzähler sieht von der Höhe seiner panoramischen Schöpfung herab voraus, was seinem Leser in der Begegnung mit seinem Text widerfahren wird:

> „Ein solcher frischer Anblick in ein neues Land, in welchem wir uns eine Zeitlang aufhalten sollen, hat [...] das Eigne, so Angenehme als Ahndungsvolle, daß das

[40] „Die Eigenschaft des Romans und die Form desselben begünstigt ihn, indem er durch fingirte Motive das historisch Wahre näher an einander rückt und zu einem Faßlichen vereinigt, da es sonst in der Geschichte weit aus einander steht und sich kaum dem Geist, am wenigsten aber dem Gemüth ergreiflich darstellt." (Goethe, Vorarbeit zu „Walter Scott, *Leben Napoleons*"; WA I, Bd. 42/II, S. 478) Vgl. dazu auch Georg Lukács, *Die Theorie des Romans*, Darmstadt [5]1979, S. 66 u.f.

Ganze wie eine unbeschriebene Tafel vor uns liegt. Noch sind keine Leiden und Freuden, die sich auf uns beziehen, darauf verzeichnet; diese heitre, bunte, belebte Fläche ist noch stumm für uns; das Auge haftet nur an den Gegenständen, insofern sie an und für sich bedeutend sind [...]; aber eine Ahndung dessen, was kommen wird, beunruhigt schon das [...] Herz, und ein unbefriedigtes Bedürfnis fordert im stillen dasjenige, was kommen soll und mag, und welches auf alle Fälle [...] den Charakter der Gegend [...] annehmen wird."[41]

[41] *Dichtung und Wahrheit*, 9. Buch; HA 9, S. 357. – Jean-François Lyotard zufolge gleicht der Gang eines Besuchers durch die Landschaft einer Bilderausstellung „dem eines ‚Bildungsromans' des 18. und 19. Jahrhunderts, [...] das heißt Erfassung und Assimilierung heterogener Gegebenheiten in der Einheit einer Erfahrung, die ein Subjekt konstituiert". (‚Immaterialien. Konzeption', in: Ders. mit anderen, *Immaterialität und Postmoderne*, Berlin 1985, S. 86 u.f.)

Inge Rippmann, Basel

Fürst Pückler, ein Physiognomist zwischen Ancien régime und Jungem Deutschland

> „Mich dünkt immer, die Gestalt des Menschen ist der Text zu allem, was sich über ihn empfinden und sagen läßt."
>
> Goethe, *Stella* 2. Akt, von Rahel unter ihr von Wilhelm Hensel gezeichnetes Bildnis gesetzt.[1]

Um die Mitte der Dreißiger Jahre des 19. Jahrhunderts erschien eine Reihe von Essay-Sammlungen, meist aus Journalbeiträgen jungdeutscher Zeitschriften gebündelt, unter Titeln wie *Oeffentliche Charaktere*, *Moderne Charakteristiken*, *Charaktere und Situationen*[2], alle mehr oder weniger der gleichen zeittypischen Gattung angehörend, der des modernen literarischen Porträts. Ihre Autoren stellten der Öffentlichkeit meist wohlbekannte Persönlichkeiten – Staats- und Kirchenmänner, Schriftsteller und Künstler – ohne Rücksicht auf deren Nimbus im Licht oft schonungsloser Kritik als individuelle Physiognomien vor.

Im Zeichen des von Heine schon 1828 prophezeiten „Ende[s] der Kunstperiode"[3] hatte die kleine oppositionelle Schriftstellergruppe eine Demokratisierung des deutschen Geisteslebens und damit eine eher unzimperliche Demontage jeglicher Autoritäten auf ihre Fahne geschrieben[4]; auch nach ihrer zensurbefohlenen Zurückbindung blieben die

---

[1] Motto zit. nach A. v. Varnhagen von Ense, *Denkwürdigkeiten und Vermischtes*, Bd. 8, Leipzig 1859, S. 630.

[2] ‚Öffentliche Charaktere', in: Karl Gutzkow, *Gesammelte Werke* (3. Aufl.), Jena o. J. (1876), Bd 9. – ‚Moderne Charakteristiken', in: Heinrich Laube, *Gesammelte Werke*, Leipzig 1919, Bd. 49. – Theodor Mundt, *Charaktere und Situationen*, Wismar 1837.

[3] Heinrich Heine, ‚Französische Maler', in: H. H., *Sämtliche Werke*, hrsg. von E. Elster, Leipzig und Wien o. J., Bd. 4, S. 72.

[4] Vgl. dazu folgende Programmschriften: Wolfgang Menzel in: *Literatur-Blatt zum Morgenblatt für gebildete Stände*, Tübingen u. Stuttgart 1830, Nr. 1 ‚Die literarischen Parteien', bes. S. 3. – H. Laube in: *Zeitung für die elegante Welt* (ZEW),

einzelnen Autoren der „jungen" oder „modernen" Programmatik treu, von der her – auch das „De mortuis nil nisi bene" nicht mehr respektierend – einst unantastbare Größen am Prüfstein eines vom gesellschaftlichen Paradigmawechsel geprägten Zeit- und Kunstverständnisses gemessen wurden. Noch stärkeres Interesse galt der seit Sterne und Thümmel beliebten, in jüngster Zeit durch Heine und Börne erneuerten Reiseliteratur. Diese offene Form vielschichtiger Mitteilung in Reisebriefen, Reisebildern und -novellen, von den Jungdeutschen als Medium ihrer Fortschritts- und Bewegungstheorie gewählt, bot sich als Vehikel wie als Spiegel neuer Welt- und Ich-Erfahrung an.[5]

Den hier nur angedeuteten, im wesentlichen erst nach 1830 theoretisch formulierten Tendenzen und Desideraten schien eine Veröffentlichung geradezu zuvorzukommen, die 1830 anonym unter dem makabren, schnell enträtselten Titel *Briefe eines Verstorbenen* die Aufmerksamkeit nicht nur eines sozial breit gestreuten Publikums – Laube betont, daß erstmals auch literarisch uninteressierte Adlige zu Lesern wurden![6] –, sondern auch die Zustimmung der Kritik aus den verschiedensten Lagern auf sich zog. Bald wußte man, daß der auf großem Fuß Reisende der nicht nur in Berlin für sein exzentrisches Auftreten bekannte Muskauer Parkschöpfer Fürst Pückler war.[7] Von seiner erfolglos betriebenen Brautschau aus England zurückgekehrt, gewährte er der neugierigen Öffentlichkeit Einblick in sein Reisejournal. Auch nach behutsamer Ausmerzung des Allzupersönlichen durch Pücklers literarischen Mentor Varnhagen boten die ursprünglich nicht zur Veröffentlichung bestimmten Briefberichte, die der „Verstorbene" an seine erst kürzlich in wechselseitigem Einverständnis geschiedene Frau und lebenslange Vertraute gerichtet hatte, noch den seltenen Reiz der Authentizität. Allerdings war es auch dem wohlwollend kritischen Auge des ersten Rezensenten Goethe nicht entgangen, daß durch die Eliminierung eines eigentlichen Reisemotivs dem epistolaren Werk die zentrale Perspektive mangelte.[8]

Jg. 1833, Nr. 3 u. 7, ‚Literatur' . – Karl Gutzkow in: *Literatur-Blatt zum Phönix. Frühlingszeitung für Deutschland*, hrsg. von K. G., Frankfurt/Main 1835, Nr. 1.

[5] Andreas Käuser, *Physiognomik und Roman im 18. Jahrhundert*, Frankfurt/Main, Bern, New York 1989, S. 5 weist diese Motivation als bereits konstitutiv für die physiognomischen und anthropologischen Erfahrungen im letzten Drittel des 18. Jhs. nach: „Indikator für die Empirisierung der Wissenschaft vom Menschen, der Integration empirischer Lebenswelt in philosophisches Denken ist das Reisen."

[6] H. Laube, ‚Fürst Pückler', in: ZEW 1834, Nr. 51, ‚Literaturblatt', S. 202 .

[7] Theodor Mundt , ‚Fürst Pückler', in : *Deutsches Taschenbuch auf das Jahr 1837*, bes. S. 7 u. 8.

[8] J. W. v. Goethe , ‚Briefe eines Verstorbenen', in: *Jahrbücher für wissenschaftliche Kritik*, Berlin 1830, Nr. 57 (Sept.), bes. Sp. 472. Zur Motivation von Goethes

Ein anderer, dem „Verstorbenen" nicht minder gewogener Kritiker, Heinrich Laube, fand im Rückblick die Erklärung für den außerordentlichen Erfolg von Pücklers literarischem Erstling: „Das Buch war ein Mensch und zwar ein der großen Welt mehr vertrauter Mensch als die subjektiven Bücher anderer Schriftsteller".[9] Laube sprach 1834 aus, was den meisten Rezensionen der ersten Stunde zugrunde lag: Durch die sich aufdrängende Identifikation von Buch und Verfasser waren außerliterarische Faktoren mitbestimmend für die Urteilsbildung von Kritik und Publikum geworden. Hier hatte – ein für deutsche Verhältnisse noch immer ungewöhnliches Phänomen – ein Mann von hohem gesellschaftlichen Rang, im Laufe seiner zahlreichen Reisen empfangen von nahezu allen regierenden Fürsten Europas, nicht nur die modische Gattung der Reiseliteratur um ein farbiges Exemplar bereichert, er hatte, aus persönlicher Erfahrung, von einer für den Bürger, auch für den bürgerlichen Schriftsteller, unersteigbaren Warte eine veränderte Optik vermittelt, wie sie die jungdeutschen Porträtisten aus theoretischen Überlegungen zu gewinnen suchten. Dies zum mindesten erscheint als die allgemeine Vorgabe, die den unkonventionellen „Verstorbenen" sofort zum Bestsellerautor machte.

Der Freund Schinkels und „Parkomane", wie er sich selbst nennt, ließ den Leser seines Erstlings teilnehmen an erlebnisreichen Stadterkundungsgängen wie an abenteuerlichen Streifzügen durch die pittoresken Regionen von Wales und Irland, die er mit dem geübten Auge des Landschaftsarchitekten durchforschte. Doch unerachtet des leidenschaftlichen Interesses an der vielgestaltigen Physiognomie der natürlichen Umwelt, später besonders der außereuropäischen, war Pückler, wie Alexander von Humboldt, von Naturell und Erziehung ein Gesellschaftsmensch, gewöhnt, sich in den Salons der Residenzen zu bewegen, die er, wie Humboldt, zu dominieren liebte.

Vom Zweck seiner Englandreise wurde er mehr denn je an die Gesellschaft gewiesen. Wenn dennoch in seinem Englandbuch und mehr noch in den nächsten, Deutschland und Frankreich gewidmeten Reiseberichten die Personen, vor allem die die Geselligkeit bestimmenden Frauen, unter seiner Feder wenig Farbe und Relief gewannen, so war das nicht nur den redaktionellen Eingriffen zuzuschreiben. Daß über die galanten Abenteuer des Homme à femmes die behutsam redigie-

---

„verkaufördernder" Besprechung vgl. Wulf Wülfing, ‚Reiseliteratur und Realitäten im Vormärz', in: *Reise und soziale Realität am Ende des 18. Jahrhunderts*, hrsg. von W. Grieb und H.-W. Jäger, Heidelberg 1983: Goethe habe die Briefe quasi als Schutzschild gegen das mit der Julirevolution herandrängende „Chaos" erhoben. Im Gegensatz zu Wülfing bin ich der Meinung, Goethe sei sich über die Identität des ihm persönlich bekannten anonymen Verfassers im klaren gewesen.

9 Laube, ZEW 1834, Nr. 51.

rende Hand Varnhagens wie die Kavalierspflicht des Fürsten selbst den zarten Schleier der Diskretion gebreitet hatten, dieser Umstand war schon Goethes verstehender Aufmerksamkeit nicht entgangen.[10] Von solchen der intimen Mitteilung vorbehaltenen Pikanterien abgesehen, bestand weder für den Fürsten noch für seine wie er der kosmopolitischen Aristokratie des 18. Jahrhunderts entstammenden Adressatin der Reiz der Neuheit in der genauen Schilderung der Exponenten einer Gesellschaftsschicht, die in England womöglich noch stärker als auf dem Kontinent von der die Individualität maskierenden Konvention geprägt war. So erwies Pückler mit wenigen reizvollen Ausnahmen – wie der der „schönen Afrikanerin" in Irland[11] – seinen Gastgeberinnen in London und Dublin die Reverenz durch Erwähnung ihrer Eleganz und Grazie und unterhielt seine Lucie mit einer Fülle von kleinen Reiseabenteuern und Anekdoten. Verschwammen neben deren zwischen Trivialität und Bizarrerie oszillierender Farbigkeit die flüchtigen Pastellskizzen englischer Damen und Herren zu einer einzigen beinahe konturlosen Physiognomie britischer High Society, so steigerte sich der serielle Effekt solcher Gesellschaftsporträts bei „Semilassos" Parisbesuch im Sommer 1834 zu einer wahren Registerarie bedeutender Namen[12], die sich, gesichtsloser noch als in England, in einen Reigen mondäner Anlässe ordnen, halb Gotha, halb französischer Kulturfahrplan.

Gesellschaftsverdrossen schrieb der Fürst während eines eleganten Weekends bei London: „Lieblicher als die Menschen sprachen mich die toten Gegenstände an".[13] Hätte er in solcher Stimmung auch kaum Lavaters Diktum zugestimmt, daß der Mensch der würdigste Gegenstand seiner Beobachtungen sei[14], so hat andererseits auch Lavater seine als

---

[10] Goethe, a.a.O. Sp. 471: „er zieht an [...] weiß aber, als welterfahrner Mann, die kleinen Herzensangelegenheiten mild und schicklich zu endigen. Freilich hat er alles an eine innig geliebte [...] Freundin zu berichten, wo er sich denn wohl mancher dämpfenden Ausdrücke bedienen mag."

[11] Pückler, *Briefe eines Verstorbenen. Ein fragmentarisches Tagebuch aus England, Wales, Irland und Frankreich, geschrieben in den Jahren 1828 und 1829*, München 1830; hier zit. nach der Ausgabe Berlin (Ost) 1987, hrsg. von Therese Erler (im Folgenden zit. BeV I). – Die „schöne Afrikanerin" S. 178ff. und 195ff.

[12] *Vorletzter Weltgang von Semilasso. Traum und Wachen. Aus den Papieren des Verstorbenen. Erster Theil. In Europa*, 3 Bde., Stuttgart 1835 (im folgenden zit. *Semilasso* I/1 usw.) – 6. und 7. Brief aus Paris datiert.

[13] Pückler, *Briefe eines Verstorbenen. Ein fragmentarisches Tagebuch aus Deutschland, Holland und England, geschrieben in den Jahren 1826, 1827 und 1828*, Stuttgart 1832 (im folgenden zit. BeV II). BeV II S. 608.

[14] Joh. Caspar Lavater, *Physiognomische Fragmente zur Beförderung der Menschenkenntnis und Menschenliebe. Eine Auswahl*, hrsg. von Christoph Siegrist, Stuttgart 1984, S. 25.

Wissenschaft verstandene Kunst nicht nur an ihm unbekannten und unbedeutenden Menschen geübt. Der gesellschaftssüchtige und zugleich gesellschaftsflüchtige Pückler hielt es erst recht nur dann der Mühe wert, sein Gegenüber im eigentlichen Sinn zu porträtieren, wenn es sich um eine selbst für ihn nicht alltägliche Begegnung handelte.

Unter diesem Gesichtspunkt kann es nicht überraschen, daß seine zahlreich eingestreuten Gemäldebeschreibungen meist präziser und eindrucksvoller erscheinen als die Schilderung lebender Zeitgenossen. Hier konnte, sowohl in der Wahl des Objekts wie in der deutenden Charakterisierung von dessen Zügen, die Feder dem Pinsel des Künstlers vertrauend folgen, so etwa wenn er nach dem Besuch der Galerie von Chenonceaux auf die „edle, feine und große Physiognomie" des Kardinal Richelieu wie auf die „Aisance" im Bildnis des Herzogs von Vendôme und den „stolzen und zugleich sybaritischen Ausdruck seines Mundes" nachdeutend hinweist[15], in einem einsamen irischen Schloß „ein herrliches Portät der Maria Stuart" antrifft, mit „jenem unnachahmlichen Ausdruck, der, ohne grade entgegenzukommen, [...] sozusagen auf den ersten Blick schon, Vertraulichkeit hervorruft"[16] oder in einer englischen Privatsammlung an einem Jesusknaben des Murillo „die künftige Größe und göttliche Natur des Erlösers" erkennen will.[17] Kunsttheoretische und rezeptionsästhetische Überlegungen, wie sie Heine unter dem blickverändernden Eindruck der Julirevolution in seine Gemäldebeschreibungen vom Salon von 1831 einflicht[18], wird man bei Pückler vergebens suchen. Die Leinwandphysiognomien haben für ihn nicht wie für Heine und auch für Börne die Funktion der Ideenvermittlung; sie besitzen vielmehr Stichwortcharakter, indem sie dem Betrachter die bekannten herausragenden Merkmale der historischen Figuren – Hedonismus, Verführungskunst, Heiligkeit – in Erinnerung rufen. Schon deshalb interessiert den Fürsten die Zuverlässigkeit der Darstellung, das heißt die vermeintliche Ähnlichkeit mit dem historischen Modell, stärker als die künstlerische Bildqualität.[19]

Wird Pücklers physiognomische Rezeption in diesen Fällen durch die analysierende und zugleich synthetisierende Sicht eines für ihn kompetenten Dritten vermittelt, so ist er bei der Schilderung direkter Begegnungen auf seine eigenen, subjektiven Anschauungs- und Darstellungsbedingungen angewiesen. Sofern ein solches Porträt für ein

---

15 *Semilasso* I/2, S. 206f.

16 BeV I, S. 143.

17 BeV II, S. 608.

18 Heine, *Französische Maler*, a.a.O. S. 14f, 42f, 52ff. u. passim.

19 Vgl. *Semilasso* I/2, S. 33 (Porträts von Richelieu und Mazarin) und Semilasso I/3, S. 171ff. (Statue Heinrichs IV.).

öffentliches Publikum bestimmt war, mußte die Rücksicht auf das ihm persönlich bekannte Gegenüber einschränkend, d. h. den subjektiven Wahrheitsgehalt des empfangenen Bildes mindernd, auf jeden Fall abschleifend wirken, wie das die nachstehenden Beispiele veranschaulichen. Die Weise dieser Rücksichtnahme wird notwendig bestimmt von den gesellschaftlichen und moralischen Voraussetzungen des Beobachters[20], in unserm Fall eines noch im 18. Jahrhundert erzogenen Ästheten, schriftstellerisch ambitionierten Amateurs und weltgewandten Hocharistokraten, der seine Familie auf den Nibelungenhelden Rüdiger von Bechlarn zurückführte.[21]

Welche Rolle nicht nur die soziale und kulturelle Ausgangslage des Berichterstatters, sondern auch die des Beobachtungsobjekts spielt, auf diese Frage ist gerade Lavater – für Pückler als Autorität noch selbstverständlich – in seinen *Physiognomischen Fragmenten* eingegangen. In der einleitenden Definition der „Physiognomik" gesteht der Zürcher dem der kritischen Urteilsbildung vorausgehenden Blick, der zunächst und vor allem der Gesichtsbildung des Gegenübers gilt, einen über Antlitz und Profil hinaus erweiterten Beobachtungsradius zu, der „Stand, Gewohnheit, Besitzthümer, Kleider" einbezieht, weil alles, was „den Menschen umgibt, so auch Kleider und Hausrath", auf dessen Charakter schließen lässt, da der Mikrokosmos jedes Menschen von diesem selbst mitgestaltet werde.[22] Kaum könnte eine Vorüberlegung für das Vorgehen des Menschenbeobachters Pückler zutreffender sein als diese die soziale Verortung und ästhetische Repräsentation in die physiognomische Analyse einbeziehende Theorie Lavaters. Eine der ersten und zugleich bedeutendsten Begegnungen auf der im September 1826 begonnenen zweiten Englandreise des Fürsten, diejenige mit Goethe, kann das verdeutlichen; dabei wird gleichzeitig die Relevanz der subjektiven Voraussetzungen des „Physiognomikers" selbst augenfällig.

Etwa anderthalb Jahrzehnte zuvor hatte der junge Graf Pückler, damals wahrscheinlich Aide-de-camp des Großherzogs Karl August, Goethe seine Aufwartung gemacht; es lag daher nahe, den frischen Eindruck mit dem in Erinnerung bewahrten Bild des gut Sechzigjähri-

---

[20] Dazu Peter von Matt, ... *fertig ist das Angesicht. Zur Literaturgeschichte des menschlichen Gesichts*, München 1983, S. 98: „Was im fremden Gesicht den Betrachter gegenwärtig macht, sind vielmehr die moralisch-gesellschaftlichen Normen, *seine* Normen, welche sich mit der Gesichtsbeschreibung unausweichlich verbinden."- Vgl. auch Gutzkow, *Öffentliche Charaktere*, a.a.O., S. 181: „Der Charakter jedes Biographen ist das Prisma, wodurch die Lichtstrahlen des von ihm behandelten Gegenstandes gebrochen werden".

[21] Mundt, ‚Fürst Pückler', a.a.O., S. 13f.

[22] Lavater, a.a.O., S. 24f.

gen zu vergleichen, den er womöglich mehrfach, auch bei Hofe, getroffen hatte.[23] „Das Alter hat ihn verändert, kaum geschwächt"; zwar findet ihn Pückler jetzt „weniger lebhaft als sonst, aber desto gleicher und milder und seine Unterhaltung mehr von erhabener Ruhe als jenem blitzenden Feuer durchdrungen, das ihn ehemals, bei aller Grandezza, wohl zuweilen überraschte." Dem fürstlichen Besucher, der Goethe huldigend als „Geisterkönig", als „immer gleich majestätisch und wohlauf" begrüßt, erscheint der gealterte Weimaraner jetzt als „der schöne Greis mit dem Jupiterantlitz"; keine weitere Aussage über Stirn und Auge, über Haltung und Gestalt. Nur das Sprachtimbre des Frankfurters, die „süddeutsche Weise zu sprechen", findet Erwähnung als betonter Kontrast zu der mimischen Reaktion, mit der Goethe Pücklers nicht eben originelle Komplimente quittiert: „er lächelte norddeutsch, satyrisch" dazu. Es scheint, als bediene sich Pückler mit dem Bild von dem „schönen Greis mit dem Jupiterantlitz" einer bereits kanonisierten Formel; sie entspricht dem übereinstimmenden Eindruck zahlreicher Besucher der späten Jahre ebenso wie der Hinweis auf die nurmehr vorteilhaften Veränderungen des Alters. Die Aufzeichnung eines aufmerksamen Beobachters läßt darauf schließen, daß die Jupiter-Assoziation gefördert wurde durch den im Empfangszimmer des Frauenplan aufgestellten Gipsabguß eines kolossalen Jupiterkopfes.[24] Bekannt wie Goethes Frankfurter Akzent war auch das von Pückler als „norddeutsch" klassifizierte, ihn offenbar verunsichernde satirische Lächeln, das, in Rauchs Berliner Bildnisbüste festgehalten[25], dem berlinvertrauten Fürsten durchaus gegenwärtig sein konnte.

Erwähnenswert erschien dem Eintretenden der Rahmen, in dem sich der besuchergewohnte alte Herr präsentierte: „Er empfing mich in einer dämmernd erleuchteten Stube, deren clair-obscur nicht ohne einige künstlerische Koketterie arrangiert war". Pückler unterstellt damit eine eigens für ihn getroffene Anordnung, mit der sich der greise Dichter in ein vorteilhaftes, die Zeichen des Alters dämpfendes Licht setzen wollte. Daß diese Unterstellung des Besuchers, zusammen mit einer, wie dieser selbst eingesteht[26], nicht ganz wahrheitsgetreuen Gesprächswiedergabe, trotz der abgegriffenen Komplimente – dem „Geisterkönig" waren der „Napoleon" der deutschen Literatur und der „Dritte im Bunde mit Homer und Shakespeare" gefolgt – Goethes Mißfallen erregen würde, befürchtete der Autor mit Recht. Dabei ha-

---

[23] BeV II, S. 27-32. Die Pückler-Zitate aus diesem Abschnitt werden nicht gesondert nachgewiesen.

[24] *Goethes Gespräche*, Zürich und Stuttgart 1966 (2. Aufl.), Bd. 2, S. 378f.

[25] *Goethes Gespräche*, Bd. 2., S. 410 u. 466f.

[26] BeV II, S. 31, Anm.

ben wir hier nicht die ursprüngliche, spontane Wiedergabe dieser Szene vor uns: Die gedruckte Passage aus Pücklers Reisejournal entsprach kaum mehr dem unmittelbar aufgezeichneten Eindruck der Begegnung. Wie die Korrespondenz mit seinem Berater Varnhagen ausweist[27], hatte der Fürst, ängstlich besorgt, sich die gute Meinung seines prominenten Rezensenten, des „Jovis in Weimar"[28], nicht zu verscherzen, eine nicht eben glückliche Selbstzensur geübt; durch diese „nöthige Moderation" allerdings war der Bericht, so der Verfasser selber, „sehr leer geworden".[29] Was Goethe zu einem vergleichbaren Fall äußerte, traf auch auf das Ergebnis von Pücklers Redaktion zu: „Das Übel kommt immer daher, [...] daß die Leute [...] das Naive des Augenblickes nicht zu würdigen wissen, durch Wiedererzählung es zur Plattheit umprägen".[30] Was von Pücklers „naivem" Eindruck schließlich blieb, war das allbekannte klassische Marmorbild in etwas zweideutiger romantischer Beleuchtung.

Man kann sich fragen, ob die tatsächliche Wirkung des gealterten Olympiers auf den Fürsten nicht eher derjenigen näher kam, die Heine nach seinem verunglückten Besuch im Oktober 1824 mit der Betroffenheit des tief Enttäuschten zynisch registriert hatte: „das Gesicht gelb und mumienhaft, der zahnlose Mund in ängstlicher Bewegung, die ganze Gestalt ein Bild menschlicher Hinfälligkeit".[31] Doch ob es bei dem einen um den Eindruck der Hinfälligkeit des Alters, bei anderen um den einer unverbindlich konventionellen Distanziertheit ging, für jene schockartige Empfindung, die die meisten, vor allem erstmaligen Besucher des alten Goethe ergriff, besaß Hermann von Pückler kaum ein Sensorium: Die kühle, würdig steife Erscheinung des alten Herrn in feierlichem Schwarz mit blitzendem Ordensstern, die für manchen jungen Mann die Pilgerreise zum Dichter des *Werther* zu einer unerwarteten, ja einschüchternden Audienz bei der Exzellenz von Goethe werden ließ, konnte den weltgewandten, gerade wieder vom Hofe Karl Augusts kommenden Fürsten kaum überraschen. Er, der den *Werther* nicht einmal gelesen hatte – er wird ihn später in einem irischen Gasthof, englisch übersetzt, als Zufallslektüre in die Hand bekommen[32] –, empfand die Urbanität, mit der der Dichter der *Wahlverwandtschaften* den ästhetischen Interessen des Muskauer Gartenkünstlers im Ge-

---

27 *Briefwechsel und Tagebücher des Fürsten Hermann von Pückler-Muskau*, hrsg. von Ludmilla Assing (Nachdruck der Ausgabe von 1874), Bern 1971, Bd. 3: ‚Briefwechsel zwischen Pückler und Varnhagen von Ense', S. 32f.

28 *Briefwechsel*, Bd. 3, S. 84.

29 *Briefwechsel*, Bd. 3, S. 32f.

30 *Goethes Gespräche*, Bd. 2, S. 481.

31 H. Heine, *Briefe*, hrsg. von F. Hirth, Mainz 1949 (2. Aufl.), Bd. 2, S. 358.

32 BeV I, Bd. 1, S. 272.

spräch entgegenkam, als schmeichelhaft; die konventionelle Höflichkeit des Patriarchen deutete er als persönliche Auszeichnung, wie es seinem schon 1818 artikulierten existentiellen Bedürfnis entsprach: „je l'avoue, j'ai besoin d'être considéré, pour vivre agréablement dans le monde".[33]

Welcher Abstand zwischen Pücklers Reaktion auf Goethes Aufmerksamkeit und der Erschütterung, die der durch die Offizialität des ersten Empfangs verunsicherte, später von der liebenswürdigen Zuwendung des Gastgebers zutiefst berührte Grillparzer in den gleichen Wochen erfährt![34] Nichts auch ist bei dem sich selbst in der Wiedergabe des Gesprächs mit Goethe spiegelnden „Verstorbenen" zu spüren von der zarten Einfühlsamkeit des Österreichers, der mit Bewegung wahrnimmt, wie der bewunderte Greis durch die mühsam erzwungene würdige Haltung seinen Besuchern die Schwächezeichen des Alters zu verbergen sucht.

Das von Pückler referierte Gespräch mit Goethe hatte sich England und seinen politischen wie literarischen Verhältnissen zugewandt. Während der Fürst zum Thema des englischen Konstitutionalismus – zum mindesten in der Druckfassung – seine eigene positive Ansicht in den Vordergrund rückte, überließ er die Kritik an Walter Scott, der seine literarische Qualität dem Gewinnstreben aufopfere, ganz dem Weimarer Gesprächspartner. Hier war Pücklers Feder zweifellos von der Rücksicht auf einen Mann gezügelt, über den er, ebenfalls aufgrund einer persönlichen Begegnung, noch im gleichen zweiten Band der *Briefe* berichtete.[35]

In einer Londoner Gesellschaft von der Gastgeberin neben einen „langen, sehr einfach, aber liebevoll und freundlich aussehenden, schon bejahrten" Mann plaziert, gesteht Pückler im nachhinein, er würde von diesem seinem Tischnachbarn, wäre ihm nicht bald dessen Identität bekannt geworden, kaum Notiz genommen haben. Was ihn an dem „berühmten Unbekannten"[36], wie schon bei Goethe, zuerst auffällt, ist die Sprachfärbung, der „breite [...] schottische [...] nichts weniger als angenehme [...] Dialekt." Im Laufe des Essens gewinnt Scott seine Sympathie durch trockenen Witz und einige „höchst anspruchslos erzählte Anekdoten", die auf den heiteren, die Gesellschaft ohne geistreiche Allüre „mit treuherzige[r] Güte und Natürlichkeit" unterhaltenden Erzähler selbst sichtlich animierend wirken. Vergebens erwartet der Leser eine verarbeitende Reflexion dieser Begegnung; schnell

[33] *Briefwechsel*, Bd. 5: ‚Briefe Pücklers an Lucie 1817-1822', S. 141.

[34] *Goethes Gespräche*, Bd. 2, S. 455-459.

[35] BeV II, S. 609ff.

[36] „berühmter Unbekannter": Der Autor der *Waverly Novels* publizierte unter strengster Anonymität, vgl. Art. ‚Walter Scott', *Dictionary of National Biography*, vol. 51, London 1897.

wechselt der Berichterstatter zum nächsten gesellschaftlichen Traktandum. Offensichtlich bereitete es Pückler einige Schwierigkeiten, in dem schlichten Mann mit den glänzenden Augen, den „man [...] liebgewinnen mußte", den gesellschaftlich und geschäftlich ehrgeizigen, 1820 geadelten Herrn von Abbotsford, mehr noch, den einflußreichsten Autor der europäischen Romanliteratur zu erkennen.

In der Wiedergabe dieses nicht programmierten Zusammentreffens mit einer Zelebrität ersten Ranges zeigen sich Pücklers Qualitäten und Grenzen: Mit der ihm eigenen gewinnenden Aufrichtigkeit, die seinen Porträts bei aller Flüchtigkeit Glaubwürdigkeit verleihen, gesteht er hier sein physiognomisches Versagen ein. Die Diskrepanz zwischen Ruf und Rang des „schottischen Barden" mit der „Riesenharfe", wie Heine ihn gerade genannt hatte[37], und dem gänzlich ambitionslosen Auftreten des sympathischen Konviven entläßt den Fürsten, für den öffentliche Demonstration des Ranges zur selbstverständlichen „gesellschaftlichen Bequemlichkeit" gehörte[38], ratlos in die Sprachlosigkeit. Selbst in diese abrupt abbrechende, deshalb nicht weniger reizvolle Bildnisskizze versteht es Pückler, sich selbst miteinzubringen: An dem kleinen, die Tafelgenüsse beschließenden Erzählerwettstreit in „Geisterhistorien" verlockt es den Fürsten, sich seinerseits „mit viel Glück" zu beteiligen, und in gespielt naivem Selbstvertrauen scherzt er: „Es wäre spaßhaft genug, wenn Du sie [die von ihm vorgetragene Geschichte] im nächsten Roman des fruchtbaren Schotten wiederfändest."

Die herkulische Gestalt, das freundlich glänzende Auge des passionierten Geschichtenerzählers, als der Scott schon seit Jugendtagen galt, diese vielbezeugten Züge finden sich auch in Pücklers aus nächster Nähe gewonnenem Bild; nicht so das nicht minder bekannte Hinken, das Pückler nicht entgangen sein konnte. Im Blick auf diese Behinderung, die Scott – von anderen porträtierenden Federn nicht verschwiegen – mit manchen „geistreichen Zeitgenossen" gemein hatte (so mit Byron, Talleyrand, Chateaubriand)[39], übte Pückler – wie bei Goethes zahnlosem Mund – eine diskrete Selbstzensur. Die glättende Höflichkeit Menschen gegenüber, denen er begegnet war und von denen selbst öffentlich erwähnt zu werden er im Stillen hoffen konnte, ließ ihn auf den Vollständigkeitsanspruch des Porträtisten verzichten und zugleich seiner ästhetisierenden Harmonisierungsneigung nachgeben.

---

[37] Heine, a.a.O., Bd. 3, S. 116.

[38] Pückler, *Aus Mehemed Alis Reich. Vom Verfasser der Briefe eines Verstorbenen*, 3 Bde., Stuttgart 1844, zit. nach der Neuausgabe Zürich 1988, S. 126.

[39] Gutzkow, *Öffentliche Charaktere*, a.a.O., Bd. 9, S. 17. – Laube, *Moderne Charakteristiken*, a.a.O., Bd. 49, S. 62.

Weniger delikat behandelt Pückler eine andere, zu seinem touristischen Pflichtenheft gehörende Bekanntschaft, die irische Reiseschriftstellerin Sidney Morgan, deren Kollege in engerem Sinn er gerade zu werden im Begriff war. Mit einer bei ihm seltenen, nahezu unbarmherzigen Akribie schildert Pückler Erscheinung, Auftreten und Temperament der patriotischen Irin, die, „von Anfang an ganz offen", freimütig Angriffsflächen für Pücklers, wie er selbstkritisch Varnhagen gegenüber formuliert, „magere Satyre" bot.[40] Die „kleine, frivole, aufgeweckte Frau" mit den „schönen, ausdrucksvollen Augen" ließ ihn in ihrer freigeistigen Konversation und ihrem gesellschaftssüchtigen Gehabe eine Inkongruenz von Niveau und Anspruch erraten, die er nicht ohne die Herablassung des um die skandalumwitterte Vergangenheit der Frau wissenden Mannes konstatiert. Von einer bisher kaum wahrgenommenen Seite zeigt sich ihm die Dame, in deren Dubliner Haus und Familie Pückler verkehrt, bei einer späteren Begegnung[41]: „Lady M... empfing mich heute früh in ihrem Autorboudoir [...]". Die Doppelkodierung dieses von Pückler offenbar ad hoc geschaffenen Begriffs – zugleich männlicher Arbeitsraum und weiblicher Intimbereich – findet ihre Entsprechung in dem Arbeitsinstrument der Schriftstellerin, „einer Feder aus Perlmutter und Gold". Morgan liest dem Besucher aus einem neuen Text vor, den er „vortrefflich fand. Mit der Feder in der Hand wird diese sonst ziemlich superfiziell erscheinende Frau ein ganz andres Wesen."

Unter dem Eindruck der funktionalen Selbstdarstellung der Morgan revidiert Pückler sein bisheriges Urteil: Das Zeugnis männlich besetzter Kreativität verlangt ihm ein kollegiales Lob ab, das er der Frau mit der affektierten „Aisance und Leichtigkeit der großen Welt" vorenthalten hatte. Die Ambiguität seines Empfindens verdichtet sich emblematisch im Schreibwerkzeug der Lady: „Man könnte sagen: der Perlmutterfeder entfallen echte Perlen, die Mutter bleibt als kalte Schale zurück." Zeugt dieses Bild auch nicht von dem der Dame selbst zuvor abgesprochenen guten Geschmack, so gewährt es doch dem Leser Einblick in die Flexibilität von Pücklers Urteilsbildung.

Ästhet aus Berufung und Aristokrat von ostensiblem Standesbewußtsein, besaß der Fürst, wie schon angedeutet, einen ausgeprägten Sinn für Repräsentation und deren Inszenierung. Es entging ihm kaum, ob ein bewußt gewählter Auftritt echtes Selbstbewußtsein oder vielmehr dessen verborgene Stütze signalisierte. Sein analytischer Scharfblick allerdings wurde, besonders in den ersten Büchern, selten eingeholt von der Sorgfalt und Differenziertheit des sprachlichen Ausdrucks:

---

[40] BeV I, S. 136. – „magere Satyre": *Briefwechsel Pückler-Varnhagen*, a.a.O. S. 52.

[41] BeV I, S. 387. – Die folgenden Zitate ebenda.

so wenn er Goethes Auftritt in gedämpftem Licht und denjenigen ausgerechnet der dem Dichter verhassten Sidney Morgan, im „eleganten Costume" mit der Goldfeder schreibend, gleichermaßen als „Koketterie" deutet. Mit dieser oft und sorglos gebrauchten Formulierung verbindet Pückler aber keinerlei moralische Qualifikation; er hielt es vielmehr für selbstverständlich und berechtigt, auf seine Umgebung einen möglichst vorteilhaften Eindruck erwecken zu wollen, und es scheint beinahe, als habe ihn an Walter Scott das Fehlen einer solchen gezielten Wirkungsabsicht irritiert.

Bei anderer Gelegenheit jedoch, während eines Besuchs bei dem irischen Emanzipator O'Connell in dessen Felsenschloß am Meer[42], warf die Wahrnehmung des allzu Betonten und Forcierten einen leichten Schatten der Vulgarität auf das sonst glänzende Bild des liebenswürdigen Gastgebers, dessen „Ausdruck von geistvoller Güte in seinem Gesicht, mit Entschlossenheit und Klugheit gepaart, äußerst gewinnend" erschien: „Er hat vielleicht noch mehr Suada als wahre großartige Beredsamkeit, und man bemerkt oft zu viel Absicht und Manier in seinen Worten."

Obwohl sich bei späterer Beobachtung der Eindruck der Eitelkeit des redegewaltigen Agitators noch verstärkt[43], überwiegt letztlich die Bewunderung für „Irlands Riesen", der, „wahrlich kein gemeiner Mann, wenn auch ein Mann des Volks" ist. Wirkt die Einschränkung auch unmißverständlich, so wird sie doch sofort zurückgenommen durch den Hinweis auf des Iren Herkommen aus alter und bedeutender Familie vielleicht gar königlichen Ursprungs. Dementsprechend erscheint ihm O'Connells Auftritt auf der Schloßterrasse, mit „martialischem Anstand" eines napoleonischen Generals, wie ein „Chieftain [...] von seinen Vasallen und andern Volksgruppen umringt, die sich Verhaltensbefehle holten oder denen er Recht sprach"[44], als zeichenhaft für die Macht, die der Dubliner Advokat auf sein Volk ausübte.

Auf der Rückreise sieht Pückler in Paris seine Zweifel an der Dauer eines konstitutionellen, einer starken Aristokratie entbehrenden Königtums in Frankreich zurückgedrängt durch die sichere, väterliche Würde und Autorität ausstrahlende Erscheinung Louis-Philippes, die Juli-Parade abnehmend: „Der Ausdruck seiner ganzen Person war kräftig und seine Physiognomie zeigte eine heitere offene Freundlichkeit". Weder hier noch bei dem Bericht von Pücklers ehrenvollem, der Eleganz nicht entbehrenden Empfang in den Tuilerien wird die königliche Phy-

[42] BeV I, S. 261-267.

[43] BeV I, S. 391. Das folgende Zitat S. 261.

[44] BeV I, S. 267.

siognomie konkretisiert[45], so als dränge sich die allbekannte Birnenkarikatur respektlos hindernd zwischen die Zeilen.

Wenn in den voraufgegangenen Szenen augenfälllig geworden ist, daß Stellung und Macht wie deren Ausstrahlung für Pückler letztlich die neben dem Genie einzig denkbare Kompensation für den Mangel an Legitimität oder gar an edler Geburt bedeuten, so verdichtet sich diese Überzeugung in geradezu klassischer Form in einem großangelegten Gemälde, das der Orientreisende und inzwischen weltberühmte „Verstorbene" von seiner ersten Audienz bei Mehemed Ali, dem Vizekönig von Ägypten, entwirft.[46] In die Darstellung dieser Begebenheit aus dem Jahr 1837 sind die Erfahrungen eingeflossen, die der Autor in den folgenden Jahren als Gesprächspartner und Begleiter des Vizekönigs auf dessen Inspektionsreisen im Nilgebiet sammeln konnte. Im Gegensatz zu den oben vorgestellten, aus eher flüchtigen Begegnungen entstandenen, spontan entworfenen, wenn auch nachredigierten Skizzen finden wir hier ein aufgrund sorgfältig verarbeiteter Beobachtungen gestaltetes Bild, dem, wie dem ganzen Mehemed Ali gewidmeten Werk, die Reifung und Disziplinierung von Pücklers anfänglich salopper und manierierter Schreibweise zugutekommt. Sein Stil hat sich von dem sprachmischenden Konversationston aristokratischer Salons zu einer bewußten, in erster Linie sachbezogenen, an Goethe und Varnhagen orientierten Prosa gewandelt. Der Verfasser stellt – das drückt sich bereits im Titel aus – zum ersten Mal nicht mehr die eigene Person ins Zentrum seines Buches, sondern Persönlichkeit und Werk Mehemed Alis, dessen reformkolonisatorischen Spuren er auf seinen Reisen ebenso nachgeht wie den Zeugnissen antiker Kultur.

Daß der Fürst sich dabei keineswegs selbst verleugnen oder in den Schatten eines andern stellen will, artikuliert er, nicht ohne selbstgefällige Ironie, in den den Audienzbericht einleitenden Sätzen: „wobei ich freilich gezwungen bin, neben dem Großen auch von dem Kleinen zu sprechen, nämlich von mir selbst."[47] Hier ist der Ort, an eine für Pückler wesentliche Vorbedingung seiner Personenporträts zu erinnern: die Akzeptanz durch sein Gegenüber, auf die er angewiesen war. Im Gegensatz zu Alfieri und Byron gelang es dem konzilianten Fürsten, trotz seiner oft provozierenden Exzentrik die Vorbehalte selbst seiner Standesgenossen ihm gegenüber zu entkräften. Wenn sich ihm nach dem internationalen Erfolg schon des ersten Bandes seiner *Briefe* die Türen der höchsten Würdenträger im Westen und Osten

[45] *Semilasso* I/1, S. 308 (Juliparade). *Semilasso* I/2, S. 16ff. (Empfang in den Tuilerien). Vgl. dazu Heine, *Französische Maler*, a.a.O., S. 30f.

[46] *Aus Mehemed Alis Reich*, Kap.: ‚Audienz bei Mehemed Ali', S. 120-148.

[47] *Aus Mehemed Alis Reich*, S. 120.

öffneten, so verdankte sich dieses für einen Privatmann seltene gesellschaftliche Entgegenkommen nicht zuletzt Pücklers Abstinenz von jeglichem politischen, schon gar parteipolitischen Engagement.[48] Ihn zogen Persönlichkeiten und ihre Ausstrahlung an; ideologisch oder machtpolitisch bedingten Koterien fühlte er sich nicht verpflichtet. Diese Voraussetzungen sollten entscheidend auf die Beleuchtung seines Mehemed Ali-Bildes wirken.

Stimmte Pückler im Bericht des Goethe-Besuchs unbedenklich in den mehr oder weniger üblichen Panegyrikus und konnte er in der Sympathie für Scott und selbst noch im Fall O'Connell weitgehend der allgemeinen Zustimmung sicher sein (sieht man bei letzterem etwa ab von dem aus der säkularisiert protestantischen Sicht Gutzkows angemeldeten Bedenken gegenüber dem „scheinheiligen" Spiel des Iren mit dem katholischen „Aberglauben")[49], so stand der Autor mit seiner Würdigung Mehemed Alis der öffentlichen Meinung besonders in Deutschland bewußt entgegen. Sein Bild des als Mamelukkenmörder und Sklavenjäger berüchtigten Vizekönigs ist wie das ganze mit Mehemed Alis Reich und Wirken befaßte Buch apologetischen Charakters.

Der Empfang, der Hermann von Pückler, dem – wenn auch in preußischer Generalsuniform auftretenden – Privatmann zuteil wurde, entsprach dem einer hochgestellten offiziellen Persönlichkeit, wie der Verfasser selbst in einem Exkurs über die orientalischen Höflichkeitsbezeugungen hervorhebt. Zu dem orientalischen Pomp, der vor und in dem Kairoer Palast das Auge beschäftigte, stand, abgesetzt von der „ehrwürdigen Menge seiner Hof- und Staatsdiener", zu Pücklers Überraschung die schmucklose Erscheinung des damals allmächtigen Paschas in wirkungsvollem Kontrast. Nach den ihm bekannten Bildern und Büsten hatte der Besucher einen „streng, ja hart aussehenden Mann in prunkvollem orientalischem Schmuck" erwartet. Vor seiner erhöhten Ottomane – dem türkischen Thronsessel – stehend, begrüßte ihn statt dessen, in einen „schlichten braunen Pelz gekleidet", „ein kleiner freundlicher Greis", „dessen kräftige, wohlproportionierte Gestalt nur durch eine fast kokett zu nennende Frische und Reinlichkeit geschmückt war". Zum physischen Erscheinungsbild des beinahe Siebzigjährigen gehörten die ringlosen Finger seiner Hand – für Lavater ein sehr bedeutsames, weil keiner Verstellung unterworfenes Objekt der Pysiognomik – , die „so schön geformt ist, daß eine Dame sie beneiden könnte" sowie die „funkelnden Adleraugen", die „mich durch und durch zu schauen schienen, doch durch die Grazie seines Lächelns

[48] Zu Pücklers politischem Desinteresse s. *Semilasso* I/2, S. 266f.

[49] Gutzkow, *Öffentliche Charaktere*, a.a.O. Bd. 9, S. 89f.

wie die Leutseligkeit seines Benehmens nur unwillkürliche Zuneigung und nicht die mindeste Scheu" einflößten.

Daß er Respekt und Sympathie für den Porträtierten nicht der Wahrheit aufzuopfern dachte, beweist Pückler, wenn er eingesteht, daß der Blick dieses Adlerauges in unbewachten Momenten den „Ausdruck bittren Mißtrauens annimmt, bei dem dann das etwas unheimliche türkische Element, von dem ohne Zweifel der Vizekönig auch einen guten Teil besitzt", hervorscheint. Schon mit dieser sich unvoreingenommen gebenden Beobachtung will Pückler 1844 der nach der Wende von Mehemed Alis Glück vermehrt aufschießenden tendenziösen Berichterstattung – Heine nennt sie in seinem abwägenden Bericht vom Januar 1841 „die kleinlichsten Eselstritte"[50] – entgegentreten.

Vergleicht man Pücklers vom ersten bildhaften Eindruck her aufgebaute Charakterstudie Mehemed Alis, in den weiteren Kapiteln des Buches in der hier vorgegebenen Richtung vertieft und ausgestaltet, mit dem 1835 von Gutzkow veröffentlichten Essay über den damals auf der Höhe seiner Macht stehenden Vizekönig, so könnte man Pücklers kritische Bemerkung zu den aus zweiter Hand geschöpften „unzuverlässigen" Publikationen als geradezu auf Gutzkow gemünzt verstehen: „Sehet Mehemed Ali! Ordinär, klein, hager, pockennarbig, braungelb, ziegenbärtig, zittert er, wie Dionys gezittert hat. Er macht aus der Geschichte eine Domaine [...], führt die Gamaschen und die Knöpfe der europäischen Civilisation und die Journalistik in das Land der Hieroglyphen ein. Hier ist Alles Berechnung, Angst, Eigennutz, kein Enthusiasmus mehr [...]."[51] Für Gutzkow ist der Mythos des alten Ägypten durch die ehrgeizige dynastische Machtpolitik des Beinaheuropäers von der Periode der Götter zu der der Pygmäen verkommen. In der unbestreitbar zivilisatorischen Leistung des Vizekönigs sieht der Jungdeutsche eine höchst problematische kolonisatorische Disziplinierung. Pückler hingegen, der das Land mit seinen fortschrittlichen Institutionen an der Seite ihres Schöpfers bereist, feiert „Ordnung, Sicherheit und das Erwachen einer höheren Industrie" in Ägypten mit geradezu preußischer Genugtuung als säkulares Reformwerk.

Zweifellos konnte er hier mit der Überlegenheit des Augenzeugen sprechen. Doch auch die Augenzeugenschaft hat bekanntlich ihre Standort- und Beleuchtungsprobleme. Die physiognomische Charakteristik aus Pücklers Feder verhielt sich genau betrachtet zu Gutzkows meskinem Porträt wie die andere, heller beleuchtete Seite der gleichen

---

[50] Heine, *Lutezia*, XXX, a.a.O. Bd. 6, S. 244.

[51] Gutzkow, ‚Mehemed Ali', in: *Öffentliche Charaktere*, a.a.O., S. 60-73; Zitat S. 62.

Medaille. Gutzkows „ordinär, klein und hager" entspricht bei Pückler „einfach", „schlicht", „klein", doch „kräftig und wohlproportioniert"; das von Pückler offensichtlich nicht zu widerlegende und daher auch nicht erwähnte „pockennarbig und braungelb" wird aufgehoben durch den Eindruck von „Frische und Reinlichkeit"; der „Ziegenbart" erscheint dem Fürsten „ehrwürdig"; der angeblich epileptische Zitterer strahlt für ihn „ruhige Würde" aus; der von Gutzkow mit dem Stichwort „Dionys" evozierte Tyrann schließlich erweckt im Gegenteil „unwillkürliche Zuneigung und nicht die mindeste Scheu". In Pücklers Bild des umstrittenen Makedoniers spiegelt sich das Wohlwollen, mit dem der fürstliche Apologet Mehemed Alis von diesem empfangen und begleitet wurde. War der „Verstorbene" deshalb ein unzuverlässiger Physiognomist?

Vor der Beantwortung dieser Frage muß noch einmal an die anfangs erwähnte Funktionalisierung des modernen literarisch-biographischen Porträts erinnert werden. Wollten die Jungdeutschen die bisher unangefochtenen Leitfiguren ihres „marmornen Ruhms" entkleiden[52], um ihren Stellenwert im Bezugsfeld zukunftsorientierter Kategorien zu ermitteln, so scheint es, als suche Pückler gerade die Spuren schon befestigten Ruhms an seinem Gegenüber zu entdecken und wenn möglich an dessen physiognomischer Erscheinung semaphorisch festzumachen. Dabei müssen die auf der marmornen Oberfläche störenden Unebenheiten – Goethes Zahnlosigkeit, Scotts Hinken, die Pockennarbigkeit Mehemed Alis – abgeschliffen werden, um die Harmonie des klassischen Bildes zu retten.[53] Der Fürst, in seiner geistigen Formation mehr dem 18. als dem 19. Jahrhundert angehörend, ignorierte dabei bewußt den von Heine und den Jungdeutschen proklamierten Paradigmawechsel in Kunst und Gesellschaft.

Es scheint nicht abwegig, darüber hinaus eine in seiner inneren Organisation angelegte Parallele zwischen den das tatsächliche Erscheinungsbild behutsam korrigierenden Personendarstellungen des Schriftstellers Pückler und den berühmten Korrekturen landschaftlicher Physiognomien bis zur Schaffung neuer Höhen und Seen und der Ver-

---

[52] Gutzkow, *Phönix*, 1835, Nr. 1, S. 21.

[53] Marmor ist für Pückler weder mit einer romantischen Neigung zur toten Schönheit – wie bei Eichendorff und Heine – noch mit dem Odium der Kälte und Sterilität – wie bei Börne und Gutzkow – verbunden. Marmor wird vielmehr semaphorisch eingesetzt für lebendige Schönheit und Oberflächenintegrität, so z. B. bei der Beschreibung der „schönen Afrikanerin", BeV I, S. 179: „Ihr Teint braun, rein und klar und von einer sanften Glätte wie Marmor". Dazu ein Gegenbild bei Lavater, a.a.O. S. 89: „Und wie erstaunlich können [. . .] die Blattern ein Gesicht vielleicht auf Lebenslang verunstalten? wie die feinsten, entscheidendsten Züge verziehen, verwickeln und unkenntlich machen?"

legung von Flußläufen durch den fürstlichen Parkschöpfer zu sehen.[54]

Wenn auf diesem Hintergrund versucht wird, die Frage nach Pücklers Eignung zum Physiognomisten an den mehrfach evozierten Hauptexponenten der Physiognomik Lavater weiterzugeben, so geschieht das nicht in der Meinung, auf strukturell vergleichbare Denkmuster zwischen dem Zürcher Theologen und dem aufgeklärten preußischen Aristokraten zurückgreifen zu können. Doch wenn auch Generation, Welt- und Wertvorstellungen, vor allem Lavaters idealtypische Orientierung seines Menschenbildes am Christusbild, die beiden Männer grundsätzlich trennen, so besteht doch in beider Harmonisierungsstreben wie in ihrer intendierten, in der Praxis allerdings eher elitären Menschenfreundlichkeit eine verwandte, in ihr physiognomisches – man müßte bei Pückler ergänzend sagen: und pathognomisches – Urteil einfließende Charaktereigenschaft.

Vor allem aber fällt von Lavaters dem „Physiognomisten" und seiner Eignung für diese Wissenschaft gewidmeten Ausführungen ein erhellendes und beinahe erheiterndes Licht auf Pückler als literarischem Porträtisten. Was verlangt der Beförderer der Menschenliebe von seinen Adepten? Neben dem Besitz einer Reihe von ausgezeichneten Spezialkenntnissen und einer differenzierten Erkenntnisfähigkeit soll er vor allem selbst, innerlich wie äußerlich, ein wohlgebauter, feinorganisierter Mensch sein. Als „Kenner der Welt", durch Reisen und geselligen Umgang erfahren, in Literatur und bildenden Künsten bewandert, mit einer lebhaften Einbildungskraft begabt, sollte er „ein starkes, sanftes, heiteres, unschuldiges von menschenfeindlichen Leidenschaften freyes mit sich selbst wohl vertrautes Herz" besitzen, um, „selber großmüthig, edel und erhaben" denkend, solche Eigenschaften im Andren erkennen zu können.[55]

Daß Pückler als Kenner der Welt, der Literatur und der Künste, als körperlich und geistig wohlgebildeter Mensch die Rahmenvoraussetzungen für das physiognomische Geschäft im Sinn Lavaters mitbrachte, daß Verstand und Phantasie bei ihm gleichermaßen ausgebildet waren, das ließ er sich, sofern er es nicht selbst wußte, in London von einem Schüler des Phrenologen Gall bestätigen.[56] Wichtiger noch schien es, ob die Beschaffenheit seines Herzens diese seine Anlagen zu guter oder schlechter Wirkung bringen könne. Auch darüber ließ sich

---

[54] Dazu Günter J. Vaupel, ‚Pückler-Muskau. Eine Betrachtung zur Komposition und Rezeption seiner Werke', in: *Schlesien. Kunst Wissenschaft Volkskunde*, IV/1986.

[55] Lavater, a.a.O., ‚Der Physiognomist', S. 107-117, bes. 117.

[56] BeV II, S. 403-409. Der Kraniologe Deville prüfte Pücklers Ernsthaftigkeit „zuerst auf Lavater'schem Wege", S. 403.

Pückler nach Untersuchung seines Schädels ein Gutachten ausstellen, das ihm neben gesellschaftlicher Ambition, Sinnlichkeit und Eitelkeit (durch Schönheitssinn und seine gewinnend naive Offenheit kompensiert) Harmoniestreben, Freundestreue, Religiosität, Wahrheits- und Gerechtigkeitssinn attestierte. Pückler, dem die „große Bosse des Kausalitätsorgans“[57] gleichzeitig auch die Gabe der Selbstobjektivierung zusicherte, durfte sich wohl auf ein „mit sich selbst vertrautes Herz“ berufen, um die edlen und guten Eigenschaften seiner ausgewählten physiognomischen Objekte zu erkennen. (Die Wahrnehmung negativ besetzter Eigenschaften wird nicht zur Diskussion gestellt; sie hätte, worauf die Gegenrede Lichtenbergs zielte, den möglichen Widerspruch zwischen Außen und Innen in ihre Theorie einbeziehen müssen, was weder in Lavaters noch in Pücklers Horizont lag).

Die in Lavaters Befähigungskatalog nicht figurierende Eitelkeit ermöglichte schließlich noch eine Erweiterung der von Pückler gezeichneten Porträts: Dank seiner immer wieder eingestandenen Selbstliebe – paradigmatisch gestaltet in dem von Börne parodierten Selbstporträt als reisender „Semilasso“[58] – arrondiert sich nahezu jede seiner flüchtigen oder gewichtigeren Bildnisminiaturen zum Doppelporträt, das heißt er spricht darin jeweils „neben dem Großen auch vom Kleinen“, nämlich von sich selbst. Anders ausgedrückt: Der Physiognomist Pückler spiegelt sich und seine Wirkung im Bild des in den Rahmen ästhetisierender Konvention gefaßten Gegenübers.

---

[57] a. a. O. S. 408.

[58] Semilasso I/1, S. 13-16. Dazu Ludwig Börne, ‚Menzel der Franzosenfresser‘, in: *Sämtliche Schriften*, Düsseldorf 1964, Bd. 3, S. 876ff.

Volker Nölle, Basel

„Der neue Ovid" und einige Randgestalten

Kellers Figurendarstellung im Zeichen der Verwandlung

Eine technische Vorbemerkung: Als Randgestalten gelten ausschließlich solche Figuren, die nicht im Zentrum des ästhetischen Corpus stehen und sich, ähnlich den Episodenfiguren, mit einer marginalen Bedeutung bescheiden müssen, unabhängig von ihrer gesellschaftlichen Stellung. Randgestalten in diesem Sinn sind also sowohl Gescheiterte wie z.B. die Angler in *Romeo und Julia auf dem Dorfe* als auch die reputablen „Konstaffleren und Feuerwerker" in der Rahmengeschichte der *Zürcher Novellen*. Gegenstand der Untersuchung werden nur Darstellungen solcher Randgestalten, die nicht vereinzelt, sondern gruppen- oder scharenweise auftreten.[1] Doch wäre das Netz der Selektion noch immer zu weitmaschig, wenn nicht ein zusätzliches, nun poetisch relevantes Kriterium – es ist im Titel genannt – für weitere Begrenzung sorgte. Daß der Sinn dieses Kriteriums nicht in solcher Funktion aufgeht, wird sich zeigen.

Die Figurendarstellungen, die nicht in chronologischer Reihenfolge zu Wort kommen, weisen – so läßt sich beobachten – über sich hinaus, genauer, hinter sich zurück, und zwar auf Spezifika der Phantasie Kellers und seiner dichterischen, „lebendigen Produktion".[2] Etwas davon zu ermitteln ist das Fernziel der Untersuchung.

1. Das poetische „Kapital" des neutralisierten „Elends" (am Beispiel der „Angler" in *Romeo und Julia auf dem Dorfe*)

„Bei günstigem Wetter, wenn die Fische gern anbissen, sah man sie [die falliert hatten, V.N.] dutzendweise hinauswandern mit Rute und Eimer, und wenn man an den Ufern des Flusses wandelte, hockte alle Spanne lang einer, der angelte,

---

1 Die „Gesellschaft der Konstaffleren und Feuerwerker" weist bereits eine für Gruppen konstitutive Integrationsfigur auf.

2 Siehe Brief an Theodor Storm (III, 1256). Zitiert wird nach: Gottfried Keller, *Sämtliche Werke und Briefe in drei Bänden*, hrsg. von Clemens Heselhaus, München 1956-1958.

der eine in einem langen braunen Bürgerrock, die bloßen Füße im Wasser, der andere in einem spitzen blauen Frack auf einer alten Weide stehend, den alten Filz schief auf dem Ohre; weiterhin angelte gar einer im zerrissenen großblumigen Schlafrock, da er keinen andern mehr besaß, die lange Pfeife in der einen, die Rute in der anderen Hand, und wenn man um eine Krümmung des Flusses bog, stand ein alter kahlköpfiger Dickbauch faselnackt auf einem Stein und angelte; dieser hatte, trotz des Aufenthaltes am Wasser, so schwarze Füße, daß man glaubte, er habe die Stiefel anbehalten. [...] so standen diese Gestalten am zahlreichsten an dem ziehenden Strome, regungslos gleich einer Galerie von Heiligen- oder Prophetenbildern." (II, 81)

a. Vestignomie statt Physiognomie

So plastisch gegenwärtig die Angler – man darf sagen – gemalt sind: sie erscheinen ohne Gesichter. Keller setzt auch nicht mit einem einzigen Strich zu einer Gesichtsskizzierung an. Bankrotteure haben – so ließe sich seine rigorose Enthaltsamkeit auf diesem so wichtigen Darstellungssektor erklären – ihr Gesicht vor der Gesellschaft nicht wahren können: sie haben es verloren. Verhält es sich so, dann hätte, in der fiktiven Darstellung, die Metapher vom Gesichtsverlust ihre sogenannte ‚buchstäbliche' Bedeutung (zurück)gewonnen. Weniger subtil, aber pragmatisch gedacht: Das Gesetz der Ökonomie, dem besonders Randgestalten unterworfen sind, fordert den Verzicht auf die Miniaturmalerei der Portraits und außerdem und vor allem: ein solches Verfahren käme kaum Kellers eigentlichen Interessen entgegen, die der Schilderung der verschlissenen Kleider abzulesen sind, in der die Verarmten als Angler erscheinen.

Ihre Kleider sprechen eine babylonisch vielfältige Sprache und sagen dennoch – das macht sie zu einem semiotischen Kuriosum – dasselbe. Der Bürgerrock, der nicht zum Angeln paßt, der Frack, der zudem nicht in den Alltag, der Schlafrock, der obendrein nicht in den hellichten Tag und schon gar nicht in die Öffentlichkeit gehört, dieses bizarre Kleiderchaos strahlt – in stupender Geschlossenheit und üppigster Synonymie – ein und dieselbe Botschaft aus: Die Angler verstoßen mit Vehemenz gegen die bürgerliche Kleiderordnung. Wenn ein Filz, der so ganz und gar nicht zum Frack paßt – um nur ein Beispiel aus den die Botschaft flankierenden und ergänzenden Gesten und Verhaltensweisen zu nennen –, schief auf dem Ohre getragen wird, so dokumentiert das dreiste Mißachtung der Ordnung (Nebenbei: Der schiefe Sitz des Filzes mag sinnbildlich die schiefe Bahn andeuten, auf die der Frackträger geraten ist). Und wenn jemand gar „die lange Pfeife in der einen, die Rute in der anderen Hand" hält und somit auf die Maxime, Arbeit und Vergnügen seien säuberlich zu trennen, „pfeift", so trifft das den Kern der zynischen Botschaft: Jeder dieser Gescheiterten ist der Schmied seines (Un-)Glücks, sprich seines sozialen Niedergangs. Zweifel an der eindeutigen Botschaft der Kleider- und Gestensprache vermag ein einziger Blick um „die Krümmung" des Flusses zu zerstreuen. Dort hat sich ein Angler „faselnackt" postiert. Er verstößt nicht gegen die Kleiderordnung, er ignoriert und entwertet sie. Allerdings mit einer Einschränkung: Seinem unfreiwilligen Bekenntnis zum Naturzustand des Menschen spielen, so scheint es, ein paar „Stiefel" einen Streich: er kann sie beim besten Willen nicht ausziehen. Indes ist die stiefelartige, unablösbare Schwärzung nichts weiter als die Folge seiner habituellen Unreinlichkeit.

Der Entkleidete tanzt zwar aus der Reihe der Bekleideten (als käme selbst diese Ansammlung von Ausgesonderten nicht ohne Außenseiter aus), was jedoch die Disziplin der Kleiderbotschaften betrifft, so stärkt er deren Geschlossenheit nach „Leibeskräften": seine Nacktheit wird zum Standbild der Mißachtung bürgerlicher Normen, nämlich der Kleiderordnung, der Körperhygiene und der Gesittung. In sinnbildlich-plakativer Folgerichtigkeit ist ihm als Standort ein Stein zugedacht, auf dem er sich als „Stein des Anstoßes" den Lesern zu präsentieren hat.

b. Transfiguration

Die Botschaft von selbstverschuldeter Verelendung belastet die Deklasssierten und entlastet den Leser von jeder Überlegung, ob nicht eine systemimmanente Ursache dafür auszumachen sei, wie beispielsweise zu Kellers Lebzeiten die Mechanisierung der Webstühle, die für massenweise Entlassung von Webern gesorgt hat. Von solch pauperistischer Referenz darf der Text nichts wissen, will er sich nicht um seine poetische Essenz bringen.

Entsprechend schlägt die soziohistorisch neutralisierte Armut nachhaltig zu Buche: Die Elendsgestalten gewinnen als ästhetische Objekte oder gar als Konstrukte[3] eine eigentümlich faszinierende Aura der Entweltlichung: Sie sind aus dem Netz sozialer Kommunikation und Anerkennung gefallen. Sie sind im buchstäblichen Sinn des bürgerlichen „Ansehens", ja der bloßen Beachtung verlustig gegangen. Das hat Keller prägnant ins Bild gesetzt.

> „Achtlos zogen die Landsleute [...] an ihnen vorüber, und die Schiffer auf dem Flusse sehen sie nicht an, während sie leise murrten über die störenden Schiffe." (II, 82)

---

[3] Der Inbegriff eines Konstrukts ist das ins Geometrisch-Anorganische *übersetzte* Gesicht des schwarzen Geigers (s. Anm.13).

Als der Realität Entrückte erfüllen sie die Voraussetzung unbeschränkter Ästhetisierbarkeit, sind also zu komischen Gestalten umformbar, über die man ungestraft lacht und über deren Reglosigkeit man sich verwundert. Sie scheinen jeder Berührung mit dem Leben enthoben und dafür unempfindlich geworden: sie gleichen nun – zu dieser „Transfiguration“[4] führt Kellers konsequente Ästhetisierung – einer „Galerie von Heiligen- und Prophetenbildern“. Was den Grad der Entweltlichung betrifft, so stehen die „wunderlichen Heiligen“ (II, 81) den Heiligen auf den „Bildern“ nicht nach.

Das Aufregende an dieser Verwandlung der Elendsgestalten: mit ihr ist die Verwandlung des Ortes, an dem sie sich aufhalten, ursächlich verbunden. Indem die Figuren der Welt entschwinden, büßt dieser Ort seine Realität ein und wandelt sich unversehens zu einem Topos jenseits der Gesellschaft. Auf das Totenreich deutet das Bild, das Keller vom Bauern Manz entwirft: er gleicht „einem eigensinnigen Schatten der Unterwelt, der sich zu seiner Verdammnis ein bequemes einsames Plätzchen sucht an den dunklen Gewässern“ (II, 81), wozu der Fluß in dieser Bildüberblendung wird.

Und gerät nicht auch die Lektüre, das Verständnis der Novelle, in den Sog der sich verwandelnden Orte, als würde sie nun neben vielen anderen Lesarten auch als die Geschichte der zunehmenden Macht der ortlosen Orte zu lesen sein? Deren Geschichte hebt an mit jenem scheinbar eigentümerlosen Acker, dem Ort, wo Unrecht über Recht, Gewinnsucht über Menschlichkeit einen leichten Sieg davon tragen. Mit dem Sieg des Bösen verschwindet der Acker, das Eigentum des ausgestoßenen und entrechteten „schwarzen Geigers“, eines personifizierten Sinnbildes der Ort- und Gesellschaftslosigkeit. Die Macht, die dieser Ort proportional zu seiner Zerstörung gewinnt, überträgt sich auf die anderen Orte: auf die Anglerstelle am Fluß, den Ort, wohin der eine Bauer „verbannt“ ist; auf die „Anstalt“, die dem anderen Bauern ein „lebendiges Begräbnis“ (II, 98) bereitet; auf das „Paradiesgärtlein“ (II, 117), das Vreneli und Sali für Stunden den gesellschaftlichen Geboten entrückt. Dies, bevor sie die Erlösung in den „dunklen Gewässern“ finden, eine Erlösung von der vergeblichen Suche nach einem „realen Ort“ in der Gesellschaft, der ihnen ein Leben in Sittsamkeit, sozialer Integrität und reinem Gewissen verbürgen könnte. Die „dunklen Gewässer“ bilden die unsichtbare styxartige Grenze. Nur Vreneli und Sali überschreiten sie. In dem Augenblick, wo sie das Boot Charons

[4] Vgl. zur Herkunft des Begriffs und zu seiner Bedeutung im und für den poetischen Realismus den Aufsatz ‚Vorausssetzungen des poetischen Realismus in der deutschen Erzählkunst des 19. Jahrhunderts‘ von Wolfgang Preisendanz, in: *Formkräfte der deutschen Dichtung. Vom Barock bis zur Gegenwart*, hrsg. von Hans Steffen, Göttingen 1967, S. 187-211, (S. 201f.).

in Gestalt eines Heuschiffes besteigen, erreichen sie elysische Ortlosigkeit, die wahrhaftige Utopie: die Gefilde der Seligen.[5]

Die Bedeutung der Topologie wirft zugleich ein Licht auf die Funktion der *indirekten Figurencharakteristik*: Sie steht im Dienste der Evokation des imaginären Ortes der „Unterwelt". In summa und mit einem Satz: Die indirekte Charakteristik und die radikale Ästhetisierung der Figuren öffnen gewissermaßen das Tor zum mythischen Subtext, der die Novelle in einem eminenten Sinn zu einem Werk des „poetischen" Realismus macht.

2. Modelle der Figurengestaltung

a. Mißglückte und geglückte Rückverwandlungen (am Beispiel der „barmherzigen Brüder" im *Grünen Heinrich*)

> „[...] kamen wir an eine Schenke [...], vor welcher die sechs barmherzigen Brüder saßen, welche den Geßler wegtragen sollten. Dies waren die lustigsten Bursche der Umgegend, hatten sich unter den Kutten ungeheure Bäuche gemacht und schreckliche Bärte von Werg umgebunden, auch die Nasen rot gefärbt; sie gedachten den ganzen Tag sich auf eigene Faust herumzutreiben und spielten gegenwärtig Karten mit großem Halloh, wobei sie andere Spielkarten aus den Kapuzen zogen und statt der Heiligen an die Leute austeilten. Auch führten sie große Proviantsäcke mit sich und schienen schon ziemlich angeglüht, so daß wir für die Feierlichkeit ihrer Verrichtung bei Geßlers Tod etwas besorgt wurden." (Zweiter Band, achtes Kapitel; I, 342)

Hat es in *Romeo und Julia auf dem Dorfe* nur den Anschein, als wollten die Gestrandeten mit ihren ausgefallenen Kleidungsstücken in fremde Rollen schlüpfen, die ihnen in Wahrheit ihr Elend aufgenötigt hat, verwandeln sich im *Grünen Heinrich* die „lustigsten Burschen der Umgegend" mit Kostüm und Schminke, also vorsätzlich, in „barmherzige Brüder". Diese Verwandlung, die im Rahmen „einer grossen Darstellung des Wilhelm Tell" erfolgt, ist zugleich eine indirekte Figurendarstellung besonderer Prägung. Das Rollenverständnis der Darsteller enthüllt sich als Projektion ihres lasterhaften Wesens: Unter dem Deckmantel der Mönchsdarstellung frönen sie ihren Lüsten.

In einer Art intentio obliqua richten wir diesmal unsere Aufmerksamkeit auf ein mögliches Prinzip oder Modell, das einem Teil dieser Figurendarstellung zugrunde liegt.

> „Die Mönche hatten ihre Flachsbarte abgelegt und die gefärbten Nasen gewaschen; nur der älteste, welcher einen angehenden Kahlkopf und eine natürliche Feuernase besaß, prangte noch mit dem hohen Rot derselben." (I, 375)

---

5 Vgl. dazu die andere Lesart in Gerhard Kaisers Aufsatz ‚Sündenfall, Paradies und himmlisches Jerusalem in Kellers *Romeo und Julia auf dem Dorfe*, in: G.K.: *Wanderer und Idylle*, Göttingen 1977, S. 258-290, insbesondere S. 271.

Bei dem einen hat es mit dem Abschminken eine besondere Bewandtnis: die rote Schminke bleibt an der Nase haften. Doch der Anschein trügt: was haften bleibt, ist Bestandteil seiner Nase. Dieses Fiasko gemahnt an die Darstellung des Faselnackten, der uns bei den Anglern in *Romeo und Julia auf dem Dorfe* begegnet ist: „Dieser hatte, trotz des Aufenthaltes am Wasser, so schwarze Füsse, daß man glaubte, er habe die Stiefel anbehalten." (II, 82) Das Verhältnis von vermeintlichem Rot der Schminke und erworbener Röte der Nase deckt sich mit dem Verhältnis vom Schwarz der vermeintlichen Stiefel und erworbenem Schwarz der Füße. Bei der Entkleidung des Anglers bleibt ein Schwarz an den Füßen zurück, als hätte er noch Stiefel an; bei der Abschminkung des Zechers die Röte der Nase, als wäre noch Schminke dran.

Man sieht: Die gescheiterten Rückverwandlungen des Zechers und des Anglers sind nach dem gleichen Muster gearbeitet. Die verblüffende Übereinstimmung der Gestaltungsweisen in ganz verschiedenen Kontexten ist nur damit zu erklären, daß ihnen dasselbe Modell zugrunde liegt. Das läßt sich durch eine Probe verifizieren. Man vergegenwärtige sich, wie der ‚Grüne Heinrich' den Zecher neckt.

> „Guter Freund! Ihr habt vergessen, den Zinnober von Eurer Nase zu wischen [...]. Ich mache Euch hiermit aufmerksam, damit Ihr nicht etwa Euer Kopfkissen rot macht." (I, 375)

Man lasse nun versuchsweise einen supponierten Passanten den Schwarzfüßigen mit den Worten Heinrichs hänseln und tausche, dem geänderten Kontext entsprechend, einige Wörter aus: ‚Guter Freund! Ihr habt vergessen, das Schwarz von Euren Füssen zu wischen. Ich mache Euch hiermit aufmerksam, damit Ihr nicht etwa Euer Bettlaken schwarz macht.' – Da die Probe den Modellcharakter bestätigt, läßt sich nun die Summe ziehen: Wenn die untersuchten Gestaltungsweisen in ganz verschiedenen Kontexten demselben Modell folgen, und zwar ohne Kellers Wissen, so muß jenes eines der unzähligen Raster seiner Phantasie sein, ohne die sein dichterisches Schaffen so wenig möglich ist wie ein Sprechen ohne grammatische Patterns. Diese strukturieren das Denken und Sprechen wie jene Kellers dichterisches Schaffen.

Abschließend die Frage: Welche Funktion kommt der Rückverwandlung in dem großen Theaterkapitel des *Grünen Heinrich* zu? Was die vier verbliebenen Mönchsdarsteller betrifft: Sie haben sich zwar abgeschminkt und ihre „Flachsbärte" abgelegt, aber die Kutten haben sie noch an. Bringt diese auf halbem Wege steckengebliebene Rückverwandlung nicht die Vermischung von Spiel und Identität, von Sein und Schein zur sinnbildlichen Anschauung? Sie ist offensichtlich gleich dem Rollenspiel Ausdruck ihres Unernstes, der unfähig zur Verwandlung wie zur Wandlung ist und blind gegenüber fremder Existenz bleibt, die unsere „lustigsten Bursche" zum Gegenstand ihrer mutwilligen Verzerrungen machen: Im Spiel „schaffen" sie, so nennt es Keller (I, 378), Mönche „um", nach dem Spiel Politiker, jene mittels Gesten und Pantomimen, diese mittels Worten. Ihre mißlungene Rückverwandlung und ihre Unfähigkeit zur Wandlung sind – in struktureller und rezeptionsästhetischer Hinsicht – Kontrastmittel, die Annas und Heinrichs atemverschlagende Rückverwandlung und Wandlung zum Leuchten bringen. Diese beginnt mit Annas plötzlichem Rollenausstieg und führt über ihre Flucht in die „Falle" (I, 339) und „Schlinge" (I, 364) einer Leidenschaft, deren „Küsse, in den seltsamen Kleidern wohnten, welche wir anhatten." (I, 369) Eine „sonderbare Verwandlung" (I, 367), eine schockartige Entfremdung zwischen den Liebenden sind die Folge. Doch Anna ist fähig, sich entschieden des verhängnisvollen Rollenkostüms zu entledigen, in einer Art symbolischer Handlung, mit der sie zugleich aller voreiligen Leidenschaft entsagt. Mit dieser Rückverwandlung vollzieht sich eine Wandlung der Liebesbeziehung. Ein stilles Glück wird ihnen da zuteil. Wie sich dieses Glück, von dem erzählt wird, in „mimetisch" verfahrender „Sprachgestalt" ablichtet und auf den Leser überträgt, das erhellt beispielhaft ein jüngst erschienener Aufsatz.[6]

b. Die „dokrinärsten Physiognomisten" und die Körpersprache

Nun deckt das Prinzip, das wir freigelegt haben, nur einen Sektor möglicher Verfahrensweisen ab, die bei der Darstellung der Randgestalten, der Zechkumpane und der Angler, zur Anwendung gelangen. Ein anderes Verfahren besteht darin, Körperliches zu Zeichen mit bestimmten Bedeutungen zu machen. Keller drückt uns, ohne es zu wissen, einen Schlüssel für das Erkennen dieses Vorgehens in die Hand: Es spiegelt sich nämlich in den physiognomischen Deutungen, die unsere Zechkumpane nach dem Tell-Spiel im Banne ihres politisierenden Haderns von sich geben. Das ist ein Kabinettstück geballter Gruppencharakteristik.

> „[...] hitzige Gefechte, worin die Herren gegenseitig ihre Grundsätze, Tatsachen und Parteichefs heruntermachten, und das in Ausdrücken, Vergleichungen und Wendungen, Schlag auf Schlag, wie sie kein dramatischer Dichter für seine Volksszenen treffender und eigentümlicher erfinden könnte [...] Selbst Äußerlichkeiten, Angewöhnungen und körperliche Gebrechen wurden in einen solchen Zusammenhang mit den Worten und Handlungen hervorragender

---

6 Karl Pestalozzi, ‚Sprachliche Glücksmomente bei Gottfried Keller', in: *Gottfried Keller. Elf Essays zu seinem Werk*, hrsg. von H.Wysling, Zürich 1990, S. 185-200 bzw. S.187-190. (Zitat von S. 189).

Männer gebracht, daß die letzten nur eine notwendige Folge der ersten zu sein schienen und man glaubte, in den ungelehrten, aber phantasiereichen Volksherren die *doktrinärsten Physiognomisten* [Hervorhebung V.N.] vor sich zu sehen. Mancher angesehene Mann ward hier zu einem lächerlichen oder unheimlichen Popanz *umgeschaffen* [Hervorhebung V.N.], daß er leibhaft zu sehen war, und selbst die Verteidigung desselben hätte etwas Demütigendes für ihn gehabt, wenn er sie gehört hätte." (I, 378f.)

Der Erzähler geht, ohne dem Leser den Kopf heiß zu machen, dem Prinzip der (Fehl-)Deutungen auf den Grund. Sie nehmen ein solches Ausmaß an Beliebigkeit an, daß die davon Betroffenen wie „umgeschaffen" scheinen. Als Deutungsprinzip entpuppt sich eine pervertierte Physiognomik: Die Zecher deuten Verhaltensweisen als Folgen bestimmter körperlicher Gegebenheiten. Das inkriminiert Keller als „doktrinärste" Physiognomik. Aber treibt er es – so unser Verdacht – nicht ebenso, nur in umgekehrter Reihenfolge? Er sucht zu bestimmten Verhaltensweisen, die er bewußt nicht nennt, entsprechende physiognomische Korrespondenzen, die als Signifikanten die intendierten Bedeutungen repräsentieren. In *Romeo und Julia auf dem Dorfe* macht er den nackten Angler zum „Dickbauch" (II, 81). Gleich ihm statten seine Gestalten die darzustellenden Mönche mit unförmlichen Bäuchen aus. Und die Dekodierung der Bedeutung, die jeweils der auffällige Körperteil signalisiert, wird abgesichert. Die Dickbäuchigkeit tritt in ein Bündnis mit der Kahlköpfigkeit, um das Zeichen für Unmäßigkeit zu stützen, ja zu verdoppeln. Von dieser etwas fragwürdigen Körpersemiotik macht Keller gleich ein zweites Mal Gebrauch, indem er das Zusammenspiel der „sprechenden" Körperteile ein wenig variiert. Bei der Zechergestalt soll das Bündnis von Rotnasigkeit und Kahlköpfigkeit die Eindeutigkeit des Signifikates „Unmäßigkeit" verbürgen, beim Angler jenes von Dickbäuchigkeit und Kahlköpfigkeit. Auch darin eifern seine Gestalten ihm nach. So korrespondiert der Dickbäuchigkeit der Mönche – im Rollenkonzept der Zecher – die Rotnasigkeit. Selbst für Differenzierungen der Signifikate bei prinzipieller Übereinstimmung ist gesorgt: die Nasenröte signalisiert Trunksucht, die Dickbäuchigkeit Eßgier, die Kahlköpfigkeit eine ausschweifende Lebenshaltung und das Schwarz der Füße Unreinlichkeit.

Im Vertrauen auf die eindeutige Semantik dieser Körpersprache überläßt Keller die verbale Explikation derselben getrost dem Leser. Das macht die Kunst der unmerklichen Leserführung aus. Kaum zu überbieten ist darin seine indirekte Charakteristik der Angler: sie steuert die Rezeption des Lesers ganz und gar nach seinem Willen, wie die Analyse der Kleidersprache belegt hat. Das rückt auch das Indirekte der Figurencharakteristik in ein deutlicheres Licht: sie ist die unabdingbare Voraussetzung für die verborgene Leserführung. Direkte Figurencharakteristik hingegen lenkt den Leser so, daß ihm jede Rezeptionsarbeit erspart bleibt. Sie gönnt ihm nicht einmal den Schein der Selbständigkeit, die ihm die indirekte scheinbar beläßt.

3. Die „ins Moderne [...] übersetzte"[7] Metamorphose als Darstellungsprinzip

a. Die „Vulkansdiener". Die Mutation einer Ovidschen Szene

In der Rahmengeschichte der *Zürcher Novellen* stößt Herr Jacques, der ein Original und Dichter werden will, während seines Spazierganges auf die „Gesellschaft der Konstaffleren und Feuerwerker". Sie zünden Bomben und spiegeln ihre militante Lustbarkeit auch im

> „[...] Rundgesang: ‚Lasset die feurigen Bomben erschallen', in welchem an jeden die Frage gerichtet wurde: Herr Bruder, deine Schöne heißt? welche Schöne jeweilig nach ihrer Namhaftmachung hochleben mußte. Da riefen nun die einen, mit Schonung der würdigen Hausfrau, den verstellten Namen irgend einer Jugendfreundin, wie Doris, Phillis oder Chloe. Andere nannten Diana, Minerva, Venus, oder Constantia, Abundantia und dergleichen. Das waren aber keine Damen, sondern Lieblingsgeschütze, die ehrbar im Zeughause standen. Diese Geschütznamen wurden jedesmal wie Kanonenschüsse, mit furchtbarer Donnerstimme ausgestoßen, so daß es fast tönte, wie wenn die Rohre einer Zwölfpfünderbatterie eines nach dem andern abgefeuert würden." (II, 617)

Diesem Text wird man kaum gerecht, stuft man ihn bloß als ein eindrückliches Beispiel indirekter Figurencharakteristik ein, in der Meinung, er beschränke sich darauf, die ausgelassene Mutwilligkeit, die überschäumende Lebensfreude eines biederen Männervereins zur Anschauung zu bringen. Eher wird man dem Text gerecht, wenn man sein Spezifikum in der Fähigkeit erblickt, so zu tun, als ginge es ihm nur darum. Doch die Täuschung hält nicht lange an, und man merkt: so ganz geheuer geht es da nicht zu, wenn „die weißen Herren in stiller Fröhlichkeit hantierten wie die baren Teufel." (II, 615) Es ist schwierig, mit dem Text zu Rande zu kommen: Die Ritualdramaturgie (mit der zudringlichen Frage „Herr Bruder, deine Schöne heißt?") verträgt sich ebensowenig wie die Lautstärke der Antwort mit dem quasi-öffentlichen Kollektiv als einem Geständnisgremium. Wider jede Erwartung werden die Namen der Schönen „herausgestoßen mit einer Donnerstimme". Was für einen Reim soll man sich auf diesen ohrenbetäubend martialischen Schrei-Akt machen? Über die Irritation mag man sich als Außenstehender mit einer symbolischen Deutung hinweghelfen, etwa der Art: Die Prozedur demonstriere unbewußt die Macht, die sich die Männer als Meister und Herren über ihre „Schönen" anmaßen. Dieser

[7] Bd. 2, S. 935.

Deutung leistet der Eindruck Vorschub, die „Donnerstimme" imitiere das dem Gewaltprinzip dienende Geschütz.

Gleich nach der Nennung der Frauennamen setzt der Erzähler den Leser in den Stand des Eingeweihten. „Das waren aber keine Damen, sondern Lieblingsgeschütze". Dennoch: das Spiel mit der Erregung einer falschen Erwartung löst sich nicht in ein Heiterkeit erzeugendes „Nichts" auf. Mit dieser „Aufklärung" ist das Problem für den Leser nicht gelöst, sondern verschoben und verstärkt. Die Frage lautet nun: Warum benennen die Feuerwerker ihre Lieblingsgeschütze mit Frauennamen? Das ist doch eine Verletzung der strikten Maxime, den Bereich der Kanonen, das exklusiv männliche Territorium, hermetisch abzuschirmen vor dem anderen Geschlecht; ist doch der Umgang mit den Kanonen ein geschlechtsspezifisches Vergnügen. Entgegen dieser Maxime müssen – das ist ein beklemmender Widerspruch – die prinzipiell Ausgeschlossenen als Namensspenderinnen herhalten für Geschütze, den stolzen Ausgeburten aggressiver Phantasie.

Läßt sich der Widerspruch mit der Annahme lösen, die Benennung sorge für einen verschwiegenen Reiz der Überwindung, die es koste, den „verstellten Namen irgendeiner [sic! V.N.] Jugendfreundin" den Versammelten zu verraten? Die „Donnerstimme" läßt eher das Gegenteil vermuten: sie ist das akustische Zeugnis schnöder Preisgabe einer kostbaren Erinnerung, und zwar für Zwecke, die der Zartheit der einstigen Empfindung Hohn sprechen: die Feuerwerker opfern – dies gegen den Strich der Kellerschen Intention gelesen, aber auf die verborgene Dimension ausgerichtet, an der unser Text, seiner scherzhaften Leichtigkeit zum Trotz, partizipiert – die Feuerwerker opfern die mitvergegenwärtigte Empfindungswelt dem rituellen Akt der Festigung, der Beglaubigung der Vorherrschaft, die dem männlichen Kollektiv mit ihrer militanten Symbolik eingeräumt wird.

Das drängt, läßt man sich von der Autorintention nicht blenden, zu dem Schluß: Die Benennung der Geschütze mit Frauennamen fördere nur zutage, was seit jeher Bestandteil der archaischen Tiefenschicht des männlich kollektiven Unbewußten ist: die unterschwellige Verwandtschaft oder gar Überlappung der Beziehungen, die der Mann zu beiden Bereichen unterhält. Mit Kanonen erobert man Länder, und es sind die ausgeschlossenen Frauen, mit deren Eroberung man sich in Männerbünden und -vereinigungen brüstet.

Beschwert diese Deutung nicht den Text einer launigen Skizze aus dem 19. Jahrhundert mit einem Diskurs aus dem 20. Jahrhundert? Die Frage zu bejahen hieße, eine zeitunabhängige Konstante im archaischen Untergrund ignorieren. Zu deren geschichtlichen Manifestationen gehört als tragende Komponente auch der Kult des Phallischen, der einst das helle Tageslicht nicht scheute, um sich dann über Epochen hinweg im Untergrund zu behaupten. Kaum erneut an die Oberfläche gedrungen, wird er abgewehrt und entsprechend überformt. Auch Kellers Text neutralisiert die von jener Komponente mitgeprägte archaische Konstellation, damit sie die gesellschaftlichen Tabus des 19. Jahrhunderts nicht anrühre. Der Text versucht, sichtlich beflissen, alles irgendwie viktorianischen Vorstellungen Anstößige mit scherzhafter Ironie oder einem Wohlklang des Gesitteten zu übertönen. Doch will das nicht so recht gelingen: Wenn man, um ein Beispiel zu nennen, die „würdige Hausfrau" mit dem Spiel der Männer verschont, so ist – nicht: trotz dieser, sondern: – mit dieser chevaleresken Geste eine frauenverletzende Aktion eingestanden.

Damit kommen wir zu dem kritischen Punkt der Debatte, um derentwillen überhaupt der Problemkomplex aufgerollt wird, zur Frage, ob der Text tatsächlich von einer Glättungstendenz dominiert sei oder ob sich nicht seine Strategie viel komplexer zeige, wenn man der Spur folgt, auf die der Grundriß und der Kontext der narrativen Szene deuten. Dann stößt man nämlich auf eine mythische Geschichte vom Ehebetrug, die Ovid in seinen *Metamorphosen* die Töchter des Minyas erzählen läßt. Sol erscheint bei Vulkan, um diesen davon in Kenntnis zu setzen, dass ihn Venus mit Mars betrügt. Nun ist von einem Ehebetrug bei Keller mit keinem Wort die Rede. Doch besteht eine intertextuelle, genauer, eine interkonfigurative Beziehung zwischen beiden Szenen. So wie Sol Vulkan mit den „Vulkansdienern" antrifft, so stößt Herr Jacques auf die Gesellschaft der Feuerwerker. Diese konfigurative Analogie rein formaler Art (allerdings kommt der Gott in bestimmter Absicht, Herr Jacques hingegen rein zufällig) ist nur dann stichhaltig, wenn weitere Korrespondenzen sie stützen. Zu solchen Stützen gehört die metaphorisierende Bezeichnung der Feuerwerker als „Vulkansdiener", die der Erzähler zweimal in den Text wie Wegmarken einstreut; gehört das Zitat aus dem „Neujahrsstück von 1709": „Vulkanens Gesinde hier dienet und trutzt!"; gehört der Name der Venus, der antiken Ehebrecherin, der sich ganz unauffällig unter andere Namen mischt, und gehört – was von besonderem Gewicht ist: – der Name Ovids, der in der Rahmengeschichte fällt (Herr Jacques möchte ein „neuer Ovid" werden).

Die Entsprechungen finden ihre Grenze, aber eine signifikante Grenze: Sie signalisiert eine Mutation der Ovidschen Szene. Die Rolle des Vulkan ist gewissermaßen demokratisiert. Es gibt – die Hierarchie ist in der Zürcher Gesellschaft der Feuerwerker beseitigt – nur noch Vulkansdiener. Und Sol? Seine Rolle ist – ein Ehebruch ist den „Vulkansdienern" nicht zu hinterbringen – auch hinfällig geworden. Doch findet sich nicht ein Reflex von ihm in einer zweiten Textschicht oder Bedeutungsebene? Unter Berufung auf Lichtenbergs Diktum „Ohne

Hypothesen [...] läßt sich nichts ausrichten,"[8] riskiere ich einige spekulativ anmutende Überlegungen, zu denen mich zunächst das Wort „Scheibe" in dem Kontext unserer Textstelle veranlaßt.

> „[...] während die Bomben in hohem Bogen am blauen Himmel nach der Scheibe hinfuhren und die weißen Herren in stiller Fröhlichkeit hantierten wie die baren Teufel." (II, 615)

„Scheibe" bedeutet wohl das Signifikat Zielscheibe. Aber konnotiert nicht mancher Leser mit der „Scheibe" die Zusatzbedeutung „Sonne"? – Sorgt für diese sekundäre Lesart nicht das Wirken der „baren Teufel", die Bomben am „blauen Himmel" entlang spedieren? – Eine solche Konnotation, die unabhängig davon besteht, ob der Autor sie intendiert hat[9], macht erst dann einen Sinn, wenn damit ein Bedeutungsüberschuß verbunden ist. Dies ist der Fall, unterstellt man, in den „Vulkansdienern" überlebe Mars, da jene mit ihm das „kriegerische Wesen" teilen. Als wäre ihm mit ihrer provokativen Bombenaktion eine, wenn auch späte und nur symbolische, Rache an Sol vergönnt. Gleichsam eine Konnotation zweiter Potenz: Mit der „Scheibe" konnotiert man „Sonne" und mit dieser im entsprechenden Kontext „den Sonnengott", der Mars verraten hat. Da sich diese Lesart nur als eine erweiterte, vermittelte Konnotation versteht, ist sie gegen den Vorwurf der Überinterpretation gefeit.

Indes sorgt eine andere Frage für erneute Bewegung in der Deutung: Wie kommt es zur Bezeichnung „Vulkansdiener"? Die Anwort ist einfach: Von der Wortbildung „Vulkansgesinde", das in dem von Keller zitierten „Neujahrsstück von 1709" steht, ist es ein kleiner Schritt zu dem Synonym „Vulkansdiener". Frage und Antwort haben indes einen Haken: sie verfehlen mit ihrer „Einfachheit" die Komplexität der Konfiguration. Nicht darum geht es, daß Keller weder im achten Gesang der *Odyssee* noch im vierten Buch der *Metamorphosen* auf die besagte Bezeichnung gestoßen ist, sondern um die Frage: Wo findet sich eine Kombination vom Ovid-Komplex und den Vulkansdienern so einprägsam ins Wort oder Bild gebannt, daß sie Keller zu der Kreation einer realistischen Entsprechung treibt? Diese Voraussetzungen erfüllt Velasquez mit seinem der Ovidschen Version verpflichteten Bild ‚Apollo in der Vulkansschmiede', auf dem Apoll bei Vulkan und den „Vulkansdienern" erscheint.[10] Diese Konfiguration könnte – so unsere

---

[8] Georg Christoph Lichtenberg, *Schriften und Briefe*, hrsg. von Wolfgang Promies, Darmstadt 1971, 2. Bd. („Sudelbücher II'), S. 280.

[9] Zu dieser Frage und zu Kellers Beziehung zum „Offizierskollegium" vgl. seinen Brief an Theodor Storm vom 29. Dez. 1881.

[10] Keller dürfte Velasquez' Bild bekannt gewesen sei, und zwar – so ein sehr nützlicher Hinweis von Oskar Bätschmann (Universität Bern), wofür ich ihm sehr

Hypothese – derart auf Kellers Phantasie gewirkt haben, daß blitzartig ein Teil des Plots geboren ward: Statt Sol oder Apoll erscheint der nicht-mythische, der originalitätssüchtige Herr Jacques als „neuer Ovid" bei den (der Realität entnommenen) „Feuerwerkern". Daraus ergibt sich in produktionsästhetischer und -genetischer Perspektive: Die Bezeichnung „Vulkansdiener" ist nicht etwa als metaphorischer Ornatus der Figurenschilderung nachgeordnet, sondern umgekehrt: Kellers Blick ist bei der Konzeption der Rahmengeschichte auf solche Elemente der Realität ausgerichtet, die der mythischen Szene korrespondieren. Verhält es sich so, dann ist die Beziehung zwischen Sol und den „Vulkansdienern" als vorgängige mythische Konfigurationsfolie dem konkreten Schaffensakt verfügbar, und sie kann in folgerichtiger Symmetrie auf der Plotebene mit dem Zusammentreffen des Herrn Jacques und den Feuerwerkern besetzt werden. Diese Konfiguration nimmt sich beim Lesen als bloß kontingente aus und verrät nichts – jetzt mit einem kantischen Begriff, um die Vorgängigkeit der mythischen Konfiguration zu betonen: – von der „Transzendentalitität" ihrer Steuerung.

Was ergibt sich aus der Umbesetzung der Sol-Rolle bei Velasquez? Apollo statt Sol: Zwar ließe sich die Figur des Apollo bei Keller so wenig besetzen wie die des Sol, aber sie hätte sich möglicherweise umwandeln lassen. Dem Geist des „Gottes der Künste" und der Dichtkunst, des Bürgen der „sittlichen Ordnung und des edlen Maßes"[11] korrespondiert, eine apollinische Dichtungsart, die, grosso modo, das leistet, was man sich vom Apollinischen im Unterschied zum Dionysischen erwartet.[12] Und zeigt sich nicht in Kellers Text das Apollinische in dem Versuch, die Risse zu verdecken, durch die das abgründig Archaische des kollektiven Unbewußten sichtbar wird? Harmonisierung und nicht Rausch und nicht dithyrambisches Bekenntnis – das ist die

---

danke – über Franz Kuglers *Handbuch der Geschichte der Malerei seit Konstantin dem Großen*. Dafür spricht, daß die 2. Auflage, von Jakob Burckhardt bearbeitet, bei Duncker und Humblot 1847 erschienen ist. Keller kannte den Autor und verkehrte mit Dunckers während seiner Berliner Zeit und mit Burckhardt während dessen Zürcher Zeit. – Daß Keller zudem eine Reproduktion vom Bild bekannt war, ist keineswegs auszuschließen. Zum Bezug des Bildes zu Ovid vgl. Friedrich Teja Bach, ‚Metamorphosen Ovids in Velasquez' Malerei', in: NZZ Nr. 68, 1992, S. 68f. – Für den Hinweis auf die mögliche Bedeutung der Hephaistos-Partien im 18. Gesang der *Ilias* für das Bild von der Vulkansschmiede danke ich Niklaus Erb (Braunwald).

11 Herbert Hunger, *Lexikon der griechischen und römischen Mythologie*, Wien 1959, S. 50.

12 Zum Dionysischen im Aspekt des Glücks bei Keller vgl. Renate Böschensteins Aufsatz: ‚Kellers Glück', in: *Gottfried Keller. Elf Essays*, a.a.O., S.179 und Kaiser a.a.O., S. 265.

Devise der apollinischen Kunst, der auch die Erzählstrategie unseres Textes zuzurechnen ist.

Die Gegenfrage: Worin soll denn der Abgrund bestehen? Eine Ehebruchsgeschichte gibt es doch nicht. Wohl aber liegt ein kollektiver Betrug vor: Im „neuen Ovid" betrügt nicht Venus den Vulkan bzw. den Ehemann, sondern die „Vulkansdiener" betrügen die Hausfrauen mit ihrer „Venus", ihrem „Lieblingsgeschütz". Gerade daß kein handfester, willentlicher Betrug vorliegt, sondern ein Ritual, in dem sich mittels komplexer Verschiebungen und Substitutionen ein kollektiver Fremd- und Selbstbetrug manifestiert, berechtigt, von einer „Übersetzung"[13] der narrativen Szene Ovids „ins Moderne" zu sprechen. Ovids Szene handelt von keiner Metamorphose. Entspricht hingegen nicht das Prinzip der „Übersetzung" einer solchen, freilich in einem besonderen, eben in einem „ins Moderne [...] übersetzten" Verständnis? Eine so verstandene Uebersetzung ist eine spezifische Form der dichterischen Produktion im Zeichen der Verwandlung, die Gegenstand unserer Untersuchung ist.

b. Eine Physiognomik-Attacke oder die Lust an Metamorphosen?

Eine weitere Textstelle, die Nähe zu Ovid verrät, ist die Schilderung der Mädchengesichter. Sie findet sich ebenfalls in der Rahmengeschichte der *Zürcher Novellen*. Herr Jacques und sein Pate stoßen während ihres Spaziergangs auf eine ausgelassene Mädchenschar, nachdem sie die Feuerwerker verlassen haben.

> „Hier das schönäugige Gesichtchen mit den etwas starken, familienmäßigen Vorderzähnchen ahnte nicht, daß es in weniger als zehn Jahren ein sogenannter Totenkopf sein würde; dort das regelmäßige ruhige Engelsantlitz schien unmöglich Raum zu bieten für die Züge anererbter Habsucht und Heuchelei, welche in kurzer Zeit es durchfurchen und verwüsten sollten; wer glaubte von jenem rosigen Stumpfnäschen, daß es zu einem Thron und Sitz unerträglicher Neugierde und Spähsucht bestimmt war und die beiden Sternäugelein links und rechts in falsche Irrlichter verwandeln würde? Wer hätte von dem küßlichen Breitmäulchen da denken können, daß seine jetzo so anmutigen Lippen dereinst, von ewiger Bewegung kleiner Leidenschaften und Müßigkeiten ausgedehnt und formlos geworden, sich bald gegen das rechte, bald gegen das linke Ohr hin verziehen, bald die untere die obere, bald die obere die untere bedecken, dann plötzlich wieder beide vereint sich verlängern und als Entenschnabel schnattern würden? Ei, und dort das angehende Spitznäschen, das die erhabene Beatrix für einen kommenden Dante zu verkünden scheint und sich zu einem Geierschnabel auswachsen wird, der einem ehelichen Dulder täglich die Leber aufhacket, unversehrt von seinem schweigenden Hasse! Und wiederum diese in gleichmütiger Unschuld und zarter Heiterkeit lachende junge Rose, die vor der Zeit entblättert sein wird

---

[13] Zu Kellers unterschiedlicher Verwendung des Begriffes „Übersetzung" vgl. Bd. 2, S. 751 und S. 935.

> von tausend Sorgen und ungeahnten Erfahrungen, gebleicht von Kummer und zu schwach auch nur für den Widerstand der Verachtung!" (II, S.619)

Ist der Text nicht ein, wenn auch verhülltes, Pamphlet gegen die Physiognomik?[14] Denn wenn ein „regelmäßiges ruhiges Engelsantlitz [...] Züge anererbter Habsucht und Heuchelei" annimmt, ist doch jede Deutbarkeit des Gesichts bestritten und generell die Physiognomie als Zeichen für bestimmte Wesenseigenschaften widerlegt. Der Angriff gegen die Physiognomik ist von ätzender Schärfe, weil die Heuchelei obendrein als „anererbt" bezeichnet wird, und eine solche ist aus einem „regelmäßigen ruhigen Engelsgesicht" niemals zu erschließen. In dieselbe Kerbe der Physiognomik-Kritik hauen auch alle weiteren Beispiele, deren Argumentationsmuster sich mit dem des ersten Beispiels völlig decken. Sie haben die Anfechtbarkeit des physiognomischen Axioms und gesunden Menschenverstandes zu demonstrieren, worin ihnen die suggestiv rhetorischen Fragen („wer glaubte" oder „wer hätte [...] da denken können") beistehen. Das Axiom besagt, „aus der Form und Beschaffenheit der äußeren Teile des menschlichen Körpers, hauptsächlich des Gesichts [sei] die Beschaffenheit des Geistes und des Herzens zu finden [...]."[15] Im Grunde ist es ein einziger Satz des Keller-Textes, der, ständig variiert, das Fundament der Physiognomik zertrümmert. Denn wie hätte man je dem „rosigen Stumpfnäschen", „einem angehenden Spitznäschen" und „einem küßlichen Breitmäulchen [...] mit anmutigen Lippen" ansehen oder ihnen – auf der Basis der Physiognomik – entnehmen können, daß sie „ein Thron und Sitz unerträglicher Neugierde" bzw. ein „Geierschnabel" oder „Entenschnabel" werden könnten? Wären solche lieblosen Prognosen von zuverlässigen Beobachtungen zu Lebzeiten Lavaters bestätigt worden, sein Los als Physiognom wäre Kapitulation und Resignation gewesen, während sein Kontrahent, der Pathognomist Lichtenberg[16], nur lakonisch seine die Physiognomik aus den Angeln hebende Frage wiederholt hätte: „was hat Schönheit des Leibes [...] mit der Schönheit der Seele zu tun [...]?"[17]

---

[14] Für das Konstruierte dieses Textes spricht seine Ökonomie: die Gesichter scheinen aus einem einzigen Gesicht herausgeschnitten, genauer: diesem scheint jeweils ein Gesichtsteil entnommen (außer der Nase, die zweimal synekdochisch ein Gesicht vertritt); seine Bilder hingegen bezieht der Text aus heterogenen Quellen (wie Heldensage, Dichterleben, Dramenrede).

[15] Lichtenberg, *Schriften und Briefe*, München 1974, Bd. 3, S. 264.

[16] Vgl. zu Lichtenbergs kontroversem Standpunkt gegenüber Lavater u.a. Peter von Matt, *‚...fertig ist das Angesicht'. Zur Literaturgeschichte des Gesichts*, München 1983, S. 93ff.

[17] Lichtenberg a.a.O., S. 270.

Doch regen sich Zweifel, ob eine solche Attacke wider die Physiognomik die einzige Triebfeder der Schilderung ist, denn der aggressiven Intention fügen sich die Beispiele am Anfang und am Schluß keineswegs. Der Totenkopf, ein geradezu barockes Emblem, und das Lessings *Emilia Galotti* entlehnte Bild von der vorzeitigen Entblätterung einer „lachenden jungen Rose" mahnen eindringlich an die Vergänglichkeit des „schönäugigen Gesichtchens", und besieht man darauf die andern Gesichts(teil)schilderungen, so fällt auf: ihnen allen gemeinsam ist die Desillusionierung des Schönen als eines schnell Vergänglichen. Allerdings ist das nicht so ausschließlich ihre „Botschaft", wie es im ersten und letzten Beispiel der Fall ist. Der sich aufdrängenden Annahme, es werde dem barocken Vergänglichkeitstopos Referenz erwiesen, steht die Ausklammerung der Ewigkeitsdimension entgegen. Folglich kann das Telos des Textes nicht in einer Reaktivierung barocken Geistes bestehen, so wenig wie die Frontstellung gegen die Physiognomik die ausschließliche Absicht der Schilderung sein kann. Und wie vertrüge sich auch barocke Frömmigkeit mit dem ressentimentgeladenen Blick, der die grimassenartigen Veränderungen „anmutiger" Lippen hämisch registriert? Steht die Schilderung der Verwandlungen in seinem Solde? Doch wohl eher umgekehrt. Denn nur die schonungslos entlarvende Optik ist dazu prädestiniert, den brüskierenden Entstellungen und Verzerrungen aufzulauern: das Ausmaß, das sie annehmen, läßt sie – darin besteht die poetologische Rechtfertigung des misogynen Blicks – als Metamorphosen erscheinen, die sonst nur die im Realismus obsolet gewordenen Mythen kennen. Der böse Blick also im Dienste des Textes, im Dienste der Steigerung seiner Poetizität?

Gewißheit darüber zu gewinnen, worin das eigentliche Telos des Textes besteht, verlangt besondere Umsicht. Zunächst gilt es, die anfänglichen Bildungen des Gesichtsausdrucks mit den jeweiligen vorausgesagten Verformungen aufzulisten und nach einem Kriterium zu suchen, das die gemeinsame Klammer für alle Beispiele bilden könnte:

- schönäuiges Gesicht > Totenkopf
- regelmäßiges Engelsantlitz > Züge anererbter Habsucht und Heuchelei
- rosiges Stumpfnäschen > Thron und Sitz unertraglicher Neugierde und Spähsucht
- Sternäuglein links und rechts > Irrlichter
- küßliches Breitmaul und anmutige Lippen > (von ewiger Bewegung kleiner Leidenschaften ausgedehnt und formlos geworden) > Entenschnabel
- Spitznäschen > Geierschnabel

Der anfängliche Ausdruck der Gesichter und der spätere stehen beinahe in kontradiktorischem Verhältnis zueinander, das auf einen allen Beispielen gemeinsamen Vorgang deutet: Wie von einer unbekannten Macht, als wäre der Mythos noch lebendig, scheint jedes Gesicht in ein anderes – mit dem im Text verwendeten Ausdruck: – „verwandelt". Die Verwandlung aber widerstreitet dem Postulat der Wahrscheinlichkeit, das für den Autor der *Zürcher Novellen* uneingeschränkt gilt. Und es geht ja auch mit rechten Dingen zu: diese „Verwandlungen" sind nicht das Werk einer mythischen Gottheit, die Menschen z.B. in Tiere verwandelt, sie sind Wirkung eines Kunstgriffes: der Zeitraum steter Veränderungen wird gleichsam übersprungen und Anfangs- und Endzustand der Physiognomien nebeneinandergestellt.

Diese Schilderung scheint somit nach dem Prinzip der Metamorphosen zu verfahren, ohne deshalb die realistischen Prämissen außer Geltung zu setzen. Das solcherart poetisch Exemplarische der Schilderung wird erst offenbar,wenn man die Oppositionen berücksichtigt, in denen sie zu Versuchen steht, die auch in einer Art Dichtung „Verwandlungen" intendieren. Da ist der Möchtegern-Ovid. Als einen solchen weist Herrn Jacques sein Heft mit der Überschrift „Der neue Ovid" aus,

> „in welches eine neue Folge von Verwandlungen eingetragen werden sollte, nämlich Verwandlungen von Nymphen und Menschenkindern in Pflanzen der Neuzeit, welche die Säulen des Kolonialhandels waren, dem das elterliche Haus sich widmete. Statt des antiken Lorbeers, der Sonnenblume, der Narzisse und des Schilfes sollte es sich um das Zuckerrohr, die Pfefferstaude, Baumwoll- und Kaffeepflanze, um das Süßholz handeln [...]." (II, S. 612)

Dem wissentlichen und forcierten, dem mißratenen Dichten, das Poetisches durch Prosaisches ersetzt, kontrastiert aber auch das unwissentliche und unwillkürliche „Dichten" der Feuerwerker (sie verwandeln ihre „ehrbaren Kanonen" – auf metaphorischer Ebene – in Frauengestalten). Und diesen beiden Formen des „Verwandelns" steht – in hierarchisch gegliederter Opposition – das wissentliche und inspirierte, das geglückte dichterische Verwandeln gegenüber, wofür die Schilderung der jungen Mädchenschar steht.

Nun die entscheidende Frage: Ist ein genuin poetisches Verfahrensprinzip nach dem Modell einer „ins Moderne [...] übersetzten" Metamorphose in dieser Schilderung wirksam? Wir stehen vor derselben methodischen Frage, die uns die Rückverwandlung gestellt hat, und ebenso wie dort gilt das Postulat, vom Modell sei nur dann zu reden, wenn es auch in ganz anderem Kontext zur Anwendung kommt. Das ist im *Sinngedicht* der Fall.

> „Der junge Tagesschein erleuchtete die Studierstube eines Doktor Fausten, aber durchaus ins Moderne, Bequeme und Zierliche übersetzt. Statt der malerischen

> Esse, der ungeheuerlichen Kolben und Kessel, gab es da nur feine Spirituslampen und leichte Glasröhren, Porzellanschalen und Fläschchen mit geschliffenem Verschlusse, angefüllt mit Trockenem und Flüssigem aller Art, [...]. Kein ausgestopftes Monstrum hing an räucherigem Gewölbe, sondern bescheiden hockte ein lebendiger Frosch in einem Glase und harrte seines Stündleins, und selbst das übliche Menschengerippe in der dunklen Ecke fehlte, wogegen eine Reihe von Menschen- und Tierschädeln so weiß und appetitlich aussah, daß sie eher den Nippsachen eines Stutzers glichen als dem unheimlichen Hokuspokus eines alten Laboranten. Statt bestaubter Herbarien sah man einige feine Bogen mit Zeichnungen von Pflanzengeweben, statt schweinslederner Folianten englische Prachtwerke in gepreßter Leinwand." (II, S. 935)

Die Schilderung, eine eindrückliche indirekte Figurencharakteristik metonymischer Art (auf die es hier nicht als solche ankommt, zumal der Chemiker Reinhart nicht in die Rubrik der Randgestalten gehört), erweckt den Eindruck, der jetzige Arbeitsraum sei aus der mittelalterlichen Alchimistenküche entstanden oder diese habe sich in jenen verwandelt. Wie kommt dieser Zauber zustande? Anfang und Ende eines über Jahrhunderte währenden räumlichen Entwicklungs- und Änderungsprozesses werden zusammengezogen und die unendlich vielen Zwischenstadien ausgespart. Dieses Verfahren deckt sich grosso modo mit dem der Mädchenschilderung. Das führt zu dem Schluß: Den metamorphosenartigen Verfahrensweisen der beiden Schilderungen liegt dasselbe Modell oder Strukturierungsprinzip zugrunde.

Da Keller davon ebensowenig wie vom bereits eruierten Modell der gescheiterten Rückverwandlungen Kenntnis gehabt haben konnte, ergibt sich als weitere Summe, die einen tieferen Einblick in einen kleinen Sektor der Schaffensgrammatik und ihrer Genese gewährt: Das Prinzip der Metamorphosen muß von dem Bereich spektakulärer mythischer Ereignisse, die u.a. Ovid zum Gegenstand der Dichtung gemacht hat, in den Untergrund der dichterischen Phantasie Kellers immigriert sein, um nun als metamorphorisierende Prägeform für eminent poetische Schilderungen zu sorgen.

Gegen das prosaische „Zeitalter des Fracks und der Eisenbahn"[18] behauptet sich das Reich des „Poetischen" mit vielfältigen, genuin dichterischen Mitteln. Eines davon ist die Figuren- und Raumdarstellung im Zeichen der Verwandlung.

---

[18] 3. Bd., S. 1250.

WOLFRAM GRODDECK, Basel

„Vom Gesicht und Räthsel"

Zarathustras physiognomische Metamorphosen

Unus erat toto naturae vultus in orbe,
Quem dixere Chaos

Wenn man der Anekdote glauben will, hat Nietzsche seinem Zarathustra erst im nachhinein und gesprächsweise ein Gesicht verliehen: als er 1885 im Zimmer von Peter Gast das Selbstportrait des greisen Leonardo da Vinci entdeckte, soll er geäußert haben: „Aah! das ist ja *Zarathustra*! so ungefähr hab' ich ihn gedacht!"[1] Daß Nietzsche seine literarische Figur Zarathustra nachträglich mit den Zügen Leonardo da Vincis versieht, ist nur darum möglich, weil die Physiognomie des zögernden Lehrers der „Ewigen Wiederkunft" im Text von Nietzsches Dichtung bemerkenswert unbestimmt bleibt. Zarathustra scheint sich nicht so sehr als plastische literarische Gestalt, sondern eher als „Name" eines Prinzips im Text von *Also sprach Zarathustra* darzustellen.[2] Dennoch wird Zarathustras Antlitz einmal, gleich zu Beginn des Buches, sichtbar; im Gespräch mit dem „Greis" findet sich eine der seltenen expliziten Äußerungen zur Physiognomie Zarathustras:

> „Ja, ich erkenne Zarathustra. Rein ist sein Auge, und an seinem Munde birgt sich kein Ekel. Geht er nicht daher wie ein Tänzer?"[3]

Der „Greis" beschreibt nicht eigentlich Zarathustras Gesicht, sondern er deutet es, indem er in seinen Zügen *liest*. Die physiognomische Me-

---

[1] Zitiert nach Mazzino Montinari, *Nietzsche lesen*, Berlin 1992, S. 140. Gustav Naumann reproduziert die besagte Röthelzeichnung des Leonardo in seinem *Zarathustra-Commentar, Erster Theil*, Leipzig 1899. S. 25 schreibt er dazu: „Das berühmte turiner Blatt mit dem Selbstportrait des alten Lionardo da Vinci [...] giebt, nach dieser Aeußerung Nietzsches, die Züge wieder, welche wir uns als diejenigen Zarathustra des Greises zu denken haben".

[2] „Man hat mich nicht gefragt, man hätte mich fragen sollen, was gerade in meinem Munde, im Munde des ersten Immoralisten, der Name Zarathustra bedeutet" schreibt Nietzsche im „Ecce homo". *Nietzsche Werke, Kritische Gesamtausgabe*, hrsg. von Giorgio Colli und Mazzino Montinari, Berlin 1967ff. VI 3, S. 365 (im Folgenden: KGW Band, Seite).

[3] KGW VI 1, S. 6.

thode, der Glaube an die Lesbarkeit des Gesichtes, scheint somit eine Voraussetzung im Text von *Also sprach Zarathustra* zu sein. Zarathustras Augen und Mund, als Ausdruck von Reinheit, und der Vergleich seines Ganges mit einem „Tänzer", als Ausdruck vollkommener Bewegung, lassen sich aber zugleich auch als Stil-Metaphern des Textes *Zarathustra* verstehen. „Zarathustra ist ein Tänzer"[4] sagt Nietzsche im *Ecce homo*, und an Erwin Rohde schreibt er über *Also sprach Zarathustra* schon am 22. Februar 1884: „Mein Stil ist ein Tanz; ein Spiel der Symmetrien aller Art und ein Überspringen und Verspotten dieser Symmetrien."[5]

Zarathustras Gesicht und Gang werden in der Rede des Einsiedlers am Anfang des Buches zu Erkennungszeichen für den Stil, aber durchaus auch zu Indizien für das „psychologische Problem im Typus des Zarathustra"[6]. Als Metapher für die Verdeutlichung eines psychologischen Problems findet sich die physiognomische Methode auch in *Götzen-Dämmerung* wieder,[7] im Zusammenhang mit dem „Problem des Sokrates":

> „Die Anthropologen unter den Criminalisten sagen uns, dass der typische Verbrecher hässlich ist: monstrum in fronte, monstrum in animo. Aber der Verbrecher ist ein décadent. War Sokrates ein typischer Verbrecher? – Zum Mindesten widerspräche dem jenes berühmte Physiognomen-Urteil nicht, das den Freunden des Sokrates so anstössig klang. Ein Ausländer, der sich auf Gesichter verstand, sagte, als er durch Athen kam, dem Sokrates in's Gesicht, er sei ein monstrum, – er berge alle schlimmen Laster und Begierden in sich. Und Sokrates antwortete bloss: ‚Sie kennen mich, mein Herr!' " –

Die physiognomische Methode, wie fragwürdig auch immer,[8] wird zur Metapher eines Erkennens von Verborgenem, das auf der Oberfläche

---

4 KGW VI 3, S. 343.

5 *Friedrich Nietzsche, Briefwechsel, Kritische Gesamtausgabe*, hrsg. von Giorgio Colli und Mazzino Montinari, Berlin/New York 1975ff., Band III 1, S. 479.

6 KGW VI 3, S. 342f.

7 KGW VI 3, S. 63.

8 Aus dem Zitat wird deutlich, daß sich Nietzsche hier im Dunstkreis des Degenerationstheoretikers Cesare Lombroso bewegt. Den Zusammenhang der Verbrechertypologien im späteren 19. Jahrhundert mit der physiognomischen Debatte um Lavater entwickelt Martin Stingelin in seinem Beitrag „Der Verbrecher ohnegleichen" im vorliegenden Band. – Eine direkte Auseinandersetzung Nietzsches mit der Physignomik Lavaters läßt sich nicht nachweisen. Dafür befindet sich die Ausgabe von Lichtenbergs *Vermischten Schriften*, Göttingen 1867, mit zahlreichen Anstreichungen von Nietzsches Hand in seiner nachgelassenen Bibliothek (vgl. Max Oehler, *Nietzsches Bibliothek*, Weimar 1942). – Montinari vermutet, daß Nietzsche die Sokrates-Episode aus Lichtenbergs Aufsatz *Über Physiognomik* entnommen hat (*Friedrich Nietzsche, Sämtliche Werke, Kritische Studienausgabe*, hrsg. von Giorgio Colli und Mazzino Montinari, München 1980, Band 14, S. 413). In der Lichtenberg-Ausgabe von 1867, Band 4, S. 31 findet sich noch eine ausführlichere Herausgeberanmerkung zur Sokratesstelle, die in

liegt und darauf wartet, gelesen – und dem Betroffenen „in's Gesicht" gesagt zu werden.

> „Denen sehe ich in's Auge, – denen sage ich es in's Gesicht und in die Röthe ihrer Wangen: ihr seid Solche, welche wieder beten!"[9]

Was im „Gesicht" gelesen werden kann, ist das Sichtbare, das durch „Zeichen" verborgen ist:

> „Wahrlich, ihr könntet gar keine bessere Maske tragen, ihr Gegenwärtigen, als euer eignes Gesicht ist! Wer könnte euch – erkennen!
>
> Vollgeschrieben mit den Zeichen der Vergangenheit, und auch diese Zeichen überpinselt mit neuen Zeichen: also habt ihr euch gut versteckt vor allen Zeichendeutern!"[10]

Die problematische Kunst, im Gesicht zu lesen, hat enge Grenzen, sie verfängt sich in Selbstbezüglichkeit, sobald das Gesicht des anderen zurückblickt:

> „Sahst du deinen Freund schon schlafen, – damit du erfahrest, wie er aussieht? Was ist doch sonst das Gesicht deines Freundes? Es ist dein eignes Gesicht, auf einem rauhen und unvollkommnen Spiegel."[11]

Wenn im Gesicht des anderen das eigene Gesicht sichtbar wird,[12] so wird auch der Doppelsinn des Wortes „Gesicht" deutlich, indem es ebensosehr das gesehene Gesicht wie das sehende Gesicht selber meinen kann: „Gesicht" als ‚Antlitz' oder als ‚Vision'.

---

neueren Ausgaben natürlich nicht enthalten ist. Die Stelle findet sich bei Georg Christoph Lichtenberg, *Über Physignomik,* in: *Schriften und Briefe*, hrsg. von Wolfgang Promies, Darmstadt 1972, Bd. 3, S. 271. (Alle Lichtenbergzitate im Folgenden nach dieser Ausgabe).

9 KGW VI 1, S. 223. – Ähnlich gewinnt Zarathustra seine Erkenntnis über die „Prediger der Gleichheit": „aus ihren Gesichtern blickt der Henker und der Spürhund" (KGW VI 1, S. 125).

10 KGW VI 1, S. 149.

11 KGW VI 1, S. 68.

12 Als Kommentar zu dieser Einsicht Zarathustras läßt sich Nietzsches Aphorismus 192 aus *Jenseits von Gut und Böse* lesen: „In einem lebhaften Gespräch sehe ich oftmals das Gesicht der Person, mit der ich rede, je nach dem Gedanken, den sie äussert, oder den ich bei ihr hervorgerufen glaube, so deutlich und feinbestimmt vor mir, dass dieser Grad von Deutlichkeit weit über die Kraft meines Sehvermögens hinausgeht: – die Feinheit des Muskelspiels und des Augen-Ausdrucks muss also von mir hinzugedichtet sein. Wahrscheinlich machte die Person ein ganz anderes Gesicht oder gar keins." (KGW VI 2, S. 116) – Bemerkenswert ist, daß diese Beobachtung im selben Aphorismus im Zusammenhang mit einer Äußerung zur Psychologie des Lesens steht: „So wenig ein Leser heute die einzelnen Worte (oder gar Silben) einer Seite sämmtlich abliest – er nimmt vielmehr aus zwanzig Worten ungefähr fünf nach Zufall heraus und ‚erräth' den zu diesen fünf Worten muthmaasslich zugehörigen Sinn –, eben so wenig sehen wir einen Baum genau und vollständig [...]" (KGW VI 2, S. 115).

Vom Gesicht und Räthsel.

I.

Als es unter den Schiffsleuten ruchbar wurde, dass Zarathustra auf dem Schiffe sei, — denn es war ein Mann zugleich mit ihm an Bord gegangen, der von den glückseligen Inseln kam — da entstand eine grosse Neugierde und Erwartung. Aber Zarathustra schwieg zwei Tage und war kalt und taub vor Traurigkeit, also, dass er weder auf Blicke noch auf Fragen antwortete. Am Abende aber des zweiten Tages that er seine Ohren wieder auf, ob er gleich noch schwieg: denn es gab viel Seltsames und Gefährliches auf diesem Schiffe anzuhören, welches weither kam und noch weiterhin wollte. Zarathustra aber war ein Freund aller Solchen, die weite Reisen thun und nicht ohne Gefahr leben mögen. Und siehe! zuletzt wurde ihm im Zuhören die eigne Zunge gelöst, und das Eis seines Herzens brach: — da begann er also zu reden:

1 (55) Euch, den kühnen Suchern, Versuchern, und wer je sich mit listigen Segeln auf furchtbare Meere einschiffte, —

2 (54) euch, den Räthsel-Trunkenen, den Zwielicht-Frohen, deren Seele mit Flöten zu jedem Irr-Schlunde gelockt wird:

(53) — denn nicht wollt ihr mit feiger Hand einem Faden nachtasten; und, wo ihr errathen könnt, da hasst ihr es, zu erschliessen —

(52) euch allein erzähle ich das Räthsel, das ich sah, — das Gesicht des Einsamsten. —

(51) Düster gieng ich jüngst durch leichenfarbne Dämmerung, — düster und hart, mit gepressten Lippen. Nicht nur Eine Sonne war mir untergegangen.

(50) Ein Pfad, der trotzig durch Geröll stieg, ein boshafter, einsamer, dem nicht Kraut, nicht Strauch mehr zusprach: ein Berg-Pfad knirschte unter dem Trotz meines Fusses.

(49) Stumm über höhnischem Geklirr von Kieseln schreitend, den Stein zertretend, der ihn gleiten liess: also zwang mein Fuss sich aufwärts.

(48) Aufwärts: — dem Geiste zum Trotz, der ihn abwärts zog, abgrundwärts zog, dem Geiste der Schwere, meinem Teufel und Erzfeinde.

(47) Aufwärts: — obwohl er auf mir sass, halb Zwerg, halb Maulwurf; lahm; lähmend; Blei durch mein Ohr, Bleitropfen-Gedanken in mein Hirn träufelnd.

(46) „Oh Zarathustra, raunte er höhnisch Silb' um Silbe, du Stein der Weisheit! Du warfst dich hoch, aber jeder geworfene Stein muss — fallen!

(45) Oh Zarathustra, du Stein der Weisheit, du Schleuderstein, du Stern-Zertrümmerer! Dich selber warfst du so hoch, — aber jeder geworfene Stein — muss fallen!

(44) Verurtheilt zu dir selber und zur eignen Steinigung: oh Zarathustra, weit warfst du ja den Stein, — aber auf dich wird er zurückfallen!“

13 (43) Drauf schwieg der Zwerg; und das währte lange. Sein Schweigen aber drückte mich; und solchermaassen zu Zwein ist man wahrlich einsamer als zu Einem!

14 (42) Ich stieg, ich stieg, ich träumte, ich dachte, — aber Alles drückte mich. Einem Kranken glich ich, den seine schlimme Marter müde macht, und den wieder ein schlimmerer Traum aus dem Einschlafen weckt. —

15 (41) Aber es giebt Etwas in mir, das ich Muth heisse: das schlug bisher mir jeden Unmuth todt. Dieser Muth hiess mich endlich stille stehn und sprechen: „Zwerg! Du! Oder ich!" —

16 (40) Muth nämlich ist der beste Todtschläger, — Muth, welcher *angreift*: denn in jedem Angriffe ist klingendes Spiel.

17 (39) Der Mensch aber ist das muthigste Thier: damit überwand er jedes Thier. Mit klingendem Spiele überwand er noch jeden Schmerz; Menschen-Schmerz aber ist der tiefste Schmerz.

18 (38) Der Muth schlägt auch den Schwindel todt an Abgründen: und wo stünde der Mensch nicht an Abgründen! Ist Sehen nicht selber — Abgründe sehen?

19 (37) Muth ist der beste Todtschläger: der Muth schlägt auch das Mitleiden todt. Mitleiden aber ist der tiefste Abgrund: so tief der Mensch in das Leben sieht, so tief sieht er auch in das Leiden.

20 (36) Muth aber ist der beste Todtschläger, Muth, der angreift: der schlägt noch den Tod todt, denn er spricht: „*War das* das Leben? Wohlan! Noch Ein Mal!"

21 (35) In solchem Spruche aber ist viel klingendes Spiel. Wer Ohren hat, der höre. —

* * *

2.

(34) „Halt! Zwerg! sprach ich. Ich! Oder du! Ich aber bin der Stärkere von uns Beiden —: du kennst meinen abgründlichen Gedanken nicht! Den — könntest du nicht tragen!“ —

(33) Da geschah, was mich leichter machte: denn der Zwerg sprang mir von der Schulter, der Neugierige! Und er hockte sich auf einen Stein vor mich hin. Es war aber gerade da ein Thorweg, wo wir hielten.

(32) „Siehe diesen Thorweg! Zwerg! sprach ich weiter: der hat zwei Gesichter. Zwei Wege kommen hier zusammen: die gieng noch Niemand zu Ende.

(31) Diese lange Gasse zurück: die währt eine Ewigkeit. Und jene lange Gasse hinaus — das ist eine andre Ewigkeit.

(30) Sie widersprechen sich, diese Wege; sie stossen sich gerade vor den Kopf: — und hier, an diesem Thorwege, ist es, wo sie zusammen kommen. Der Name des Thorwegs steht oben geschrieben: „Augenblick“.

(29) Aber wer Einen von ihnen weiter gienge — und immer weiter und immer ferner: glaubst du, Zwerg, dass diese Wege sich ewig widersprechen?“ —

(28) „Alles Gerade lügt, murmelte verächtlich der Zwerg. Alle Wahrheit ist krumm, die Zeit selber ist ein Kreis.“

(27) „Du Geist der Schwere! sprach ich zürnend, mache dir es nicht zu leicht! Oder ich lasse dich hocken, wo du hockst, Lahmfuss, — und ich trug dich hoch!

(26) Siehe, sprach ich weiter, diesen Augenblick! Von

diesem Thorwege Augenblick läuft eine lange ewige Gasse *rückwärts*: hinter uns liegt eine Ewigkeit.

31 (25) Muss nicht, was laufen *kann* von allen Dingen, schon einmal diese Gasse gelaufen sein? Muss nicht, was geschehn *kann* von allen Dingen, schon einmal geschehn, gethan, vorübergelaufen sein?

32 (24) Und wenn Alles schon dagewesen ist: was hältst du Zwerg von diesem Augenblick? Muss auch dieser Thorweg nicht schon — dagewesen sein?

33 (23) Und sind nicht solchermaassen fest alle Dinge verknotet, dass dieser Augenblick *alle* kommenden Dinge nach sich zieht? *Also* — — sich selber noch?

34 (22) Denn, was laufen *kann* von allen Dingen: auch in dieser langen Gasse *hinaus* — *muss* es einmal noch laufen! —

35 (21) Und diese langsame Spinne, die im Mondscheine kriecht, und dieser Mondschein selber, und ich und du im Thorwege, zusammenflüsternd, von ewigen Dingen flüsternd — müssen wir nicht Alle schon dagewesen sein?

36 (20) — und wiederkommen und in jener anderen Gasse laufen, hinaus, vor uns, in dieser langen schaurigen Gasse — müssen wir nicht ewig wiederkommen? —

37 (19) Also redete ich, und immer leiser: denn ich fürchtete mich vor meinen eignen Gedanken und Hintergedanken. Da, plötzlich, hörte ich einen Hund nahe *heulen*.

38 (18) Hörte ich jemals einen Hund so heulen? Mein Gedanke lief zurück. Ja! Als ich Kind war, in fernster Kindheit:

39 (17) — da hörte ich einen Hund so heulen. Und sah

ihn auch, gesträubt, den Kopf nach Oben, zitternd, in stillster Mitternacht, wo auch Hunde an Gespenster glauben:

(16) — also dass es mich erbarmte. Eben nämlich gieng der volle Mond, todtschweigsam, über das Haus, eben stand er still, eine runde Gluth, — still auf flachem Dache, gleich als auf fremdem Eigenthume: —

(15) darob entsetzte sich damals der Hund: denn Hunde glauben an Diebe und Gespenster. Und als ich wieder so heulen hörte, da erbarmte es mich abermals.

(14) Wohin war jetzt Zwerg? Und Thorweg? Und Spinne? Und alles Flüstern? Träumte ich denn? Wachte ich auf? Zwischen wilden Klippen stand ich mit Einem Male, allein, öde, im ödesten Mondscheine.

(13) *Aber da lag ein Mensch!* Und da! Der Hund, springend, gesträubt, winselnd, — jetzt sah er mich kommen — da heulte er wieder, da *schrie* er: — hörte ich je einen Hund so Hülfe schrein?

(12) Und, wahrlich, was ich sah, desgleichen sah ich nie. Einen jungen Hirten sah ich, sich windend, würgend, zuckend, verzerrten Antlitzes, dem eine schwarze schwere Schlange aus dem Munde hieng.

(11) Sah ich je so viel Ekel und bleiches Grauen auf Einem Antlitze? Er hatte wohl geschlafen? Da kroch ihm die Schlange in den Schlund — da biss sie sich fest.

(10) Meine Hand riss die Schlange und riss: — umsonst! sie riss die Schlange nicht aus dem Schlunde. Da schrie es aus mir: „Beiss zu! Beiss zu!

7 (9) Den Kopf ab! Beiss zu!“ — so schrie es aus mir, mein Grauen, mein Hass, mein Ekel, mein Erbarmen,

all mein Gutes und Schlimmes schrie mit Einem Schrei aus mir. —

48 (8) Ihr Kühnen um mich! Ihr Sucher, Versucher, und wer von euch mit listigen Segeln sich in unerforschte Meere einschiffte! Ihr Räthsel-Frohen!

49 (7) So rathet mir doch das Räthsel, das ich damals schaute, so deutet mir doch das Gesicht des Einsamsten!

50 (6) Denn ein Gesicht war's und ein Vorhersehn: — *was* sah ich damals im Gleichnisse? Und *wer* ist, der einst noch kommen muss?

51 (5) *Wer* ist der Hirt, dem also die Schlange in den Schlund kroch? *Wer* ist der Mensch, dem also alles Schwerste, Schwärzeste in den Schlund kriechen wird?

52 (4) — Der Hirt aber biss, wie mein Schrei ihm rieth; er biss mit gutem Bisse! Weit weg spie er den Kopf der Schlange —: und sprang empor. —

53 (3) Nicht mehr Hirt, nicht mehr Mensch, — ein Verwandelter, ein Umleuchteter, welcher *lachte*! Niemals noch auf Erden lachte je ein Mensch, wie *er* lachte!

54 (2) Oh meine Brüder, ich hörte ein Lachen, das keines Menschen Lachen war, — — und nun frisst ein Durst an mir, eine Sehnsucht, die nimmer stille wird.

55 (1) Meine Sehnsucht nach diesem Lachen frisst an mir: oh wie ertrage ich noch zu leben! Und wie ertrüge ich's, jetzt zu sterben! —

Also sprach Zarathustra.

* * *

12

Zur Physiognomie eines Rätsel-Textes

Die Überschrift des zweiten Kapitels im dritten Zarathustra, „Vom Gesicht und Räthsel“,[13] reflektiert den Doppelsinn[14] des Wortes „Gesicht“ in der rhetorischen Figur des Hendiadyoin. Das Hendiadyoin, das ‚Eins durch zwei‘, kann selber als eine Technik des Verrätselns gedeutet werden, da es die Ersetzung einer syntaktischen Unterordnung durch syntaktische Gleichordnung darstellt[15] und damit zumindest formal Zweideutigkeit schafft. Die Überschrift ist also doppelt lesbar: ‚Vom Gesicht des Rätsels‘ oder ‚Vom Rätsel des Gesichts‘. Die eine Auflösung des Hendiadyoin legt die Bedeutung ‚Vision‘ nahe, die andere erinnert die Metapher der Physiognomie.

In der gedanklichen Komposition von *Also sprach Zarathustra*[16] hat das Kapitel „Vom Gesicht und Räthsel“ eine besondere Stellung, denn hier ist erstmals die Rede von dem „abgründlichen Gedanken“ (v.22), daß alles „ewig wiederkommen“ muß (v.36), indem der „Gedanke“ zwar nicht als ‚Lehre‘ verkündet, aber als „Räthsel“ *sichtbar* wird.

Die Rätselform von Zarathustras Rede impliziert den Leser auf eine kritische Weise: er wird zum ‚Entdecker‘ des ‚Gedankens‘ – oder er versagt als Leser. Zarathustra widmet seine Rätselgeschichte den Seefahrern, den „kühnen Suchern, Versuchern [...] den Räthsel-Trunkenen, den Zwielicht-Frohen“ (v.1f.). Die Schiffahrt, topische Metapher von Dichtung, wird so auch zum Ort des Lesers, der das erzählte „Gesicht des Einsamsten“ (v.4) erraten soll. Der programmatische Charakter der Adressierung an die „Schiffsleute“ zeigt sich auch darin, daß Nietzsche selbst diese Verse noch einmal im *Ecce homo* zitiert, wo er vom „Bild

---

[13] Das ganze Kapitel ist als Faksimile des Erstdrucks abgebildet (*Also sprach Zarathustra. Ein Buch für Alle und Keinen.* Von Friedrich Nietzsche. Dritter Theil. Chemnitz 1884, S. 6-12). – Dem Faksimile ist eine doppelte Verszählung beigegeben, eine vorlaufende und (in Klammern) eine rücklaufende, deren Sinn sich aus den weiteren Erörterungen ergeben wird. Alle folgenden Zitate aus „Vom Gesicht und Räthsel“ beziehen sich auf die Verszählung im Faksimile.

[14] Eine lexikalische Überprüfung des *Zarathustra*-Textes zeigt, daß „Gesicht“ meistens synonym mit ‚Antlitz‘ verwendet wird. Im Kapitel „Das Grablied“ findet sich das Wort „Gesichte“, durch die Pluralform vereindeutigt, aber auch als Synonym von ‚Vision‘: „Oh ihr, meiner Jugend Gesichte und Erscheinungen“ (KGW VI 1, S. 138).

[15] Heinrich Lausberg, *Elemente der literarischen Rhetorik*, München [4]1971, §305.

[16] Vgl. dazu *Ecce homo*, KGW VI 3, S. 333: „Die Grundconception des Werks, der Ewige-Wiederkunfts -Gedanke , diese höchste Formel der Bejahung, die überhaupt erreicht werden kann –“. – Zur Bedeutung des Kapitels „Vom Gesicht und Räthsel“ für die Lehre von der ‚ewigen Wiederkunft‘ vgl. auch die Interpretation von Peter Gasser, *Rhetorische Philosophie, Leseversuche zum metaphorischen Diskurs in Nietzsches „Also sprach Zarathustra“*, Bern 1992, S. 107ff.

eines vollkommnen Lesers" seiner Schriften überhaupt spricht[17]. Die Voraussetzung solchen ‚vollkommenen Lesens' – „wo ihr errathen könnt, da hasst ihr es, zu erschliessen" – verweist auf den Modus der ‚Abduktion', dem logisch Dritten zwischen ‚Induktion' und ‚Deduktion', als der formalen Struktur von Nietzsches Lektürebegriff.[18]

Wenn also die „Schiffsleute", die Hörer von Zarathustras Erzählung, als Metapher für den Leser aufzufassen sind, dann impliziert die Auflösung der Metapher auch die Rückübersetzung des Hörens ins Sehen, der Rede in das Schriftbild des Textes. Nicht zufällig ist das Wortfeld von ‚sehen' das umfänglichste in diesem Text.

Die Erzählung des Rätsels ist in eine Rahmengeschichte gebettet. Der erste längere Abschnitt, der durch eine Leerzeile von Zarathustras Rede abgesetzt ist, beschreibt die Situation, in der das Rätsel erzählt wird. Die Formel „Also sprach Zarathustra" am Ende des Kapitels schließt die Rahmengeschichte – ohne irgend eine Reaktion der angesprochenen Seefahrer zu erwähnen. Auch die Offenheit der Rahmenerzählung verweist darauf, daß die Rätsel-Rede Zarathustras eigentlich ein Lese-Text ist.

Die Binnenerzählung selber wird durch die Ziffer 2 in zwei ungleich lange Abschnitte geteilt. Wenn man die Verse der Erzählung durchzählt, so umfaßt der erste Teil 21, der zweite Teil 34 Verse, – insgesamt unfaßt die Erzählung Zarathustras also 55 Verse. Diese Zahlen haben eine Bedeutung. Sie lassen sich als Elemente einer mathematischen Folge deuten, der sogenannten Fibonacci-Folge, in der jede Zahl die Summe der beiden vorangehenden ist:

0, 1, 1, 2, 3, 5, 8, 13, 21, 34, 55 ...

Eine ästhetische Nutzanwendung der Fibonacci-Folge liegt in der Ermittlung des Goldenen Schnitts. Bezogen auf die Binnenerzählung, Zarathustras Rätseltext, sieht man nun, daß sie im Goldenen Schnitt geteilt ist.[19] Der Einschnitt, der den kleineren Teil vom größeren trennt, beginnt also mit v.22:

---

[17] KGW VI 3, S. 301.

[18] Vgl. dazu generell Stefan Brodbeck, „Nietzsche erraten", in: *Nietzsche-Studien 19*, Berlin 1990, S. 143-175, insbesondere S. 157ff.

[19] Ein anderer Text Nietzsches, der von der Form des Goldenen Schnitts bestimmt wird, ist der Dithyrambus „Die Sonne sinkt". Vgl. dazu Wolfram Groddeck, *Friedrich Nietzsche – „Dionysos-Dithyramben"*, Berlin 1991, Band 2: *Die „Dionysos-Dithyramben". Bedeutung und Entstehung von Nietzsches letztem Werk*, S. 149ff. – Zur mathematischen, historischen und ästhetischen Bedeutung des Goldenen Schnitts siehe Albrecht Beutelsbacher und Bernhard Petri, *Der Goldene Schnitt*, Mannheim/ Wien /Zürich 1988.

„‚Halt! Zwerg! sprach ich. Ich! Oder Du! Ich aber bin der Stärkere von uns Beiden – : du kennst meinen abgründlichen Gedanken nicht! Den – könntest du nicht tragen!'"

Dieser Vers reflektiert nicht nur die Trennung des Textes in zwei verschieden große Teile, sondern nennt zugleich – wie gesagt erstmals im ganzen Text von *Also sprach Zarathustra* – das Wort vom „abgründlichen Gedanken". Zur Explikation des Gedankens nimmt Zarathustra ein ‚zufälliges' Gleichnis (v.23/24):

„Es war aber gerade da ein Thorweg, wo wir hielten.
‚Siehe diesen Thorweg! Zwerg! sprach ich weiter: der hat zwei Gesichter. Zwei Wege kommen hier zusammen: die gieng noch Niemand zu Ende. [...]'"

Daß in Zarathustras „Gesicht und Räthsel" ein „Thorweg" erscheint, der „zwei Gesichter" hat, lenkt zunächst die Aufmerksamkeit auf die Wortwahl. Obwohl die Bezeichnung ‚Gesicht' für die Vorderseite eines Gebäudes lexikalisch korrekt ist,[20] wirkt die Bezeichnung hier doch emphatisch bildhaft und evoziert die Vorstellung des doppelgesichtigen Januskopfes, der zugleich in die Zukunft und in die Vergangenheit blickt. Das Gleichnis vom „Thorweg" hat eine ‚Überschrift' im Text, welche die subtile Tautologie des ‚gesehenen Gesichts' im Kompositum ‚Augen-Blick' verdichtet (v.26):

„Der Name des Thorwegs steht oben geschrieben: ‚Augenblick'."

Die Zwei-Deutigkeit, welche das doppelgesichtige Bild vom „Thorwege Augenblick" (v.30) repräsentiert, wirkt auch auf das Wort „Thorweg" selbst zurück, welches nicht nur den ‚Weg durch ein Tor' bezeichnet, als Metapher von Erkenntnis, sondern auch als ‚Weg eines Toren' lesbar ist, welcher die Erkenntnis dementiert. Der „Torweg" ist also selber, als epistemologische Metapher, zutiefst zweideutig.[21]

Wenn man, wie es sich beim Rätselraten empfiehlt, die Worte wörtlich nimmt, so ist der „Thorweg" mit dem Namen „Augenblick", in dem sich alle Doppeldeutigkeiten kreuzen und aufheben, schon darum ‚töricht', weil er „gerade da" (v.23) ist. Denn (v.28):

---

[20] Jacob und Wilhelm Grimm, *Deutsches Wörterbuch*, 33 Bände, Leipzig 1854-1954, Nachdruck München 1984, Artikel GESICHT, 2, c.

[21] Die Homonymie des Wortes „Thor" ist in *Also sprach Zarathustra* deutlich exponiert. Von den „Gleichnissen" – und der „Thorweg" im Text ist ein Gleichnis – heißt es einmal: „sie sprechen nicht aus, sie winken nur. Ein Thor, welcher von ihnen Wissen will!" (KGW VI 1, S. 94); im Kapitel „Von der Menschen-Klugheit" sagt Zarathustra: „Ich sitze am Thorwege für jeden Schelm und frage: wer will mich betrügen?" (ebd. S. 179). Aber auch die „Thorheit" selber hat ein ‚zweites Gesicht'; denn was fällt dem „starken, tragsamen Geiste" am schwersten? – „Ist es nicht das: [...] Seine Thorheit leuchten lassen, um seiner Weisheit zu spotten?" (ebd. S. 25).

> „‚Alles Gerade lügt, murmelte verächtlich der Zwerg. Alle Wahrheit ist krumm, die Zeit selber ist ein Kreis.'"

Der Zwerg, der sonst nur im ersten, kleineren Teil der Erzählung redet (v.9-13), unterbricht die lange Gleichnisrede Zarathustras vom „Thorwege Augenblick" (v.24-36), indem er die Lösung des Rätsels vorwegnimmt. Allerdings macht er es sich damit „zu leicht" (v.29), wie Zarathustra sagt, der seine Rede über den paradoxen „Augenblick" unbeirrt und im Grunde endlos fortsetzt; denn Zarathustras Rede kommt zu keinem Ende, sie wird vielmehr ausgeblendet: „Also redete ich, und immer leiser" (v.37). Zarathustra setzt damit gegen das abstrakte Wissen des Zwergs, der im Prinzip richtig rät, die Erfahrung der Wahrheit durch die Rede. Die verfrühte Antwort des Zwergs – lesbar auch als Parodie eines zu schnellen Lesens – befindet sich aber, mit v.28, in der genauen geometrischen Mitte von Zarathustras Rätseltext. Somit steht auch die zentrale „Wahrheit" des Zwergs, „die Zeit selber ist ein Kreis", exakt im Zentrum des Textes. Doch das abstrakte Wissen entspricht nicht dem Weg der Erkenntnis, den die Rede Zarathustras performativ vollzieht. Der Zwerg bleibt daher auch – im zweiten Teil des Textes – auf seinem Wissen „hocken" (v.29). Zarathustras Rede aber ‚geht weiter' (v.30):

> „Von diesem Thorwege Augenblick läuft eine lange ewige Gasse rückwärts: hinter uns liegt eine Ewigkeit."

Das richtige Wissen, „die Zeit selber ist ein Kreis", ist falsch durch die Form der Identität; denn es abstrahiert, daß es *zwei* Ewigkeiten sind – „eine Ewigkeit" und „eine andre Ewigkeit" (v.25), die sich nicht ‚einfach' als „ein Kreis" denken lassen. Die zwei Ewigkeiten widersprechen sich zwar nicht ewig – sie wiederholen sich vielmehr ewig. Sie lassen sich nicht, aperspektivisch, als abstrakter Kreis denken, sondern nur in Form von ewigen Wiederholungen ineinander – in einer „mise en abîme".

Die „mise en abîme" als niemals vollständig realisierbare Anschauung ist die einzige Vorstellung, die dem „abgründlichen Gedanken" entspricht.[22] Zarathustras Rätsel, in dem der Zwerg als Rätselrater ent-

---

[22] Eine poetisch suggestive Gestaltung der „mise en abîme" findet sich in der Mitte des ersten ‚Dionysos-Dithyrambus', KGW VI 3, S. 377:

> „Oder dem Adler gleich, der lange,
> lange starr in Abgründe blickt,
> in seine Abgründe...
> – oh wie sie sich hier hinab,
> hinunter, hinein,
> in immer tiefere Tiefen ringeln! –"

Vgl. dazu Groddeck, a.a.O., S. 4-8 und S. 24-28.

halten ist und zugleich verschwindet, verwirklicht diese Vorstellung in seiner formalen Komposition. Die Gliederung des Textes nach der Proportion des Goldenen Schnitts besteht nicht in einer einmaligen Teilung, sondern impliziert in sich weitere Gliederungen, indem sich jeder Teil wiederum im gleichen Verhältnis wie das Ganze unterteilen läßt und so weiter. Die Verhältniszahlen dieser Gliederungen entsprechen der genannten Fibonacci-Folge.

So läßt sich der erste Teil des Textes (v.1-21) noch einmal nach dem Goldenen Schnitt teilen: die Zäsur liegt dann nach dem 13. Vers,[23] wo der Zwerg schweigt und Zarathustra feststellt:

> „und solchermaassen zu Zwein ist man wahrlich einsamer als zu Einem!"

Die Fortsetzung im zweiten Teil beginnt dementsprechend mit der Verdoppelungsfigur der Geminatio: „Ich stieg, ich stieg" (v.14). – Wollte man das grössere Teilganze (v.1-13) wiederum nach der sectio aurea teilen, so umfaßten die Verse 9-13, also der kleinere Teil, genau die Rede des Zwerges. Weitere Unterteilungen nach Maßgabe der Fibonacci-Zahlen erscheinen zunächst semantisch beliebig.

Aber hier ist es erhellend, dem Wink Zarathustras zu folgen, daß der Weg auch „rückwärts" (v.30) laufen kann; denn die Sperrung des Wortes läßt sich auch als Leseanweisung auffassen.[24] Legt man also den Goldenen Schnitt vom Ende des Textes her, so erhält man zunächst wieder die Grundproportion. Der größere Teil – also der ganze durch die Ziffer 2 markierte Teil des Kapitels – läßt sich nun in die Abschnitte 22(34) bis 34(22) und 35(21) bis 55(1) gliedern. Die Zäsur, die jetzt spiegelbildlich zu dem im Text markierten Goldenen Schnitt zu liegen kommt, fällt nach v.34 (oder vor v.21 – von rückwärts gezählt). V.35(21) enthält nun, in der langen Rede innerhalb der Rede Zarathustras, den Moment der absoluten Selbstreferenz, indem hier der „Augenblick" der Erkenntnis des Ganzen als eine Selbstwiederholung erkannt wird:

> „Und diese langsame Spinne, die im Mondscheine kriecht, und dieser Mondschein selber, und ich und du im Thorwege, zusammenflüsternd, von ewigen Dingen flüsternd – müssen wir nicht Alle schon dagewesen sein?"

---

[23] Für den Nachvollzug der folgenden Beobachtungen zur Form des Textes muß man sich vergegenwärtigen, daß der Goldene Schnitt immer eine Zäsur *zwischen* zwei Versen darstellt, er markiert also im Prinzip stets zwei Verse. Der auf die Zäsur folgende Vers ist insofern signifikant, als er den Anfang des nächstkleineren Teilganzen markiert.

[24] In der Vorrede zur *Morgenröthe* bezeichnet sich Nietzsche als „Lehrer des langsamen Lesens", seine Kunst „lehrt gut lesen, das heisst langsam, tief, rück- und vorsichtig, mit Hintergedanken, mit offen gelassenen Thüren, mit zarten Fingern und Augen lesen" (KGW V 1, S. 9).

Der Gedanke der Selbstwiederholung artikuliert sich hier auch in einem versteckten, aber signifikanten Selbstzitat: „Spinne" und „Mondschein", die im Zarathustra-Kapitel ganz unvermittelt erscheinen, stammen nämlich aus dem Aphorismus 341, „Das grösste Schwergewicht" in *Die fröhliche Wissenschaft*.[25]

Wenn man den Abschnitt 35(21) bis 55(1) weiter teilt, fällt der Goldene Schnitt vor v.43(13), der mit dem einzigen durchgängig gesperrten Satz des ganzen Textes beginnt: „Aber da lag ein Mensch!" Der dergestalt doppelt markierte Satz erinnert den homo-mensura-Satz, der, wie sich zeigen soll, für den Text des Rätsels ‚maßgebend' ist.

In der nächst feineren Gliederung gemäß der Grundproportion fällt die Zäsur vor v.48(8). In diesem Vers wird der Anfang des ganzen Textes wiederholt, die Anrede an die „Kühnen", die „Sucher, Versucher". Die letzten acht Verse wiederholen also im Kleinen die ganze Rede an die Seeleute.

Wenn man die letzten acht Verse noch einmal untergliedert, so fällt die Zäsur direkt vor v. 51(5), der die Frage nach der Person des Rätsels stellt „Wer ist der Hirt [...] Wer ist der Mensch [...]"?

Und auch die letzte Unterteilung, mit der Zäsur vor v.53(3) zeigt noch einen markanten semantischen Einschnitt, indem hier erstmals – und dann gleich sechs Mal – vom „Lachen" die Rede ist.

Die durch die formale Verästelung der Fibonacci-Folge ablesbaren Zäsuren in beiden Richtungen des Textes lassen sich graphisch so veranschaulichen:

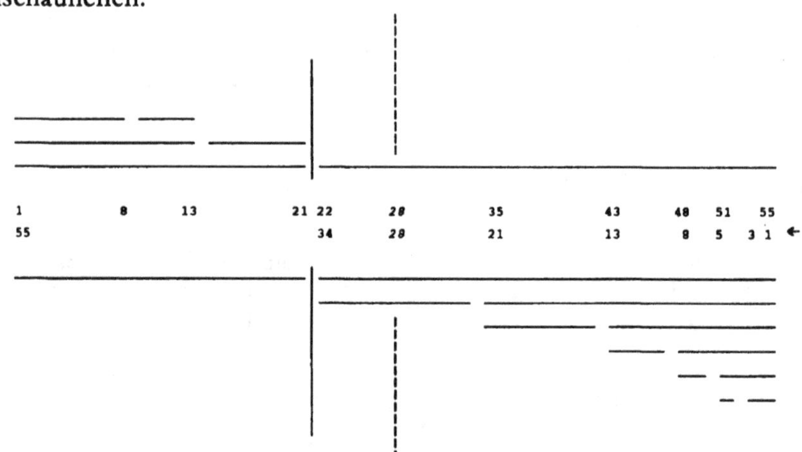

[25] Hier spricht der „Dämon": „alles unsäglich Kleine und Grosse deines Lebens muss dir wiederkommen, und Alles in der selben Reihe und Folge – und ebenso diese Spinne und dieses Mondlicht zwischen den Bäumen, und ebenso dieser Augenblick und ich selber" (KGW V 2, S. 250).

Entscheidend für das Verständnis dieser Proportionen ist die Beobachtung einer quantifizierenden Selbstähnlichkeit im Aufbau: die rhythmische Gliederung des ganzen Textes wiederholt sich in seinen Teilen, so daß „jeder Teil ein Spiegel des Ganzen ist“.[26] Diese Struktur läßt sich als formaler Reflex des erzählerischen und konzeptionellen Prinzips der „mise en abîme“ begreifen. Die formale Tendenz zu unendlicher Differenziertheit provoziert ein immer genaueres Hinsehen auf die Details des Textes, auf das „Gesicht“ – bzw. die „zwei Gesichter“ – seiner Architektonik.

Auf der metaphorischen Ebene des Textes als Rede – „Wer Ohren hat, der höre“ (v.21) – bedeutet dies die Aufforderung zu immer feinerem Hinhören. Das suggeriert auch die Schlußformel von Zarathustras Rede in der Rede (v.37): „Also redete ich, und immer leiser“. Die Begründung dafür, daß die Rede „immer leiser“ wird, ist bedeutsam: „ich fürchtete mich vor meinen eignen Gedanken und Hintergedanken“. Denn die „Hintergedanken“ verhalten sich zu den „Gedanken“ wie die sich verkleinernden proportionalen Wiederholungen zur Grundgliederung des Textes. Die „Hintergedanken“, als Gedanken im Gedanken, vertiefen und verflüchtigen zugleich die „eignen Gedanken“ zu eben jenem „abgründlichen Gedanken“, der das eigentliche Thema der ganzen Rätselrede ist.

Die „Thorweg“-Rede Zarathustras, die den ‚Gedanken der ewigen Wiederkunft des Gleichen‘ entfaltet, gleicht dem ganzen Rätseltext insofern, als sich in ihr die Grund-Situation des Rätselaufgebens wiederholt. Diese Rede in der Rede, eine narrative „mise en abîme“, umfaßt übrigens 13 Verse (v.24-36), und der zentrale Satz des Zwergs, „die Zeit selber ist ein Kreis“, der die „Gedanken“ Zarathustras unterbricht, steht im fünften Vers dieses Abschnittes, d.h. vor der Zäsur des Goldenen Schnitts. Wenn man das Spiel der subliminalen Formkorrespondenzen, das sich daraus ergibt, daß der Satz „die Zeit selber ist ein Kreis“ in der genauen geometrischen Mitte des ganzen Textes steht, aber zugleich auch in den Goldenen Schnitt der Rede in der Rede fällt, noch wahrhaben mag, so wäre dies ein Beispiel dafür, was sich unter Nietzsches Diktum, *Zarathustra* sei „ein Spiel der Symmetrien aller Art und ein Überspringen und Verspotten dieser Symmetrien“, vorstellen ließe.[27]

---

[26] So Lichtenberg in seiner Abhandlung *Über Physiognomik*, a.a.O., S. 264.
[27] Siehe oben Anm. 5.

Das Gesicht im Gesicht

Die komplexe Komposition des Textes bildet die Physiognomie von Zarathustras „Räthsel" und wird so effektiv zum Modell einer „absoluten Lesbarkeit von allem in allem".[28]

Es genügt daher nicht, das Kapitel in allegorisierender Lektüre auf inhaltliche Aussagen zu reduzieren, wonach der erste Teil der Rede den ‚Wiederkunfts-Gedanken' als ‚ethischen Imperativ' darstellen („‚War das das Leben? Wohlan! Noch Ein Mal!'", v.20), der zweite Teil – in der „Thorweg"-Rede – ihn aber als ‚kosmologische Lehre' exponieren würde.[29] Die Übersetzung des Textes in einen bloß begrifflichen Diskurs würde die singuläre Poetik dieses Rätsels verkennen.

Die eigentliche Rätselfrage im Kapitel „Vom Gesicht und Räthsel" lautet nämlich: „W e r ist der Hirt"? (v.51). In dieser Frage und mehr noch in der verallgemeinernden Wiederholung der Frage, „W e r ist der Mensch"? (v.51), artikuliert sich letztlich die Grundfrage aller Physiognomik. Und auch Zarathustra bezieht sie nur auf die letzten 13 Verse seiner Erzählung, wo im engeren Sinne vom „Gesicht des Einsamsten" (v.49) die Rede ist. Der eigentliche Gegenstand der Rätselfrage wird in v.44f. beschrieben:

> „Und, wahrlich, was ich sah, desgleichen sah ich nie. Einen jungen Hirten sah ich, sich windend, würgend, zuckend, verzerrten Antlitzes, dem eine schwarze schwere Schlange aus dem Munde hieng.
>
> Sah ich je so viel Ekel und bleiches Grauen auf Einem Antlitze? Er hatte wohl geschlafen? Da kroch ihm die Schlange in den Schlund – da biss sie sich fest."

Zarathustra erzählt von „Einem Antlitze", das von extremen Affekten gezeichnet ist: es ist also – nach Lichtenbergs Begrifflichkeit – nicht physiognomisch sondern pathognomisch[30] zu deuten: es ist Ausdruck einer Geschichte.

Eine verborgene Pointe des schockierenden Bildes liegt zunächst darin, daß es eine reale Szene aus der Geschichte christlicher Bekehrungspraktiken erinnert.[31] Die historische Reminiszenz ist in Zarathustras Erzählung jedoch zu einer individuellen Kindheitserinnerung ent-

---

[28] Lichtenberg, a.a.O., S. 265.

[29] Die Kategorisierung stammt von Bernd Magnus, „Nietzsches Äternalistischer Gegenmythos", in: *Nietzsche*. hrsg. v. Jörg Salaquarda. Darmstadt 1980, S. 219-233. – Magnus zeigt die Paradoxien von Nietzsches Wiederkunftslehre und konzentriert sich vor allem auf den „ethischen Imperativ". Erstaunlicherweise ignoriert Magnus in seinen Überlegungen die *Zarathustra*-Dichtung vollständig.

[30] Lichtenberg, a.a.O., S. 264.

[31] Marie-Luise Haase hat dazu eine Stelle aus Emersons *Die Führung des Lebens* entdeckt, wo die Mittel der Bekehrung zum Christentum beschrieben werden: „Ein anderes Beweismittel war eine Viper, die man dem widerhaarigen Schüler

stellt, die als Traumvision erscheint.[32] Die Traumform ist zunächst ein genrespezifisches Darstellungsmittel des Rätsels, sie erlaubt aber auch die Darstellung einer offenen Widersprüchlichkeit: unmittelbar nach der Explikation der ‚Wiederkunft des Gleichen' behauptet Zarathustra: „desgleichen sah ich nie". Der pathetische Widerspruch in Zarathustras Rede wird zum Wink, daß das Rätsel-Gesicht zunächst ohne Bezug zum ‚Grundgedanken' zu lösen sei.

Die Lösung der eigentlichen Rätselfrage, „wer" es sei, den Zarathustra „sah", ist daher auch „leicht", denn offensichtlich handelt es sich um Zarathustras eignes Gesicht. Das ‚verzerrte Antlitz' ist das „Gesicht des Einsamsten" selber, das von seinen „Hintergedanken" deformierte Antlitz Zarathustras. Während von Zarathustra zu Beginn des Buches[33] gesagt wurde: „Geht er nicht daher wie ein Tänzer?", so begegnet er sich jetzt im Bild des „jungen Hirten" in unkontrolliert verkrampften Bewegungen: „sich windend, würgend, zuckend". Und während am Anfang des Buches der „Einsiedler" die Reinheit seiner Physiognomie bewunderte, „an seinem Munde birgt sich kein Ekel", so gewahrt jetzt Zarathustra selber „so viel Ekel und bleiches Grauen auf Einem Antlitze". Was er sieht, ist sein „eignes Gesicht, auf einem rauhen und unvollkommnen Spiegel"[34] – verzerrt auf der gekrümmten Oberfläche des Textes.

Doch die richtige Lösung des Rätsels[35] löst Zarathustras Rätsel nicht auf, sie vertieft es vielmehr.[36] Denn in der Antwort auf die Frage „Und w e r ist, der einst noch kommen muss?" (v.50), entdeckt sich wieder – als „Hintergedanke" – der „abgründliche Gedanke". Unversehens, da sich das Rätsel bereits als Lösung darstellt, wird die Lösung rätselhaft. Denn daß das Rätsel selber die Lösung ist, wird am Schluß des Textes deutlich: Während Zarathustra in v.51 noch fragt, wer der Hirt mit

---

Rand, der ebenfalls zu glauben verweigerte, in den Mund schob" (KGW VI 4, S. 899).

32 V.42(14): „Träumte ich denn? Wachte ich auf?" Dem korrespondiert spiegelsymmetrisch die Feststellung im ersten Teil des Textes: „Ich stieg, ich stieg, ich träumte, ich dachte", v.14(42).

33 KGW VI 1, S. 6.

34 KGW VI 1, S. 68.

35 Die Lösung des Rätsels findet sich explizit im Kapitel „Der Genesende". Dort spricht Zarathustra zu seinen Tieren: „– Oh ihr Schalks-Narren und Drehorgeln! [...] wie gut wisst ihr [...] wie jenes Unthier mir in den Schlund kroch und mich würgte! Aber ich biss ihm den Kopf ab und spie ihn weg von mir" (KGW VI 1, S. 269).

36 In einem Vorentwurf zu v.4 notierte Nietzsche: „euch allein erzähle ich dies Gesicht des Einsamen – und wahrlich seine Lösung wird euch noch Räthsel zu rathen geben" (KGW VI 4, S. 335).

der Schlange im Schlund sei, ändert sich im folgenden Vers das Rätsel selbst:

> „– Der Hirt aber biss, wie mein Schrei ihm rieth; er biss mit gutem Bisse!
> Weit weg spie er den Kopf der Schlange – : und sprang empor. –
> Nicht mehr Hirt, nicht mehr Mensch, –"

Indem der Hirt der Schlange den Kopf abbeißt, folgt er dem, was Zarathustra selber ihm „rieth" und – löst das „Schwerste" (v.51) auf. In der Folge wird die eigentliche Frage nach der Bedeutung, „Wer ist der Hirt [...] Wer ist der Mensch" (v.51), explizit negiert: „Nicht mehr Hirt, nicht mehr Mensch, -" (v.53).

Das selbstbezügliche Rätsel Zarathustras rät sich dergestalt selber. Das „Lachen", von dem ausschließlich in den drei letzten Versen des ganzen Textes die Rede ist, lacht über die Grundlosigkeit des Rätsels. Ist das Rätsel, das sich selber löst und über seine Grundlosigkeit lachen macht, am Ende vielleicht ein – Witz?

Witz und Rätsel sind komplementär,[37] gemeinsam ist ihnen die Vorliebe für Wortspiele – und daran ist Zarathustras Text reich. So zeigen sich auch in „Vom Gesicht und Räthsel" auf der figurativen Ebene des Textes charakteristische Wortwitze: antithetische Witze, „Du Geist der Schwere! [...] mache es dir nicht zu leicht" (v.29), Homonymien wie „Thor", „Gesicht" und ‚raten', Techniken des Wörtlichnehmens, „du Stein der Weisheit" (v.11), und – für den Stil Zarathustras besonders charakteristisch – ‚Klangfiguren' wie die Paronomasie, „Sucher, Versucher" (v.48), oder die Figura etymologica, „er biss mit gutem Bisse" (v.52) und „Muth [...] schlägt noch den Todt todt" (v.20), rhetorische Figuren also, in denen, wie Zarathustra sagt, „viel klingendes Spiel" ist (v.21).

Mit der Figur, die in der Formulierung „schlägt noch den Todt todt" sichtbar wird, hat es aber noch eine besondere Bewandtnis: sie entspricht genau dem, was Jean Paul in seiner Typologie des Witzes als „den Witz-Zirkel, diese wahre causa sui" beschrieben hat.[38] Der „witzige Zirkel" in der Formulierung „der schlägt noch den Todt

---

[37] Sigm. Freud, *Der Witz und seine Beziehung zum Unbewussten*, bezeichnet das Rätsel als „Gegenstück des Witzes" und insistiert auf der „eigentümliche[n] Negativrelation des Witzes zum Rätsel, daß der eine verbirgt, was das andere zur Schau stellt" (Sigmund Freud, *Studienausgabe Band 4*, hrsg. von Alexander Mitscherlich, Angela Richards, James Strachey, Frankfurt 1982, S. 200 und S. 66).

[38] „Außer der Kürze erfreuet daran noch, daß der Geist, der ewig fortschreiten muß, dieselbe Idee [...] zum zweiten Male, aber als ihre eigne Widersacherin vor sich stehen und sich durch die Gleichheit genötigt sieht, einige Ähnlichkeit zwischen ihr selber auszukundschaften". Jean Paul, *Vorschule der Ästhetik*, in: *Werke*, 5. Bd., hrsg. v. Norbert Miller. München [3]1973, S. 179. – Zum nachhaltigen Einfluß von Jean Pauls Paragraphen ‚Über den Witz' auf Nietzsches dithyrambische Poetik siehe ausführlicher Groddeck, a.a.O., S. 90-97.

todt" korrespondiert mit dem „Lachen" am Schluß von Zarathustras Erzählung: beidemale, im Wortspiel und im Rätselgedanken, liegt der „Witz" in der Selbstbezüglichkeit, die als „causa sui" keines weiteren Grundes bedarf. Der grundlose „Witz-Zirkel" – oder metaleptisch gewendet: der „abgründliche Gedanke" – beschreibt aber dergestalt eine Figur des Erkennens, welche sich beim ‚Sehen des Rätsels' – d.h. beim Lesen – fortwährend im Text verliert und wiederfindet. Der lesende Blick beschreibt so eine Bewegung im Labyrinth des Textes, welche den „abgründlichen Gedanken" nachzeichnet.

In dieser Bewegung des Lesens entdecken sich auch Zitate und Anspielungen auf andere Texte, lauter kleine versteckte Rätsel, welche den Sinn des Textes potenzieren: Mit den „listigen Segeln" (v.1) werden die Irrfahrten des Odysseus signalisiert, die Ermutigung, „nicht wollt ihr mit feiger Hand einem Faden nachtasten" (v.3), evoziert das Labyrinth und verwirft den Mythos vom Faden der Ariadne, der „Zwerg" scheint den Erzählungen von *Tausend und eine Nacht* entsprungen, Zarathustra zitiert – wie so oft – das Neue Testament: „Wer Ohren hat, der höre" (v.21), er paraphrasiert Shakespeares *Hamlet*, „Bleitropfen-Gedanken in mein Hirn träufelnd" (v.9), oder erinnert sich gar an Emersons *Die Führung des Lebens*. Aber Zarathustra zitiert auch *Zarathustra*, in v.8 beispielsweise aus dem Kapitel „Vom Lesen und Schreiben". Und der Hund, der „an Diebe und Gespenster" glaubt (v.41), heult den „Mond" an, der in v.40 „gleich als auf fremdem Eigenthume" steht, weil schon im Kapitel „Von der unbefleckten Erkenntniss" zu lesen ist: „Siehe, katzenhaft kommt der Mond daher und unredlich".[39] Solche Intertexte, die sich im Text wie die „Hintergedanken" in den „Gedanken" verbergen, verraten im „Gesicht des Einsamsten" letztlich eine ‚moderne' Physiognomie; denn sein „eignes Gesicht" wird zur „Maske":

> „Vollgeschrieben mit den Zeichen der Vergangenheit, und auch diese Zeichen überpinselt mit neuen Zeichen: also habt ihr euch gut versteckt vor allen Zeichendeutern."[40]

„Ein Verwandelter"

Was also ist zu lesen „Vom Gesicht und Räthsel"? Keine Bedeutung mehr von etwas, wohl aber die Figur des Lesens selbst, des Sehens von Text. „Ist Sehen nicht selber – Abgründe sehen?" (v.18) – die Erfahrung des Sehens entdeckt den „abgründlichen Gedanken", nicht als

---

[39] KGW VI 1, S. 152. – Die meisten der hier aufgezählten intertextuellen Bezüge sind in den „Erläuterungen" zu *Also sprach Zarathustra* in KGW VI 4, S. 898f., nachgewiesen.

[40] KGW VI 1, S. 149, aus dem Kapitel „Vom Lande der Bildung".

Bedeutung, sondern als bewegte Form, als fortwährend „Verwandelter" (v.53). Der Text ist sowohl ein „Räthsel" als auch ein „Gesicht". Das „Räthsel" ist das „Gesicht" des Rätsels, welches im und als Text sichtbar wird.

Zarathustras „Räthsel" hat „zwei Gesichter", die beim Lesen in einander übergehen. Indem das Kalkül der formalen Proportionen und Symmetrien mit der Logik des Wortspiels und der literarischen Anspielung korrespondiert, provoziert der Text eine unendlich genaue Lektüre. Aber gerade in der Konsequenz einer permanenten Selbstreflexion der Lektüre im Text droht die literarische Konstruktion, einem „Irr-Schlunde" (v.2) vergleichbar, sich in formale Unbestimmtheit und semantische Beliebigkeit aufzulösen. Damit stellt sich der Text in einem präzisen Sinne als chaotischer dar. Die Konstruktion des Textes durch den Goldenen Schnitt erweist sich dabei als ein Indiz des Übergangs von artistischer Differenziertheit in Chaos.[41] So kann man den „abgründlichen Gedanken" Zarathustras als eine Homologie von ‚Chaos' begreifen. Als Chaos wird er in einem notwendigen Sinne widersprüchlich: er ist ebenso destruktiv wie emergent.

Nietzsche schreibt in *Die Fröhliche Wissenschaft*, im Aphorismus 109:

> „Der Gesammt-Charakter der Welt ist dagegen in alle Ewigkeit Chaos, nicht im Sinne der fehlenden Nothwendigkeit, sondern der fehlenden Ordnung, Gliederung, Form, Schönheit, Weisheit, und wie alle unsere ästhetischen Menschlichkeiten heissen."[42]

Zarathustra kehrt diese Destruktion einer anthropomorphen Kosmologie strikt um, wenn er in der „Vorrede" verkündet:

> „man muss noch Chaos in sich haben, um einen tanzenden Stern gebären zu können."[43]

Doch die beiden Vorstellungen vom Chaos – die entmenschlicht-kosmische und die kosmologisch-menschliche – greifen ineinander. Das Chaos als Grund oder Abgrund des Kosmos ist der notwendige Ursprung der „Welt". Alle Kosmogonien beginnen damit. So auch Ovids *Metamorphosen*:

> „Unus erat toto naturae vultus in orbe,
> Quem dixere Chaos."[44]

---

[41] Die neuere Mathematik schreibt dem Goldenen Schnitt eine fundamentale Rolle in der Theorie dynamischer Systeme zu: „Der goldene Schnitt charakterisiert in subtiler Weise die letzte Bastion von Ordnung im Chaos" (Peter H. Richter, zitiert nach Beutelspacher/ Petri, a.a.O., S. 102).

[42] KGW V 2, S. 146.

[43] KGW VI 1, S. 13.

[44] Ovid. Met. I, 6f.

Die anfängliche Gestaltlosigkeit der Welt, ‚Chaos genannt', wird als das ‚eine Gesicht' vorgestellt. Die physiognomische Metapher macht das Unvordenkliche sichtbar. Sie behauptet die Anthropomorphé, den Glauben an den Menschen als das Maß aller Dinge – gegenüber dem „Gesammt-Charakter der Welt" ein maßloser Irrtum, aber offenbar notwendig.

Auch der „Gedanke der ewigen Wiederkunft" ist eine Kosmogonie aus dem Chaos, aber er kennt keinen Ursprung, er denkt ihn vielmehr im Modus der Wiederholung. Und so kommt auch das ursprungslose ‚Gesicht' wieder, als ein bloßer chaotischer Effekt und zugleich als Widerspruch, als der entwickeltste Gegensatz zum Chaos. Der einzige Satz, der als ganzer im Text gesperrt ist, hat, indem er sich gegen den ganzen Text sperrt, diese Bedeutung:

> „Aber da lag ein Mensch!"

Das ‚Ecce homo' erscheint, wie Nietzsches Christusparodie suggeriert, an den Wendepunkten der Menschheitsgeschichte, aber es wird auch – gerade im „Auflösungs-Zeitalter" von „späten Culturen"[45] –, im Zustand höchster Vergeistigung am Selbstportrait eines greisen Künstlers der Renaissance sichtbar:

> „so entstehen jene zauberhaften Unfassbaren und Unausdenklichen, jene zum Siege und zur Verführung vorherbestimmten Räthselmenschen, deren schönster Ausdruck [...] unter Künstlern vielleicht Lionardo da Vinci ist."[46]

[45] *Jenseits von Gut und Böse*, Aphorismus 200, KGW VI 2, S. 122f.
[46] Ebenda.

Renate Böschenstein, Genf

Das Rätsel der Corinna

Beobachtungen zur Physiognomie einer „realistischen“ Figur aus komparatistischer Perspektive*

I.

„‚Werde, der du bist‘“: dieses Pindarwort ruft Wilibald Schmidt seiner Tochter zu, als sie sich endlich zur Ehe mit Marcell Wedderkopp entschlossen hat.[1] Diese Ehe erscheint ihm als Garantie dafür, daß sich dieser Entwicklungsprozeß bei ihr vollziehen werde. Der Leser, der den Vater am Schluß halbbetrunken Corinnas Hochzeitsreise als widernatürliche Nachtfahrt zum Grab der Julia evozieren hört, ist dessen weniger sicher. „‚[...] *das,* wozu der liebe Gott mich so recht eigentlich schuf, das hat nichts zu tun mit einem Treibelschen Fabrikgeschäft [...]‘“ (58) – dieser Einsicht ist die Protagonistin zwar schließlich gefolgt, aber wird sie sich ihrem inneren Gesetz gemäß entwickeln an der Seite eines Gatten, den sie im Moment der Verlobung fragt: „‚Aber wer ist glücklich? Kennst du wen? Ich nicht.‘“ (205). Die Ambivalenz des Romanausgangs ist oft bemerkt worden, aber eine andere Frage, die sich eigentlich aufdrängt, wurde, soweit ich sehe, allenfalls gestreift: warum Corinna, deren intellektuelle Begabung so sehr hervorgehoben wird, keinerlei Versuche macht, durch selbständige Entfaltung dieser Begabung in einem Beruf oder zumindest in einer sie fördernden privaten Tätigkeit auch ihre Individulität zu entwickeln und so der Öde ihres unausgefüllten Daseins zu entkommen. Lediglich Walter Jens hat in

* Dieser Aufsatz wurde angeregt durch ein Fontane-Seminar, das ich in Vertretung von Karl Pestalozzi im Wintersemester 1990/91 an der Universität Basel abhielt. Eine erste Fassung wurde im April 1992 am Institute of Germanic Studies in London vorgetragen. Für förderliche Gespräche danke ich Gerhard Kaiser und Susanne Jegge.

[1] Da mir die von G. Erler vorgelegte kritische Ausgabe von Theodor Fontanes Roman *Frau Jenny Treibel* (*Romane und Erzählungen*, Bd. 6, Berlin 1969) nicht zugänglich war, zitiere ich nach der Reclam-Ausgabe (Stuttgart 1989), die den Text des Vorabdrucks in der *Deutschen Rundschau* (1892) bietet. Um die Zahl der Anmerkungen nicht aufzuschwellen, werden die Seitenzahlen dieser Ausgabe den Zitaten nachgestellt.

seiner Film-Bearbeitung den Schluß dahin geändert, daß das Verhältnis zu Marcell offenbleibt und Corinna erwägt, zum Studium nach Zürich zu gehen. Claudia Liebrand meint dazu, es sei fraglich, ob man aus der Gesellschaftskomödie einen Emanzipationsroman machen dürfe.[2] Die Frage betrifft aber nicht die Grundstruktur des Romans, für die das Scheitern der Verbindung zwischen dem Sohn der Kommerzienrätin und der Tochter des Gymnasialprofessors konstitutiv ist, sondern das merkwürdige, zu ihrer geistigen Physiognomie nicht passende Faktum, daß als Alternative immer nur die Verbindung mit Marcell, niemals die Möglichkeit eines eigenständigen Weges *erwogen* wird, und das in einem Werk, das sehr stark bezogen ist auf eine außertextuelle Realität, in der die Frauenbewegung bereits ein vieldiskutierter Bestandteil des gesellschaftlichen Lebens ist. In den zahlreichen Gesprächen des Romans, die so viele andere aktuelle Fragen thematisieren, wird sie nur ganz flüchtig berührt. Diese Lücke gehört zu einer suggestiven Strategie des Auctors,[3] der im Leser auf einer ersten Ebene den Eindruck erwecken will, Corinna bleibe keine andere Wahl als die zwischen den beiden Männern. Meine These ist nun die: die Möglichkeit einer selbständigen Entfaltung Corinnas ist im Roman durchaus angedeutet; an einigen Stellen führt der Auctor den Leser ganz nahe an die Erkenntnis dieser Perspektive und damit einer tieferen Dimension von Corinnas Problematik heran. Dies geschieht in Form eines Subtextes aus Leerstellen und Zitaten, zu dem vor allem die Folie von Mme de Staëls *Corinne ou l'Italie* gehört. Zwei Zielen soll der Vergleich näherführen: einem tieferen Verständnis der Physiognomie Corinnas (wozu auch der Bezug der Gestalt auf die soziale Wirklichkeit ihrer Zeit gehört) und der Erhellung der Eigenart von Fontanes „realistischem" Schreiben. Zu diesem zweiten Punkt soll auch ein Vergleich mit Kiellands Roman *Garman und Worse* beitragen, der gleichfalls das epochentypische Thema der jungen intellektuellen Frau thematisiert, die nach ihrer Bestimmung sucht.

II.

Vorausgeschickt seien aber einige klärende Fakten zur Situation der Frauenbildung und der beruflichen Möglichkeiten von Frauen im Berlin der mittleren achtziger Jahre, in die Corinnas Jugend fällt. Dies ist notwendig, weil immer wieder von Lesern und Interpreten die Mei-

[2] *Das Ich und die andern. Fontanes Figuren und ihre Selbstbilder*, Freiburg i.Br. 1990, S. 119.

[3] Unter „Auctor" verstehe ich das organisierende Subjekt des Textes, das seine sämtlichen Bestandteile (also auch den Erzähler) erzeugt.

nung geäußert wird, Corinna habe keine oder nur sehr beschränkte Gelegenheit zu ihrer Ausbildung und zu beruflicher Tätigkeit gehabt. „Corinna findet kein ihrer Intelligenz angemessenes Betätigungsfeld. Die Bildungsmöglichkeiten für Mädchen im deutschen Kaiserreich waren minimal [...] Über Jahre hinweg hatte sie nichts zu tun [...].“[4] Das ist in dieser Schroffheit für die betreffende Periode nicht richtig. Freilich waren Frauen an der Universität Berlin noch nicht zugelassen, und die Mittel des Gymnasiallehrers, der nach dem Urteil seiner Wirtschafterin zwar nicht zu klagen brauchte, aber keine Seide spinnen konnte, hätten kaum ausgereicht, um Corinna gleich ihrer Generationsgenossin Ricarda Huch einen mehrjährigen Aufenthalt in Zürich zu erlauben, wo bereits 1871 die erste Frau ein staatliches Examen abgelegt hatte. Aber in Berlin selbst war die Sache der weiblichen Bildung in vollem Fluß.[5] Schon in den ersten Jahrzehnten des 19. Jahrhunderts hatten Klagen über die Oberflächlichkeit des Unterrichts in den vorwiegend privaten „Töchterschulen“ zu Bemühungen um Verbesserung des Niveaus geführt.

Im Roman spiegeln sich diese Veränderungen insofern, als Jenny Treibel Corinna um ihre moderne Schulbildung beneidet.(8) Der Lehrerinnenberuf nahm in Berlin um die Jahrhundertmitte einen quantitativen und qualitativen Aufschwung, der durch verschiedene Faktoren bedingt war: das Verbot der Kinderarbeit machte eine große Vermehrung der Lehrerstellen nötig; andererseits brauchten die jungen Mädchen aus den neuen Kleinfamilien des Mittelstandes Erwerbsmöglichkeiten außerhalb des Hauses. Die an einer wissenschaftlichen Ausbildung interessierten Frauen kämpften in den achtziger Jahren um die Zulassung zum Maturitätsexamen an Gymnasien und um eigene Gymnasialkurse. Führend in diesen Kämpfen waren natürlich die seit den sechziger Jahren bestehenden Frauenvereine. War auch die Notwendigkeit, vermögenslosen Bürgertöchtern zu finanzieller Selbständigkeit zu verhelfen, ein starker Motor dieser Entwicklungen, so gab es doch von Anfang an den Impuls, den jungen Frauen Gelegenheit zur Entfaltung ihrer Persönlichkeit zu schaffen. Die Diskussionen lassen erkennen, daß sowohl auf der Seite der progressiven wie

---

[4] Dirk Mende, Nachwort zur Ausgabe in der Reihe ‚Goldmanns Klassiker‘, [3]1985, S. 214f.

[5] Über die Situation in Deutschland und verschiedenen andern Ländern unterrichtet sehr gut: Helene Lange, Gertrud Bäumer (Hrsg.), *Handbuch der Frauenbewegung*, 3 Teile, Berlin 1901/2. Als nützliche Quellen erwiesen sich auch: Lily Braun, *Frauenarbeit und Hauswirtschaft*, Berlin 1901; Robert Wilbrandt, *Die Frauenarbeit. Ein Problem des Kapitalismus*, Leipzig 1906. Lily Brauns *Memoiren einer Sozialistin* geben zudem ein anschauliches Bild von den Kämpfen und Möglichkeiten einer jungen Intellektuellen der Corinna-Generation.

auch auf der der patriarchalen Mentalität geistige Arbeit als Voraussetzung solcher Entfaltung gefordert wurde.[6] Es entstand ein Klima, wie geschaffen für den Betätigungsdrang einer intelligenten und gegenüber bürgerlichen Konventionen sich relativ frei fühlenden jungen Frau. Höchst eigentümlich ist es nun, wie dieser ganze aktuelle Komplex in Fontanes Roman eingeführt wird. Drei Anstalten gab es in Berlin, denen der Auctor die Figur hätte zuführen können. Da war erstens das *Lehrerinnenseminar*, das einen in Deutschland führenden Ausbildungsgang bot. Bekanntlich hat Fontanes Tochter, anders als die von ihr inspirierte Figur, diesen Weg eingeschlagen und ein Jahr als Hauslehrerin sowie eine Zeitlang als Lehrerin an einer privaten Berliner Mädchenschule unterrichtet. Freilich war im Fall der Familie Fontane der zusätzliche Gelderwerb sehr wünschenswert, aber Fontane sah Metes Tätigkeit keineswegs nur unter diesem Aspekt: Er erhoffte davon eine Stärkung ihrer labilen Persönlichkeit und bedauerte es, als sie wegen einer schweren Erkrankung die Schulstelle, in der sie sich „sehr wohl fühlte" und „ihre Sache vorzüglich" machte, aufgeben mußte.[7] Das widerlegt die öfter geäußerte Forschungsmeinung, er habe aus persönlicher paternalistischer Einstellung heraus seine Figur auf den Heiratswunsch fixiert. In Melanie van der Straaten und Mathilde Möhring hat er zudem weibliche Figuren geschaffen, denen berufliche und menschliche Entfaltung unter schwierigen Umständen gelingt. Eine zweite Möglichkeit hätte im Roman nahegelegen: Corinna ins *Viktoria-Lyceum* zu schicken. Dieses 1868 von einer Engländerin gegründete Institut bot akademische Kurse in Geschichte, alten und neuen Sprachen, Mathematik und Naturwissenschaften an, die großen Erfolg hatten. Der Auctor von Frau *Jenny Treibel* hat aber als Betätigungsfeld für seine Corinna nicht dieses ihr so gemäße Institut gewählt, sondern das dritte denkbare: den *Lette-Verein*. Die Art, wie dieses Referenzobjekt aus der zeitgenössischen Wirklichkeit eingeführt wird, ist ein sprechendes Halb-Schweigen. Das Institut, Schöpfung des liberalen Politikers A.W. Lette, diente ausdrücklich der Berufsausbildung von Frauen. Wenn Corinna dem englischen Gast den Lette-Verein als „Schule für weibliche Handarbeit" definiert (36), so unterschlägt sie dieses Ziel und verengt auch das Programm bedeutend: es umfaßte zum

---

[6] Das patriarchale Motiv ist in der ‚Denkschrift der ersten deutschen Hauptversammlung von Dirigenten und Lehrern der höheren Mädchenschulen' schlagend formuliert: „[...] damit der deutsche Mann nicht durch die geistige Kurzsichtigkeit und Engherzigkeit seiner Frau an dem häuslichen Herde gelangweilt und in seiner Hingabe an höhere Interessen gelähmt werde..." (*Handbuch* [vgl. Anm. 5], Teil 1, S. 64f.)

[7] An Mathilde v. Rohr, 24.4.1885, in: *Briefe*, III, hrsg. v. K. Schreinert und Ch. Jolles, Berlin 1971, S. 217f.

Beispiel Kurse in Schriftsetzerei, Photographie, Kunstweberei.[8] Warum diese – nur dem genauen Leser bemerkliche – Verbiegung des Referenzobjekts zum Vehikel eines Spiels, der Wette nämlich, Corinna könne ein imaginäres Loch in Leopolds Jacke durch ihr kunstvolles Stopfen unsichtbar machen? Genügt ihre Erklärung, sie wolle dadurch deutsche Weiblichkeit beweisen? Im Roman gibt es eine Reihe von Selbstkommentaren Corinnas, die uns durch ihre Direktheit zweifeln lassen, ob es sich nicht um – der Figur selbst unbewußte – Deck-Interpretationen des Auctors handelt. Von diesen ist die zentralste die, wo Corinna, einer Soziologin gleich, sich selbst zum epochentypischen Fall stilisiert: „‚[...] ein Hang nach Wohlleben, der jetzt alle Welt beherrscht, hat mich auch in der Gewalt [...]"'. (58) Ich möchte die Frage nach der Gültigkeit solcher Selbstinterpretationen vorläufig stehenlassen und versuchen, Corinnas Situation, die also nicht durch einen im realitätsmimetischen Charakter des Buches gegründeten sozialen Zwang zur Ehe um jeden Preis erklärbar ist, auf der Folie der „anderen Corinna" deutlicher zu profilieren.

III.

„‚Aber wenn Leopold morgen bei meinem Vater antritt [...] und um diese rechte Hand deiner Cousine Corinna anhält, so nimmt ihn Corinna und fühlt sich als Corinne au Capitole."' (58) So wie Corinna voraussetzen kann, daß Marcell diese Anspielung versteht, so konnte Fontane mit dem Verständnis seiner Leser rechnen: der Roman der Mme de Staël, 1807 erschienen, von Dorothea Schlegel sogleich ins Deutsche übersetzt, wurde um 1880 als Reclambuch verbreitet.[9] Fontanes Zitierweise deutet darauf hin, daß er ihn im Original gelesen hat. Beim Vergleich der beiden Texte möchte ich mich auf die Punkte beschränken, wo der Verweischarakter evident ist.

Da ist zunächst der Name, ein glücklicher Fund – niemals hätte der ursprünglich vorgesehene Name „Elise" der Figur die gleichen Konturen verleihen können.[10] Mme de Staëls Protagonistin hat diesen

---

[8] Fontane war die Breite des Programms bekannt; in *Allerlei Glück* läßt er eine Dame dort Kurse in Anthropologie besuchen. *Prosafragmente und Entwürfe*, Frankfurt/Berlin 1986, S. 47.

[9] E.T.A. Hoffmann in der *Nachricht von den neuesten Schicksalen des Hundes Berganza* und Heine in den *Reisebildern* setzen den Roman als bekannt voraus. Ich zitiere ihn nach der Ausgabe: *Oeuvres complètes de Mme la Baronne de Staël*, publiées par son fils, tome 8 et 9, Paris 1820. Bei den Stellenangaben verfahre ich wie bei *Frau Jenny Treibel.* – Daß Fontane durch den Namen ‚Corinna' auch auf die von Ovid besungene Geliebte anspielt, ist unwahrscheinlich.

[10] W. Wagner teilt in den Erläuterungen und Dokumenten zum Roman (Stuttgart 1987) drei von G. Erler (vgl. Anm. 1) übernommene Entwürfe mit (S. 61-64).

Namen als Pseudonym gewählt, „que l'histoire d'une femme grecque, amie de Pindare, et poète, m'avoit fait aimer [...]". (II 166) Mme de Staël bestärkt den Bezug auf die griechische Lyrikerin noch durch eine gelehrte Fußnote. (II 487) Es ist kaum anzunehmen, daß Fontane, bekanntlich kein Spezialist der antiken Kultur, die wenigen von dieser Dichterin erhaltenen Fragmente gekannt hat; zentral aber ist, wie die eingangs zitierte Gnome zeigt, die – in Wirklichkeit legendäre – Verbindung zu Pindar geworden. Corinna Schmidt hat ihren Namen nicht gewählt, sondern der Vater drückt durch ihn seine Begeisterung für die Antike aus: das junge Mädchen ist also gleichsam ein lebendes Zitat. Daraus spricht ein durchgehender Zug, ja die Physiognomie des ganzen Romans: die darin evozierte Welt befindet sich, über die Übelstände kapitalistischer Mentalität hinaus, in einem defizienten Modus menschlicher Lebensformen. Nirgendwo wird hierfür eine positive Gesamtfolie wie etwa „die Antike" oder „die Goethezeit" berufen; umso wertvoller ist die Einzelfolie für Corinna. Mme de Staëls Roman erzählt die Liebe zwischen der italienischen Dichterin Corinna und dem jungen Lord Oswald Nelvil. Diese Liebe scheitert an der Vorgeschichte der Personen. Nelvils Ahnung, sein verstorbener Vater würde diese Verbindung nicht billigen, bestätigt sich, als er erfährt, daß Corinna von Vaterseite her Engländerin und Tochter eines Freundes seines Vaters ist, daß die Väter ihre Kinder füreinander bestimmt hatten, daß Nelvils Vater aber, erschreckt von der lebhaften Persönlichkeit des jungen Mädchens, vorschlug, sie durch ihre jüngere Schwester zu ersetzen. Als Offizier nach England zurückberufen, folgt Nelvil dem Appell der heimatlichen Wertvorstellungen und schließt die Ehe mit der Schwester, eine Ehe, der indes Wärme und Vertrauen fehlen. Corinne geht am Verlust des Geliebten physisch und psychisch zugrunde; der Roman endet mit ihrem Tod.

Die Leser lernen Corinne wie ihr künftiger Geliebter in der Szene auf dem Kapitol kennen. Glockenläuten und Kanonenschüsse künden den feierlichen Akt an, in dem sie, wie einst Petrarca und Tasso, zur Dichterin gekrönt wird: „Corinne, poète, écrivain, improvisatrice, et l'une des plus belles personnes de Rome." (I 37) Ganz Rom begeistert sich für sie und ihre Talente: „L'un disoit que sa voix étoit la plus touchante de l'Italie; l'autre, que personne ne jouoit la tragédie comme elle; l'autre, qu'elle dansoit comme une nymphe, et qu'elle dessinoit avec autant de grâce que de l'invention: tous disoient qu'on n'avoit jamais écrit ni improvise d'aussi beaux vers, et que, dans la conversation, elle avoit tour a tour une grâce et une éloquence qui charmoient tous les esprits." (I 39) Auf einem Triumphwagen, dem die großen römischen Herren folgen, begibt sich Corinne, die genau das gleiche Alter hat wie Corinna, auf das Kapitol. Auf Lobgedichte und Lobrede folgt eine Demonstration ihrer Kunst: sie improvisiert über das ihr gestellte Thema: „La gloire et le bonheur de l'Italie." Danach wird sie mit Myrte und Lorbeer gekrönt, „une prêtresse inspirée, qui se consacroit avec joie au culte du génie." (I 66) In Corinnes Verhalten wie auch in der Lobrede tritt ein Moment stark hervor: sie ist die selbständige Frau, von unbekannter Herkunft, die ihren Ruhm lediglich ihrer Leistung verdankt. Erst später werden Leser und Liebhaber ihre Geschichte erfahren: von einer italienischen Mutter in Italien geboren, ist sie während ihrer ersten fünfzehn Jahre von der italienischen Kultur geprägt worden. Zum Vater nach England übergesiedelt, hat sie unter der Strenge der dortigen Lebensformen so sehr gelitten, daß sie sich nach dem Tod des Vaters dem Regime der Stiefmutter entzogen und sich mit Hilfe ihres ererbten Vermögens in Rom niedergelassen hat. Ihre Selbständigkeit imponiert den Römern so sehr, daß sie in der Lobrede den Männern als Vorbild hingestellt wird: „‚Oui, nous suivrions ses traces, nous serions hommes comme elle est femme, si les hommes pouvoient, comme les femmes, se créer un monde dans leur propre coeur [...]"'. (I 51)

Wenn Corinna Schmidt den eventuellen Moment einer Werbung Leopolds mit diesem Triumph-Augenblick einer autonomen Frau gleichsetzt, formuliert sie – bewußt, halbbewußt, unbewußt? – ein grausames Maß an Versagung. An die Stelle der Entfaltung eigener Gaben tritt der Versuch, durch die Eroberung eines ungeliebten, unbedeutenden jungen Mannes eine bessere finanzielle und soziale Situation innerhalb einer Welt zu erlangen, deren Beschränktheit letztlich auch durch diesen äußeren Aufstieg nicht überwunden würde. Dabei ist der Unterschied zur Staëlschen Corinne nicht etwa nur auf deren adlige Herkunft und hinreichendes Vermögen zurückzuführen. Corinne bedurfte eines großen Mutes, um sich – unter Aufopferung aller familiären Bindungen – aus erstickenden Lebensformen loszureißen und sich jener Kultur zu reintegrieren, die ihre Gaben akzeptiert und fördert. Auf der Folie der Dichterin zeichnen sich Corinnas Mängel scharf ab. Nicht nur, daß ihr die Schönheit der Italienerin fehlt, die ihre Rabenlocken schütteln kann, während die junge Berlinerin sich ihr „Wuschelhaar" brennen muß – ihre geistige Kraft ist merkwürdig eingeschränkt. Corinna mangelt es ganz an Kreativität. Sie dichtet ebensowenig wie sie tanzt oder zeichnet oder musiziert. Sie geht in die Philharmonie, ins Theater – als rezeptive Besucherin. Sie kann Englisch und kennt sich in Geschichte aus, aber sie fertigt nicht etwa Übersetzungen an. Ein Gerücht besagt lediglich, daß sie dem Vater die Hefte korrigiere. Das einzige Talent, das sie mit der Dichterin teilt, ist die Fähigkeit zu geistreicher Konversation. Die Vorstellung von ihrer intellektuellen Begabung wird viel stärker durch die Urteile der anderen Figuren, namentlich des Vaters, erzeugt, als durch konkrete Manifestationen.[11] Unter der Maske munterer Beweglichkeit verbirgt sich eine erstaunliche Passivität, ja eine Art Lähmung. Zwischen den gesellschaftlichen Ereignissen langweilt sie sich, und als Leopold sie mit seinen Briefchen hinhält, gibt es keine Beschäftigung, an der sie einen Halt fände. Corinna wirkt hier fast wie ein Gegenbild zu ihrer Namenspatronin, die verzweifelt, als man ihr die Studien verbieten will:„Qu'est-ce donc que le bonheur, [...] si ce n'est pas le développement de nos facultés!" (II 133) Es ist die Verkehrung von Corinnas geistigem Leben in Spiel einerseits, Rezeptivität andererseits, was es so unfruchtbar macht. Auf das Rätsel, warum sie so dargestellt wird angesichts eines historischen Hintergrundes, wo Anreiz zur Aktivität durchaus vorhanden war, komme ich zurück. Festgehalten sei zunächst, daß in Fontanes Roman eine Miniatur-Parodie von Corinnes Triumph eingelegt wird, nämlich die imaginierte Triumphszene, wo sie vor den Augen ihres Bewunderers Nelson, aller Partygäste und des Kakadus „wie bei einer Aufführung" die von ihr gestopfte Jacke vorführen will als „‚[...] eine Künstlerin, die ich in der Tat auch bin [...]'". (37)

Nun ist es keineswegs so, als würde der verfehlten Künstlerin Corinna in „Corinne au Capitole" eine Folie von ungetrübtem Glanz gegeben. Die Kunst der Corinne ist ganz an die italienische Welt gebunden; deren Reliktcharakter aber wird von Mme de Staël ausführlich thematisiert. In der Zeit, in der ihr Roman spielt (1794-1804), befinden sich die italienischen Fürstentümer in einem Zustand besonderer Ohnmacht; sie geraten unter französische Herrschaft. In ihrem Lobgesang auf Italien feiert die Dichterin die große Vergangenheit, indem sie den Akzent nicht auf die Verluste, sondern auf deren stete Präsenz in den Monumenten und auf die herrliche mediterrane Natur als die Quelle der Größe legt. Sie muß sich aber später viel Mühe geben, um ihren englischen Geliebten, auf dessen Wertetafel politische und militärische Leistungen obenan stehen, von der Bedeutung einer Nation zu überzeugen, die sich nur noch kulturell manifestiert. Bei Mme de Staël vertieft sich der Gegensatz der Nationalcharaktere zu einer symbolischen Bedeutung, die auch in Fontanes Roman wiederkehrt, aber wieder in einem sehr veränderten Modus. Die beiden Corinna-Verehrer, Lord Nelvil und der junge Liverpooler Kaufmann Nelson, haben einen gemeinsamen Bezugspunkt in Admiral Nelson. Wohl unter dem Eindruck der Schlacht von Trafalgar hat Mme de Staël den

---

[11] Vgl. dazu die Äußerungen von Marcell (S. 57), Wilibald (S. 83) und die relativierende Bemerkung der Schmolke (S. 192).

Namen des Protagonisten aus „Sidney" in „Nelvil" verwandelt.[12] Nelvil ist kein bedeutender Stratege, aber er ist nicht nur geistvoll, sondern er hat auch heroische Züge, die sich in zwei Rettungsaktionen bewähren. Der junge Holzhändler hingegen spricht zwar von „heroical courage", hat aber selbst nur den Charme seiner Naivität. Gemeinsam ist den beiden Schattenbildern des Admirals, daß sie ihre geistreichen Corinnen zwar bewundern, aber nicht heiraten. Nelvils tiefliegende Gründe sollen gleich erörtert werden; warum Nelson nicht, wie die Treibels fürchten, um Corinna anhält, bleibt ohne Begründung. Fehlt ihm die Mitgift, oder paßt Corinna nicht in sein heimisches Milieu? Dieses wird im Fontane-Roman in den imitierten englischen Lebensformen gespiegelt, wie sie die beiden Hamburgerinnen kultivieren – wiederum ein defizienter Modus gegenüber der fast unmenschlichen, aber von religiöser Überzeugung getragenen Strenge der Konvention, wie sie in der von Mme de Staël vorgeführten englischen Adelswelt herrscht. An den englischen Frauen, welche diese Konvention respektieren, hebt die konventionsfeindliche Auctorin zwar Beschränktheit und Herrschsucht hervor, aber doch auch den Reiz, den Schüchternheit und Sensibilität verleihen. Corinnes zarte junge Halbschwester hängt mit hingebender Zärtlichkeit an der rigiden Mutter, die wiederum in ihre Erziehung das einzige ihr mögliche Gefühl investiert. Zu diesem Verhältnis leicht krankhafter Innigkeit bildet das zwischen der anglisierenden Helene und dem „Wasch-Engel" Lizzie ein nüchternes Pendant. „‚Take back your *Corinne*,' " sagt Maggie Tulliver in *The Mill on the Floss* zu ihrem Verehrer Philip. „‚I'm determined to read no more books where the blond haired women carry away all the happiness.' "[13] Maggie umreißt als Gegensatz der Haarfarben, was Mme de Staël als Gegensatz zwischen einem temperamentvollen, ausdrucksfreudigen, spontanen und einem zurückhaltenden, disziplinierten, verinnerlichten Menschentypus differenziert ausarbeitet.[14]

Fontanes Corinna scheint sich hier selbstverständlich in die Gruppe Corinne-Maggie einzureihen. Aber das gilt nur für das Moment der lebhaften Direktheit. Ihr fehlt – und das ist ein wichtiger Aspekt ihres Rätsels – die Leidenschaft, die die beiden anderen Frauen kennzeichnet. Sie wolle ihm „als Sklavin nach Liverpool hin" folgen, verspricht

---

[12] Vgl. dazu A. Kappler, Nachwort zur deutschen Ausgabe *Corinna oder Italien*, München 1979, S. 545.

[13] George Eliot, *The Mill on the Floss*, Harmondsworth 1982, S. 432f. (Book 5, Chapter 4).

[14] Der Gegensatz wird mit großer Feinheit gestaltet in der Schilderung eines englischen Schiffsgottesdienstes in Neapel, an dem Nelvil und Corinne teilnehmen (II 18-26).

sie Nelson für den Fall, daß er die Wette gewinnt. (37) „En vain Corinne, à force d'amour, se faisoit son esclave ... ", heißt es im Ernst von der andern. (I 264) Als Nelvil sie nicht nach England mitnehmen will, reist Corinne ihm nach, verfehlt ihn in Folge von widrigen Umständen und erlebt äußerste Qual und Demütigung. Solche exzessive Leidenschaft ist im Staëlschen Roman präfiguriert in einem poetischen Werk, das am Schluß des Fontaneschen in prägnanter Weise zitiert wird: in *Romeo und Julia*. „‚Jetzt ist sie bei Trebbin, erste Etappe zu Julias Grab [...] Julia Capulet, wie das klingt. Es soll übrigens eine ägyptische Sargkiste sein, was eigentlich noch interessanter ist.'" (212) In diesen banal-geheimnisvollen Sätzen des alten Schmidt ist zweifellos die Aufführung des Stückes präsent, die in Corinnes Geschichte einen entscheidenden Platz hat. Durch ihr Talent als Tragödin hofft Corinne den von ihr heftig angezogenen, aber durch ihr Schweigen über ihre Vergangenheit beunruhigten Geliebten noch mehr zu beeindrucken. Ausführlich wird von Etappe zu Etappe beschrieben, wie im Medium des Dramas sie selbst als Julia und Nelvil als der im Publikum verborgene Romeo ihre eigene Liebeserfahrung und Liebesangst durchleben. Corinne erfährt hier einen Höhepunkt der Liebesekstase. „Un moment elle connut, au prix de son repos, ces délices de l'âme, que jusqu'alors elle avoit souhaitées vainement, et qu'elle devoit regretter toujours." (I 272f.) Wird aber Corinna Schmidt zu Julia in Beziehung gesetzt, so nicht im Sinne einer analogen Konstellation. Zu unterscheiden ist hier zwischen dem, was die Figur Wilibald Schmidt meinen kann, und dem, was der Auctor des Romans durch die Organisation des Textes andeutet. Was Schmidt kaum klar erkennen kann: Corinnas Tragödie ist gerade, daß sie die große Leidenschaft nie erfahren wird. Es ist die dunkle Sehnsucht nach dieser Entfaltung ihres Temperaments, die sie für Seeschlachten und Blutrache schwärmen läßt. „‚Eine lichterlohe Leidenschaft kann ich in ihr nicht entzünden. Vielleicht ist sie solcher Leidenschaft nicht einmal fähig; aber wenn auch, wie soll ein Vetter seine Cousine zur Leidenschaft anstacheln?'" fragt Marcell.(82) In ihm gewinnt sie einen klugen und einfühlenden Gefährten, aber jene höchste Lebensintensität, wie sie Julia und Corinne mit Schmerz und Tod bezahlen, wird ihr nicht zuteil werden.

Ist der Bezug zu diesen beiden Frauen auch kontrastiv, so deutet er doch auf den Grund solcher Versagung hin. Es ist der gleiche, der Corinna auch an der Verwirklichung ihrer Gaben hindert. Daß sie ihres „Vaters Tochter" ist (57,85), wissen die Figuren des Romans so gut wie die Leser. Julia, Corinne und Corinna kommen darin zusammen, daß ihnen die Entfaltung ihrer Person in einem substantiellen erotischen Bündnis von einer Vaterinstanz verwehrt wird. Bei Julia hat diese Barriere die einfache, äußerliche Form der verfeindeten Väter. Der

Vaterkonflikt, der Corinnes Liebe zum Scheitern verurteilt, ist komplizierter. Der Roman setzt ein mit Nelvils exzessiver, durch Schuldgefühle verschärfter Trauer um seinen Vater. „La plus intime de toutes les douleurs, la perte d'un père, étoit la cause de sa maladie [...]". (I 4) „Comment, en effet, remplacer jamais cette affection née avec nous, cette intelligence, cette sympathie du sang, cette amitié préparée par le ciel entre un enfant et son père?" (I 32) Das sagt die Erzählerin, und niemand zweifelt an dieser Stelle an ihrer Einheit mit der Romanfigur und mit der Person der Autorin, die kurz vor der Abfassung des Romans in ihrem Vater den eigentlichen Geliebten ihres Lebens verloren hatte. In den Roman hat sie ihn dadurch integriert, daß sie Gedanken über den Tod aus Neckers *Cours de Morale religieuse* als Reflexionen von Nelvils Vater ausgibt. (I 411) Auffallenderweise hat sie aber die Vaterbindung samt dem Verbot, gegen die Wertewelt des Vaters zu verstoßen, auf den jungen Mann übertragen. Das Motiv dazu war schwerlich die Scheu vor einer transparenten Preisgabe ihrer Gefühle – mit welcher Hemmungslosigkeit sie in jener voranalytischen Epoche ihren Schmerz beim Tod des Vaters äußern konnte, haben die Zeitgenossen überliefert. Eher ist anzunehmen, daß die Vaterbindung auf Nelvil verschoben wurde, weil sie zu der Physiognomie der selbständigen großen Persönlichkeit, die Mme de Staël zeichnen wollte, nicht paßte. Auch der Gestaltung des Verhältnisses zwischen Schmidt und seiner Tochter liegt bekanntlich ein biographischer Bezug zugrunde.[15] Wieweit Fontane als Person bewußt war, was er als Auctor in Gestaltung umsetzte, steht dahin; dieser jedenfalls zeigt eine unbarmherzige Schärfe der Erkenntnis. Hier gibt es wieder eine sprechende Lücke. Warum Corinne ihre ganzen Talente der Mutter verdankt, ist ein immanentes Problem des Staëlschen Romans, dem wir hier nicht nachgehen können;[16] doch tritt auf dieser Folie eine Besonderheit von Corinna Schmidts Situation schärfer hervor: ihre Mutterlosigkeit. Daß Schmidt nach der Enttäuschung durch Jenny eine andere Frau geheiratet hat, die früh verstorben ist, muß der Leser aus dem Zusammenhang erschließen.[17] An zwei Orten drängt sich eine Erwähnung und Charakterisierung dieser Frau geradezu auf.

[15] Unser Bild von Martha Fontanes differenzierter und belasteter Persönlichkeit wird sehr bereichert durch die von E. Brügmann unternommenen Recherchen über ihre späteren Lebensjahre: ‚Mete Fontane in Waren – ihr Leben und ihr Tod', in: *Fontane Blätter* 1992 (Heft 53), S. 79-105.

[16] Corinne trägt weithin autobiographische Züge, auf die hier einzugehen der Raum ebenso verbietet wie die Vorsicht den Versuch, ihre unbewußten Schreibmotivationen ohne tiefgreifende Vorarbeiten aufzudecken. Zu den in *Corinne* verarbeiteten Eindrücken der Italienreise von 1804/5 vgl. Simone Balayé, *Les carnets de voyage de Madame de Staël; Contribution à la genèse de ses oeuvres*, Genève 1971.

[17] Anders in den Entwürfen (vgl. Anm. 10).

In Schmidts Wohnzimmer hängen die Porträts seiner Eltern – gibt es nicht das kleinste Bildnis seiner verstorbenen Gattin? „‚Du warst ja noch so, als ich ins Haus kam.' " sagt die Ersatzmutter Schmolke (147) – niemals hört man von Corinna eine Frage nach der frühverlorenen Mutter. Sie sei „wie Pallas Athene dem Haupte des Zeus entsprungen", bemerkt Peter Wruck[18] und deutet damit auf einen Subtext, der sich aus mythologischen Anspielungen erbaut: Schmidt, der nicht umsonst „jovial" genannt wird, nicht umsonst in der Adlerstraße wohnt, wünscht sich speziell einen Zeus für seine Stube.[19] Dabei ist die Beziehung zwischen Vater und Tochter keineswegs besonders liebevoll; zwar bezeichnet der Erzähler sie als seinen „Liebling", aber er hat sich wenig um ihre Erziehung bekümmert und sieht auch der Lebensaporie der erwachsenen Tochter mit erstaunlicher Ruhe zu: denn eigentlich möchte er sie für sich behalten, wie Marcell erkennt (198). Gerade das ist typisch für eine possessive Liebe, die, mit dem anderen sich identisch fühlend, ihn nicht als anderen wahrnimmt, respektiert und unterstützt. Corinna, ohne eine heftige Gefühlsbindung an den Vater zu empfinden wie Nelvil, weiß doch, daß sie niemand anderen als ihn heiraten darf – und diesem Gebot gehorcht sie, wenn sie sich mit seinem Schattenbild Marcell verbindet. Damit dessen Abbildcharakter deutlich wird, muß er nicht nur den gleichen Beruf haben wie der Vater, sondern noch dessen Blutsverwandter sein. Schmidt, Corinna und Marcell sind vereint im Element des „Schmidtschen", das sich in den Kommentaren des Alten als ein Gemisch von Geist, Phantasie, Großzügigkeit und Selbstironie darstellt. Corinnas Selbstwerdung stellt sich der Vater als Sieg des Schmidtschen vor. Wenn er zu ihr sagt: „‚Werde, der du bist' " (207),[20] so ruft er sie nicht zur Entdeckung ihrer Anlagen auf: Er hat schon vorentschieden, wer sie sei. Das erklärt sowohl ihre Unfähigkeit zu erotischer Leidenschaft als auch ihren Mangel an geistiger Aktivität. Der Vater hat sie bis zu dem Punkt gefördert, wo sie, ihren eigenen Weg gehend, eine andere Richtung einschlagen konnte. Corinnes Vater bestürzt seine Tochter, als er ihr erklärt, in einer englischen Kleinstadt

---

[18] ‚Frau Jenny Treibel', in: *Interpretationen. Fontanes Novellen und Romane,* hrsg. v. Ch. Grawe, Stuttgart 1991, S. 212.

[19] Das Zeus-Motiv hat auch Andreas Poltermann gesehen: ‚Frau Jenny Treibel oder die Profanierung der hohen Poesie', in: *Sonderband Text und Kritik,* München 1899, S. 141 u. 146.

[20] Es handelt sich um ein verkürztes Zitat: γένοι', οἷος ἐσσὶ μαθών lautet die Stelle bei Pindar (Pythia II, 131, zitiert nach: *Pindarus*, ed. B. Snell, Leipzig 1955, S. 69). Verlockend ist die Annahme, daß Wilibald Schmidt das Zitat entstellt, um den ihm nicht genehmen Hinweis auf die eigene Erfahrung „indem du lernst" zu unterdrücken. Fontanes Unkenntnis des Griechischen macht es aber unwahrscheinlich, daß ihm die originale Form und die Mehrdeutigkeit der syntaktischen Struktur des Satzes bekannt gewesen seien.

sei es nicht passend für ein junges Mädchen, ungewöhnliche Talente auszubilden. Bei Corinna ist es ein verinnerlichtes Gebot, das ihr untersagt, ihrem Geist eine andere Bestimmung zu geben als die, Marcells Gefährtin zu sein, der seinerseits die Aufgabe hat, des Vaters Sehnsucht nach archäologischer Tätigkeit zu verwirklichen.[21]

Das Motiv der Archäologie, die bekanntlich wenige Jahre nach der Entstehung des Romans zur Zentralmetapher einer neuen Wissenschaft werden sollte, beherrscht seinen Schluß. Das ist eine letzte evidente Verbindung zum Werk Mme de Staëls. In den Anfängen ihrer Beziehung führt Corinne Nelvil durch Rom, und zwar zuallererst an die Gräber der Via Appia; dabei macht sie ihn besonders auf das Grabmal der Caecilia Metella aufmerksam, Stiftung eines Vaters für seine Tochter. Inmitten der Bewunderung für die in den Gräbern gegenwärtige große Vergangenheit flackert die Angst vor der Auferstehung der beiden eigenen Vergangenheiten. Diese Doppelbedeutung gilt auch für die antiken Grabkammern, für die Schmidt sich so brennend interessiert. Die ganz alten großen Stätten seien immer „wie das heilige Grab", sagt er zu Corinna. (203) Wenn die Gräber für ihn wie für den von ihm behandelten Novalis das belebende Erbe kollektiver Vergangenheit bedeuten, so sind sie doch, wie seine Fixierung auf die Familienbeziehungen der mythischen Toten zeigt, auch Zeichen einer unaufgearbeiteten privaten Vergangenheit. Das Grab der Julia, auf das Corinna zufährt, hat über diese doppelte Bedeutung hinaus noch eine dritte: Corinnas Zukunft ist ein Grab im Sinne jenes inneren Absterbens, wie es für so viele Schicksale in Dichtungen und realen Lebensläufen des 19. Jahrhunderts charakteristisch ist – eine mildere, aber auch trübere Form des faktischen Sterbens, auf das in Mme de Staëls *Corinne* die Spaziergänge zwischen den Gräbern vorausdeuten. Denn Corinne hat, wie gesagt, zumindest eine absolute Leidenschaft erleben dürfen. Es erweist sich noch einmal als Kunstgriff der Auctorin, die intensive Vaterbindung auf den anderen Protagonisten abzudrängen. Sie erreicht dadurch, daß Corinne als in sich geschlossene Gestalt das Gesetz eines Lebens für den Enthusiasmus erfüllt. Ein Grab ist aber auch das Haus, in das Corinnas Vater, Novalis kläglich parodierend, am Ende des Romans zurückkehren will. Der Nihilismus der Sätze, mit denen er das Buch beschließt, ist keine der Trunkenheit zuzuschreibende Hyperbel seiner Neigung zur Skepsis, sondern diese Trunkenheit ist nur das Vehikel, das die Radikalität seiner verdeckten Verzweiflung aus-

[21] Diese Sehnsucht hatte Fontane selbst in seiner Jugend gekannt: „[...] ich würde Kopf und Kragen daran gesetzt haben, mein Leben, oder doch ein bestes Stück davon, dem Studium Pompejis und seiner ausgegrabenen, wunderbaren Schätze zu widmen." An Mathilde v. Rohr, 24.11.1874, a.a.O. [vgl. Anm. 7], S. 154.

zusprechen erlaubt. Auch Schmidt hat seine literarische Folie, die das Verfehlte seiner Existenz schärfer erkennen läßt, und auch diese Folie bietet kein nur positives, sondern ein schon gebrochenes Gegenbild. In seiner Novelle *Viel Lärmen um Nichts* hat Eichendorff ein kritisch abwägendes Fazit der romantischen Bewegung gezogen. Zwei Dichter treten darin hervor, die den Namen von Corinnas Vater konstituieren: der bereits aus *Ahnung und Gegenwart* bekannte Faber, egozentrisch, eitel, sinnlich, und der junge Wilibald, der trotz aller Desillusionierung über die Rolle der Poesie in der Welt, über die sich Auctor und Leser verständigen, noch einmal den frischen Aufschwung des Genies verkörpert. Wilibald Schmidt hat die Züge beider, aber in der Phase seines jugendlichen Aufschwungs ist er nicht wie sein Modell der echten Muse in Gestalt der italienischen Gräfin Aurora begegnet, sondern gleichsam der Kammerjungfer, die sich in Eichendorffs Novelle für jene ausgibt und schließlich den „Herrn Publikum" heiratet.[22] Auch Corinnas Vater leidet daran, daß er – trotz bleibendem geistigem Interesse – seine Kreativität verloren hat.[23]

IV.

Corinnas Rätsel wird indes durch die Einsicht in die beiden vom Vater ausgehenden unbewußten Verbote zwar teilweise, aber nicht ganz gelöst. Es bleiben schwer verständliche Punkte. Diejenige Seite des Lebens mit Marcell, die Corinnas geistiger Beweglichkeit und ihrer Abenteuerlust entgegenkommen müßte, ist die Teilnahme an den von Schmidt erhofften archäologischen Expeditionen. Sie aber erklärt, Haus und Kinderstube vorzuziehen. (203) Ist das eine Übertreibung – und damit auch Subversion – ihrer Unterwerfung unter die väterliche Festlegung ihrer Individualität? Denkbar ist auch, daß hier ein unausgesprochenes Leiden am Mangel einer Mutter angedeutet wird, das sie im Umgang mit eigenen Kindern kompensieren möchte. Dies würde auch ihre Fixierung auf die Ehe als Zukunft besser verständlich machen. Zum Ausflug kommt Corinna „mutterwindallein" (124) – es ist ganz Fontanes Art, durch eine lässige kolloquiale Wendung ein brennendes Trauma zur Sprache zu bringen. Was aber vor allem schwer einsehbar ist: die Fixierung auf materielle Verbesserung ihrer Situation durch Einheirat in eine neureiche Familie. Das ganze Stratagem paßt wenig zu dem „feinen Ehrenpunkt", den ihr der Vater zuspricht. (198) Die

---

[22] Der Bezug des Namens ‚Wilibald' auf diese Figur scheint mir einleuchtender als der – naheliegende – auf Wilibald Alexis.

[23] Die Analyse der komplexen, mehrfach perspektivierten Gestalt Marcell Wedderkopps, zu der auch ein Subtext gehört, muß ich aus Raumgründen aussparen.

Unwahrscheinlichkeit ihrer eigenen Erklärung, es handle sich um ein epochentypisches Phänomen, wurde schon erwähnt. Handelt es sich um eine Art Verschiebung ihrer Sehnsucht nach intensivem Leben – vom Vater geweckt, aber in keine gangbare Richtung gewiesen – auf äußerlich reizvollere Lebensformen? Ihre Zuwendung zu Leopold bedeutet einerseits Trotz gegen die Werte der Vaterwelt, stellt aber auch eine Art Übertragung der väterlichen Liebe zu Jenny auf deren Sohn dar. Diese Unsicherheiten führen auf den entscheidenden Punkt für die Frage nach der Eigenart dieses „realistischen“ Schreibens: *Soll* die Gestalt überhaupt als einheitliche erscheinen, deren Züge untereinander vermittelt werden können? Es ist sehr wohl denkbar, daß der Auctor von *Frau Jenny Treibel* zwar seine Figur durch einen Subtext verständlicher macht, der die im Unbewußten wirksamen kausalen Relationen andeutet, letztlich aber doch den Glauben an die Kohärenz des Ich aufgibt.

Fontanes Konzeption des Ich und das Schreibverfahren, in dem sie sich verwirklicht, werden deutlicher auf der Folie des um zwölf Jahre älteren, thematisch in vielem verwandten Romans *Garman und Worse*.[24] Ob Fontane ihn gekannt hat, habe ich nicht ermitteln können. Bekanntlich hat er Kiellands *Arbeiter* ausführlich rezensiert, und zwar ziemlich kritisch (darauf ist zurückzukommen); eine Novelle des gleichen Autors würdigt er dagegen als „Bijou“.[25] Da Mete ihren Freunden einen Roman aus dem gleichen Zyklus vorlas, *Käptn Worse*, ist es denkbar, daß auch *Garman und Worse* der Familie Fontane bekannt war.[26] Für meine Fragestellung spielt dies – im Gegensatz zu *Corinne* – keine Rolle. Ich habe diesen Roman gewählt als typisches Beispiel eines westeuropäischen „realistischen“ Romans. Der Vergleich scheint mir geeignet, einen Beitrag zur Erhellung der Eigentümlichkeit „realistischer“ Personendarstellung und „realistischer“ Schreibweise überhaupt zu liefern, deren konstitutive Momente nach einer Zeit lebhafter Diskussion in den sechziger und siebziger Jahren – die hier zu referieren sich erübrigt – seit einiger Zeit nicht mehr im Zentrum literaturwissenschaftlichen Interesses stehen. Das liegt wohl daran, daß diese Diskussion in neue Kategorien umgedacht werden muß: war ihre crux immer schon die Unsicherheit des als Referenzpunkt unerläßlichen Konzepts der „Realität“, so ist dieses mit dem „linguistic turn“

---

[24] Er wird hier zitiert nach der von L. Magon sehr gut kommentierten Ausgabe: Alexander Kielland, *Garman und Worse*, Leipzig 1961 (Originaltitel: *Garman og Worse*). Das Verfahren ist das gleiche wie bei den beiden anderen Romanen.

[25] Vgl. *Aufsätze zur Literatur*, hrsg. v. K. Schreinert, München 1963, S. 472-477 u. S. 499.

[26] Vgl. den Brief Martha Fontanes an ihre Mutter vom 13.9.1882, in: Mete Fontane, *Briefe an die Eltern*, hrsg. v. E. Rosen, Frankfurt /Berlin/ Wien 1974, S. 260.

der Philosophie vollends aus dem Blick gekommen. Wenn, wie wir uns zu denken gewöhnt haben, die uns als „Welt" entgegentretenden Phänomene uns nur als durch Zeichensysteme vorinterpretierte zugänglich sind: läßt sich dann der Begriff eines in besonderer Weise auf eine als objektiv gedachte „Realität" bezogenen Schreibens sinnvoll aufrechterhalten? Ohne hier das Problem irgend durchdiskutieren zu können, möchte ich vorschlagen, heuristisch die Besonderheit dieses Schreibens in der Anerkennung der sich in der konventionellen Sprache niederschlagenden epochentypischen Vorstellungen von „Realität" zu sehen. Zu ihnen gehört im mittleren und im späten 19. Jahrhundert sowohl das Konzept der Einheit der Person wie die Überzeugung von einer objektiv gegebenen, durch Gesetze geordneten Welt außerhalb des Subjekts. Die Autoren fordern von sich, ihre von abweichenden Einsichten oder Vermutungen geprägte Sprache mit der der Zeitgenossen übereinzubringen. In den Formen dieser Harmonisierung gibt es freilich eine große Spannweite, die sich an den beiden Werken Fontanes und Kiellands ablesen läßt.

Wie in *Frau Jenny Treibel* ist die Suche einer intellektuellen jungen Frau nach ihrem Platz im Leben in *Garman und Worse* Teil einer allgemeineren Skizze der aktuellen Gesellschaftsprobleme. Generalnenner ist die Spannung zwischen traditionellen und modernen Lebens-, Wirtschafts- und Denkformen. Der Roman, chronologisch nicht ganz festgelegt, durch die in ihm erwähnten Ereignisse auf die sechziger Jahre weisend, schildert die Gesellschaft einer norwegischen Seestadt, die Kiellands Heimatort Stavanger nachgebildet ist. Rachel, die Parallelfigur zu Corinna, entstammt der führenden Kaufmannsfamilie Garman. Die Geld- und Heiratsproblematik manifestiert sich daher in anderer Weise: Rachel wäre eine „glänzende Partie", aber die jungen Herren fürchten ihre Kenntnisse und ihre Geistesschärfe. Ein erster Unterschied in der Darstellung der Problematik: sie erhält durch eine ausführliche Debatte über die Frauenfrage einen weiteren Horizont. Diese Frage fand in Norwegen seit den fünfziger Jahren, als Camilla Colletts Roman *Die Töchter des Amtmanns* das Publikum für die Situation der Frauen des Mittelstandes sensibilisiert hatte, ein lebhaftes Interesse, das durch John Stuart Mills Buch über *The Subjection of Women* und dann natürlich durch Björnson und Ibsen geschürt wurde. Die Teilnehmer an der Sonntagsgesellschaft spielen das traditionelle Frauenideal und die tatsächliche Unterdrückung der Frau in der Ehe gegeneinander aus. Leidenschaftlich verteidigt wird die Frauenemanzipation von dem jungen Kaufmann und Freidenker Jakob Worse, der Rachel eine Neigung entgegenbringt, die sie nur unbewußt erwidert. Rachel wird gleich am Anfang als eine Frau eingeführt, die sich nach Tätigkeit sehnt. Auch sie ist die Tochter ihres Vaters, dessen „kluge, blaue

Augen" sie geerbt hat. (116) Aber ihrem Wunsch, im Geschäft mitzuarbeiten, ist er mit verständnislosem Widerstand begegnet, was die Tochter „noch härter und verschlossener" gemacht hat. (62) Die herbe Rachel ist erfüllt von Empörung über die in der städtischen Gesellschaft herrschende Anpassung und Heuchelei besonders auf religiösem Gebiet. Auf sie hat Kielland das Wahrheitsethos und -pathos übertragen, zu dem er selbst durch Kierkegaard aufgerüttelt worden war. Sie verachtet Jakob Worse, weil er seine Überzeugungen – wie seine Kritik an den sozialen Mißständen – nicht öffentlich ausspricht. Dagegen glaubt sie ihr Ideal in einem jungen Geistlichen gefunden zu haben, der wie sie den „Kampf mit der Lüge" aufnehmen will und in der Tat unter ihrem Einfluß eine durch offene Anklagen schockierende Predigt hält. Sie muß aber erleben, daß ihr Heros sich wieder für die Staatskirche einfangen läßt. Rachels Problem ist ihr Glaube, als Frau nicht selbständig für ihre Ideen eintreten zu können. Jakob ruft sie zu ihrem Erstaunen dazu auf, als Schriftstellerin für die Sache der Wahrheit zu wirken, wozu sie nach seiner Meinung ihre originellen Gedanken, ihre Energie und ihr Mut befähigen. Sie fühlt sich aber diesem Anspruch nicht gewachsen. Nach dem Tod ihres Vaters macht Jakob ihr einen gemäßeren Vorschlag: um gleich ihm an der Arbeit einen inneren Halt zu haben, soll sie in Paris eine kommerzielle Tätigkeit ausüben. Rachel erobert sich dort in der Tat eine Stellung erst als Korrespondentin, dann als Teilhaberin. „‚Jetzt, wo ich gelernt habe zu arbeiten, bin ich nicht mehr so schüchtern [...]'" (264) – das gilt dann auch für ihr erotisches Verhalten: Sie selbst erklärt jetzt ihre Bereitschaft zu einer Ehe mit Jakob. Damit sie eine solche innere und äußere Sicherheit gewinnen konnte, bedurfte es einer Wandlung, die anläßlich des Todes ihres Vaters resümiert wird: „Die großen Anforderungen, die sie früher immer an andere gestellt hatte, stellte sie jetzt an sich selbst, und sie sah ein, wieviel sie zu ändern hatte. Es wurde ihr auch klar, daß es hauptsächlich ihre Schuld war, daß der Vater ihr so fremd geblieben war. Erst während der Krankheit hatten sie beide gemerkt, wieviel sie miteinander gemeinsam hatten und was sie einander hätten sein können." (227)

Mich interessiert jetzt nicht die unterschiedliche Lösung des Problems noch auch die Unterschiedlichkeit der Figuren als solche, sondern die Verfahrensweise der Auctoren. Der zitierte Abschnitt ist charakteristisch für den Roman. Nicht, daß es an indirekter Zeichnung der Personen durch ihr Sprechen und Handeln fehlte: aber die psychologische Gestaltung bewegt sich ganz auf der Bewußtseinsebene. Auch was den Figuren selbst unbewußt ist – zum Beispiel am Anfang Rachel, daß ihre Irritierbarkeit durch Jakob in Wirklichkeit erotisches Interesse ist –, wird auf eine Weise formuliert, die den Leser die betreffenden inneren Vorgänge leicht erraten und in bekannte Kategorien einordnen läßt. Warum Rachel die Schuld für die verfehlte Beziehung zum Vater jetzt bei sich sucht – weil sie einsieht, daß seine Abhängigkeit von der Tradition für ihn unübersteigbar war –, kann der Leser dank seiner Kenntnis der Romanfiguren erschließen. Auf diese Weise gewinnen die Charaktere, obgleich sie durchaus komplex und widerspruchsvoll angelegt sind, klare Konturen, die das Realitätskonzept der zeitgenössischen Leser nicht nur bestätigen, sondern teilen. „‚Wohin wir auch unsern Fuß setzen, überall weicht der Erdboden zurück, und wenn wir uns hinsetzen wollen, zieht eine unsichtbare Hand den Stuhl unter uns weg [...]‘" (253): so formuliert Jakob die Situation seiner Generation, aber diese Einsicht in die Ungültigkeit der Gesetze, welche die Welt innerhalb und außerhalb des Menschen zu strukturieren schienen, bestimmt weder die Zeichnung der Personen noch die Erzählweise. Es gibt hier keinen Subtext, der eine abweichende und unsichere Dimension eröffnete. Das heißt nicht, es gebe hier keine Zeichen für Ambivalenz. Als Leitsymbol umschließt das suggestiv evozierte Bild des Meers als eines begeisternden und gefährlichen Lebensprinzips das ganze Buch. Ein Segelschiff, im Widerspruch zur technischen Entwicklung gebaut, wird von einem rebellischen Arbeiter in Brand gesteckt, aber gerettet – bedeutet das auch eine Rettung der Tradition? Auch Kierkegaards existentielles Wahrheitskonzept wird in seinem Für und Wider gezeigt. Aber diese Ambivalenzen lassen sich schließlich doch bekannten großen Gesetzen wie den Kämpfen zwischen alter und neuer Zeit zuordnen. Wenn wir, wie vorgeschlagen, das „realistische" Schreiben dahin definieren, daß es die Realitätsvorstellungen der Zeitgenossen zugleich respektiert und unterläuft, so steht auf der Skala der möglichen Proportionen von mimetischen – d.h. dem Konsens sich beugenden – und subversiven Zeichen Kiellands Roman am Pol der Mimesis. Die Kritik an der wahrgenommenen Realität ist explizit-diskursiv und verbleibt daher innerhalb dieses Realitätsbildes. Dieses Überwiegen der mimetischen Zeichen hat durchaus seine Vorteile. Von der Situation der intellektuellen jungen Frau und den Möglichkeiten ihrer Entfaltung durch Tätigkeit gibt Kiellands Roman für die Region, auf die er referiert, ein historisch zuverlässigeres Bild als der Fontanes. Das ist nicht einfach damit abzutun, daß es Fontane eben nicht um Mimesis des Bildes der außertextuellen Realität gehe. Denn durch die mannigfachen Bezüge auf Details dieser Realität – auf Straßen, Gebäude, Personen des öffentlichen Lebens – erweckt sein Schreiben besonders stark jenen „Realitätseffekt", der dem Leser eine durchgehende Mimesis verspricht.[27] Das an Zola geschulte „Heranzie-

[27] Vgl. zu diesem Begriff: Roland Barthes, ‚L'effet de réel', in: *Littérature et réalité*, Paris 1982, S. 81-90.

hen des exakten Berichts" hat Fontane in seiner Rezension von Kiellands *Arbeitern* als „ungeheuren Literaturfortschritt" anerkannt.[28] Er fordert aber, daß solche „Berichterstattung" nur die Basis des Kunstwerks sein solle, dem erst eine das Ganze belebende „schöne Seele" den Kunstcharakter verleihe. Die Gereiztheit im Ton dieser Kritik, die schließlich auf die Verklärungs-Devise hinausläuft, scheint mir – wie Fontanes Äußerungen zu Zola – aus einer als schmerzlich empfundenen Nähe zu entspringen. Diese liegt zunächst in dem Pessimismus, der auch *Garman und Worse* bestimmt. Denn wenn auch bei Kielland das Lebensproblem Rachels durch die Hinwendung zum Prinzip „Arbeit" exemplarisch gelöst wird, so wird doch dieses Prinzip selbst wieder fragwürdig, wenn die Arbeit sich innerhalb einer als so mangelhaft und unmoralisch erkannten Gesellschaftsstruktur vollziehen muß. Dieser Widerspruch wird von Kielland nicht reflektiert. Fontane aber ist viel radikaler verzweifelt angesichts einer Welt, in der die Menschen ohne geistige Intensität und ohne seelische Leidenschaft ein hohles Leben führen, ohne es zu wissen. Umso nervöser mußte ihn die vom „realistischen" Schreibprinzip erhobene Forderung nach „objektiver Wirklichkeitsschilderung" machen – für uns: nach einer Schilderung, die sich dem Realitätskonsens der Zeitgenossen anpaßt und ihn daher auch bei greller Kritik im einzelnen nicht unterlaufen kann. Was er in *Frau Jenny Treibel* über die evidente Kapitalismus-Problematik hinaus thematisiert: das drohende „Nihil" am Grund der Welt, die Vernichtung einer jungen Frau durch die ungewollt verderbliche Liebe ihres Vaters, den Todescharakter eines scheinbar glücklichen Ehebündnisses, die Inkohärenz und damit die Unberechenbarkeit der Person – das alles kann und darf nicht in diskursiven und mimetischen Zeichen ausgesprochen werden. Dem kunstvoll konstruierten, auf die Mitarbeit des genauen Lesers abgestellten Subtext, der dies alles zumindest andeutet, kommt ein Gewicht zu, dem die „Berichterstattung" zum Teil geopfert werden muß. So erklärt sich eine gewisse Entstellung der Referenzen auf die außertextuelle Welt.[29]

Es liegt nun nahe, die Abweichungen in der Darstellungsweise von Kiellands und Fontanes Romanen mit dem vieldiskutierten Problem des „Sonderweges" des deutschen „realistischen" Schreibens zusammenzubringen. Darauf verzichte ich hier, weil mir scheint, es könne nur

---

[28] a.a.O. [vgl. Anm. 25], S. 473.

[29] Auch Kiellands Roman endet mit dem „toten Leben" einer jungen Frau, die in eine ihr nicht entsprechende Ehe gezwungen worden ist. Doch wird hier das Problem sehr vereinfacht dargestellt: das naive Naturkind hat sich durch die vornehmen Verwandten in seiner Jugendliebe zu einem einfachen Mann beirren lassen, und die Erkenntnis dieses Irrtums wird von der jungen Frau selbst in klaren Worten formuliert.

von einer sehr breiten Materialbasis aus angegangen werden. Vermuten möchte ich, daß die Transgression des mimetischen Schreibens allen bedeutenden „Realisten" gemeinsam ist, jenseits nationaler Schreibtraditionen. Bedeutsam scheint mir aber noch einmal ein intertextuelles Moment. *Frau Jenny Treibel* ist zu einem Zeitpunkt entstanden, wo bei Nietzsche, bei Mach, bei den jungen Wiener Autoren die Auflösung der alten Ichkonzeption bereits einsetzte oder bevorstand. Für diese neuen Ansätze aber war Fontane in gewisser Weise besser vorbereitet als der um dreißig Jahre jüngere Kielland. Gegenüber einem Kritiker verteidigte Fontane sein Verfahren, in *Ellernklipp* Hilde ohne weitere Erklärung die psychologisch unwahrscheinliche Ehe mit dem Heidereiter schließen zu lassen, mit seiner Gebundenheit an die Gattung der Ballade, die „Sprünge" liebt, „Lücken und Unbestimmtheiten".[30] Indem er früh und stark von der romantischen Poesie geprägt wurde, der großen Exploratorin der Psyche, hatte Fontane im Alter eine der deterministischen Bewußtseinspsychologie konträre Verfahrensweise zur Verfügung, um ein Rätsel wie das der Corinna zu entwerfen, gewisse Schlüssel dazu zu liefern und es doch Rätsel bleiben zu lassen.

---

30 a.a.O. (vgl. Anm. 25) S. 496.

Helmut Arntzen, Münster

Der Schwierige und der Nörgler

Sprecherphysiognomien und Sprachreflexion in Hofmannsthals Nachkriegslustspiel und Karl Kraus' Weltkriegstragödie*

Früh schon hat die Satire mit Stimm- und Sprecherphysiognomien gearbeitet. Auch zu Zeiten, da das Poetische die Homogenität des Sprechens und der Sprecher selbstverständlich machte, zeigte jene im Reden ihrer Figuren das Scheitern zweier Prätentionen: der der Individualität und gleichzeitig damit das Scheitern des Allgemeinen, das gerade, wie alle Poesie zeigt, dem Individuellen, weil es denn ein Sprachliches ist, eingeschrieben, eingesprochen ist. Dieses Scheitern aber ist ein evidentes, bedarf nicht dessen, was bis heute der Satire abverlangt wird: des Hinweises von einer und auf eine Norm. So ist Sprechmimesis ein zentrales Verfahren des „satirischen Stils" geblieben, um so breiter und intensiver verwendet, je bewußter, selbst- und satirebewußter der Autor schrieb.

Daß dieses Verfahren für *Die letzten Tage der Menschheit* bestimmend ist, braucht nicht gezeigt zu werden. Daß Hofmannsthal (schlechthin) „im Reden der Figuren [...] die eigentliche dichterische Kreation" sieht[1], und zwar eben, wie die Stelle deutlich macht, in der *Eigentümlichkeit* dieses Redens, könnte in unserem Zusammenhang zweierlei bedeuten: nämlich er schließe sich im *Schwierigen*, indem er sich einem Verfahren anschließe, auch einer Intention an: eben der satirischen. Dies würde im einzelnen, sagen wir für Vinzenz, Neu-

* Der Zitatnachweis erscheint jeweils in Klammern nach dem Zitat entsprechend den Ausgaben: Hugo von Hofmannsthal, *Der Schwierige, Lustspiel in drei Akten*, hrsg. v. Bernd Schoeller in Beratung mit Rudolf Hirsch, Frankfurt/Main 1979, S. 331-450 und S. 564f. (*Gesammelte Werke in Einzelbänden*, Dramen IV, Lustspiele); Karl Kraus, *Die letzten Tage der Menschheit, Tragödie in fünf Akten mit Vorspiel und Epilog*, Frankfurt/Main 1986 (Karl Kraus, *Schriften*, hrsg. v. Christian Wagenknecht, Bd. 10). Nach dem gleichen Verfahren wird aus der *Fackel* zitiert.

1 *Richard Strauss – Hugo von Hofmannsthal, Briefwechsel*, Gesamtausgabe, im Auftrag von Franz und Alice Strauss hrsg. v. Willi Schuh, 3. erw. Aufl. d. Gesamtausgabe Zürich 1964, S. 638 [Brief Hofmannsthals an R. Strauss vom 13.7.1928].

hoff und den berühmten Mann, leicht akzeptiert werden, ganz und gar nicht aber für Hans Karl oder gar Helene. Das Äußerste an Konzession gleichzeitiger, späterer Interpreten wäre – wie in analogen Fällen – Ironie, jene nämlich, die durch Thomas Mann kanonisiert und durch den *Spiegel* und seinesgleichen trivial geworden ist. Jene Bemerkung Hofmannsthals könnte aber auch, eben wieder mit Blick auf Hans Karl und Helene, bedeuten, daß im Reden dieser Figuren nicht das Scheitern einer Prätention, vielmehr das Gelingen einer Entelechie, eben der Individualität, die Allgemeines ist, erscheint: ein Gedanke, den Wilhelm Emrich nachdrücklich ausgesprochen und dessentwegen er wohl den *Schwierigen* das „vollkommenste Lustspiel des 20. Jahrhunderts" genannt hat.[2]

Nun ist bemerkenswert, daß *Die letzten Tage der Menschheit* von Kraus eine Figur enthalten, deren Sprechen und Stimme ebenfalls nicht Scheitern ausdrückt, wenn es dies auch aussagt: es ist natürlich die Figur des Nörglers. Doch wird sie, anders als die beiden Figuren Hofmannsthals, mit einem Namen belegt, der als Name der – natürlich – satirisch gesehenen Hauptfigur einer Typenkomödie des 17. oder 18. Jahrhunderts gelesen werden könnte. Nur spricht diese Figur gerade die Sätze, die evident die Gegen-Sätze zu denen nahezu aller anderen in der „Tragödie" sind. Darin wieder kommt der Nörgler eben überein mit den Sätzen der beiden Figuren Hofmannsthals, wenngleich für die nichts weniger gilt, als daß sie ‚nörgelnde' Sätze, besser von irgend einer anderen Figur als ‚nörgelnde' zu verstehende Sätze sprechen.

Nun stehen freilich solche Vergleiche unter der Voraussetzung einer Vergleichbarkeit, die sehr wohl in Frage zu stellen ist. Die (Universal-) Tragödie und das (Wiener) Lustspiel; das chaotisch erscheinende Nebeneinander hunderter von Szenen und das konventionell erscheinende Nacheinander einer konventionell erscheinenden Handlung; der Untergang der Menschheit und der Beginn des Zusammenlebens zweier Menschen; die Permanenz der Katastrophe des Ganzen und das fragile Gelingen individueller Leben. Darf man das zueinander in Beziehung setzen, zumal sich niemand dagegen so entschieden gewehrt hätte wie die Verfasser der beiden Texte?

Das scheinbar Äußerlichste kann hier auf einen Verständnisweg helfen. Hofmannsthal hat sein Lustspiel nach Vorarbeiten in den Jahren 1917 bis 1920 vor allem geschrieben[3] (1921 erschien es im Druck), Karl Kraus beginnt schon 1915 mit seiner Arbeit an den *Letzten Ta-*

---

[2] Siehe Wilhelm Emrich, ‚Hofmannsthals Lustspiel *Der Schwierige*, in: *Protest und Verheißung, Studien zur klassischen und modernen Dichtung*, Bonn 1960, S. 223-232, hier S. 225.

[3] Nach Martin Stern wurden der erste und der zweite Akt 1917, der dritte Akt zum größten Teil 1919 und dessen 11. und die letzte Fassung der 12. bis 14.

gen der Menschheit, er schreibt im Juli dieses Jahres das „Vorspiel" und veröffentlicht als erste Szene aus dem Stück im Oktober 1915 den „Monolog des Nörglers" (III, 46). Im Mai 1916 erscheint in der *Fackel* unter der Überschrift „Die letzten Tage der Menschheit. Tragödie (Schlußszene eines Aktes)" der Ehedialog des Hofrats und der Hofrätin Schwarz-Gelber (II, 33). Die sogenannte Aktausgabe der *Letzten Tage der Menschheit* wurde dann zwischen Dezember 1918 und Herbst 1919 veröffentlicht. –

Hofmannsthal schrieb das Stück, weil er sich auf Novalis berufend postulierte, nach unglücklichen Kriegen müßten Lustspiele geschrieben werden; Kraus bedeutete im Titel der „Tragödie", warum das Stück „*die* Tragödie der Menschheit" repräsentiere. –

Auch wenn Hofmannsthal die beiden Szenen in der *Fackel* gelesen haben sollte, hätte er dies sicher nicht eingeräumt. Noch 1924 schrieb er vielmehr an Max Rychner, er habe „die ‚Fackel' seit 12, vielleicht seit 15 Jahren nicht vor Augen gehabt".[4] Doch ist ganz erstaunlich, wie das Stück Hofmannsthals auf das von Kraus zu antworten sucht. Schon der „Monolog des Nörglers" in der *Fackel* vom Oktober 1915 kann als Anlaß für diejenige Seite von Hofmannsthals Komödie gelesen werden, die im Gestischen und Dialogischen bei aller Kritik das Österreichische bestätigt und es gegen das Norddeutsche, Preußische auszuspielen sucht. Der Nörgler dagegen erfährt das Triviale wie scheinbar Nichtssagende eines in der Nähe der Pestsäule urinierenden Wieners als „Wahrzeichen der staubgebornen Lüge" (S. 421). Dessen „unzerstörbare" Physiognomie erscheint ihm in der Repetition der einzigen Worte des „Betrunkenen": „Ein Genuß! – Ein Genuß! – Ein Genuß!" (S. 421). Gewiß, Kraus faßt in diesem emblematischen Pülcher die verkommenste Form des Österreichertums, den „letzte[n] Wiener". Aber von dem bis zu den diplomatischen Aristokraten des Ballhausplatzes (I, 5 und V, 4) ist nur ein kleiner Schritt.

Geht es hier um die grundsätzlich unterschiedliche Auffassung des „österreichischen Antlitzes" (S. 40 u. ö.) überhaupt, so ist die erste längere Szene, die aus der „Tragödie" gedruckt wird, in ein spezifisches Verhältnis zu Hofmannsthals Komödie zu stellen. Kraus weist diese Szene ja schon 1916 als „Schlußszene eines Aktes" aus, und sie bleibt in der Tat auch in dem vollendeten Stück exponiert als Schlußszene des 2. Aktes. Das ist erstaunlich, denn die beiden Figuren der Szene

Szene im August 1920 geschrieben. Siehe dazu: ‚Wann entstand und spielt „Der Schwierige"?', in: *Jahrbuch der deutschen Schillergesellschaft* 23 (1979), S. 350-365, hier S. 358f.

4 Brief Hofmannsthals vom 24.11.1924 an Max Rychner, in: *Literatur und Kritik* 5 (1970), H. 49, S. 547f., hier S. 547.

erscheinen sonst nur noch randhaft und beiläufig. Andererseits gehört es zur Struktur des Stücks, Figuren plötzlich erscheinen und dann wieder verschwinden zu lassen. Anders steht es mit der Thematik, die nur an dieser einen Stelle begegnet und gar nicht primär zur Kriegsthematik des Stückes gehört, sondern die ‚Szene einer Ehe' ist. Das großbürgerlich-jüdische Ehepaar Schwarz-Gelber spricht zwar über Situationen, die den Weltkrieg voraussetzen, entscheidender aber ist, wie sich im Sprechen die Physiognomie des Figurenbewußtseins herstellt, und zwar als Bewußtsein von Ehepartnern. Für Kraus ist Krieg hier die Entdeckung des völligen Verfalls der Institution Ehe als Repräsentantin der Friedensordnung und als Element des Gesellschaftlichen. Diese Entdeckung zielt einmal darauf, die Ehe als die Zugewinngemeinschaft zu zeigen, als die sie das bürgerliche Recht u. a. definiert, gleichzeitig aber darauf, die Partner als jeweiliges Hindernis bei der Erreichung jenes Zieles. Diese groteske Situation, die bereits die Reduktion von Ehe auf ihre krudeste Zweckhaftigkeit voraussetzt, wird nicht in ihrer psychologischen, sondern in ihrer sprachlichen Basis erfaßt. Die Schwarz-Gelbers sind einem Jargon ausgeliefert, der aus hysterischem Lamento und den Vokabeln verschwörerischen Ehrgeizes besteht, zwei Repertoires, die für schrillste Steigerung und plötzliche Erschöpfung gleichermaßen sorgen.[5]

„SIE: [...] Mir – mir – machst du Vorwürfe – ich – ich – weißt du was du bist, weißt du was du bist – ich – eine Bardach *(kreischend)* bin viel zu gut für einen Menschen wie du *(sie wirft das Mieder nach ihm)* – du – du Nebbich!
ER *(stürzt auf sie los und hält sie)*: Duuu! – mich reg nicht auf – mich reg nicht auf, sag ich dir – ich steh für nichts – ich vergreif mich an dir – was – was – willst du von mir – Ausraum, der du bist [...]" (S. 313)

Das ist die eine Tonlage. Die andere, deren Semantik das „Packeln" ist, erscheint nicht so kompakt, sie verteilt sich über den ganzen Dialog. Der aber besteht nur noch aus diesen beiden Tonlagen, je nachdem, ob sie miteinander, will sagen: gegeneinander oder in Hinsicht auf ein Drittes sprechen, das wiederum nur aus den Anlässen für die Millimeter des Vor und Zurück auf dem gesellschaftlichen Felde besteht. Doch intendiert dieser Ehedialog mehr als die unendliche Wiederholung der beiden Tonlagen. In ihnen begegnet schon immer Krieg: gegeneinander oder gegen Dritte. Und durch den Dialog hindurch erscheint der Krieg als Fortsetzung des (faulen) Ehefriedens, der schon immer Krieg ist, und als vollkommen sinnlos zugleich.

---

[5] Beim ersten Vortrag der Szene am 4. März 1917 bemerkte Kraus, daß „der entsetzlichste Dialekt, den je das Menschenohr vernommen hat, kein Jargonscherz [ist], sondern die Tragödie selbst [...], die keine Intimität aufkommen läßt." (*Fackel*, 454-456, S. 36).

Hofmannsthals „Ehe“-Szene in II, 14 des *Schwierigen* intendiert das genaue Gegenteil. Höchster Sinn soll sich zeigen, und zwar Sinn als Ehe; so verstandene Ehe erscheint zunächst als Vision und dank der Verschüttungssituation im Kriege. Der Dialog selbst aber soll die Repräsentanz dessen sein, und zwar gerade dadurch, daß im Dialog die Berufung auf ein Leben geschieht, in dem „schließlich alles auf das Letzte, Unaussprechliche ankommt“ (S. 403). Denn: „Das Reden basiert auf einer indezenten Selbstüberschätzung.“ (S. 403) Da Hans Karl dies aber am Anfang des Dialogs mit Helene Altenwyl sagt, muß wohl auch das folgende auf „einer indezenten Selbstüberschätzung“ beruhen wie auch etwas sein, das auf das, worauf es „ankommt“, das „Unaussprechliche“ nämlich, nur allenfalls deuten kann. Aber vorher noch hatte Hans Karl gesagt, er habe mit ihr zu *reden*. Und: „Durchs Reden kommt ja alles auf der Welt zustande“ (S. 403), offenbar und offenkundig also auch die Ehe.

Herrscht bei Kraus auch im intimsten Bereich die Kriegseindeutigkeit des Gegeneinanders, das nur für Augenblicke der Erschöpfung schwindet, so ist der Dialog bei Hofmannsthal durch eine andauernde sprachliche Diffusität geprägt, die gerade das dialogische Miteinander wenn nicht gewährleisten, so doch retten soll. Treten die Physiognomien der Figuren bei Kraus in ihrem Sprechen mit der Konturiertheit der Fratze hervor, so verschwimmen sie bei Hofmannsthal schon in dem, was die Figuren von sich selbst sagen:

> „HELENE: [...] Bei mir ist wirklich gar nichts los, es ist nichts da als ein anständiges, ruhiges Benehmen [...] So bleibt mir nichts übrig, als möglichst artig zu sein.“ (S. 404)
> „HANS KARL: Nehmen Sie [...] einen ganz andern, der ein braver, nobler Mensch ist – und ein Mann: das ist alles, was ich nicht bin.“ (S. 405)

Gleichzeitig verklären sie den anderen im Gegensatz zu den Figuren von Kraus, die voneinander als „Nebbich“ und „Ausraum“ sprechen.

Aber sich selbst bis zum Verschwinden undeutlich machend (und den anderen denkmalhaft), geraten sie dialogisch auch in Schwierigkeiten mit dem Ehethema, das, von Hans Karl stärker als von Helene, gewissermaßen auf der Ebene höchst sublimierter zwar, aber doch der Konversation gehalten werden soll.

Hans Karl kann allerdings von der Ehe nur als abwesender sprechen: einmal als Vision während des „Verschüttetwerden[s]“ (S. 406), wobei jene „eher etwas Vergangenes gehabt [hat] als etwas Zukünftiges“ (S. 406), dann als Ehe Helenes, die aber nicht seine Ehe, bei der er vielmehr „Außenstehender“ ist (S. 408); ihre Verbindung dagegen erscheint gar als direktes einander Verfehlen: „*Sie wollen sich die Hände geben, keine Hand findet die andere.*“ (S. 408) Gerade die stärkste Affirmation dessen, daß „Krieg“ etwas anderes bedeute und hervorbringe als Destruktion bis in den Dialog zweier Figuren hinein, daß Ehe als gelingender Dialog sich zeigen könne, läuft auf das hinaus, was in Helenes Reaktion gestisch wird: sie ist „dem Umsinken nah" (S. 408), sie ist „totenblaß" (S. 409), „fast ohne Besinnung" (S. 409), „taumelt" (S. 409). Die Replik auf die Darstellung der Ehe als Ausdruck des Krieges in ‚Krieg und Frieden', eines Krieges, hervorgegangen aus völlig instrumentalisiertem und darum barbarischem Sprechen – diese Replik ist so fragwürdig wie die beglückende Stimmung, die sie erzeugt. Der Dialog gibt Hans Karl und Helene das Air von geisterhaften Gestalten, die sich in dem Augenblick, da sie ihrer ‚Un-Menschlichkeit'[6] sich bewußt werden, nur noch ‚forteilen', verschwinden, ‚weglaufen' wollen in ihr Element: das von Kühleborn und Undine – jener ist kein „braver, nobler Mensch" (S. 405) und kein „Mann" (S. 405), in dieser „ist das jetzt schon vorbei" (S. 405).[7]

Nicht so sehr als Replik auf *Die letzten Tage der Menschheit*, sondern eher als deren Anwendung innerhalb eines – äußerlich betrachtet – Konversationsstücks geht Hofmannsthal mit den anderen Figuren um, die alle aus ihrer Sprachphysiognomik entwickelt werden. Die drastischsten Beispiele sind Vinzenz, der berühmte Mann, Neuhoff und Stani. Sie gehören ganz der satirischen Seite der Komödie an, aber es ist interessant, daß Hofmannsthal in ihrer Gestaltung nicht dem abstrahierenden Verfahren Wedekinds und Sternheims folgt, sondern einer Sprechmimesis, die in Nestroy und Hauptmanns *Biberpelz* ihre Vorbilder hat, aber erst bei Kraus zu sich selbst kommt. Denn bei diesem geht es ja nicht so sehr darum, den Alltagston der Zeitgenossen zu stilisieren, sondern das Stilisierte, auf die Phrase Reduzierte dieses Alltagstons zu zeigen, nicht Reduktion und Redundanz, sondern die intentionale Sprachlosigkeit dieses Sprechens erscheinen zu lassen.

Das ist auch bei der genannten Gruppe in Hofmannsthals Stück nicht gleichermaßen der Fall. Vinzenz und Stani sind zwar Schwadroneure aus dem Geist der Nestroy-Posse: als unverschämter Diener der eine, als aristokratischer Vorbild-Imitator der andere. Aber dies ist noch nicht das Ganze. In beider Sprechen ist immer auch latente Gewalt. Vinzenz z. B. will Hans Karl „in einem Monat" „um den Finger" wickeln (S. 374); Stani erwartet von einer Frau, die ihn „fixieren soll",

[6] In einer merkwürdigen Wendung, die Hans Karl in die Nähe des Florindo, Claudio, Baron Weidenstamm stellt, obwohl sie ihn auch von ihnen distanziert, sagt Emil Staiger: „Unmenschlich also sind sie alle". (‚Hugo von Hofmannsthal „Der Schwierige"', in: *Meisterwerke deutscher Sprache aus dem neunzehnten Jahrhundert*, Zürich [3]1957, S. 223-257, hier S. 241).

[7] In einem Entwurf sagt Helene „(gegen Schluß): [. . .] wir sind hier alle zusammen eine Welt, die nicht mehr existiert, wir bewegen uns in einer Phantasmagorie – wir tun dergleichen, als ob wir noch am Leben wären [. . .]". (A.a.O., S. 449).

„absolute[ ] Hingebung“ (S. 354), dazu freilich auch „eine Konversation“ (S. 354). Latente Gewalt wird scheinbar harmlos gemacht durch ein Redensartliches, das in Wahrheit die Unfähigkeit zum eigenen Sprechen ist. Ist es bei Vinzenz die Suada des Unverschämten, die zunächst komisch wirkt, so beim berühmten Mann und bei Neuhoff die Suada des Egomanen. Das latent Gewalttätige zeigt sich gefährlich v. a. bei Neuhoff, bei dem es am Ende der Szene mit Antoinette Hechingen (III, 4) ganz offen zutage tritt.

Für diese Sprachphysiognomien gibt es bei Kraus etliche Vorbilder. Vinzenz z. B. begegnen wir schon unter den Figuren der Akt-Eingangs-Szenen an der Sirk-Ecke, seine ‚Entelechie‘ findet sich in dem Viktualienhändler Vinzenz Chramosta in III, 6, der nicht nur seine Kriegskunden, sondern auch einen ihn kontrollierenden Beamten mit Gewaltphrasen abfahren läßt: „[...] Sö Amtsperson Sö! Sö Hungerleider! I bring Ihna um! [...]“ (S. 335)

Aber im Gegensatz zu der entschiedenen Zweidimensionalität der Figuren von Kraus gestattet Hofmannsthal seinen Figuren eine größere Nuanciertheit, so daß z. B. Neuhoff nicht allein als erster die Verbindung Hans Karls und Helenes voraussieht (I, 12), sondern auch in der Klarsicht des Zorns das Überholte, Obsolete der Gesellschaft, die ihn ablehnt, bestimmen kann: „Alle diese Menschen, die Ihnen hier begegnen, existieren ja in Wirklichkeit gar nicht mehr.“ (S. 384f.) Hier und im folgenden gewinnt Neuhoff anstelle der redensartlichen Sprachlosigkeit kritisches Sprechvermögen. Denn was er sagt, wird gewissermaßen objektiv durch das Moment, daß es zwar noch ein Herrenhaus gibt, aber der Krieg und damit die Monarchie vergangen sind.[8]

Diese ‚Zweiwertigkeit‘ seines Sprechens teilt Neuhoff nun freilich mit den meisten Figuren des Stücks. Auch Stani, auch der berühmte Mann, auch die Hochadligen können für Augenblicke jenseits des Redensartlichen zu kritischen Sätzen kommen, die zumindest eine Wahrheitsvermutung zulassen. Doch hängt die Ambivalenz des Sprechens der Figuren ja mit der Uneindeutigkeit der Sprecherphysiognomie zusammen, die ein Zentralcharakteristikum der Hauptfigur, nämlich Hans Karl Bühls ist. Der Hochadel, zu dem natürlich auch Hans Karl gehört, hat die Ambivalenz seines Sprechens in dem Konversationston, der bis ins Stilistische hinein Einheit garantieren und sich gegenüber dem homo novus-Gebaren ‚der anderen‘ bewähren soll: dem latent Gewalthaften, dem Egomanen, dem Phraseologischen. Doch ist das

---

[8] Siehe dazu Jürgen Rothenberg, „„Durchs Reden kommt ja alles auf der Welt zustande“, Zum Aspekt des Komischen in Hugo von Hofmannsthals Lustspiel „Der Schwierige“‘, in: *Jahrbuch der deutschen Schillergesellschaft* 21 (1977), S. 393-417, hier S. 412.

Phraseologische ja, zwar dezent, auch dem Konversationston eigen. So graust Helene vor der Konversation: „Worte, die alles Wirkliche verflachen und im Geschwätz beruhigen" (S. 376), während für Altenwyl, den Vater, Konversation das ist, „was jetzt kein Mensch mehr kennt" (S. 376), ein untergegangener Wert also. So gehen Egomanie und Gewalthaftigkeit jener anderen gerade aus der Unfähigkeit zur Konversation hervor, sie monologisieren faktisch oder doch tendenziell. Andererseits zeigt sich die Konversation beim Einzelnen, der aus ihr lebt, auch als ‚Verflachung' und „Geschwätz", wenngleich jedem Angehörigen dieser untergegangenen Konversationsgesellschaft wie jenen ‚anderen' von Fall zu Fall eine richtige, ja eine wahre Bemerkung gelingen kann, so daß selbst Stani nach dem Gespräch Hans Karls mit Neuhoff, von dessen „namenlosen Indiskretionen" (S. 364) spricht.

Damit aber erscheinen die beiden Seiten der Komödie, die ja eine Grundkonstellation des Stücks ausmachen sollen, von sprachlichen Doppelphysiognomien bestimmt: phraseologisch bzw. konversationell – und dennoch punktuell in der Lage, das jeweils andere kritisch zu erfassen.

Viel eindeutiger wirkt demgegenüber das Sprechen und damit die Figurenphysiognomie bei Kraus. Sie bestehen allein und ganz aus dem phrasenhaften Sprechen, das gar keinen Platz läßt für eine auch nur augenblickhafte Erkenntnis. Anderes Sprechen begegnet – außer beim Nörgler – nur bei den Leidenden. Die Reduktion der Figuren auf „Operettenfiguren" (S. 9) hat bei Kraus natürlich mit der weltkonstitutiven Qualität der Sprache zu tun, auf die der Nörgler ständig weist. Diese Qualität ermöglicht, wenn sie denn sich realisieren kann, nicht allein „Wanderers Nachtlied" als ihren höchsten Ausdruck, sondern auch eine befriedete oder zumindest auf Frieden tendierende Welt als dialogische, sprecherharmonische und damit auf Gewalt verzichtende. Die Tangierung dieser Qualität führt nicht allein zur konkreten Sprachentstellung vom grammatischen Fehler bis zum Gerede, sie führt sozusagen in einem zur Latenz wie zum Ausbruch von Gewalt bis hin zu den „letzten Tagen der Menschheit", da aus der Sprachverfaßtheit der Wirklichkeit deren Destruktion dann hervorgeht, wenn und soweit die Sprache tangiert ist. –

Hofmannsthals Komödie reflektiert nun in der Doppelphysiognomie seiner Sprecher die Unentschiedenheit des Stücks hinsichtlich der Qualität der Sprache. Natürlich ist häufiger schon auf den Zusammenhang des Lustspiels mit dem *Chandos*-Brief hingewiesen worden. Doch ist eben in Hofmannsthals Stück dank der genannten Doppelphysiognomie die Sprachskepsis des Briefs und des Stücks noch einmal in Frage gestellt. Zwar gibt es viel zitierte Beispiele der Sprachskepsis:

auch wir zitierten sie. Aber wenn z. B. Stani von Adolf Hechingen sagt: „Er nimmt alles wörtlich, auch deine Freundschaft für ihn" (S. 358), so sagt er contre coeur etwas auch für die Intention des Ganzen Wesentliches. Und Hans Karl repliziert darum: „Aber er darf sie wörtlich nehmen" (S. 358). Und im durch den Apparat gestörten Telefonat mit Hechingen nennt Hans Karl zwar die Wendung „Es entspricht meiner Empfindung" „eine gleichgültige Phrase", aber so nennt er sie nur, „weil du es so lange nicht verstanden hast" (S. 367): der Kommunikationsapparat hat den Satz erst zur Phrase gemacht.[9] Helene verwirft Konversation als „Geschwätz", aber gerade darum kennt sie offenbar jenseits der Konversation ein Sprechen, das nicht „Geschwätz" ist. Und wiederum erzählt Hans Karl die Furlani-Geschichte, die doch als so zentral für das ganze Stück gilt, in der „Konversation" und bittet Helene „um fünf Minuten Konversation" „im Ernst" (S. 380).[10]

Auf das „Unaussprechliche" komme es „schließlich" im Leben an, postuliert Hans Karl dann zwar wieder. Aber zum Zentrum seiner Vorstellung von Helenes Eheschließung macht er ihr „Ja-Wort", das er „ganz klar und rein" gehört habe, „von Ihrer klaren, reinen Stimme" (S. 408). Und wiederum sucht Helene in dem zweiten Dialog mit Hans Karl den „rechte[n] Ort", „das zu sagen, was gesagt werden muß"; „aber jetzt muß es halt hier gesagt werden" (S. 428). Hans Karl aber gibt seiner Liebe zu Helene diesen Ausdruck: „Wie du das sagst" (S. 431), glaubt aber schließlich, nachdem sie einander doch versprochen sind, im Gespräch mit Hechingen sogar: „Um gewisse Dinge zu erleben und sich dabei nicht indezent zu finden, dazu gehört ja eine so rasende Verliebtheit in sich selbst und ein Grad von Verblendung, den man vielleicht als erwachsener Mensch im innersten Winkel in sich tragen, aber niemals sich eingestehen kann!" (S. 437f.) Erst also basiert „das Reden" „auf einer indezenten Selbstüberschätzung", dann werden Worte als diese Worte ausdrücklich als Zentrum der Begegnung Hans Karls und Helenes herausgehoben[11], dann aber wird gar das Erleben,

---

[9] Siehe dazu Lothar Wittmann, *Sprachthematik und dramatische Form im Werke Hofmannsthals*, Stuttgart/Berlin/Köln/Mainz 1966 (Studien zur Poetik und Geschichte der Literatur, Bd. 2), S. 149f.

[10] Erwin Kobel sucht diese Schwierigkeit dadurch zu bewältigen, daß er im Stück einen Alltagssinn und einen „hohen Sinn[ ]" derselben Worte behauptet. (*Hugo von Hofmannsthal*, Berlin 1970, S. 308).

[11] Hans Geulen spricht von der „Möglichkeit der Konstellation" Hans Karl – Helene „als sozusagen ersprochene". „Damit gilt in einem ganz anderen Sinne, als die eher skeptische Bemerkung Hans Karls zu Beginn der Szene es andeuten möchte, daß ‚alles auf der Welt' [...] am Ende durchs Reden zustande komme." (‚Komödien Hofmannsthals, Beobachtungen zum *Schwierigen* und *Unbestechlichen*' in: *Komödiensprache. Beiträge zum deutschen Lustspiel zwischen dem 17.*

das doch wohl mit dem „Unaussprechlichen" konvergiert, selbst als indezent denunziert.

Noch auf den Gipfeln des Stücks kommen seine wichtigsten Figuren (und ihr Autor) nicht zurecht mit dem, was Sprache ist, aber auch nicht mit der Frage, als was das „Unaussprechliche" denn nun gelten soll, obwohl dies doch alles in einer dialogischen Konversation erscheint, die das zu Sagende und das „Unaussprechliche" zu umfassen beansprucht.[12]

Ist das Stück schon ambivalent hinsichtlich des Sprechens *der* Figuren, die es deutlich als problematische zeigt, insofern es deren Phrasenhaftigkeit ausstellt, aber ihnen punktuell Erkenntnisse zugesteht, so ist es das auch hinsichtlich des Sprechens der Figuren des ‚inneren Kreises'. Nun könnte eingewendet werden, in dieser Ambivalenz zeige sich gerade die literarische Leistung. Ein solcher Einwand verwechselte aber die Ambivalenz mit Gleichnishaftigkeit und Metaphorizität und gleichzeitig innersprachliche Mehrwertigkeit und Mehrdeutigkeit mit genereller Sprachskepsis, die ja die Voraussetzung der Literatur und damit des Stücks selbst tangiert. Dieses Problem potenziert sich hier noch dadurch, daß konversationelles Sprechen in einem Repräsentant des Geschwätzes wie das seiner Überwindung sein soll und daß schließlich die Hauptfigur des Stückes konversierend Sprache überhaupt in Frage stellt, die sie wiederum, konversierend, als Medium für das „Unaussprechliche", ja als dessen Einlösung auffaßt.[13]

Dieses Sowohl-als-auch hat mit dem Kern des Stücks und mit der Darstellung seiner wichtigsten Figuren etwas zu tun.[14] In der gleitenden Skala der Sprecherphysiognomien gibt es einen unübersehbaren Zusammenhang zwischen dem Geschwätz der ‚Fremden' (berühmter Mann, Neuhoff) und dem konversierenden Geschwätz der ‚Dazugehörigen' (Vinzenz, Stani, Edine); aber auch zwischen diesem und

---

und dem 20. Jahrhundert, hrsg. v. Helmut Arntzen, Münster 1988 [Literatur als Sprache. Bd. 5], S. 99-110, hier S. 107).

12 Karl Pestalozzi spricht sogar davon, daß in Hofmannsthals Komödien „vor allem" die Sprache es sei, die „gerechtfertigt wird". (*Sprachskepsis und Sprachmagie im Werk des jungen Hofmannnsthal*, Zürich 1958, S. 115).

13 Gerhart Pickerodt bemerkt, Hans Karl suche „am Konversationston festzuhalten – um in ihm mehr zu sagen, als dieser gestattet –, ohne dabei dem Subjektiven Raum zu geben." (*Hofmannsthals Dramen, Kritik ihres historischen Gehalts*, Stuttgart 1968 [Studien zur Allgemeinen und Vergleichenden Literaturwissenschaft, Bd. 3], S. 227).

14 Das übersieht Katharina Mommsen, die die Sprachproblematik als „Stoff" auffaßt. (‚Hofmannsthals Komödiendichtung', in: *Die deutsche Komödie im zwanzigsten Jahrhundert, Sechstes Amherster Kolloquium zur modernen deutschen Literatur 1972*, hrsg. v. Wolfgang Paulsen, Heidelberg 1976 [Poesie und Wissenschaft, Bd. 37], S. 44-69, hier S. 50).

der Konversation der ‚Gegenfiguren' (Crescence, Antoinette, Altenwyl, Hechingen); schließlich zwischen der und der ‚hohen Konversation' der Hauptfiguren (Helene, Hans Karl). Hier zeigt sich, gerade auch wegen des Bewußtseins Hans Karls, daß „das Reden [...] auf einer indezenten Selbstüberschätzung" beruhe (S. 403), eine Perspektive, die der von Karl Kraus nicht so entgegen ist, wenn er von „Operettenfiguren" spricht, von „Leute[n]", die „zu Schatten und Marionetten abgezogen und auf die Formel ihrer tätigen Wesenlosigkeit gebracht" wurden (S. 9).[15]

Zwar ist es bei Hofmannsthal Neuhoff, der sagt: „Alle diese Menschen, die Ihnen hier begegnen, existieren ja in Wirklichkeit gar nicht mehr. Das sind ja alles nur mehr Schatten." (S. 384f.) Damit antwortet Hofmannsthal sicher auch auf Kraus' Verdikt und sucht ihn zum ‚Fremden' zu machen. Aber Neuhoffs Urteil wird ja durch das Reden „dieser Menschen" vielfach bestätigt, nicht nur was die Darstellung angeht, sondern bis in das explizite Urteil Helenes hinein, der eben davor „graut", „daß es etwas gibt wie Konversation" (S. 376), also das, was gerade die ‚Sprechform' auch derer ist, die das Substantielle der Komödie repräsentieren sollen. Und Hans Karls Bewußtsein ist *ein* Bewußtsein darin, daß es Neuhoffs und Vinzenz' Reden verurteilend ebenso einschließt wie das eigene, und zwar sowohl als (unterlassene) Herrenhausrede wie aber auch als das eigene Erleben.

Die sich (vom *Chandos*-Brief her) erhaltende, dann sich überwindende, dann sich wieder bestätigende Sprachskepsis soll in einer Darstellung aufgehoben werden, die stilistisch das Konversationslustspiel des 19. Jahrhunderts fortsetzt und semantisch sich auf soziale Qualitäten verläßt, die als Artigkeit, Dezenz, Treue, Freundschaft, Verstehen, Ehe etc. hierarchisiert werden können. Doch da dies alles mit dem Sprechen der Figuren zusammenhängt, in dem Hofmannsthal als Dialog das Stück auch ausdrücklich fundiert, gerät, was gerettet werden soll, in ein Schwanken, das sein Irreales, ja Gespensterhaftes entdeckt. Hans Karl hat alle Frauen, die er kannte, „wahrhaft geliebt" (S. 430), nach Helenes Meinung, beide lieben einander, verloben sich miteinander, aber Hans Karl ist bis zum Schluß überzeugt, ein Mensch zu sein, der „nichts als Mißverständnisse auf dem Gewissen" (S. 430) hat, die ja eben mit dem Sprechen schlechthin zu tun haben. Und dabei braucht es doch zwei längere Dialoge, um „das zu sagen, was gesagt werden muß" (S. 428).

---

[15] Hofmannsthal schreibt an Schnitzler über die dargestellte „Österreichische aristokratische Gesellschaft", daß sie „sich leise u. geisterhaft ins Nichts auflöst, wie ein übriggebliebenes Nebelwölkchen am Morgen." (*Hugo von Hofmannsthal - Arthur Schnitzler, Briefwechsel*, hrsg. v. Therese Nickl u. Heinrich Schnitzler, Frankfurt/Main 1964, S. 287).

Wohin tendiert der Versuch, dennoch die Sprache zugunsten des „Unaussprechlichen" zu transzendieren? Auf eine Vorstellung vom Krieg, in der sozusagen das Existentielle rein hervortritt: als Freundschaft (S. 341), als Würde (S. 361), als ‚wahre' Ehe. Damit wendet sich Hofmannsthal auch gegen die Auffassung vom Krieg als Beginn der „letzten Tage der Menschheit". Aber bei diesem Gegensatz geht es um nichts weniger denn um Meinungsunterschiede im Sinne von Heroismus und Pazifismus. Es geht vielmehr um eine völlig gegensätzliche Darstellung des Krieges.

Bei Hofmannsthal ist Krieg die Reminiszenz vor allem Hans Karls von einer Extremsituation, die das Wesentliche menschlichen Lebens hervortreibt und eben jenseits des Sprachdilemmas angesiedelt ist.[16] Bei Kraus ist Krieg der topos der vollkommenen Sprachverlassenheit der Menschheit.

Beide stellen im Gegensatz zur kritischen und zur affirmativen Kriegsliteratur nach dem Ersten Weltkrieg nicht primär ‚kriegerische' Szenen dar. Hofmannsthal nicht, weil Hans Karl auf Krieg als Erinnertes zielt und weil auch dies Erinnerte nicht als Grauen, sondern eben als Existenzerhellung erscheint; Kraus nicht, weil selbst dort, wo eine Szene an der Front spielt, es wie im ‚Hinterland' um Phrase als Bewußtseinsvoraussetzung, -zustand und als Fortsetzung des Krieges geht. Der große Monolog des Nörglers im 5. Akt, die eigentliche Kontrastszene zu dem Dialog Hans Karls und Helenes im 2. und 3. Akt, spricht zwar vom Kriegsgrauen, aber immer nur, um nach der Möglichkeit und der Wirkung dessen zu fragen. Soll der Krieg bei Hofmannsthal den Blick öffnen für die Vision der Ehe als „Zueinandermüssen und Verzeihung und Versöhnung und Beieinanderbleiben" (S. 395), als Ort, da „Kinder" sein „dürfen", als „Heiligtum", so zeigt er sich bei Kraus als das, was wegen seiner Voraussetzungen und Folgen den Untergang der Menschheit einleitet, auch physisch, aber dies nur als letzte Folge des Zusammenbruchs sinnvollen, sinnproduzierenden Sprechens. „Am Ende war das Wort" (S. 676)[17], heißt eine entscheidende Stelle des Monologs, nämlich das geisttötende, taterzeugende Gegenwort der Phrase, deren Institutionalisierung Kraus der Presse als dem ersten modernen Medium zuschreibt, das nichts mehr vermittelt, sondern selbst tote ‚Wirklichkeit'

---

[16] „Der Krieg, dessen Ende das der dargestellten Gesellschaft bringt, ist in Graf Bühls Erinnerung das Erlebnis seiner imaginierten Ehe." (Pickerodt, *Hofmannsthals Dramen*, a.a.O., S. 232).

[17] Siehe dazu Hubertus Venzlaff, ‚Am Ende war das Wort, Die Katastrophe der Transsubstantiation', in: *Foedera naturai. Klaus Heinrich zum 60. Geburtstag*, hrsg. v. Hartmut Zinser, Friedrich Steutzler u. Karl-Heinz Kohl, Würzburg 1989, S. 374-389.

qua Nachricht herstellt: „Am Anfang war die Presse/ und dann erschien die Welt“.[18]

Der so verstandene Krieg kann nicht in einen Konversationsdialog eingehen, er sei denn satirisch, er erscheint ‚angemessen‘ nur im Pathos des Nörgler-Monologs, der Rede des Satirikers als Strafrede. Bis gegen Ende des 5. Aktes ist der Nörgler durch den Schein-Dialog mit dem Optimisten und durch die Szenen im Vortragssaal der Gesamtsszene integriert, wenn natürlich auch als Gegenfigur, deren Name ja aus der Perspektive der Figuren stammt, die die „letzten Tage“ produzieren.[19] In dem Monolog der 54. Szene des 5. Aktes ist er am Schreibtisch und spricht, einen Zeitungstext lesend und den Ruf „– – *bee!*“ empfangend. Der ist nicht nur das verstümmelte Relikt von „Extraausgabe“, sondern das klangliche Emblem des kommunikativen Gelalls, auf das Presse die Sprache gebracht hat. Der nun spricht, ist nicht mehr der Nörgler, sondern der, der „die Tragödie, die in die Szenen der zerfallenden Menschheit zerfällt, auf [sich] genommen [hat] [...]“, der „den Grundton dieser Zeit“ bewahrt, „das Echo [seines] blutigen Wahnsinns, durch den [er] mitschuldig [ist] an diesen Geräuschen.“ (S. 681)

Das Pathos des Monologs speist sich aus Leiden und Mitschuld und zerstört darin die Figur des Nörglers als Figur des *Stücks*. Es konstituiert sich aber in der monologischen Rede – an niemand, an alle – ein neues Stück, ein Monodram: Vorwegnahme von Becketts *Letztem Band* und zugleich die ‚Ersetzung‘ der Gerichtsrede eines mittelalterlichen Weltgerichtsspiels.

Dem folgt die 55. Szene, in der das Kriegsende sich als hereinbrechende Apokalypse darstellt. Deren Schluß aber ist ebenfalls eine Vision: nämlich des Kriegs als Universum des Untergangs. Und wie eine Replik auf die Ehevision Hans Karls spricht zu allerletzt der „ungeborne Sohn“:

---

[18] Aus: Karl Kraus, ‚Couplet des Schwarz-Drucker‘, in: *Gedichte*, Frankfurt/Main 1989 (Karl Kraus, *Schriften*, hrsg. v. Christian Wagenknecht, Bd. 9), S. 412f.

[19] Schon dies macht die These Gerhard Melzers fragwürdig, die auf eine schlichte Identifizierung des Nörglers mit Karl Kraus hinausläuft. Die beantwortet die Frage nach dieser Figur nicht, wie viele Hinweise auf den *Fackel*-Herausgeber es im Zusammenhang mit der Figur immer gibt. (*Der Nörgler und die Anderen, Zur Anlage der Tragödie „Die letzten Tage der Menschheit“ von Karl Kraus*, Phil. Diss. FU Berlin 1972, S. 7ff).

Richtig sieht Wilhelm Hindemith, „daß der Nörgler im Unterschied zu Karl Kraus als figurativer, autonomer Teil dieses Textes [der LTM] bezeichnet werden muß“. (*Die Tragödie des Nörglers, Studien zu Karl Kraus' moderner Tragödie: „Die letzten Tage der Menschheit“*, Frankfurt/Main 1985 [Europäische Hochschulschriften, Reihe 1, Bd. 842], S. 133).

„Wir, der Untat spätere Zeugen,
bitten euch, uns vorzubeugen.
Lasset nimmer uns entstehn!
Wären eurer Schmach Verräter.
Woll'n nicht solche Heldenväter.
Ruhmlos möchten wir vergehn!

Wehlust irdischen Getues!
Liebend hinterläßt die Lues
mir mein Vater, dieser Schuft.
Ruft uns nicht in diese Reiche!
Wir entstammen einer Leiche.
Ungesund ist hier die Luft.“ (S. 726)

Die Frage ist, ob Hans Karls Sprechen vom Krieg in der Lage ist, inmitten der Konversation, die Helene und er ablehnen und die sie gleichzeitig führen, das Neue zu konstituieren, das auch aus Diskretion „Ehe“ heißt. Denn der 3. Akt endet nicht mit der Verlobung, die schon in der achten Szene sich sozusagen sprachlos ereignet hat und in der letzten nur – anspielend auf die Heiratszene von *Leonce und Lena* – in effigie bestätigt wird. In der 9. bis 14. Szene zeigt Hans Karl wieder die alte Sprecherphysiognomie, die von Vokabeln wie „Mißverständnisse“, „Irrtümer“, „Konfusionen“, „indezent“ geprägt ist. All das folgt aus jedem Entschluß, „den Mund aufzumachen“, ganz gleich, ob es um ein „Erleben“ geht oder um eine Herrenhausrede „über Völkerversöhnung und über das Zusammenleben der Nationen“ (S. 437). Es ist schwer zu erkennen, worin denn nun Kriegserfahrung und Kriegsvision sich bewähren sollen oder können, wenn jeder ‚Sprechakt‘ schon immer als indezent und nur zu Konfusionen führend denunziert wird.[20]

Anders übrigens als die Hauptfigur seines Stücks verhielt sich sein Autor. Insofern schließt er auch anders als Kraus, der im letzten Nörgler-Monolog als mitverantwortlicher Autor der Tragödie als Menschheitstragödie hervortritt, Stück und Autor gegeneinander ab. Während die Figur mit der Position der Hofmannsthalschen Sprachskepsis gerade dann nicht ins reine zu kommen vermag, wenn sie Kriegsvision und Konversation zu versöhnen sucht, hatte der Autor sich bemüht, seine Sprachskepsis im Krieg patriotisch zu überwinden. Hofmannsthal hat schon darum mit großer Wahrscheinlichkeit jenes *Fackel*-Heft mit dem Dialog der Schwarz-Gelber doch gelesen, weil darin der „Gruß an Bahr und Hofmannsthal“ von Kraus steht. Der

[20] Die noch in der vorletzten Szene des Stücks von Hans Karl emphatisch vorgetragene Bestätigung der Indezenz alles Ausgesprochenen und des Erlebnisses „gewisser Dinge“ macht sehr zweifelhaft, daß die Sprache hier die „einzige Kraft“ sei, die das „ ‚Soziale‘ in einer gültigen, dem Wesen der Menschen entsprechenden Form hervorbringt“, wie Wittmann meint (Wittmann, a.a.O., S. 163).

nahm den Gruß Bahrs an Hofmannsthal zum Anlaß, diese entsetzliche Kriegs-Schmockerei Bahrs ad absurdum zu führen und Hofmannsthal aufzufordern, zu schweigen statt patriotische Texte zu verfassen (vgl. *Fackel*, 423-425, S. 48f.). Hofmannsthal aber hielt weiter Vorträge, so z. B. in Warschau, wo er von der (militärischen) Tat wie vom Kunstwerk sagte, sie „reden allein reine Wahrheit" (*Fackel*, 431-436, S. 96); er sprach in Oslo über „die Idee Europa"[21] und ließ doch seine Figur Hans Karl ablehnen, im Herrenhaus eine Rede zu halten „über Völkerversöhnung und über das Zusammenleben der Nationen" (S. 437).

Kraus hat diese Eigentümlichkeiten, die das Bewußtsein eines Autors *unter* dem seiner Figur zeigen, festgehalten und aus dem „Gruß" Bahrs „an Hofmannsthal" eine Szene (I, 19) seiner Tragödie gemacht: Hofmannsthal im Kriegsfürsorgeamt liest Bahrs Erguß, will ihn aber nach den ersten Zeilen schon wegwerfen, doch „ein Zyniker" liest weiter und kommentiert zum Leidwesen Hofmannsthals den Text Bahrs, also auch jene Stellen, die den Leutnant Hofmannsthal an der Front imaginieren.[22] Die Kriegsreminiszenzen und -visionen Hans Karls kann man auch als Replik auf den „zynischen" Kontrast von verschmockter Kriegsimagination Bahrs mit der wirklichen Situation Hofmannsthals lesen. Das bedeutet nicht, mittels eines immer noch üblichen Verfahrens die Figur Hans Karl als Selbstdarstellung Hofmannsthals zu interpretieren. Es geht wohl eher darum, in der Figur des „Schwierigen" auch das Problem des Krieges, wie es sich dem ‚Kriegsdichter' Hofmannsthal im Laufe der Jahre dargestellt hatte, dadurch zu überwinden, daß er eine Figur konzipierte, die durch den Krieg, durch das Grauen des Krieges eine tiefe menschliche Erfahrung macht. Von einer vergleichbaren Erfahrung ist in den *Letzten Tagen der Menschheit* nirgendwo die Rede. Und auch im *Schwierigen* ist nur an wenigen, allerdings bedeutsamen Stellen vom Krieg die Rede im Zusammenhang eben von Erfahrungen, die einen außerordentlichen Wert bedeuten, einen Wert, der offenbar in der (friedlichen) Welt der Wiener Gesellschaft gar nicht begegnet. Doch erscheint dieser Wert im Krieg nur als Vision und soll nun gerade in der Ehe von Hans Karl und Helene sich realisieren. Damit das geschehen kann, muß er die Gesellschaft, die Konversation, aber auch die Sprache gleichzeitig abwerten (denn sie sind nichts gegenüber dem Krieg) und aufwerten (denn der Krieg ist nur der Ort der Vision). Dies ist nicht so sehr oder gar allein das Dilemma Hans

---

[21] Siehe dazu Heinz Lunzer, *Hofmannsthals politische Tätigkeit in den Jahren 1914 bis 1917*, Frankfurt/Main 1981 (Europäische Hochschulschriften, Reihe 1, Bd. 380), S. 230ff.

[22] Siehe dazu Helmut Arntzen: ‚Karl Kraus und Hugo von Hofmannsthal', in: *Literatur im Zeitalter der Information, Aufsätze, Essays, Glossen*, Frankfurt/Main 1971 (Athenäum Paperbacks Germanistik 5), S. 221-245, hier S. 228-235.

Karls, sondern das Dilemma des Stücks und seines Autors. Wenn Hans Karl von „Mißverständnissen" und „Konfusionen" dank der Sprache redet, so sind es letztlich die, in die ihn der Autor schickt, der an der Sprachskepsis festhält, aber einen Dialog konzipiert, in dem Sprache die Vision der Ehe realisieren soll; der den Krieg als Medium tiefster Erfahrung aussprechen läßt, aber den Weltkrieg reduziert auf *ein* persönliches Erlebnis Hans Karls.[23]

Kraus läßt die zahllosen Szenen des Stücks sämtlich in den Monolog des Nörglers münden, der sich darin von der Rolle verabschiedet, der zu sein, für den ihn die Figuren der *Letzten Tage der Menschheit* halten. Aber auch dieser Monolog impliziert ein Dilemma, das freilich hier unübersehbar ausgestellt wird. Es ist das des Sprachvertrauens, das im Gestus, in der Emphase des Texts, in dem unangefochtenen Versuch, die Universalität des Untergangs nicht sprachlos hinzunehmen, sich zeigt – und der Einsicht, die den Satz spricht: „Am Ende war das Wort", das Wort, das die Tat „gebiert" (vgl. S. 676f.), das Wort, das bei Kraus „Phrase" heißt, das beliebig einsetzbare, sinnlose Zeichen, durch das alles möglich und rechtfertigbar ist. Das kreative Wort, das Welt als Sinn hervorbringt, und das instrumentelle Wort, durch das Krieg als institutionalisierte Gewalt-Tat freigesetzt wird, weil jenes sinnlos ist – die beiden äußersten Möglichkeiten der Sprache stehen für die ersten und die letzten Tage der Menschheit. Behauptet Hofmannsthal das gelingende Werk, das gerade seiner Unentschiedenheit über Sprache sich verdanken soll, so kann der Nörgler, der als Destrukteur des Stückes als satirisches Kunstwerk hervortritt, nur noch jenes Wort bezeugen, indem er von den Folgen dieses spricht. Aus diesem Dilemma tönt das „Echo [seines] blutigen Wahnsinns" (S. 681).

---

[23] Wittmann (vgl. Anm. 9) betrachtet das Dilemma, das er einzig als das Hans Karls sieht, quasi als Lösung, indem er es mit Begriffen wie „Ironie", „schillerndes Widerspiel" etc. belegt. Dies ist ein Paradigma des interpretatorischen Verfahrens bei diesem Stück, aber auch andernorts: mit ein paar nomenklatorischen Handgriffen wird glatt gemacht, was im Text widerständig bleibt. – „[...] das Kriegserlebnis ist zum Gegenstand des individuellen Gedächtnisses geworden, und nur über diese Brücke ragt der Krieg noch in die Gegenwart des Spiels hinein". (Pickerodt, *Hofmannsthals Dramen*, a.a.O., S. 214).

Bernhard Böschenstein, Genf

Anmerkungen zu Rudolf Kassners Personenbeschreibungen, ausgehend von seiner *Physiognomik*

Lieber Karl,

noch immer fasziniert von dem gläubigen Stimmigkeitsrausch unserer gemeinsamen geistesgeschichtlichen Vorfahren, dabei täglich daran erinnert, daß ihre Konstruktionen ebenso als Folge dichterischer Kombinatorik und Zusammenschau gelesen werden können wie die essayistischen Werke der gleichzeitigen, uns nahen Dichter, möchte ich aus dieser spannungsvollen und paradoxen Ausgangslage einige Folgerungen ziehen.

Von Rudolf Kassners physiognomischen Schriften geht eine Anziehung aus, die paradoxerweise auch mit der uns heute befremdenden apodiktischen Sicherheit seiner Formulierungen zusammenhängen mag. Hier scheint ein Vertrauter bedeutender Dichter seiner Generation (Hofmannsthals, Rilkes) ein sehr persönliches Gespräch mit den größten Gestalten der religiösen Tradition, mit den größten Staatsmännern, Denkern, Dichtern, bildenden Künstlern, Komponisten des Abendlandes zu führen, indem er sich darauf konzentriert, ihr Gesicht in dessen vielfältigen Spannungen und Widersprüchen so zu deuten, als ob daraus die Essenz auch der Werke dieser Großen, aus denen jedoch kaum je zitiert wird, herausgelesen werden könnte. Hinter dieser Deutekunst steht ein halb systematischer, halb von individuellen Intuitionen bestimmter Grundriß, der vor allem als *Die Grundlagen der Physiognomik. Von der Signatur der Dinge* (1922) und als *Physiognomik* (1932) zu lesen ist und zudem in zahlreichen Studien, Gleichnissen, Essays, Skizzen eine manchmal etwas konkreter gefaßte Anwendung findet. Gerade diese suggestive Form angedeuteter Anwendung ist es aber, die einen Literaturforscher anziehen könnte, der ja, ganz umgekehrt, mit genauen Nachweisen zu arbeiten gewohnt ist. Er möchte zugleich das hingeworfene Beispiel auslegen und überprüfen, er empfindet ein Bedürfnis nach größerer Solidität und erwartet sich zugleich neue Perspektiven, so daß die Hoffnung auf eine Anregung und die anerzogene Gewissenhaftigkeit sich in ihm verbinden, um, in Kassners Sinn, aber auch aus einer kritischen Distanz zu ihm, nachzuliefern, was die geistreiche Verkürzung zu enthalten verspricht.

Da Kassner große Teile seines Werks mit physiognomischem Sehen in eine nahe oder entferntere Beziehung zu bringen scheint, könnte man aus den zehn Bänden seiner eben fertiggestellten Gesamtausgabe frei zusammentragen, was am deutlichsten der Auslegung und Erhärtung bedarf und was dabei am ergiebigsten ausfallen könnte. Um nun aber einer begrenzenden Konzentration zu genügen, empfiehlt es sich, solche Beispiele herauszugreifen, die im nächsten Umkreis der physiognomischen Hauptschriften oder gar in ihnen selber auftreten. Blickt man auf die 51 Photographien, die der *Physiognomik* beigegeben sind, so fällt eine Vorliebe für die Zusammenstellung nach dem Gesetz der Antithese, manchmal der „feindlichen Brüder", der komplementären Entsprechungen auf. Diese Antithesen sind oft überraschend, sie thematisieren das Phänomen der Grenze zwischen Zeitaltern, Ländern oder Gattungen der Hervorbringung und bilden ein weitgespanntes Netz einer ars combinatoria, deren Gesetzmäßigkeit zu erhellen ebenso lohnen könnte wie deren Bezug zu den einzelnen Gestalten, die in eine ungewohnte Verbindung treten. Freilich wird sich dabei immer wieder die kritische Frage stellen müssen, ob Kassner nicht Ergebnisse geistesgeschichtlicher Beschäftigung mit seinen Autoren in deren Physiognomie hineinträgt, als vaticinationes ex eventu.

Die erste Photographie stellt Tizians Gemälde *Der Zinsgroschen* dar (Gemäldegalerie Dresden).[1] An ihm stellt Kassner im 10. Teil der *Grundlagen der Physiognomik* den Gegensatz zwischen dem „Fleisch Christi" und dem „Fleisch des Pharisäers" dar, zwischen dem „heiligen Leib" und dem „Fleisch [...] des spaltenden, des zählenden, des engen und boshaften Geistes".[2] Der wesentliche Gesichtspunkt ist für ihn der der Verwandlung oder ihres Gegenteils, dessen, was „opak, undurchdringlich, schwer, unverwandelbar, eigensinnig, böse" ist. Verwandlung bedeutet ihm „Gesicht". Das „Unverwandelbare" nennt Kassner „phallisch"[3], er meint damit die gierige Stofflichkeit, die gerade in den Händen sichtbar wird, die Geld oder Fleisch berühren wollen. Ein anderer Aspekt ist ihm der Gegensatz zwischen Gelöstheit und Zwanghaftigkeit. Wo Christus alles vereinigt, spaltet der Pharisäer, was zu-

---

1 Rudolf Kassner, *Physiognomik*, in: *Sämtliche Werke* (*SW*), hrsg. von Ernst Zinn und Klaus E. Bohnenkamp, Pfullingen 1969-1991, 5. Bd., Abb. 1 (nach S. 128).

2 R. K., *Die Grundlagen der Physiognomik. Von der Signatur der Dinge*, in: SW, 4. Bd., S. 28.

3 R. K., *Grundlagen*, a.a.O., S. 29.

sammengehört. Es könnte noch im einzelnen angeführt werden, wie Christus ebenmäßige, großgeartete Züge trägt, der Pharisäer dagegen eingekerbte Falten über dem Auge und dem Mund und eine gewinkelte Nase aufweist. Das Gesicht des Heilands ist hell erleuchtet, das des Pharisäers halb verdunkelt. Es kommt Kassner alles darauf an, daß, im größten Gegensatz zur traditionellen Physiognomik, keine einzelne Tugend, keine einzelne Eigenschaft mit einzelnen Zügen des Gesichts in Verbindung gebracht werde. Verwandlung des Ganzen steht für ihn als das Heilige gegen entblößtes, schwungloses, unbeseeltes Fleisch.

Hier sind zwei Muster aufgestellt, ein nur positives gegen ein nur negatives. Meistens aber wird es sich für Kassner um Übergänge zwischen diesen beiden extremen Möglichkeiten handeln. Was an der Verwandlung partizipiert, wird von dem abgehoben werden, was sich unrein oder abgespalten oder partikular ausnimmt. Aus der Spannung zwischen Verwandeltem und Ungelöstem wird sich eine Diagnose ergeben, die nicht nur eine Person, sondern auch eine Epoche, ein Land, eine Form der Tätigkeit mitumreißt. Hier haben wir es mit einem Bild zu tun. Oft wird eine Photographie an die Stelle treten und etwas aussagen über ein Gesicht, dessen Charakteristika freilich untrennbar sind von den historisch bezeugten Leistungen des Abgebildeten, so daß an der „wissenschaftlichen" Unabhängigkeit des physiognomischen Verfahrens oft Zweifel entstehen mögen.

Bildete an diesem ersten Beispiel das Nebeneinander von Christus und dem Pharisäer die Kassner nötige Antithese zur Demonstration seiner physiognomischen Grundlagen, so setzt er im zweiten und dritten Beispiel Tizians *Papst Paul III.* (Museo Nazionale Neapel) Velazquez' *Papst Innozenz X.* (Galleria Doria Pamphili, Rom) gegenüber. Tizian vertritt ihm mit diesem Porträt die Einheit von Gesicht und Händen, den gelösten, mit sich im Einklang befindlichen Renaissance-Herrscher, die völlige Harmonie von Geist und Tat, während Velazquez, hundert Jahre später, den listigen, ja verbrecherischen Machtmenschen des Barock in prägnanter Diskrepanz zwischen Gesicht und Hand, ja, zwischen den Augen und den unteren Gesichtsteilen anzeigt. War dort alles zusammengehörig, ist hier alles getrennt. Kassner begnügt sich nicht, zwei Papstporträts einander gegenüberzustellen. Auch der Gegensatz zwischen Tizians „Schönheit" und Velazquez' „bis zum Magischen gesteigertem Realismus"[4] ist noch nicht sein eigentliches Ziel. Es geht ihm um mehr, um den Gegensatz zweier Zeitalter, um die von einheitsstiftender Mitte aus begriffene Renaissance in ihrem Unterschied zum Absolutismus, vor dessen Machtanspruch das Wirkliche zur Äußerlichkeit verkümmert oder – krasser formuliert

[4] R. K., *Physiognomik,* a.a.O., S. 10.

anhand des Porträts des spanischen Königs *Philipps IV.* (Kunsthistorisches Museum Wien) – „Schatten, Schein und Gespenst"[5] wird. Dort sind gleichfalls obere und untere Gesichtsteile ganz ohne Zusammengehörigkeit, ohne „Spannung und Entscheidung" gegeneinander, nicht nur im Verhältnis zwischen Augen und Mund, sondern, mehr noch, zwischen Ober- und Unterlippe. Die Abwesenheit des Widerstands der Dinge macht, daß hier für Kassner die Idee des Königtums unangewandt bleibt, in gleichgültig schwebender Unwirklichkeit. Diese steht nun freilich in äußerstem Gegensatz zu Velazquez' wirklichkeitsbezogenem Blick. Kassner läßt dies unausgesprochen, aber er stellt die Mittel bereit, es aus seinen knappen Andeutungen herauszulesen: der demaskierende Blick des spanischen Hofmalers ermöglicht eine Einsichtnahme in den Grad der Dissoziation zwischen der Idee des spanischen Königtums im 17. Jahrhundert und ihrer Abspaltung von der ihr ausgelieferten Wirklichkeit. Solche Gesichter heißen ihm eigensinnig, maskenhaft, sie geben ein Ich wieder, das keine Persönlichkeit geworden ist. Velazquez würde aus diesen Prämissen heraus einem heutigen Beurteiler als Beispiel kreativer Subversion gelten. Kassner hält jedoch so unbedingt an der „Idee des Königtums" fest, daß ihm dieser Gesichtspunkt hier nichts bedeutet. Wichtig ist hier, wo zwei Porträts von Velazquez nebeneinanderstehen, die *Infantin Margareta Theresia* (Prado) und eben *Philipp IV.*[6], daß die Antithese nicht dieser Nachbarschaft entspringt, sondern der Unstimmigkeit zwischen den königlichen Gesichtern und der (unsichtbaren) Wirklichkeit, in die sie gestellt sind. Velazquez läßt sie hier weg, er hat sie sich indes in einem so durchdringenden Maße angeeignet, daß ihre Irrelevanz für die Herrschenden aus ihren Porträts spricht. Kassners scharfsinniger Aufweis all dessen, was in diesen Gesichtern keine Spannung kennt, beweist dies freilich nur ex negativo. Hier wie anderswo fällt das geringe Interesse Kassners an der eigenen Werk-Realität der Maler auf. Ihre Gesamtleistung fällt für ihn außer Betracht. Sie sind ihm nur die Vermittler physiognomischer Botschaften.

Ganz anders verfährt er mit Schriftstellern, wie etwa Voltaire und Kleist, die bei ihm ein unerwartetes Paar bilden.[7] Voltaire erscheint ihm einerseits als Inbegriff seines Jahrhunderts und vor allem seiner Nation, als die Identität von Sinn und Vernunft. Er ist vor aller Spaltung zwischen Geist und Sinnlichkeit. Zugleich ist er, in einem Porträt Jean Hubers[8], als sehr alter Mann für Kassner eine Art Wurzelknolle,

---

5 R. K., *Physiognomik,* S. 112.

6 R. K., *Physiognomik,* Abb. 8 und 9.

7 R. K., *Physiognomik,* Abb. 23 und 24.

8 R. K., *Physiognomik,* Abb. 25.

ein lichtloses unterirdisches Wesen, dem alles fehlt, was zum Himmel deutet. Sein Jahrhundertruhm ist noch nicht der einer Person, schon gar nicht einer solchen, die einer Idee verpflichtet ist. Seine Faßbarkeit bringt ihn in einen äußersten Gegensatz zu Kleist, der, noch dem 18. Jahrhundert pflichtig, für Kassner „Sinn und Wahnsinn" zusammenfallen läßt.[9] In Kassners Perspektive ereignet sich dies gerade durch die nicht überwundene Bindung an aufklärerische Denkformen. Sie auf die Probe stellend, lotet Kleist so die neu entstandene Spaltung zwischen einleuchtendem und sich entziehendem Sinn aus. Ein solcher gehört weder seinem Zeitalter noch seiner Nation in der Weise eines Repräsentanten an. Dem uralten Wurzelgreis Voltaire steht bei Kassner (in der Kreidezeichnung, die auf das bekannte Miniaturgemälde zurückgeht) ganz bewußt der unreife Knabe Kleist gegenüber, der – im größten Gegensatz zu Voltaire – nicht von einer fort und fort wachsenden Erfahrung zehrt, vielmehr dieser Kategorie gar keinen Einlaß gewährt. Kleist ist für Kassner weltlos und verstört – und zwar, laut Kassner, von der neuen Konstellation, die von der absoluten Musik Beethovens ausgeht.[10] Die Nichtidentität seiner Sprache mit den neuen Möglichkeiten, die diese Musik eröffne, begründe seine Einsamkeit. Kassner setzt aber Voltaire diesseits, Kleist jenseits einer Grenze ein, auf deren Linie Kant steht, als der an beiden Situationen Teilhaftige. Diese geistesgeschichtlichen Setzungen bringen einschneidende, für den Betroffenen unwiderrufliche, für den heutigen Leser freilich höchst anfechtbare Entscheidungen, die mit dem Bezug zur Nation und mehr noch zur Epoche unmittelbar verbunden sind.

Voltaires Sinn und Kleists Wahnsinn um die unsichtbare Mitte Kants anzusiedeln, verschärft die Einseitigkeit jedes der drei Beteiligten. Um solche für ihn klärende, für uns oft gewaltsame Einschnitte ist es Kassner durchweg zu tun.

Er wiederholt diese Praxis, wenn er später Wagner mit George, Baudelaire mit Rilke zusammenspannt. Wagner und George erlangen für ihn ihren Sinn erst durch die leidvolle Abtrennung von einem größeren Ganzen, das sie aber beherrschen wollen. Diese unharmonische Form der Loslösung äußert sich physiognomisch und in den Werken der Betroffenen als Unstimmigkeit, als „Gewaltsames und Unhumanes".[11] Dazu gehöre bei Wagner als Folge und Neuorientierung die Welt des

---

9 R. K., *Physiognomik*, S. 138.

10 R. K., *Von der Einbildungskraft*, in: SW, 5. Bd., S. 490. Dazu: R. K., *Das neunzehnte Jahrhundert. Ausdruck und Grösse*, in: SW, 8. Bd., S. 100-106. Dieser Kleist gewidmete Abschnitt spricht von der „Umlagerung [...] von Auge und Ohr." Im einleitenden Teil desselben Kapitels (‚Das neue Jahrhundert') wird Beethovens Rolle für die nachrevolutionäre Konstellation dargestellt.

11 R. K., *Physiognomik*, S. 153.

„Zaubers" anstelle der früher gültigen und von Einheit geprägten Welt des „Mythos".[12] Kassner faßt gewaltige Entgegensetzungen innerhalb von Wagners Person und Werk zusammen, die ihm auch weithin für George gültig sind. In seiner *Physiognomik* skizziert er in knappen Sätzen, was er in *Das neunzehnte Jahrhundert* ausführlicher dartun wird: Wagner und George sind Künstler des verlorenen Maßes, der verlorenen Humanität, der schauspielerisch erzwungenen Einheit eines erstrebten Ganzen.[13] Ein Bruch oder Riß anstelle einer auch physiognomisch sichtbaren Form der Verarbeitung der Loslösung des Einzelnen vom Kollektiv – dies ist der Preis für das Erzwungene des Vorgangs. Man kann sich fragen, ob damit etwa auch die niemals heilende Wunde Amfortas' im *Parsifal* als musikalisch insistente Wiederkehr unstillbaren Leids gemeint sei und bei George etwa die verschwörerische Aggressivität gegen das Christentum, gegen die Liebe zu Frauen, gegen den von bürgerlichen Lebensformen geprägten Staat des 20. Jahrhunderts, d.h. ein unerlöster Protest gegen zentrale Bestandteile einer synkretistisch ausgleichenden und Exklusivität scheuenden Tradition. Diese Diagnosen stützen sich physiognomisch auf eine Disproportion zwischen den oberen und den unteren Gesichtsteilen bei Wagner und zwischen dem Willen und dem „Fleisch" bei George. Sie behalten stets die großen Linien der abendländischen Entwicklung im Auge, d.h. die bis zu Voltaire gültige Einheit der Gesichter und den davon untrennbaren vorrevolutionären Bezug zur Vernunft. Fortan gibt es statt des Maßes ein Übermaß, dem die physiognomisch erkennbare Betonung stärkerer Gesichtsteile gegenüber schwächeren entspricht. Die Uneinheitlichkeit des Gesichts verrate ein Sichübernehmen, eine Überanstrengung, die sich in den Werken Wagners und Georges niederschlage. Es geht hier um die mühsam erstrebte und durchgehaltene Monumentalität, die das 19. vom 18. Jahrhundert deutlich unterscheidet. Wagner und George, die „feindlichen Brüder"[14], unter diesen Vorzeichen zusammen zu sehen, ist Kassners grundlegendes Bedürfnis, da er Georges Bekämpfung Wagners, überhaupt jeglichen starken Einflusses der Musik in seiner Epoche, und seine asketisch spartanische Sprache nur unerheblich ins Gewicht fallen sieht gegenüber dem Übereinstimmenden. Hier sehen wir, im Gegensatz zur Kombination von Voltaire und Kleist, ein anderes Paarungsgesetz am Werk, ein aus der Synthese gewonnenes, scheinbare Antithesen überwindendes, das von so durchgängigem Glauben an die Stimmigkeit historisch begründeter Formensprache in Gesichtern und Werken durchdrungen ist, daß

---

12 R. K., *Von der Einbildungskraft*, S. 491.

13 Z. B. R. K., *Das neunzehnte Jahrhundert*, S. 115, 236 ff.

14 R. K., *Physiognomik*, S. 150.

alle singulären Züge davor verblassen. Dies ist nun aber ein Grund zur Beunruhigung. Wie kann, was auf der Singularität einer in Gesichtszügen erscheinenden Unstimmigkeit beruht, sich so global zum allgemeingültigen Gesetz einer in Leben und Werk gleichermaßen zutagetretenden Prägung erheben, ohne Ansehen individueller Gestaltgebung? Woher kommt der Glaube an Gleichungen zwischen Gesicht und Person, zwischen Gesicht und Werk, zwischen Gesicht und Zeitalter, ja zwischen Gesicht und Land? Eine gleichsam gottväterliche Perspektive des ordnenden Synthetisierens möchte auch über jede Unstimmigkeit als etwas gesetzlich Begründbares stimmige Auskunft erteilen können. Das dahinterstehende Bedürfnis nach klärenden, affirmativen Kategorien kennzeichnet freilich gleichfalls George, Hofmannsthal und selbst Rilke in ihren kulturgeschichtlichen Situierungen. Der Verdacht besteht, daß eine neuere Literaturform wie diejenige Kafkas oder Musils diese Sicherheit der systematischen Stimmigkeit auch noch im Unsicheren, Trüben, Übergänglichen nicht mehr zulassen könnte. Vermutlich gehört Nietzsches entschiedene Form geschichtsphilosophischer Wertung zu den Prämissen dieses uns nun als historisch überholt vorkommenden Zuordnungsverfahrens.

Diese allgemeine Kritik kann indes nicht verhindern, daß der Leser immer neu ein Bedürfnis nach erfahrungsreichem Umgang mit diesen Eingebungen empfindet. Von daher stellt sich ihm die Frage, ob denn der für die Generation von Kassner zum System erhobene Bruch zwischen Oben und Unten oder Außen und Innen auch eine jeweils verwandte Form der Abweichung von einheitlicher Gestalt zeitige. Für George wäre wohl in Kassners Sinn die narzißtische Inszenierung, das sich zur Schau stellende Leiden ein Indiz für ein Gewolltes, das nicht nach sicherem Maß zu reifen vermochte. Am deutlichsten stellt sich mir das *Vorspiel* zum *Teppich des Lebens* als eine Folge solcher gewaltsam zur Stimmigkeit geführten Inszenierungen eines mit sich selber in unerlöster Zwiesprache befaßten Ich dar, das – in Kassners Terminologie – zur repräsentativen Persönlichkeit zu gelangen trachtet, sich indes mit Masken behelfen muß. Was ein Ganzes sein möchte, beruht so auf eigensinniger Trennung vom Kollektiv. Man wird gerade die Gedichte des *Vorspiels* als eine programmatische Thematisierung eben dieser Trennung auffassen dürfen.[15]

Ein anderes gegensätzliches Paar bilden für Kassner Baudelaire und Rilke[16], von denen gesagt wird, sie seien darin einander entgegenge-

---

[15] Vgl. dazu meinen Aufsatz ‚Stefan George vu par Rudolf Kassner', in: *Mélanges offerts à Claude David pour son 70e anniversaire*, hrsg. von Jean-Louis Bandet, Bern-Frankfurt/Main-New York 1986, S. 171-187.

[16] R. K., *Physiognomik*, Abb. 35 und 36.

setzt, daß bei Baudelaire Geist und Sinnlichkeit zuweilen die Rollen vertauschen, der Genuß weise, das Wissen grausam werde, während Rilke den Geist „mit den Dingen der Sinne"[17] spielen läßt, statt sie sich gegenseitig durchdringen zu lassen, wodurch auch eine schamlose Distanzlosigkeit zwischen beiden entstehen kann. Liest man Kassners physiognomische Beschreibung Rilkes auf diesen Befund hin, so erkennt man, daß er ihm eine weibliche Form der Sexualität zuspricht – die sich im unschönen, gespaltenen Mund zeige – und eine noch unreife Form staunender Aufnahme der Welt, die sich nicht in der Prägung der Stirne niederschlage. Es wird so das sexuell aktive Mannesalter ausgespart und mit ihm der ins Werk gesetzte erfahrene und vertiefte Bezug zwischen Geist und Sinnlichkeit. Für Rilke scheint dieser Bezug ein unangewandtes, unanstrengendes Spiel zu bleiben, das ihm Kindlichkeit bewahrt, aber auch frühes Altern bringt. Der Gewaltsamkeit Georges entspricht hier ein Ausweichen vor den Widerständen und Kraftproben des Lebens, letztlich eine Abwehr der Umkehr, wie sie durch Christus in die Welt kam. Kassner beschreibt Rilke in seinen *Erinnerungen* als unreligiös, asozial, altjüngferlich und unbürgerlich.[18] Dies aber meint für Kassner auch: fern einer deutschen Mitte, wie sie etwa Thomas Mann im *Zauberberg* mit Hans Castorp verbindet.

Baudelaire und Rilke beschäftigen Kassner durch die unharmonischen Verhältnisse zwischen Geist und Sinnlichkeit. Was bei Baudelaire in doppelter Umkehrung Innovationen ermöglicht, eine sehr moderne Form bisher unbekannter Intensität und Kombinatorik, kommt bei Rilke durch eine teils asexuelle, teils unangewandt sexualisierte Unreife und Verspieltheit als passive Kraft im Empfangen neuer Möglichkeiten zustande, aufgrund der Umgehung einer menschlich ausgewogenen zeugenden und eindringenden Aktivität. Hinter dieser Konfrontation mögen auch fundamentale Bewertungen französischer und deutscher Sexualität stehen, auch hinsichtlich des Unterschieds zwischen dem 19. Jahrhundert und dem Jugendstil. Für viele andere französisch-deutsche Vergleiche Kassners fällt der Gegensatz von wissender, reifer Erfahrung und kindlicher Unschuld auf. Er wird für Kassner z.B. in der nicht zufällig französisch dokumentierten Liebesnacht zwischen Hans Castorp und Clawdia Chauchat bestätigt. Bezeichnenderweise fehlt in seiner Sicht dem jungen Deutschen im Roman sonst die erotische Leidenschaft. Daß er am 29. Februar geboren wurde, beweist sein Außerhalbderzeitsein. Er ist für Kassner ein Streber, d.h. einer, der es nie zu einer Persönlichkeit bringt, niemals zu einem Maßstab. Seine Mitte ist von Mittelmäßigkeit nicht zu unterscheiden. Für Kassner ist

---

[17] R. K., *Physiognomik*, S. 142.

[18] R. K., *Buch der Erinnerung*, in: SW, 7. Bd., S. 278, 281.

damit der bürgerliche Deutsche dieser Zeit allgemein dargestellt, auch sein Verhältnis zum Leben als einer Bildungsreise. Man hört hinter dieser Castorp-Kritik eine Deutung der Gestalt des Wilhelm Meister heraus, deren historische Größe freilich für Kassner in ganz andern Dimensionen beheimatet ist als Hans Castorp.[19]

Nur *eine* Gestalt des *Zauberberg* imponiert Kassner. Es ist Peeperkorn. Ihn faßt er ganz unironisch auf, in seiner angeblich prachtvoll symbolischen Festlichkeit, als „typischen, leidenschaftlichen, seienden Menschen".[20] Hier erliegt Kassner der Illusion, als wäre Peeperkorn der, der er zu sein prätendiert, und nicht dessen bloße Maske. Seltsam, wie hier alle Karikatur oder Inszenierung durch den Erzähler wegdisputiert wird, nur weil in Kassners Sicht der Typisierte die höhere Menschenart vertritt. Daß hier eine anachronistische Form der Typisierung ironisiert wird, entgeht dem Kritiker, der hier wie nirgendwo sonst zum Gefangenen seines physiognomischen Systems wird. Das Glück, das er über dem Auftritt einer „Persönlichkeit" empfindet, läßt ihn verkennen, wieviel Attrappenhaftes dieser innewohnt, gemäß dem historischen Moment, in dem sie erscheint.

Von hier aus ist Kassners Blick auf Hofmannsthal bezeichnend, den er als den Ästheten des „Artgemäßen"[21] unbewußt in eine frühere Zeit versetzt, wobei er aber dennoch immer wieder die Nähe zu denjenigen Gestalten und Verhaltensweisen einräumen muß, die ein Sichübernehmen, einen Riß zwischen Intention und Erfüllung bekunden. Z.B. fällt ihm gleich als erstes eine gewisse physiognomische Verwandtschaft mit dem Gesicht Rilkes auf, dessen Mund indes viel weniger sein eigener Mund war als Hofmannsthals Mund der seinige. Auch die Angst, die ihm an Hofmannsthal auffiel, war etwas Rilke durchaus Vertrautes. Hofmannsthal, der mit allem in geistiger Sympathie Verbundene, hatte indes, anders als Rilke, eine so weitläufig sich äußernde „Geistesgenerosität" aus „Einbildungskraft", daß er – dies wird nicht ausgesprochen – für Kassner zum heimlichen Lehrer und wohl auch Bruder in physiognomischem Deutungsreichtum wird, wenn hier ‚physiognomisch' in übertragenem Sinn verstanden werden darf.

Wie Hofmannsthal stets mit den „großen Formen", der „großen Kunst" früherer Zeiten Umgang pflegt, er, der Ungeborgene, im Gespräch mit den Geborgenen, dies macht für Kassner aus seinem mittleren und späten Werk Zeugnisse des Widerstreits zwischen Erstreb-

---

19 R. K., ‚Der Stil in Goethes *Wilhelm Meister*', in: *Das physiognomische Weltbild,* SW, 4. Bd., S. 505-524, hier S. 511.

20 R. K., ‚Zu Thomas Manns *Zauberberg*', in: *Narciss,* SW, 5. Bd., S. 288-294, hier S. 292.

21 R. K., ‚Erinnerung an Hugo von Hofmannsthal', in: *Das Physiognomische Weltbild,* S. 525-538, hier S. 527.

tem und Erreichtem, vom *Chandos*-Brief bis zum *Turm*. Hier lokalisiert Kassner Hofmannsthals Angst, die sich in seinem Ausgeliefertsein äußert, zuletzt in seinem Tod, der für Kassner im Zeichen des „Generationsmotivs" steht. Dies bedeutet für Kassner zweifellos eine fundamentale Angst Hofmannsthals vor der Zukunft und ihren neuen Maßstäben, eine Ungeschütztheit, die Kassner „Mangel an [...] Haut" nennt. Vielleicht rührt von daher Hofmannsthals beinahe beschwörend formulierte Einsicht, die Tiefe solle an der Oberfläche versteckt werden.

Für den zusammenfassenden Blick mag die unterschiedliche Form von Kassners Äußerungen über George, Rilke und Hofmannsthal bezeichnend sein. Zu George äußert sich Kassner knapp und in sowohl gewichtigem als kritischem Tonfall, nicht ohne Monumentalität. Rilke ist ihm teils ein mit Distanz zu beschreibender Sonderfall, teils eine nahe, eher in versuchshaft umschreibenden als sicheren Formeln einzufangende Gegenwart. Hofmannsthal aber ist ein durchweg ausstrahlendes Beispiel, auch in seinen glücklosen oder gar gescheiterten Werken, immer als Dialogpartner spürbar, auch dann, wenn die Gespräche nicht überliefert werden können. Darum kommt er, im Gegensatz zu den beiden andern, weder im Bild noch im Wort in der *Physiognomik* vor (war die Photographie der Erstauflage nur „ein völliges Mißverständnis des Verlegers [...]"[22]).

Haben wir zu Beginn anhand von Tizians *Zinsgroschen* den christologischen Hintergrund von Kassners physiognomischen Deutungen skizziert, so ist es zweifellos jetzt angebracht, zu jenem Hintergrund zurückzukehren, indem von viel weiter her das Ereignis des „Gottmenschen", der den „Mensch-Gott" der Antike ablöst, eingekreist werden müßte. Sahen wir in beinahe allen bisher behandelten Beispielen das Phänomen der Grenze sich abzeichnen, sei es, daß eine Gestalt entschieden vor einer einschneidenden Grenze anzusiedeln war (wie z.B. Voltaire), sei es, daß sie aus einer grundsätzlichen Überschreitung einer Grenze heraus zu paradoxen Verhaltensweisen gelangte (Wagner und George im Verhältnis zur Goethe- und Beethoven-Zeit), sei es, daß sie aus dem Verlust der Sicherheit, die eine Grenze bietet, neue Grenzen als Rettungsmittel erstrebt hat (wie z.B. Hofmannsthal mit dem Blick etwa auf Grillparzer), so bedeuten alle diese Beispiele wenig gegenüber der einschneidendsten aller Grenzen, derjenigen, die das Erscheinen des Gottmenschen von der vorangegangenen Welt trennt. Diese faßt Kassner bereits in seiner physiognomischen Frühschrift *Zahl und Gesicht* unter dem Stichwort „Identität" zusammen, die darauffolgende unter

---

22 R. K., Ungedruckter Brief vom 1.12.1932 an Christiane Zimmer-Hofmannsthal, ‚Quellennachweise und Anmerkungen zur *Physiognomik*', in: SW, 5. Bd., S. 552.

dem Stichwort „Individualität“[23], der sich das „Reich der Freiheit“ zuordnet.[24] Auf der Grenzscheide zwischen beiden situiert Kassner den antiken Philosophen Empedokles. Er ist ihm der wissenschaftliche Liquidator der antiken Götterwelt, der selber die Erde aufreißt und sich in ihren Schlund hinabstürzt, um sich an die Stelle der Götter zu setzen, die bisher von der Erde geboren wurden, einerseits noch ein griechischer Physiognomiker, andererseits schon die Ankündigung der modernen, freien Individualität. Freilich wird diese erst durch Christus, den „Gottmenschen“, möglich, dem der Ruhm seines Todes nicht mehr nottut, wie dem „Mensch-Gott“ Empedokles, sondern der die reine Verwandlung jenseits der Bindung an die Elemente darstellt und so erst das neue Reich der Freiheit, den Himmel, einführen konnte. Was nun den Hölderlin-Forscher bei dieser Situierung beunruhigt und anregt, ist die Bedeutung dieser Grenzscheide zwischen vorchristlicher und christlicher Weltzeit in bezug auf Empedokles, dessen Hölderlinische Fassung Kassner niemals erwähnt und wohl auch nicht im Geiste vor sich sieht. Hat er indes nicht, vielleicht ohne sich dessen bewußt zu sein, die Funktion dieser Hölderlinischen Identifikationsfigur auf seine Art aktualisiert, wenn er die Übergänglichkeit dieser Gestalt thematisiert, ihre Hybris gegenüber bisheriger Eingebundenheit in den Kosmos und ihre Ichbetontheit gegenüber der neuen Freiheit der christlichen Liebesvorstellung? In Kassners Sinn müßte Hölderlins *Empedokles* als Zeitgenosse des Kleistischen „Wahnsinns“ gelten, der „Sinn und Wahnsinn“ zusammenfallen läßt. Nun braucht Kassner an anderer Stelle, in einem kurzen Text über *Empedokles und Christus*, in den *Gleichnissen des Vorläufers*, den Ausdruck „Wahnsinn“ auch für den antiken Empedokles, wenn er formuliert: „Sein Sinn war Wahnsinn. (Wie der Wahnsinn des Gläubigen der Sinn des Christen ist.)“[25] Der Sturz in den Ätna wird von Kassner als Sturz „in die Mitte des Wahnsinns“, als „Selbstmord des Menschgottes“ verstanden, mit dem „der Kreis der Menschgötter“ sich schließt, auf den jetzt die Kreuzigung folgt.

Es ist nun gleichfalls auffällig, daß jede Erwähnung Hölderlins durch Kassner (sie sind meist knapp) dessen Gedichte „aus der Periode des beginnenden Wahnsinns“ evoziert.[26] Da heißt es etwa: „Die zweite Art des Fragmenthaften großen Stils ist das Hölderlins in jenen Gedichten, die an der Grenze von Sinn und Wahnsinn liegen.“[27] Noch explizi-

---

[23] R. K., *Zahl und Gesicht*, in: SW, 3. Bd., S. 233 f.

[24] R. K., *Grundlagen*, S. 61.

[25] R. K., *Das Buch der Gleichnisse*, in: SW, 5. Bd., S. 241.

[26] R. K., *Grundlagen*, S. 72.

[27] R. K., *Von der Einbildungskraft*, S. 446.

ter und programmatischer formuliert dies Kassner zu Hölderlins 100. Todestag im *Wiener Tagblatt*:

> „Mit dem endenden 18. Jahrhundert hatte sich nach Kants *Kritik* die moderne Persönlichkeit zu formen begonnen: gegen eine versinkende Welt von Mächten und mit dem Bruch zwischen Mensch und Werk, wie ihn uns die meisten von den großen Persönlichkeiten des 19. Jahrhunderts bieten. Der Wahnsinn Hölderlins ist nun ein Versuch gewesen seitens des Welt- oder Naturgeistes, diesen Bruch zu heilen und das, was auseinanderzugehen im Begriff war, zusammenzubringen.
>
> So steht Hölderlin zwischen den Jahrhunderten der großen Form und der Mächte und dem Jahrhundert der kritisch-romantischen Persönlichkeit in der Mitte."[28]

Differenzierter als in diesem abkürzend verfahrenden Zeitungsartikel äußert sich Kassner über Hölderlin im Zusammenhang mit der Bedeutung, die er für Rilke, insbesondere in den *Duineser Elegien*, gewann, bei Gelegenheit von Rilkes 30. Todestag, in einer kleinen Schrift *Zen, Rilke und ich*. Dort heißt es, „daß sich Hölderlins Idee von Größe nicht ohne die des Christentums, der christlichen Umkehr bilden konnte, daß sie an diese förmlich anrennt, ihr die größere Leuchtkraft verdankt."[29] Aus all diesen Zeugnissen geht nun hervor, daß Kassner – heimlich, vielleicht unbewußt – den antiken Empedokles und Hölderlin (als den modernen Empedokles) ineins denkt, beide als Mittler zwischen zwei sich ausschließenden Zeiten und physiognomischen Verhältnissen, welche übermenschliche Aufgabe eine Ausdehnung des Sinns zum Wahnsinn nötig machte, wobei natürlich der antike Empedokles in seinem Verhältnis zu Christus aus einer modernen Sehweise heraus gedeutet wird, die als Bindeglied doch wohl das Hölderlinische Drama nötig macht, das Kassner indes, wie gesagt, nie erwähnt. Der Sinn dieser Gleichungen liegt für mich im Aufweis einer physiognomischen Denkfigur, die für Kassner und wohl auch für andere Geister aus der Generation der nach der Jahrhundertwende tätig Werdenden charakteristisch ist: daß ihnen, wie Hölderlin um 1800, eine Spannung zwischen einer als antik und klassisch vorgestellten Identitätswelt und einer durch das Christentum aufgebrochenen Individualitätswelt neue Lösungen abverlangte, die gegen voreilig harmonisierende, neutralisierende Kompromisse gerichtet waren. Es sollte, führt Kassner im Zusammenhang mit Rilke aus, im Gegenteil eine neue Form der Größe erprobt werden, die er mit seiner Frühschrift *Elemente der menschlichen Größe* zusammenbringt.

---

[28] R. K., [Hölderlin], in: *Kleine Schriften*, SW, 9. Bd., S. 698 f.

[29] R. K., *Zen, Rilke und ich*, in: *Kleine Schriften*, SW, 10. Bd., S. 500.

Der Vers der letzten Fassung des *Todes des Empedokles* „Es war der scheidende Gott meines Volks!“[30], der den Mitternachtsaufruhr der zerfallenen menschlichen Gesellschaft zusammenfaßt, leitet bei Hölderlin die Voraussetzungen ein zu der in der Tiefe der Erde sich erfüllenden heiligen Hochzeit von himmlischem und unterirdischem Feuer, die in Kassners Sinn als moderner Zusammenfall von Sinn und Wahnsinn gelten kann und für ihn zum Gleichnis einer Erweiterung der „antik“ gefaßten Person in revolutionärer Grenzüberschreitung zum Bereich des sinnerfüllten und vergeistigten Todes hin werden kann. Jedenfalls scheint in seinen eigenen Betrachtungen dieser Vorgang dynamischer Verwandlung keineswegs auf den Übergang von der Antike zu Christus noch auch vom 18. zum 19. Jahrhundert begrenzt werden zu müssen, sondern von immerwährender Aktualität zu sein, als müßte die Grenzverschiebung, die durch Christus in die Welt gekommen ist, immer neu ins Bewußtsein dringen, immer neu als „Umkehr“ sich ereignen.

Insofern dienen alle hier knapp skizzierten Beispiele seines physiognomischen Denkens einer dynamischen Aktualisierung religiöser Einsichten, dank denen alle ästhetischen Probleme von einer Sinn stiftenden Ordnung her erleuchtet werden.

---

30 Hölderlin, *Der Tod des Empedokles*, 3. Fassung, in: Große Stuttgarter Ausgabe, 4. Bd., S. 137.

ROSMARIE ZELLER, Basel/Fribourg

Keine besonderen Kennzeichen

Anmerkungen zur Poetik des physischen Porträts

Obwohl die literarische Figur ein zentraler Bestandteil des literarischen Werks ist, hat sich die Literaturtheorie relativ wenig mit den Problemen ihrer Analyse unter literarischen Gesichtspunkten auseinandergesetzt. Die Literaturwissenschaft hat vielmehr die Tendenz, literarische Figuren zu psychologisieren, sie wie reale Personen zu behandeln.[1] Man denke nur an Literaturwissenschaftler, die behaupten, der Autor habe seine Figur nicht ganz durchschaut, sie habe sich selbständig gemacht, man denke aber auch an die Psychoanalyse von literarischen Figuren. Diese Figurenkonzeption hat zweifellos im Realismus und bei seinen Nachfolgern bis weit ins zwanzigste Jahrhundert ihren Höhepunkt erlebt. Eine Literatur, die sich bewußt ist, daß ihr Material die Sprache ist und daß folglich auch die literarischen Figuren sprachliche Konstrukte sind, reagiert auf diese psychologisierende Figurenkonzeption, indem sie die Figur so konstituiert, daß sie ihre Eigenschaften und ihre Kohärenz verliert. Ich möchte im folgenden am Beispiel des menschlichen Gesichts der Entstehung realistischer Abbildung und ihrer Zerstörung in der modernen Literatur nachgehen.

Obwohl die Beschreibung des menschlichen Gesichts zu den ältesten Konventionen volkssprachlicher Dichtung gehört und die Physiognomik bereits im Mittelalter bekannt war[2], wissen wir bis ins 19. Jahr-

---

[1] Ph. Hamon, der meines Wissens der erste Literaturwissenschaftler ist, der die Figurenbeschreibung systematisch untersucht, schreibt dazu: „La plupart de ces théories [du personnage] ont [...] l'habitude de se référer implicitement ou explicitement, mais toujours préferentiellement, à un modèle d'analyse essentiellement psychologique [...] et personnaliste, qui confond systématiquement personne et personnage, expérience (réelle) et expérimentation (textuelle)." Diese Auffassung beruhe auf einer Konzeption des Subjekts, welches in Seele und Körper aufgeteilt ist, mit einem starken Akzent auf der Seele. (Ph. Hamon, *Le personnel du roman. Le système des personnages dans les Rougon-Macquart d'Emile Zola*, Genf 1983, S. 10f.)

[2] Siehe dazu: Paolo Getrevi, *Le scritture del volto. Fisiognomica e modelli culturali dal medioevo ad oggi*, Milano 1991, S. 9ff.

hundert nicht, wie die literarischen Figuren aussehen.[3] Sie haben kein Gesicht oder allenfalls eines, das mit jenen Ausdrücken beschrieben wird, welche Petrarca für die abendländische Literatur so festgelegt hat, daß sie zu einem eigentlichen Kanon wurden.[4] Dieser Kanon umfaßt zum einen die zu beschreibenden Teile des menschlichen Körpers und zum andern die Metaphern, die dafür gebraucht werden. Uns interessiert hier der kurze Kanon, der die Teile des Gesichts (Haare, Augen, Wangen, Lippen, Zähne) und auswahlsweise einen weitern Körperteil (Hand, Hals, Brust) umfaßt. Die Nase, die Ohren und das Kinn werden in der ernsthaften Dichtung nicht beschrieben, sie treten nur in satirischen Formen auf. Als Beispiel möchte ich die Beschreibung der Schäferin Charite in Charles Sorels Roman *Le berger extravagant* anführen. Es handelt sich hierbei um einen besonders interessanten Fall, weil die Beschreibung, die der Schäfer Lysis von seiner Geliebten gibt, von seinem Freund Anselme in ein gemaltes Porträt umgesetzt wird, was Sorel erlaubt, das Problem der Umsetzung von Sprache in Realität – wenn man das Bild einmal für ein Abbild der Realität gelten lassen will – zu thematisieren:

> „Fay luy moy ces beaux filets d'or qui parent sa teste, ces ineuitables rets, ces ameçons, ces apas, & ces chaisnes qui surprennent les coeurs; Apres cela depein moy ce front vny où l'amour est assis comme en son tribunal: au bas mets ces deux arcs d'ebeine, & au-dessous ces deux Soleils qui iettent incessamment des traits & des flames; & puis du milieu s'esleuera ce beau nez qui comme vne petite montagne diuise les iouës, [...] Tu les feras ces mignardes iouës parsemees de lys & de roses: & puis cette petite bouche dont les deux lévres sont des branches de corail. Que s'il estoit decent de les laisser entr'ouuertes, tu ferois ces dents qui sont deux rangs de perles fines: mais contente toy de cecy, & fay seulement apres son col & son beau sein de neige."[5]

Der Maler Anselme, offenbar ungeübt im Verstehen petrarkistischer Metaphern, setzt diese in die Realität um, indem er der Schönen

[3] Peter von Matt macht zu Recht darauf aufmerksam, daß wir nicht wissen, wie Don Quijote ausgesehen hat. Er bemerkt allerdings nicht, obwohl er beansprucht, eine Literaturgeschichte des menschlichen Gesichts zu schreiben, daß wir von kaum einer literarischen Figur bis ins 20. Jahrhundert wissen, wie sie ausgesehen hat. (*... fertig ist das Angesicht. Zur Literaturgeschichte des menschlichen Gesichts*, München 1983, S. 191.) Die überwiegende Zahl der Gesichtsbeschreibungen, die von Matt untersucht, betreffen denn auch reale Personen, nicht literarische Figuren.

[4] G. Pozzi hat in mehreren Aufsätzen diesen Kanon und seine Variationen dargestellt, zusammenfassend in: ‚Temi, topoi, stereotipi', in: *Letteratura italiana*, Dir. A. A. Rosa, Volume terzo. *Le forme del testo*, Milano 1984, besonders S. 399ff. Zum Porträt in der Renaissance vgl. auch L. Lecercle: *La chimère de Zeuxis. Portrait poétique et portrait peint en France et en Italie à la Renaissance*. Tübingen 1987.

[5] Charles Sorel, *Le berger extravagant*, Paris 1627, Reprint: Genf 1972, S. 77f. La belle Charite ist S. 134 abgebildet.

tatsächlich statt der Lippen Korallen, Netze statt Haare und einen thronenden Amor auf der Stirn malt. Sorel entlarvt auf diese Weise die Metaphern als Clichées, die realisiert gerade die Realität nicht wiedergeben. Sorel gehört wie Grimmelshausen zu jenen Autoren, welche im Namen des Realismus die literarischen Konventionen des höfischen Bereichs und des hohen Romans entlarven. So erstaunt es denn nicht, daß sich auch in Grimmelshausens *Simplicissimus* ein parodistisches Beispiel der Schönheitsbeschreibung findet, nämlich dort, wo Simplicius die Schöne am Hanauer Hof beschreibt, die er zuvor im Gänsestall gesehen hat. Simplicius, der sich in bezug auf die Körperteile des Kanons bedient, – es werden die Haare, die Stirn, die Wangen, die Augen, die Lippen und die Zähne beschrieben – nimmt seine Vergleiche aus dem Alltag seiner bäuerlichen Herkunft. Als Beispiel seien die Vergleiche für die Haare angeführt:

> „diese Jungfer hat ja Haar/ das iß so gelb wie kleiner Kinder-Dreck [. . .]/ ja ihre Haar seyn so hübsch zusammen gerollt/ daß es sihet wie hole Pfeiffen/ oder als wenn sie auff jeder Seiten ein paar Pfund Liechter/ oder ein Dutzet Bratwürst hangen hätte."

Die schwarzen Augen der Schönen vergleicht er mit dem „Ruß vor meines Knans Ofenloch", die Zähne seien „so schön Zeilweis und Zucker-ähnlich/ als wenn sie auß einem Stück von einer weissen Rüben geschnitzelt worden wären."[6] Es ist klar, was uns hier in der Inkohärenz der Metaphern geboten wird, ist nicht die reale Beschreibung einer realen Schönheit, sondern es ist Literatur, es ist ein intertextuelles Spiel mit Metaphern, die auf dem Hintergrund des petrarkistischen Kanons funktionieren. Es ist sicher kein Zufall, daß der Narr Simplicius in der unmittelbar vorangehenden Szene wieder einmal seinen Scharfsinn und seine Schlagfertigkeit bewiesen hat. Der ganze Roman spielt ja auf diesen zwei Ebenen: der scheinbar einfältige Narr wird vom Schriftsteller Simplicius mit der ganzen sprachlichen Virtuosität des literarisch Gebildeten dargestellt. Simplicius selbst wird auch beschrieben, nämlich als er völlig verwildert zum Gouverneur kommt und dort, da er schon wie ein Bild aussieht („wie man Sanctum Wilhelmum zu mahlen pflegt"), auch noch von einem Maler als Kuriosität gemalt wird. An dieser Stelle werden nur seine Haare und sein Kleid beschrieben. An einer zweiten Stelle werden dann die Teile des Gesichts und die Farben, die der Maler braucht, aufgezählt, wobei diese selbstverständlich nicht der Konvention entsprechen: für die Augen wird „Minien und Zinober", für die Zähne unter anderem „Bleygelb" verwendet.[7]

---

[6] Grimmelshausen, *Der Abentheurliche Simplicissimus Teutsch und Continuatio des abentheurlichen Simplicissimus*, Hrsg. von R. Tarot, Tübingen 1967, S. 118.

[7] Grimmelshausen, *Simplicissimus* (zit. Anm. 6), S. 53, 58.

Im Bereich des nicht-heroischen Romans wird zwar im 17. Jahrhundert das Unrealistische petrarkistischer Schönheitsbeschreibung entlarvt, sie wird aber nicht durch eine realistische Beschreibung ersetzt. Dies zeigt sich auch in einer Passage von Furetières *Roman bourgeois*, wo sich der Erzähler weigert, seine Heldin zu beschreiben:

> „car, quand je vous aurois dit qu'elle estoit de la riche taille, qu'elle avoit les yeux bleus et bien fendus, les cheveux blonds et bien frisez, [...] vous ne la reconnoistriez pas pour cela."[8]

Das Bewußtsein, daß die Sprache nicht ausreicht, um jemanden so zu beschreiben, daß man ihn in der Wirklichkeit wiedererkennt, ist umso auffälliger, als die Porträtmalerei seit der Renaissance, man denke nur an Holbeins Erasmus-Porträts, durch einen hohen Grad an Realismus gekennzeichnet ist. Wie sehr die Beobachtung von physischen Einzelheiten wichtig geworden ist, zeigt sich an Leonardo da Vincis Überlegungen über die Beobachtung der verschiedenen Teile des Gesichts und ihrer Varianten. So sagt er, man müsse sich „la varietà de' quattro membri diversi in profilo" merken, nämlich „naso, bocca, mento, et fronte", er unterscheidet dann drei Sorten von Nasen, die konvexen, die konkaven und die geraden, bei den konvexen und konkaven unterscheidet er wieder drei Unterarten.[9] Es gibt bis zu Beginn des 20. Jahrhunderts einen Bereich der Wirklichkeit, wo solche Beschreibungen gebraucht werden und wo sie auch zu einer Identifikation führen sollen, nämlich bei den Reisepässen. Als Hommage an den Geehrten, der eine besondere Vorliebe für Conrad Ferdinand Meyer hat, sei hier dessen Paß, der ihm für seine Italienreise von 1858 ausgestellt wurde, wiedergegeben:

Age:	32 ans
Hauteur:	5 pieds, 9 pouces
Cheveux:	bruns foncés
Sourcils:	bruns
Yeux:	id.
Nez:	aquilin
Bouche:	moyenne
Menton:	rond[10]

Die angeführten Elemente sind dieselben, die auch Leonardo da Vinci für relevant gehalten hat; es fehlt die Stirne, die aber in anderen Pässen, z. B. im Steckbrief Büchners erwähnt wird, dieser enthält auch noch eine Angabe über die Form des ganzen Gesichts und über die Ge-

---

8 Furetière, ‚Le roman bourgeois. Ouvrage comique', in: *Romanciers du XVIIe siècle*, Paris 1958, S. 906f. (=Bibliothèque de la Pléiade, 131).

9 Leonardo da Vinci, *Trattato della pittura*, zit. nach Paolo Getrevi (Zit. Anm. 2), S. 35.

10 Zentralbibliothek Zürich, Hs CFM 362.

sichtsfarbe.[11] Wenn ich Meyers Paß in einem literarischen Rätselraten vorgelegt hätte, hätte wohl kaum jemand erraten, um welchen Dichter des 19. Jahrhunderts es sich hier handelt, und doch mußten die Polizei- und Grenzbeamten vermeintliche oder wirkliche Verbrecher aufgrund solcher Beschreibungen identifizieren, offenbar ist es doch möglich, von der Sprache zur Wirklichkeit zu kommen. Im Zeitalter des Realismus zweifelte man denn auch nicht daran, daß man sich die literarischen Figuren nach ihrer Beschreibung vorstellen könne, man zweifelte nicht daran, daß die Welt beschreibbar sei. Ich möchte als Beispiel für diese Möglichkeiten einen späten Ausläufer und zugleich einen großen Virtuosen der Beschreibung, nämlich Thomas Mann, anführen, und zwar das Porträt Gustav Aschenbachs, der ja bekanntlich nach Gustav Mahler beschrieben wird:

> „Gustav von Aschenbach war etwas unter Mittelgröße, brünett, rasiert. Sein Kopf erschien ein wenig zu groß im Verhältnis zu der fast zierlichen Gestalt. Sein rückwärts gebürstetes Haar, am Scheitel gelichtet, an den Schläfen sehr voll und stark ergraut, umrahmte eine hohe, zerklüftete und gleichsam narbige Stirn. Der Bügel einer Goldbrille mit randlosen Gläsern schnitt in die Wurzel der gedrungenen, edel gebogenen Nase ein. Sein Mund war groß, oft schlaff, oft plötzlich schmal und gespannt; die Wangenpartie mager und gefurcht, das wohlausgebildete Kinn weich gespalten.“[12]

Die Elemente, die hier aufgezählt werden, entsprechen jenen des Passes: Haare, Stirn, Nase, Mund, Kinn, Statur. Auffälligerweise fehlen die Augen, obwohl die Brille erwähnt wird. Ich komme darauf zurück, doch fragen wir uns zuerst, warum dieses Porträt realistisch wirkt. Wir müssen annehmen, daß es die Details sind: das zurück gebürstete, am Scheitel gelichtete Haar, der durch die Brille verursachte Einschnitt, die nicht glatte, sondern zerklüftete, ja gleichsam narbige Stirn. Es sind sozusagen jene Details, die von der idealen Schönheit abweichen, die uns das Porträt realistisch erscheinen lassen. Werfen wir zur Kontrolle einen Blick auf die Beschreibung Tadzios, des vollkommen Schönen:

> „Sein Antlitz, bleich und anmutig verschlossen, von honigfarbenem Haar umringelt, mit der gerade abfallenden Nase, dem lieblichen Munde, dem Ausdruck von holdem und göttlichem Ernst, erinnerte an griechische Bildwerke aus edelster Zeit.“[13]

---

[11] „Alter: 21 Jahre, Größe: 6 Schuh, 9 Zoll neuen Hessischen Maases, Haar: blond, Stirne: sehr gewölbt, Augenbraunen: blond, Augen: grau, Nase: stark, Mund: klein, Bart: blond, Kinn: rund, Angesicht: oval, Gesichtsfarbe: frisch, Statur: kräftig, schlank, Besondere Kennzeichen: Kurzsichtigkeit.“ (Abgedruckt in: *Georg Büchner, Leben, Werk, Zeit*, Katalog bearb. von Th. M. Mayer, Marburg 1985, S. 203.)

[12] Thomas Mann, *Gesammelte Werke in dreizehn Bänden*, Bd. 8: *Erzählungen*, Frankfurt/Main 1974, S. 456f.

[13] Thomas Mann, *Erzählungen*, S. 469.

Es gibt hier kein einziges individuelles Merkmal, alles entspricht der merkmallosen Schönheit griechischer Plastik, auch das zweite Porträt orientiert sich an diesem Vorbild, ja erwähnt es wiederum ausdrücklich:

> „das Haupt des Eros, vom gelblichen Schmelze parischen Marmors, mit feinen und ernsten Brauen, Schläfen und Ohr vom rechtwinklig einspringenden Geringel des Haares dunkel und weich bedeckt."[14]

Es ist offensichtlich, der Leser soll sich im Gegensatz zu den andern Figuren der Erzählung weniger eine reale Person als sozusagen eine Fleisch gewordene griechische Plastik vorstellen, so daß der Figur etwas Irreales anhaftet. Der Erzähler stellt Tadzio ausschließlich aus der Sicht Aschenbachs dar, deshalb weiß der Leser nicht, ob Tadzio tatsächlich so merkmallos schön ist oder ob er es mit einer Verklärung Aschenbachs zu tun hat.

Obwohl die Frage, ob eine Figur realistisch wirkt oder nicht, für den Realismuseffekt des Textes wichtig ist, sind die Elemente des Porträts doch weit mehr als Abbild der Wirklichkeit, sie haben eine wichtige Funktion im Bedeutungsaufbau des Textes, indem sie nicht zuletzt die Lesererwartung steuern. Der Leser möchte aus dem Porträt etwas ablesen über den Charakter der Figur, vielleicht auch über deren Zukunft, d.h. letztlich über den Verlauf der Erzählung.[15] Wenn man sich Aschenbachs Porträt unter diesem Gesichtspunkt ansieht, erkennt man, daß es seltsam zweideutig ist: der Kopf ist für den zierlichen Körper zu groß, die zerklüftete Stirn kontrastiert mit dem weich gespaltenen Kinn, die Nase ist zwar gedrungen, aber edel gebogen; während die hohe Stirn und die Brille auf Geistiges hinzudeuten scheinen, haftet dem großen, oft schlaffen Mund und dem weichen Kinn etwas Sinnliches an. Der Leser wird aus diesem Porträt keine eindeutigen Erwartungen ableiten.[16] So sehr Thomas Mann realistischen Schreibverfahren verpflichtet ist, in der Art, wie er die Personenbeschreibung einsetzt, geht er über die vom Realismus angestrebte Lesbarkeit hinaus und erzeugt zum vornherein Zweideutigkeiten. Nicht genug damit, daß er uns Aschenbach am Anfang schildert, er gibt uns noch ein zweites Porträt, dort, wo ihn der Coiffeur mit Hilfe von Schminke und Haarwasser in einen blühenden Jüngling verwandelt. Hier werden auch die Augen erwähnt, deren Glanz „durch eine leichte Untermalung des Lides" gehoben wird, von der Brille ist nicht mehr die Rede. Werden die Augen hier erwähnt, weil sie traditionell als Sitz der Liebe gelten? Unter dem blühenden Jüngling scheint die „bräunlich-lederne" Haut,

---

[14] Thomas Mann, *Erzählungen*, S. 474.

[15] Siehe zu diesem Aspekt der Aschenbach-Figur von Matt (zit. Anm. 3), S. 196ff.

[16] Zu solchen zweideutigen Porträts siehe Ph. Hamon, *Introduction à l'analyse du descriptif*, Paris 1981, S. 114ff.

scheinen „die Furchen der Wangen, des Mundes, die Runzeln der Augen" durch, von denen im ersten Porträt nicht gesprochen wurde, dort wurde vielmehr die von der Kunst bewirkte „physiognomische Durchbildung" erwähnt. An der zweiten Stelle wird das Gesicht, offenbar sowohl das des Jünglings wie das des Alten, zur reinen Oberfläche, und dies an jener Stelle, wo der Coiffeur, der es ja sowieso nur mit der Oberfläche zu tun hat, ihm beizubringen versucht, daß er mit Hilfe von Haarwasser und Schminke dieses Äußere mit dem Innern in Übereinstimmung bringen kann:

> „Schließlich sind wir so alt, wie unser Geist, unser Herz sich fühlen, und graues Haar bedeutet unter Umständen eine wirklichere Unwahrheit, als die verschmähte Korrektur bedeuten würde." (S. 518)

Aus dem realen Gesicht Aschenbachs wird so ein künstliches Gesicht, während umgekehrt in Tadzio die Kunst gewissermaßen Realität wird. Damit stellt Thomas Mann auch in diesem kleinen Bereich des Porträts sein Grundthema des komplexen Verhältnisses von Kunst und Wirklichkeit dar. Aschenbachs zweites Porträt wird zudem noch in Verbindung gebracht mit jenem falschen Jüngling auf dem Schiff[17], der Aschenbach anwidert und der seinerseits wie der Mann im ersten Kapitel als Vorausdeutung funktioniert.

Die Art, wie Thomas Mann die Beschreibung seiner Figuren mit dem Text verknüpft, stellt zweifellos einen Höhepunkt realistischer Figurengestaltung dar. Thomas Mann zweifelt nicht an der Macht der Sprache beziehungsweise der Kunst, die Realität adäquat wiederzugeben. Zugleich, auch dies gehört zu diesem Kunstverständnis, ist jedes Detail bedeutungsvoll.

Thomas Manns Zeitgenossen Paul Valéry und Robert Musil haben kein so ungebrochenes Verhältnis zur Kunst und zur Sprache mehr. Es ist bezeichnend, daß Valéry überhaupt auf die Frage kommt, warum uns gewisse Kunstwerke eine Wirklichkeit wiederzugeben scheinen, die wir gar nicht kennen.

> „Quelque chose me dit", schreibt Valéry, „que ce buste de [...] Titus est d'une exacte ressemblance. / J'appellerai sans doute Verité cette coïncidence entre mon idée de Titus et ce marbre, moi qui jamais n'ai vu Titus, et ce marbre a été sculpté au XVIe siècle./ Grand débat de jadis avec Marcel Schwob devant le Descartes de Hals: il le trouvait ressemblant. / – A qui? lui disais-je."[18]

---

[17] Die Beschreibung stimmt zum Teil bis in die Details überein: „Er war alt, man konnte nicht zweifeln, Runzeln umgaben ihm Augen und Mund. Das matte Karmesin der Wangen war Schminke, das braune Haar unter dem farbig umwundenen Strohhut Perücke, sein Hals verfallen und sehnig, sein aufgesetztes Schnurrbärtchen und die Fliege am Kinn gefärbt, sein gelbes und vollzähliges Gebiß [...] ein billiger Ersatz." (S. 460) Aschenbachs Reaktion S. 462.

[18] Paul Valéry, ‚Tel Quel', in: Paul Valéry, *Oeuvres*, Tome II, ed. par J. Hytier, Paris 1960 (=Bibliothèque de la Pléiade, 148), S.622.

Valéry ist allerdings nicht der erste, der solche Fragen stellt. Wie immer in solchen Zusammenhängen ist Flaubert zu nennen, der in *Bouvard et Pécuchet* seine beiden Helden mit zwei Porträts des Duc d'Angoulême konfrontiert:

> „Un collet extrêmement haut enfermait son long cou. Sa tête piriforme était encadrée par les frisons de sa chevelure et de ses minces favoris, et de lourdes paupières, un nez très fort et de grosses lèvres donnaient à sa figure une expression de bonté insignifiante."
> „Sur celui-là (auf dem zweiten Porträt), il était en colonel de cuirassiers, de profil, l'oeil encore plus petit, la bouche ouverte, avec des cheveux plats, voltigeant."[19]

Auf der einen Seite haben wir es hier mit einem wenig schmeichelhaften (langer Hals, birnenförmiger Kopf) und daher realistischen Porträt zu tun, andererseits weist aber schon das Wort „insignifiant" darauf hin, daß Flaubert sich weigert, mit seinem Porträt der realistischen Konvention zu folgen, wonach die Teile des Gesichts beziehungsweise des Ausdrucks eine Bedeutung haben müssen. Dies unterstreicht er noch durch die Reaktion seiner Figuren, die sich fragen:

> „Comment concilier les deux portraits? Avait-il les cheveux plats, ou bien crépus, à moins qu'il ne poussât la coquetterie jusqu'à se faire friser? / Question grave, suivant Pécuchet, car la chevelure donne le tempérament, le tempérament l'individu."

Die Deutungskunst befindet sich am Ende, die Dokumente sind unzuverlässig, die Wirklichkeit ist vieldeutig geworden. Wir sind weit entfernt von Lavaters „Alphabet", welches die Beschreibbarkeit und Deutbarkeit der Physiognomie voraussetzt.

In der Literatur des 20. Jahrhunderts wird die Beschreibung des Helden vollends zum Problem. So ordentlich wie Thomas Mann, der uns gleich im ersten Satz seines *Tod in Venedig* sagt, mit wem wir es zu tun haben, der uns Aschenbach ausführlich vorstellt, indem er sowohl ein moralisches wie ein physisches Porträt gibt, macht es zum Beispiel schon Musil nicht mehr. Wir müssen bis zur Verhaftung des Protagonisten im 40. Kapitel warten, bis uns der Erzähler sagt, wie Ulrich aussieht, nachdem der Leser vorher bloß erfahren hat, daß er eine athletische Statur habe, daß er groß und biegsam muskulös sei, ja daß er sich „manchmal selbst wie ein Vorurteil" vorkomme, „das sich die meisten Frauen von einem eindrucksvollen noch jungen Mann bilden".[20] Statt den individuellen Eigenschaften werden uns sozusagen jene eines Reklamehelden von Frauenzeitschriften gegeben. Auch die ausführliche Beschreibung im 40. Kapitel kommt den Erwartungen des

---

[19] Gustave Flaubert, *Bouvard et Pécuchet*, Paris 1965 (=Classiques Garnier), S. 153 und S. 157.

[20] Robert Musil, *Der Mann ohne Eigenschaften*, in: Robert Musil, *Gesammelte Werke*, Bd. 1, Reinbek bei Hamburg 1978, S. 28, das Zitat S. 93.

Lesers, nun endlich individuelle Einzelheiten des Helden zu erfahren, nicht entgegen. Um uns sogleich klar zu machen, daß das physische Porträt seinem Helden in keiner Weise gerecht wird, greift Musil zum Schema des Passes, welcher, wie wir gesehen haben, die am wenigsten aussagekräftige Weise der Personenbeschreibung ist.

> „Sein Gesicht galt nur als Signalement; er hatte den Eindruck, nie früher bedacht zu haben, daß seine Augen graue Augen waren, eines von den vorhandenen vier, amtlich zugelassenen Augenpaaren, das es in Millionen Stück gab; seine Haare waren blond, seine Gestalt groß, sein Gesicht oval, und besondere Kennzeichen hatte er keine."[21]

Es ist offensichtlich, daß dem „Mann ohne Eigenschaften" auch äußerlich jene Eigenschaften abhanden gekommen sind, die seine Individualität garantieren könnten, und doch stellt er mit einiger Begeisterung fest:

> „Das Wunderbarste daran war, daß die Polizei einen Menschen nicht nur so zergliedern kann, daß von ihm nichts übrigbleibt, sondern daß sie ihn aus diesen nichtigen Bestandteilen auch wieder unverwechselbar zusammensetzt und an ihnen erkennt. Es ist für diese Leistung nur nötig, daß etwas Unwägbares hinzutritt, das sie Verdacht nennt."

Es ist bezeichnend, daß Ulrich nicht nur über die Eigenschaftslosigkeit des modernen Menschen reflektiert, sondern zugleich darüber, und hier trifft er sich mit Valéry und Flaubert, wie man den an sich bedeutungslosen Zeichen Bedeutung zuordnen kann, denn darum handelt es sich, wenn Augenfarbe, Gesichtsform und Körpergröße einem Individuum zugeordnet werden. Jene Eigenschaften, die für Ulrich seine Identität und damit auch seine Bedeutung ausmachen, sind bei der Polizei dagegen nicht gefragt:

> „Sein Name, diese zwei vorstellungsärmsten, aber gefühlsreichsten Worte der Sprache, sagte hier gar nichts. Seine Arbeiten, die ihm in der wissenschaftlichen Welt, die doch sonst für solid gilt, Ehre eingetragen hatten, waren in dieser Welt hier nicht vorhanden; er wurde nicht ein einzigesmal nach ihnen gefragt."

In der Welt der Polizei gilt nur das Signalement, jedenfalls so lange, und das ist die Ironie der Geschichte, als man nicht über Protektion von oben verfügt. Es sind nämlich nicht Ulrichs Verdienste, sondern

---

[21] Robert Musil (zit. Anm. 20), S. 159. Alle folgenden Zitate auf S. 159 und 160. Interessant ist, daß Musil Ulrichs Vorläufer Anders noch weit mehr charakterisieren wollte: „Wie sieht Anders aus? / Seine hohe breite Brust bildete das Entzücken jedes Schneiders; die Stoffe legen sich an ihm. Die Figur griechisch, aber mit stärkeren Muskeln; und die Muskeln zylindrisch und konisch und nicht solche Knöchel wie in der Renaissance. [...] in seinem Gesicht ist gar nichts Exotisches, Hässliches, die Phantasie Verderbendes. Reiches Haar, regelmässiger germanisch-slawischer Mischschnitt." (Robert Musil, *Tagebücher*, hrsg. von A. Frisé, Reinbek bei Hamburg 1976, Bd. 2, S. 1102.)

die Tatsache, daß eine so wichtige Persönlichkeit wie Graf Leinsdorf sich nach ihm erkundigt hat, die ihn aus der mißlichen Lage befreien.

Musil läßt in dieser Episode, wie übrigens schon dort, wo er Ulrich als dem Vorurteil der Frauen entsprechend darstellt, die Welt des „Seinesgleichen geschieht" auf das Individuum treffen. Nicht zufällig hat Ulrich das Gefühl, in eine Maschine geraten zu sein, ist doch das Mechanische ein Merkmal dieser Welt. Während das Mechanische nach den immer gleichen Regeln abläuft, verändert sich Ulrichs Gestalt:

> „Nach seinem Gefühl war er groß, seine Schultern waren breit, sein Brustkorb saß wie ein gewölbtes Segel am Mast und die Gelenke seines Körpers schlossen wie schmale Stahlglieder die Muskeln ab, sobald er sich ärgerte, stritt oder Bonadea sich an ihn schmiegte; er war dagegen schmal, zart, dunkel und weich wie eine im Wasser schwebende Meduse, sobald er ein Buch las, das ihn ergriff, oder von einem Atem der heimatlosen großen Liebe gestreift wurde, deren In-der-Welt-Sein er niemals hatte begreifen können."

Wenn es etwas gibt, was sich in der Welt nicht verändert, so ist es nach Auffassung des 19. Jahrhunderts die Statur, um in der Terminologie des Passes zu sprechen, und genau sie verändert sich in Ulrichs Gefühl.

Musil verstößt noch gegen eine andere Konvention des realistischen Romans, indem er nämlich jene Parallelität zwischen Umgebung und Figur aufhebt:[22]

> „Er [Ulrich] stellte sich vor, welche Wirkung es haben würde, wenn er, nach seiner Wohnung gefragt, antworten wollte, meine Wohnung ist die einer fremden Person? Oder auf die Frage, warum er getan habe, was er getan hatte, erwiderte, er tue immer etwas anderes als das, worauf es ihm wirklich ankomme?"

In der Tat ist Ulrichs Wohnung, wie uns im 5. Kapitel mit dem Titel „Ulrich" erzählt wird, insofern diejenige einer fremden Person, als sie nicht seinen persönlichen Geschmack, sondern denjenigen der „Möbel-, Teppich- und Installationsfirmen" widerspiegelt und daher ebenfalls zur Welt des „Seinesgleichen" gehört. Der zweite Teil seiner Antwort bezieht sich auf die Annahme, wie sie für den realistischen Roman kennzeichnend ist, daß ein Mensch durch das, was er tut, charakterisiert wird. Diese Übereinstimmung von innen und außen stellt Musil gerade in Frage. Ja er weigert sich, den physiognomischen Elementen eine Bedeutung zuzuordnen.

Der „Mann ohne Eigenschaften" ist der erste einer Reihe von Helden, deren Gesicht wir nicht kennen. Der Autor-Erzähler in Peter Bichsels *Die Jahreszeiten* muß, um etwas über Kieninger zu erfahren, dessen Paß ansehen:

> „Ich sah seinen Paß. 1935 geboren und keine besonderen Kennzeichen."[23]

---

[22] Vgl. dazu Ph. Hamon, *Introduction* (zit. Anm. 16), S. 113f.

[23] Ich spreche hier vom Autor und nicht vom Erzähler, weil das Ich zugleich der Textproduzent ist.

Den virtuosesten Gebrauch von diesen Personen ohne Gesichter in der Literatur der letzten Jahre macht zweifellos Dürrenmatt in seiner letzten Erzählung *Durcheinandertal.* Dürrenmatt zeigte schon immer eine Vorliebe für die Vervielfachung von Figuren. Man denke nur an Toby, Roby, Koby, Loby im *Besuch der alten Dame* und an die Verdreifachung der Physiker in den *Physikern.* Im *Durcheinandertal* übertrifft er alle früheren Versuche in dieser Richtung, indem er nicht nur eine Personengruppe vervielfacht, sondern uns auch im Ungewissen läßt über die Anzahl der Personen und deren Identität. So gibt es zum Beispiel das Rechtsanwaltbüro Raphael, Raphael und Raphael an der Minervastrasse 33a in Zürich, von dem nicht herauszubekommen ist, wieviele Raphaels es gibt:

> „einige behaupteten, es gebe nur einen Raphael, andere, der Seniorchef und der Chef seien Zwillingsbrüder und nicht voneinander zu unterscheiden, während der Juniorchef gestorben sei, auch gab es noch andere Versionen."[24]

Beim nächsten Auftreten gibt es dann aber tatsächlich drei Rechtsanwälte:

> „jeder zeusköpfig, nur durch die Haarfarbe zu unterscheiden, rot, grau, schlohweiß. Der jüngste lispelte, der mittlere war heiser, und der älteste fingerte an seinem Hörapparat herum, der unaufhörlich pfiff." (S. 29)

An der nächsten Stelle sehen die drei

> „wie eineiige Drillinge aus. Etwa dreißig. Leicht verfettet, höhensonnenverbrannt, offene Kragen, goldene Kettchen um den Hals". (S. 37)

Später entdeckt Moses Melker im Ostturm des Kurhauses drei Rabbiner, die eine auffällige Ähnlichkeit haben mit den drei ersten Raphaels:

> „Der mittlere hatte einen weißen, der rechts von ihm einen roten und der links einen schwarzen Bart." (S. 50)

Welcher Leser wird sich noch so genau erinnern, daß die Farben sich das erste Mal nicht auf die Bärte, sondern auf die Haare bezogen und daß nur zwei Farben, ausgerechnet rot und weiß, identisch sind? Der Leser wird versuchen, die Rabbiner mit den Rechtsanwälten zu identifizieren, obwohl ihn, genau besehen, dazu nichts legitimiert als seine Leseerfahrung, die ihn zu solchen Identifikationen verleitet.

Die Auflösung der Identität wird auch von Dürrenmatt einmal mehr am Beispiel des Gesichts gezeigt. Ob die Verbrecher Baby Hackmann, Big-Jimmy, Marihuana-Joe und Alaska-Pint je besondere Merkmale

---

Peter Bichsel, *Die Jahreszeiten*, Berlin und Neuwied 1967, S. 46. Ich gebe im folgenden die Seitenzahlen im Text.

[24] Friedrich Dürrenmatt, *Durcheinandertal, Roman*, Zürich 1989, S. 22. Im folgenden die Seitenzahlen im Text.

hatten, spielt in dem Augenblick keine Rolle mehr, wo sie alle durch die Operation dasselbe Gesicht erhalten, alle zu Big-Jimmys werden (S. 166), was offenbar auch dem Zweck dienen soll, ihre Identität zu verwischen. Ob man kein Gesicht oder eines wie alle hat, kommt aufs selbe heraus.

Nur einen scheint sich der Leser vorstellen zu können, den Großen Alten, den er für die Hauptfigur halten muß:

> „Er sah aus wie der Gott des Alten Testaments ohne Bart." (S. 5)

Aber haben wir denn nicht gelernt: „Du sollst Dir kein Bildnis von Gott machen"? Woher wissen wir denn, wie der Gott des Alten Testaments aussieht? Von jenen Bildern, die ihn darstellen, von unserem kulturellen Gedächtnis, das sich über Jahrhunderte ausgebildet hat. Was Dürrenmatt uns dann im Laufe des Romans vorführt, ist, wie wir solche Vorstellungen und Identifikationen auf eigene Rechnung vornehmen aufgrund von Lesegewohnheiten, die selbstverständlich ebenfalls kulturell geprägt sind. So wird denn auch konsequenterweise am Ende vom Syndikat festgestellt:

> „Es weiß niemand, wie er (der Große Alte) aussieht." (S. 167)

Wenn der Große Alte derjenige ist, der alle Fäden in der Hand hat, so stünde er an der hierarchisch obersten Stelle. Es ist eine Eigenschaft des Helden, Hierarchien zu erzeugen, doch genau diese Eigenschaft verweigert Dürrenmatt seinem Großen Alten. Ihm, dessen Identität ungewiß ist, wird ein Stellvertreter beigegeben, was natürlich an sich seine Position schon schwächt:

> „Weil aber niemand wußte, wie Jeremiah Belial zum Großen Alten stand, ob er mit ihm identisch, sein Unterführer, seine Konkurrenz oder gar sein Chef war, blieben nichts als Spekulationen übrig." (S. 119)

In einer grandiosen Szene auf der Antarktis verwandelt Dürrenmatt alle Figuren in Spiegelbilder:

> „Jeremiah Belial war nicht das Ebenbild des Großen Alten, sondern dessen Spiegelbild. Alle waren sie Spiegelbilder." (S. 138)

Es gibt nur noch Spiegelbilder und sozusagen keine Originale mehr. Die Konsequenz daraus ist, daß die Existenz dieser Figuren aus dem Bereich des Großen Alten unsicher wird. Jedenfalls gibt es die Minervastrasse 33a, wie der gewiegte Leser an der a-Nummer hätte merken können, nicht. Was am Ende übrigbleibt, ist allein die Welt des Gemeindepräsidenten mit seinem Hund und der schwangeren Tochter. Die Welt, die Dürrenmatt darstellt, ist nicht zuletzt auch deswegen ein „Durcheinandertal", weil es eine Welt ohne Hierarchien ist, wo die Menschen handeln, ohne daß sie wissen, in wessen Auftrag sie eigentlich handeln, und ob es diesen Auftraggeber überhaupt gibt. Da sie nicht als Individuen handeln, haben sie auch keine individuellen Züge mehr.

Es scheint, daß in dem Maße, wie die literarischen Figuren ihr Gesicht verlieren, der Autor das seine im literarischen Werk versteckt. Eines der hübschesten Beispiele findet sich in Loetschers *Papieren des Immunen*, wo das kleine Mädchen aus Thailand das Ich zeichnet:

> „Sie sah mich an und zeichnete den Kopf und einen Hals daran, der ihr zu groß geriet, so daß sie noch einmal mit dem Kopf anfing, sie machte für die Brillengläser zwei Kreise um die Augen, zeichnete eine Krawatte und dann erst die Brust und einen dicken Bauch.“[25]

In Bichsels *Jahreszeiten* behauptet der Autor, nicht von sich schreiben zu wollen, schon am Ende des ersten Kapitels heißt es aber:

> „Im Spiegel sehe ich mich.“ (S. 13)

Der Spiegel ist das klassische Instrument des Selbstporträts, doch dieses wird uns vorenthalten. Erst am Ende des Romans kommt der Spiegel bezeichnenderweise noch einmal vor:

> „hier hängt noch der Spiegel, er zwingt mir Gesichter auf. Ich trage sie durch mein Zimmer. [...] Ich habe Kopfweh. Ich bin der, der dies schreibt.“ (S. 151)

Der Autor gibt sich nicht mehr als abstrakte Instanz, sondern als eine Person mit einem Körper zu erkennen. Seine Identität besteht aber nicht in den eigentümlichen Zügen des Gesichts, ja nicht einmal in den äußerlichen Merkmalen des Passes, sondern darin, daß er schreibt. Darum wird auch gleich am Anfang das Pult beschrieben, worauf sich das Ich mit dem Satz „Ich bin der, der das schreibt.“ (S. 9) identifiziert.

In der „Sprechoper“ *Aus der Fremde* beschreibt Ernst Jandl sich und Friederike Mayröcker auf unverkennbare Weise als die zwei Figuren „er“ und „sie“, und zwar, indem er sich scheinbar des Paßschemas bedient:

> „er – Schriftsteller, ca. 50 Jahre, ca. 170 cm groß, sehr kurzes, schütteres Haar, von blond zu grau, Gesicht faltig, Brille, Statur nicht füllig, leicht gebeugt [...]“
> „sie – Schriftstellerin, ca. 50 Jahre, doch unverbraucht, in einer Weise alterslos, ca. 173 cm. groß, mittellanges schwarzes Haar, das die Stirn fast bis an die Augenbrauen verdeckt [...]“.[26]

Das Eigenartige dieser Beschreibung ist, daß wir für Bühnenfiguren ungewohnt Größenangaben erhalten, so als ob diese überhaupt eine Rolle spielten. Die Exaktheit, ja der Realismus der Angaben kontrastiert mit der Abstraktheit der sprachlichen Form, in der die Figuren von sich

---

[25] Hugo Loetscher, *Die Papiere des Immunen, Roman*, Zürich 1986, S. 480f.

[26] Ernst Jandl, *Aus der Fremde, Sprechoper in 7 Szenen*, Darmstadt und Neuwied 1985 (=Sammlung Luchterhand, 267).

in der dritten Person und im Konjunktiv sprechen. Insofern Jandl offensichtlich nicht beabsichtigt, das Stück selbst aufzuführen, sieht er eine weitere Distanzierung vor, indem ein Schauspieler, der ja notwendig eine äußere Gestalt hat, seine Person spielt. So wird zugleich der Schriftsteller physisch eingeführt und dem Leser bedeutet, daß es auf das Physische eigentlich nicht ankomme. Für die Autoren im Umkreis nicht-realistischen Schreibens, zu denen ich Peter Bichsel ebenso zähle wie Jandl, ist es offensichtlich reizvoll, mit der eigenen physischen Person zu spielen und damit den Leser auch irgendwie irrezuführen. Alain Robbe-Grillet führt den Erfolg seines Films *Trans-Europe-Express* darauf zurück, daß er darin den Autor des Films selbst spiele, und zwar „volontairement imprudemment" selbst spiele, was zu Verwechslungen von realem Autor und Autor im Film geführt habe, wobei er sich eine Weile überlegt habe, ob er sich den Schnurrbart abrasieren solle, um die Zweideutigkeit zu vermeiden.[27]

Der Zweifel an der Aussagekraft des physischen Porträts greift im 20. Jahrhundert immer mehr um sich. Es scheint mir bezeichnend, daß Roland Barthes in seinen Reflexionen über die Fotografie, die ja als unbestrittenes Abbild der Wirklichkeit gilt, darauf aufmerksam macht, daß die Fotografie unfähig ist, das Ich wiederzugeben, daß sie das Ich zum Objekt macht. Wenn er, Barthes, fotografiert werde, ahme er sich selbst unablässig nach, womit wir wieder in der Welt des „Seinesgleichen geschieht" wären.[28] Es ist vielleicht diese Erfahrung der Uneigentlichkeit der Welt, die zum Verlust des Gesichts führt, dies überlegt jedenfalls Martin R. Dean in seinem Journal *Außer mir*:

> „Es gibt aber auch heute eigentlich keine Gesichter mehr, sondern nur noch Visagen, die nicht mehr behaftbar sind. Das durch die Medienbilder flach- und abgegriffene Gesicht räumt mit der traditionellen Lehre der Physiognomie auf. Der strahlende Industrielle wirkt in der Regel entschieden sympathischer als der verhärmte Künstler, der Dauerleider an der Gesellschaft und an sich selbst. Oft besitzt das Geniöse ein Schurkengesicht. Gesichter stehen also für nichts mehr ein, sind wechselbare Formationen geworden. Wie die Kleidung ein Spiel und häufig ein Zitat."[29]

Wir sind hier beim extremen Gegenteil realistischer Darstellung angekommen, indem das Innen und Außen nicht mehr übereinstimmen, indem alles uneigentlich geworden ist. Was Musil in seinem *Mann ohne Eigenschaften* literarisch darstellte, ist gewissermaßen Wirklichkeit geworden. Die Menschen haben ihre Gesichter verloren.

---

[27] Die Angaben stammen aus einer Diskussion, abgedruckt in: *Nouveau roman, hier, aujourd'hui*, Bd. 1, Paris 1972, S. 232.

[28] Roland Barthes, *Die helle Kammer, Bemerkungen zur Photographie*, Frankfurt/Main 1985.

[29] Martin R. Dean, *Außer mir. Ein Journal*, München 1990, S. 52.

Heidy Margrit Müller*

ADMIRABILE SED INEFFABILE

Die diskrete Paradoxie des Schönheitsideals in Annette Kolbs Romanen

Von einer klugen Frau, die öfters hat feststellen müssen, daß sie aufgrund ihres Aussehens falsch eingeschätzt wurde oder zu kränkenden Bemerkungen Anlaß gab[1], ist zu erwarten, daß sie Zurückhaltung übt bei Äußerungen über das Antlitz einer Person und bei Rückschlüssen aus der Physiognomie auf den Charakter. Annette Kolbs Gesicht ist öfters ungünstigen Urteilen unterworfen worden, nicht zuletzt in Selbstdarstellungen der Autorin. So fällt beispielsweise das ästhetische Urteil Annette Kolbs über ihr Ebenbild *Mathias* in dem autobiographischen Roman *Die Schaukel* recht ungnädig aus: „Mit ihrem meist sehr roten Gesicht sticht sie gar unvorteilhaft von ihren Schwestern ab. Zu einer gut ausgebauten Stirn hat sie nur schütteres Haar."[2] Hautfarbe und Haar – in der ärztlichen Diagnostik Indikatoren des Gesundheitszustandes, in der Liebeslyrik Träger einer erotischen Aura – werden negativ konnotiert; die Stirn hingegen, deren Dimensionen in der teils auf Vorurteilen, teils auf Erfahrung beruhenden Physiognomik des Alltagslebens Rückschlüsse auf das geistige Potential einer Persönlichkeit erlauben, erhält eine günstige Zensur. So wird ein teilweiser Gegensatz zwischen Äußerem und Innerem („häßlich, aber intelligent") konsti-

---

* Onderzoeksleider, N.F.W.O., Brüssel, mit Venia legendi an der Universität Basel.

1 Kränkend wirkte Thomas Manns Beschreibung von Annette Kolb im XXIII. Kapitel des *Doktor Faustus*. Dort werden Jeannette Scheurl, dem *Double* der mit der Familie Mann befreundeten Schriftstellerin, nebst einer Reihe halbwegs oder ganz freundlicher Epitheta „mondäne Häßlichkeit" und ein „elegantes Schafsgesicht" zugeschrieben. In einem Brief vom 17.5.1948 an den Verfasser hat Annette Kolb gegen Manns Darstellung protestiert, dabei freilich einzig die Beschreibung ihrer Mutter beanstandet, über ihr eigenes Porträt diskret schweigend. (Thomas Mann, *Briefwechsel mit Autoren*, hrsg. v. Hans Wysling, Frankfurt/Main 1988, S. 315. Vgl. auch a.a.O., S. 264f. und S. 670f.)

2 Annette Kolb, *Die Schaukel*, Frankfurt/Main 1982, S. 13. (Erstausgabe: Berlin 1934.) – Auch im folgenden wird nach den leicht zugänglichen Taschenbuchausgaben von Annette Kolbs Romanen zitiert, da die Editionen an den hier interessierenden Stellen miteinander übereinstimmen.

tuiert; es wird vorausgesetzt, daß ein Kontrast zwischen den visuell wahrnehmbaren Körpereigenschaften und den dem Auge größtenteils verborgenen intellektuellen und künstlerischen Fähigkeiten bestehen könne.

Daß charakterliche Qualitäten in einem häßlichen Leib verborgen sein könnten, ist – nicht zuletzt infolge entsprechender Interpretationen der biblischen Hiob-Legende – eine seit Jahrhunderten verbreitete anthropologische Vorstellung. Annette Kolb bedient sich des Gegensatzmodells in jedem ihrer drei Romane (*Das Exemplar* [1913], *Daphne Herbst* [1928] und *Die Schaukel* [1934]) mehrmals, doch wird die Kombination von körperlicher Häßlichkeit mit geistiger Größe, wenn man von der erwähnten Selbstkarikierung der Schriftstellerin in *Die Schaukel* absieht, durchwegs Randfiguren zugeschrieben. Zwar seltener, aber ausführlicher geschildert wird die Verbindung von körperlicher Schönheit mit moralischer Korruptheit. Die betreffenden Personen sind eng mit Protagonistinnen liiert und verkörpern bis zum Romanschluß eine große Gefahr für diese. Die Kombination von Schönheit und Bosheit kommt im ersten Roman gar nicht, im letzten jedoch wiederholt vor. Dies ist ein Indiz dafür, daß sich, wenn nicht das Persönlichkeitskonzept, so doch die Beschreibungspräferenz Annette Kolbs in der Zeit zwischen 1913 und 1934 gewandelt hat. Im folgenden wird sich zeigen, daß es weitere Anhaltspunkte für eine solche Schlußfolgerung gibt.

Die größte Bewunderung der Erzählinstanz gilt in Annette Kolbs Œuvre *schönen, geistvollen* Menschen mit zarter, beweglicher Kontur und eindrücklicher Gangart. Bei den meisten Hauptgestalten der Romane entspricht dem hohen geistig-moralischen Niveau eine große, von der Erzählinstanz verehrungsvoll anerkannte und evozierte Schönheit der Gesichtszüge wie auch der Gestik und der Gestalt. Bei genauerem Zusehen zeigt sich, daß die postulierte Schönheit, Grazie und charismatische Ausstrahlung der Protagonistinnen auf dem Prinzip dauerhafter *Beweglichkeit* beruht. Im Erstlingsroman *Das Exemplar,* wo die Schriftstellerin in Mariclée eine Gestalt mit stark autobiographischen Zügen entworfen hat[3], trägt ein momentweise – hauptsächlich in der Gegenwart eines liebenden oder geliebten Menschen – aktivierbares

[3] Auf die autobiographischen Elemente im Roman *Das Exemplar* ist schon öfters hingewiesen worden. Vgl. Richard Lemp, *Annette Kolb. Leben und Werk einer Europäerin,* Mainz 1970, S. 12 und S. 22. – Edgar Marktl, *Aufbruch aus dem Gestern. Die Romane Annette Kolbs,* Diss.-Typoskript, Wien 1985, S. 10-16. – Sigrid Bauschinger, „„Ein Kind ihrer Zeit": Annette Kolb', in: *Autoren damals und heute. Literaturgeschichtliche Beispiele veränderter Wirkungshorizonte,* hrsg. v. Gerhard P. Knapp, Amsterdamer Beiträge zur neueren Germanistik, Bd. 31-33, Amsterdam – Atlanta GA 1991, S. 468f.

(Selbst-)Steigerungspotential zur Konstituierung der sich in diesem Fall jeweils rasch wieder verflüchtigenden „Schönheit" bei. In den beiden späteren Romanen werden auch Frauengestalten dargestellt, auf welche Eigenschaften von Annette Kolbs älteren Schwestern übertragen worden sind.[4] Hier ist die postulierte Schönheit von weniger transitorischem, wenn auch keineswegs stabilem[5] Charakter.

Die Beschreibung der Variabilität einer Person oder ihres Aussehens erfordert besondere, wenn auch nicht zwangsläufig kinematographische Techniken der Schilderung. Wer Wert legt auf eine glaubwürdige Darstellung der Veränderlichkeit, wird sich weder mit der Erwähnung physiognomischer Merkmale im Sinne Lavaters noch mit einer Aufzählung pathognomischer Indizien im Sinne Lichtenbergs begnügen können. Ohne Bemerkungen in deren Geist prinzipiell auszuschließen, verwendet Annette Kolb in den Romanen *Das Exemplar* (1913), *Daphne Herbst* (1928) und *Die Schaukel* (1934) differenzierte, wenn auch pointillistisch-fragmentarische Verfahren der Personenbeschreibung, von denen im folgenden einige kommentiert werden sollen.[6]

Bekanntlich ist die Erscheinungsweise einer porträtierten Figur in hohem Maße von narrativen Techniken – insbesondere von der Erzählperspektive – abhängig. In allen drei Romanen artikuliert sich eine etwas distanzierte, aber engagierte Erzählerstimme, die Werturteile fällt. Vehement bekundet sie ihre Vorliebe und Bewunderung für charmante, gescheite, elegante, künstlerisch begabte Menschen; besonders hoch fällt das Lob aus, wenn diese schön sind. Verehrungsvoll beschrieben werden nicht nur das charismatische Fluidum einer Persönlichkeit, ihr Geist und die Ausstrahlungskraft ihrer Schönheit, sondern auch ihre Beweglichkeit und – paradoxerweise – ihre Statuenähnlichkeit. Sowohl die Sympathien als auch die Antipathien der Erzählinstanz decken sich weitgehend mit denen der von ihr am meisten geschätzten Protagonistinnen. Verurteilt werden geistige Enge, Vorurteile und prätentiöses Verhalten.

---

[4] Auf Daphne Herbst (im gleichnamigen Roman) sind Züge der beiden älteren Schwestern der Schriftstellerin übertragen worden. Im Roman *Die Schaukel* entspricht Hespera der jung verstorbenen Louise Kolb; Hesperas Schwester Gervaise hat manches mit Germaine Kolb gemeinsam. (Marktl, a.a.O., S. 25.)

[5] Der Tod setzt dem Leben Daphne Herbsts (im gleichnamigen Roman) wie auch Hesperas (in: *Die Schaukel*) früh ein abruptes Ende.

[6] Edgar Marktl, der die Personendarstellung in Annette Kolbs Romanen in einem zentralen Kapitel seiner Dissertation behandelt (a.a.O., S. 87-138), untersucht vor allem die Einbettung der Gestalten in die soziale Hierarchie, die allegorische Bedeutung der Namen und die Typisierung des Figurenarsenals, nicht die im folgenden thematisierten gestaltungstechnischen Maßnahmen.

„Gesichtslose" Schönheit

In Annette Kolbs Œuvre gibt sich der Erzählduktus assoziativ; Fragment und Skizze werden dem kohärenten Gesamtporträt vorgezogen. In den Romanen werden Dutzende von Personen kurz erwähnt, jedoch nur wenige ausführlich charakterisiert. Dabei hebt die Autorin nur selten physiognomische Details oder pathognomische Eindrücke hervor. Ihre Angaben betreffen viel öfter die Kleidung, die religiöse oder politische Überzeugung, die Gestik, die Gangart oder die Haltung der Figuren als deren Antlitz. Wo doch einmal scharf beobachtete Gesichtszüge akzentuiert werden, handelt es sich fast stets um Personen, die unangenehm erscheinen oder karikiert werden sollen. Über einen Arzt, den die Protagonistin im Roman *Das Exemplar* mit abweisendem Verhalten erbost hat, weil er ihr als Begleiter unwillkommen und hinderlich ist, heißt es: „Seine Augen waren ganz klein geworden, und seine Nase trat mächtig hervor."[7] Die Hinweise auf die Größenveränderung zweier markanter Gesichtspartien machen Kommentare zur momentanen Stimmung des gekränkten Mannes überflüssig. Charakteristisch für die Personendarstellung Annette Kolbs ist hierbei die Akzentuierung der vorübergehenden Gestalt*veränderung* und die Hervorhebung *isolierter* Gesichtszüge, ohne daß ein Gesamtbild des betreffenden Gesichts angestrebt würde.

Kritische Bemerkungen der Erzählinstanz über eine Romanfigur gelten stets in erster Linie der (bornierten) Mentalität der satirisch anvisierten Person, nicht deren Aussehen, auch wenn dieses als lächerlich gekennzeichnet wird. Bei der Erwähnung von Randfiguren, die unsympathisch erscheinen sollen, begnügt sich die Autorin mit wenigen, klischeehaften Angaben, wobei sie gelegentlich physiognomische oder morphologische Details erwähnt, die Rückschlüsse auf die Gesamtanlage der Persönlichkeit nahelegen sollen: „Frau Erlendicht, lang, hart und hager wie ein Brett, war so hochgebildet, so intelligent, daß man ihr die böse, feilschende, kleinlich karge Natur nie recht zutraute."[8] Die „unweibliche" Gestalt der karikierten Protestantin, über die sich die in katholischer Umgebung aufwachsenden jugendlichen Protagonisten mokieren, verweist auf die dürftige Emotionalität und die unterentwickelte oder unterdrückte Genußfreude der Frau. Zwischen Äußerem und Innerem bestünde eine Übereinstimmung, wenn die diskreditierte

---

7 Annette Kolb, *Das Exemplar*, Frankfurt/Main 1982, S. 190. (Erstausgabe: Berlin 1913.)

8 Kolb, *Die Schaukel*, S. 14. – Aus Platzgründen wird hier wie auch im folgenden in der Regel nur gerade *ein* Textbeispiel erwähnt. Den Aussagen über die Personendarstellung liegt aber eine vollständige Sammlung der Passagen, die der Figurenbeschreibung gewidmet sind, zugrunde.

Person nicht so intelligent und gebildet wäre. Die Intelligenz gehört in Annette Kolbs Romanen zu den am höchsten bewerteten menschlichen Eigenschaften. An der zitierten Stelle wird sie als Qualität eines im übrigen verurteilten Menschen betrachtet; trotz ihrer Vorliebe für die scharfzüngige Verulkung geistiger Borniertheit und ideologischer Verbissenheit widersteht die Autorin manchmal sogar bei einer so kurzen, karikierenden Personenbeschreibung der Verlockung zur Einseitigkeit. Die zitierte Aussage über die Protestantin wird im Roman erweitert um eine boshaft-satirische Beschreibung von deren (in puritanischem Geist) karg ausgestatteten, ungeheizten Wohnräumen, um spöttische Bemerkungen über den krächzenden weihnächtlichen Psalmengesang der Töchter und um eine Beanstandung der trotz salbungsvollen Tonfalls aggressiven Redeweise der inkriminierten Frau.

Nicht nur hier, sondern generell kennzeichnend für die Personendarstellung Annette Kolbs ist die Verurteilung von prätentiösem Dilettantismus in der Kunst. Die beschriebenen Charaktere werden – bald implizit, bald explizit – nach ihrem ästhetischen, moralischen, menschlichen und künstlerischen Wert taxiert; dem Lesepublikum wird im Hinblick auf das Figurenarsenal in jedem der drei Romane eine hierarchische Rangordnung präsentiert, der solche Werturteile zugrundeliegen. Als Orientierungsbasis dient dabei weniger das Antlitz der Person als eine variable Auswahl von Bemerkungen über deren Habitus, deren Redeweise und die von ihrem Geschmack geprägte räumliche Umgebung. In Annette Kolbs Romanen werden etliche Nebenfiguren mit ähnlichen Mitteln beschrieben wie die erwähnte verunglimpfte Protestantin. Doch nehmen die Karikaturen in den ersten beiden Romanen einen vergleichsweise marginalen Rang ein; dort dominiert das Charisma der mit Hingabe beschriebenen Hauptgestalten.

Daß physiognomische und pathognomische Feststellungen bei Annette Kolb selbst in kurzen, summarischen, vereinfachenden Personencharakteristiken nur selten[9] vorkommen, obwohl mit ihrer Hilfe leicht die angestrebte karikierende Wirkung erzielt werden könnte, dürfte auf Skepsis hinsichtlich eindeutiger visueller Merkmale zurückgehen, eventuell auch, wie bereits angedeutet, auf mißliche Erfahrungen der Autorin mit vorschnellen physiognomischen Urteilen anderer – auf die

[9] Quantitativ und qualitativ am wichtigsten ist die Erwähnung der Augen oder des Blicks einer Person. Doch wird vorzugsweise eine ‚poetische' Umschreibung gewählt, die der Phantasie Spielraum gewährt und nicht quantifizierbar ist. So macht beispielsweise eine häßliche Dame, die im Ankleideraum des Schiffes ihre Arme „striegelt", „hornharte, zielsichere" Augen (Kolb, *Das Exemplar*, S. 20), und eine der schwarzgekleideten Frauen, die den von Mariclée geliebten Mann begleiten, „starrte Mariclée mit Augen an, die undurchsichtig glänzten wie Kieselsteine in einem Bach" (a.a.O., S. 230).

durch eigene Erfahrung bestärkte Gewißheit, die bereits von Lichtenberg formuliert worden ist[10]: Physiognomische und pathognomische Beobachtungen können leicht zu Fehlschlüssen verleiten.[11] Der weitgehende Verzicht auf die Erwähnung physiognomischer wie auch pathognomischer Eindrücke hängt aber auch mit der „Gesichtslosigkeit“ von Annette Kolbs Schönheitsidealen zusammen.

In Annette Kolbs Romanen werden Personen in den Vordergrund gerückt, die sich durch hohe künstlerische Begabung und große Feinsinnigkeit auszeichnen. Welcher Mittel bedient sich Annette Kolb, um eine Vorstellung von dem Aussehen und dem Charakter dieser Gestalten zu geben?

Die folgende Beschreibung der Titelheldin in *Daphne Herbst* kann als typisches Beispiel gelten:

> „Nie vorher [...] hatte sich so viel Weisheit mit so viel Grazie umkleidet und die Taue eines so unschuldigen Lebens gelockert. Hier war alle Schwäche ausgeschieden, war alles Schönheitssinn und Stil. Zuletzt sind Linien, die uns fesseln, solche, an die wir uns nicht gewöhnen, und stets Neugier erregt diese schmale ernste Stirne mit den hochgezogenen Brauen, die leichtsinnige Anmut des kleinen Ovals, das unbeschreibliche Relief der fast bangen Umrisse und dabei die männliche Zurückhaltung in den durchdringenden Augen. [...] Auf ihren Zügen ist heute das halbe Lächeln, das sie nicht selten tragen.“[12]

Die Beschreibung basiert auf den Topoi der Unvergleichlichkeit („Nie vorher...“) und der Unsagbarkeit („unbeschreiblich“), auf diskreten Paradoxien („männliche *Zurückhaltung* in den *durchdringenden* Augen“; „die *leichtsinnige* Anmut des kleinen Ovals“ – „fast *bange* Umrisse“; „*ernste* Stirne“ – „das halbe *Lächeln*“) und auf (einfachen oder doppelten) Negationen (unschuldiges Leben, alle Schwäche ausgeschieden, nicht gewöhnen), die der porträtierten Figur als Pluspunkte angerechnet werden. Dies sind konventionelle rhetorische Gestaltungsmittel. Doch gibt es auch überraschende Strategien: etwa die unverhoffte, jedoch mit beiläufiger Selbstverständlichkeit formulierte Behauptung eines Gegensatzes zwischen Schönheitssinn und Schwäche; aufs höchste gesteigerter Ästhetizismus wird hierbei der Stärke gleichgesetzt. Virtuos spielt die ‚gefesselte‘ Erzählinstanz – im *pluralis modestiae*, unter Einbeziehung des Lesepublikums – mit der konkreten und me-

---

10 Georg Christoph Lichtenberg, *Über Physiognomik*, in: *Schriften und Briefe*, hrsg. v. Wolfgang Promies, Bd. 3, München 1972, S. 266, S. 290 u. S. 293.

11 Im *Exemplar* wird sich Mariclée – die Protagonistin, die Züge der Autorin trägt – wiederholt dessen bewußt, daß sie ihrer Umgebung durch ihr momentanes Aussehen Anlaß zu Fehlschlüssen geben könnte. Einmal wird sie wegen ihres ahnungsvoll-nervösen, antizipatorisch verlegenen Verhaltens von Fremden sogar des Betrugs und der Lüge verdächtigt (a.a.O., S. 90f.).

12 Annette Kolb, *Daphne Herbst*, Roman, Frankfurt/Main 1982, S. 36. (Erstausgabe: Berlin 1928.)

taphorischen Bedeutung von ‚Fessel' bzw. ‚Fesselung': Während der Protagonistin eine (vorteilhafte) Lockerung der Bande („Taue") ihres Lebens zugeschrieben wird, verfallen die Erzählinstanz und das imaginäre Publikum der Faszination durch die „Linien" der bewunderten Gestalt. Die Schönheit wird hier wirkungsästhetisch definiert: von ihrer Fähigkeit zu dauerhafter Überraschung der Betrachtenden abhängig gemacht. „Schön" ist „Schönheit" angeblich dann, wenn wir uns niemals ganz an sie gewöhnen. Schönheit erscheint hier als ein nicht nur bewegliches, sondern auch „bewegendes" – zu geistig-emotionaler Aktivität anregendes – Prinzip. Die wenigen physiognomischen Angaben, die erwähnt werden, akzentuieren Umrisse und Linien; so bleibt die Gestalt Daphnes nahezu gesichtslos. (Dies gilt auch für die graziöse Erscheinung Hesperas und Gervaises im Roman *Die Schaukel.*) Sogar das Wort „Relief" in der oben zitierten Passage bezieht sich auf die Kontur, nicht auf die Plastizität des Antlitzes. Handelt es sich um die sprachlich-metaphorische Ausdrucksform einer Scheu vor „Handgreiflichem", einer Reserve gegenüber dem Körperlich-Plastischen? Bei der Erwägung einer solchen Frage ist zu berücksichtigen, daß das künstlerische Schaffen einer differenzierten Persönlichkeit nicht allein das Produkt von deren – bewußten oder unbewußten – Impulsen sowie Hemmungen ist. Mitbeteiligt sind formale Modelle, tradierte Denkmuster sowie Stilideale, die sich der Prägung durch das Individuum teilweise entziehen und dem Kunstwerk autonome Züge geben.

Fließende Umrisse in bezaubernder Bewegung und Glanzeffekte kennzeichnen in Annette Kolbs Romanen *Daphne Herbst* und *Die Schaukel* die für besonders schön erklärten Protagonistinnen. Häufig sind ihre Einfälle und ihre Handlungsweisen auf geistvolle Weise überraschend. Dank teilweiser Unberechenbarkeit erfüllen sie nicht nur als ästhetische Objekte, sondern auch als intellektuell-pragmatische Wesen die Kolbsche Schönheitsbedingung der Beweglichkeit. Der Gestik und der äußeren Ausstattung nach könnten die Hauptfiguren – trotz ihrer durchaus „zeitgemäßen" intellektuellen Orientierung – dem Zeitalter des Jugendstils oder des Rokoko entstammen. Zugleich entsprechen die von ihnen verkörperten Schönheitsideale, soweit sie visualisierbar sind, in hohem Maße denjenigen Auguste Renoirs und Claude Monets: Hier wie dort kennzeichnen impressionistische Lichteffekte und eine (trotz der Akzentuierung der *Konturen*) „malerisch"[13]-lockere Linienführung die Personendarstellung. Noch stärker

[13] Das Wort ‚malerisch' wird hier im Sinne H. Wölfflins verwendet. (Heinrich Wölfflin, *Kunstgeschichtliche Grundbegriffe. Das Problem der Stilentwicklung in der neueren Kunst*, Basel – Stuttgart 1963, S. 33-91.)

ausgeprägt als im Œuvre der genannten Maler ist bei Annette Kolb ein mit Heiterkeit praktizierter Minimalismus bei der Festlegung von Gesichtszügen.

Die Zurückhaltung bei der Erfassung „handgreiflicher" – beispielsweise physiognomischer oder pathognomischer – Details resultiert auch aus der erkannten Unmöglichkeit, das individuelle Gesicht zu beschreiben[14] und daraus zuverlässige Schlüsse zu ziehen. Die sich bei einem Versuch der Personenbeschreibung unweigerlich einstellende Sprachnot intensiviert sich bei Annette Kolb noch durch den Umstand, daß (im Sinne der oben konstatierten Schönheitsideale) die *Veränderlichkeit* des jeweils Beschriebenen glaubhaft gemacht werden soll; denn Worte tendieren dazu, einen Zustand zu fixieren, ohne dessen potentiell fugitiven Charakter zu berücksichtigen.

Zu welchen (weiteren) Mitteln greift die Schriftstellerin, um trotz der Sprachnot Schönheit, Veränderlichkeit und eine charismatische Aura anzudeuten?

Vor allem in den beiden späteren Romanen versucht Annette Kolb, bei der Personenbeschreibung *Unaussprechliches* anzudeuten, wobei sie sich gängiger rhetorischer Topoi bedient:

> „[Daphne war] nicht von der knabenhaften, muskulösen Schlankheit der damals schon einsetzenden Mode, niemand dachte bei ihrem Anblick ans Turnen, und nichts an ihr war stürmisch, nichts heftig, alles heiter wie ein Lied, bis auf die Stirn und die gelassene Schärfe der Augen."[15]

Die Heldin bietet ein Bild charmanter Sanftheit und Heiterkeit; nur die obere Frontpartie ihres Gesichts schränkt diesen Eindruck anscheinend etwas ein. Daß die Protagonistin weder modisch noch sportlich ist, wird ihr nicht etwa zum Vorwurf gemacht, sondern als Vorzug gutgeschrieben. Die physiognomischen Andeutungen beziehen sich auf Indizien, die gemäß überlieferten und im Alltag praktizierten physiognomischen Regeln Rückschlüsse auf die Intelligenz zulassen. Allgemein kann konstatiert werden, daß Annette Kolb bei *Hauptpersonen* nur dann physiognomische Merkmale hervorhebt, wenn diese *positiv* bewertete Rückschlüsse nahelegen – wenn diese dem Gesamtporträt der Figur zugutekommen.[16] In rhetorisch-stilistischer Hinsicht folgt die zitierte Passage einer traditionellen Strategie: sie besteht zu einem großen Teil aus einer Aufzählung negierter Eigenschaften. Hierbei wird durch die Andeutung all desje-

---

[14] Vgl. Peter von Matt, ... *fertig ist das Angesicht. Zur Literaturgeschichte des menschlichen Gesichts*, München – Wien 1983, S. 138.

[15] Kolb, *Daphne Herbst*, S. 100.

[16] Bei karikierten Randfiguren hingegen stehen physiognomische Details (ebenso wie eventuelle weitere Angaben) im Dienst einer raschen Diskreditierung der betreffenden Personen.

nigen, was die betreffende Person *nicht* ist, eine Hohlform geschaffen für die vorhandenen, aber höchstens teilweise zu benennenden Qualitäten.

In ihrem ersten Roman, im *Exemplar*, sucht Annette Kolb traditionelle Techniken bei der Darstellung „schöner" Menschen eher zu vermeiden. Dies ist eine konsequente narrative Umsetzung der Persönlichkeitsnorm, an der die Hauptpersonen dort gemessen werden: Eines der höchsten Ideale ist der wenigstens momentweise behauptete Eigenwille, der stille Triumph der Individualität. Im *Exemplar* bedient sich die Autorin bei der Personenbeschreibung mit Vorliebe phantasievoller Vergleiche im Irrealis nach dem Muster: „Sie sah[en] aus, als ob sie dies oder jenes getan hätte[n]."

> „[...] als eine junge und sehr elastische Gestalt, die ganz mit Schleiern und hellen Tüchern bedeckt schien, zur Tür hereinwehte. Es war die Herzogin von R... Sie sah aus, als käme sie von einem Ritt durch die Wüste und sei soeben vom Höcker ihres Kamels herabgeglitten; es stand aber nur ihr Auto draußen auf dem Kies [...]. Erst als sie den Schleier von ihrem Gesicht zurückschlug, sah Mariclée, daß die Jugend von ihr entwichen war. Wenn aber eine junge Schönheit uns entzückt, so haben die Reize einer schön *gebliebenen* Frau etwas, das uns begeistert. Ist die Zeit etwas so Niedriges, dachte sie bei ihrem Anblick, daß alles, was ihr widersteht, so edel wirkt?"[17]

Der Glanz der Schleier und Tücher wie auch die Eleganz der Bewegung, mit deren Hervorhebung die Beschreibung der (vorher nicht erwähnten) englischen Herzogin anhebt, schaffen ein Erwartungsniveau, das durch detaillierte Angaben über die Gesichtszüge nur beeinträchtigt werden könnte. Die Protagonistin, welche die Ankunft der Dame miterlebt, täuscht sich auf eine erfreuliche Weise über die Jugendlichkeit der Herzogin und wird auf angenehme Weise „enttäuscht". In der *Wir*-Form verbündet sie sich mit dem Lesepublikum, während sie dem Objekt ihrer Bewunderung die Majestät und den Adel erhabener Schönheit zuspricht. Eine solche Strategie des Überzeugens suggeriert Authentizität des vorgetragenen Urteils. Eine offene philosophische Frage beendet die spielerische Vereinnahmung des Lesepublikums. Der surreale Vergleich macht es möglich, nichts über das Antlitz der Person mitteilen zu müssen und der Phantasie doch genügend Impulse für die Imagination einer schönen, hoheitsvollen Gestalt zu bieten.

Die Technik des Vergleichs mit phantasierten Lebensbereichen kann auch der Karikatur dienstbar gemacht werden, wie das folgende Beispiel zeigt:

> „Ihre Reisegefährten, ein borstiger alter Brite und seine unschöne ältliche Tochter, waren vielleicht sehr reich, elegant waren sie nicht. Sie sahen aus, als be-

---

[17] Kolb, *Das Exemplar*, S. 36.

> wohnten sie in irgendeinem geisttötenden Nest ein phantasieloses Cottage. Und so war es auch.«[18]

Zunächst wird hier – wie auch sonst öfters bei Statisten, die nur am Rande erwähnt werden – durch eine Reihe pejorativer oder negativer Adjektive die Häßlichkeit beanstandet. In dem darauf folgenden hypothetischen Vergleich wird – mit leisem Humor, aber ohne Mitleid – in aller Kürze eine Fülle von Assoziationen über die wahrscheinlich miserablen Lebensumstände der inkriminierten Personen angeregt. Weder Signalemente noch physiognomische Anhaltspunkte werden gegeben. Dennoch fällt es leicht, sich ein Vater-Tochter-Paar vorzustellen, zu dem die Beschreibung passen würde.

Photographische Detailtreue wird in Annette Kolbs Erzählprosa niemals angestrebt; mehr als ein paar Signale mit Appellcharakter werden in der Regel bei Personenbeschreibungen nicht angeboten. Meist begnügt sich die Autorin mit der Erwähnung einer Kontur, der Stirnform, der Blickintensität oder der Glanzeffekte auf dem Haar. Allerdings bleiben nicht alle Gestalten ganz „gesichtslos". Im Erstlingsroman *Das Exemplar*, wo Personenbeschreibungen mehr Raum einnehmen als in den beiden späteren Romanen, gibt es mehrere ausführliche Kommentare zum Aussehen der Protagonistin wie auch des geliebten Mannes, wobei auch Gesichtszüge erwähnt werden. Hervorgehoben wird stets die Veränderlichkeit der beschriebenen Phänomene.[19] Mariclée reagiert mimisch äußerst sensibel auf die momentane Atmosphäre ihrer Umwelt; in glücklichen Augenblicken wird sie plötzlich sehr schön:

> „Und wie von einem magischen Reflex berührt, ward ihr Antlitz plötzlich so ganz genau dasselbe wie damals, als sie zuletzt mit ihm zusammen war, genau derselbe Ausdruck, dieselben blauen Irradiationen, die ihre Augen untermalten wie zuletzt, jenes Gesicht, ihr einzig wahres, ein abkunftslos, nur von ihm erkanntes, seltenes Gesicht, das seinige, da es für ihn nur an das Licht trat, wie ein Kronschatz, der nur dem Einen taugt, dem Unbefugten aber schwer und unzugänglich in den Schrein zurücksinkt. Selbst ihr Körper wurde schärfer umrissen, und seine Linien traten beseelter, ihre leichten Schultern flügelhafter noch hervor. Ihre oft so leblosen Augen aber schienen jetzt wie Wachslichter bei Tageshelle, denn etwas Abendliches, etwas, das der Tag bekriegte und das sich selbst verfechten mußte, behielt sie stets.«[20]

Auch hier wird – wie in den oben erwähnten Als-ob-Sätzen – auf eine Vergleichsbasis Bezug genommen, die in der Romanwelt nicht geschildert wird und die dem Lesepublikum nur dann zugänglich ist,

---

[18] Kolb, *Das Exemplar*, S. 26.
[19] Vgl. Kolb, *Das Exemplar*, S. 90, S. 138 und S. 210f.
[20] Kolb, *Das Exemplar*, S. 114f.

wenn die teils vagen, teils rätselhaften Angaben („dieselben blauen Irradiationen") durch eigene Vorstellungen zu Bildern ergänzt werden. Daß das „einzig wahre" Gesicht Mariclées nicht detailliert beschrieben wird, ist konsequent: in der Romanwelt ist es einzig von dem geliebten Mann je erblickt worden; für eine Erzählinstanz, die sich nicht gerieren will, als wäre sie allwissend, muß es „unbeschreiblich" bleiben. Dabei steigert der rhetorische Modus der „Unbeschreiblichkeit" das Charisma der geheimnisvollen Schönheit. Daß die konstatierte Steigerung der Schönheit mit einer Verschärfung der *Konturen* einhergeht, überrascht bei Annette Kolb kaum: Bei intensiver erotischer Spannung – in der Nähe des Geliebten – bleiben Plastizität und Körperschwere aus dem Konzept der Schönheit verbannt. Bezeichnenderweise werden die Schultern der liebenden Frau mit Flügeln verglichen: So wird nicht nur die „Anziehungs"- bzw. Gravitationskraft metaphorisch aufgehoben, sondern gleichzeitig – in diskreter Paradoxie – ein von *Cupido* umschwebter Status angelischer Geschlechtslosigkeit beschworen. Die sich in die Luft gravierenden Silhouetten der Liebenden verbinden sich zu Lineaturen, welchen die Appellwirkung geheimnisvoller Schriftzeichen und die Unberührbarkeit transzendenter Ornamente eigen sind.

Wie *Das Exemplar* ist auch *Daphne Herbst* gekennzeichnet durch die stilistische Tendenz zur Entkörperlichung der Schönheit als eines potentiellen erotischen Objekts. In *Daphne Herbst* siegt der Tod, der im ersten Roman als Bedrohung im Hintergrund lauert, über die fragile Lebenskraft mehrerer Romanfiguren. Daß Eros und Thanatos Hand in Hand gehen, erfährt die Titelheldin, die alle Kolbschen Schönheitsideale in sich vereint, auf besonders drastische Weise: Kurz nach der – von ihr nur widerstrebend akzeptierten – Heirat mit ihrem Freund stirbt sie – freilich nicht nur infolge ihrer großen Zartheit und Sensibilität, sondern auch infolge problematischer Maßnahmen ihrer eifersüchtigen jüngeren Schwester. Die in allen drei Romanen omnipräsente Angst vor dem Tod erweist sich in *Daphne Herbst* (wie auch in *Die Schaukel*) als sehr berechtigt. Schlimmer noch: Das Prinzip der Zerstörung greift nicht nur als externe Instanz in das Leben der dargestellten Personen ein; vielmehr erscheint die Psyche (in den beiden späteren Romanen deutlicher als im *Exemplar)* als eine Hauptquelle tödlicher Gefahren.

In *Daphne Herbst* wie auch in *Die Schaukel* erweisen sich überraschenderweise einige sehr *schöne* Menschen („Flick" in *Daphne Herbst* und Francis Lhombre in *Die Schaukel*) wegen ihres schlechten Charakters als Bedrohung für die begabtesten Romanfiguren. Das Schönheitskonzept ist hier weniger einfach als im Erstlingsroman, wo die Harmonie von körperlicher und moralischer Schönheit zwar nicht so selbstverständlich scheint wie in Lavaters *Physiognomischen Fragmenten*[21], jedoch für wünschenswert gehalten und ständig erwartet wird. Daß ein hochbegabter und außerordentlich schöner Mensch böse sein kann, ist eine Einsicht, welche die für ästhetische Qualitäten besonders sensible und dankbare Erzählinstanz nur widerstrebend zur Kenntnis zu nehmen scheint. Die beiden späteren Romane sind von einem resignativen Wissen um die (potentielle) Inkongruenz von Schönheit und Integrität geprägt. Unter dessen Einfluß vollzieht sich in der *Schaukel* eine Neueinschätzung der im Erstlingsroman glorifizierten Schönheit des (harmonischen, sich durch vollkommene Proportionen auszeichnenden) *Standbilds*.

Statuenhafte Schönheit

In Annette Kolbs Romanen werden die Männer an denselben Schönheitskriterien gemessen wie die Frauen. Das „Exemplar" zeichnet sich – ähnlich wie Mariclée (in *Das Exemplar*) und Daphne Herbst (im gleichnamigen Roman) – durch eine wandlungsfähige Expressivität des Lächelns wie auch der Hände aus. Große Sensibilität und perpetuelle *Veränderlichkeit* der (von der weiblichen Bezugsperson, aus deren Sicht der Mann gezeigt wird, konstatierten) Stimmung wie auch der Kontur prägen das Erscheinungsbild der von den Protagonistinnen bewunderten Männer. Mit feinen Paradoxwirkungen wird jedoch mehrmals der *Statuenhaftigkeit* des geliebten Mannes hohes Lob gespendet:

> „Einmal im Theater, als er die Hand ausstreckte, um ihren Zettel zu nehmen, waren ihr Tränen in die Augen gekommen, weil die Vollkommenheit seiner Bewegung sie so beglückte. Denn er war gleichsam ein Übergang zum menschlichen Standbild."[22]

Wie ist es zu verstehen, daß in einem Werk, zu dessen höchsten Werten die Beweglichkeit gehört, ausgerechnet die Petrifizierung des Protagonisten gepriesen wird? Die Feststellung, daß die Handbewegung geradezu „standbildhaft" vollkommen gewesen sei, bezieht sich auf einen Augenblick vertraulicher Nähe, in dem eine vorübergehende weitere

[21] Vgl. Johann Caspar Lavater, ‚Neuntes Fragment. Von der Harmonie der moralischen und körperlichen Schönheit' in: *Physiognomische Fragmente zur Beförderung der Menschenkenntniß und Menschenliebe*, Bd. I, Leipzig – Winterthur 1775, S. 57-77.

[22] Kolb, *Das Exemplar*, S. 137. Vgl. auch a.a.O., S. 232f.: „Mariclée gedachte des Tages in Venedig, da er sie vor die Statue des Colleoni geführt und Worte der Begeisterung vor sich hingemurmelt hatte, während sie von der Statue zu ihm herübersah, weil ihr auffiel, wie sehr alles, was er von dem Standbild sagte, auf ihn selber paßte.
Er war, so ganz Körper, – so unkörperlich! Auch sein Bild zog jenen Bannkreis, der, man wußte nicht wie – dem Tode zuwiderlief."

Annäherung erfolgt. So könnte es sich bei der imaginären Versteinerung des Geliebten um eine vorsorgliche Schutzmaßnahme gegen die Freude am lebendigen Körper – um eine Abwehr sexuellen Verlangens – handeln. Die soeben formulierte Hypothese paßt zu sämtlichen Stellen der drei Romane, an denen von statuesker Schönheit oder von Erstarrung die Rede ist. Auffälligerweise tendiert nicht nur der Mann im Blickwinkel der ihn liebenden Frau zur Standbildhaftigkeit: Zweimal – und zwar ausgerechnet an den beiden Höhepunkten des Romans *Das Exemplar*, bei den beiden Begegnungen der Liebenden – ist das Auge der Protagonistin selbst von der Versteinerung mitbetroffen:

> „Und immer starrten sie sich mit ernsten, ausdruckslosen Augen an, indes ihre steinernen Masken ihre eigene Zwiesprache zusammen führten."[23]

> „[...] ohne ihn anzusehen, ging sie rasch auf sie[24] zu: ‚Leben Sie wohl!' sagte sie und ergriff ihre Hand. Aber jedes Wort, das sie da sprach, tönte wie gesungen, und die Dominante gab jetzt wieder jener seltsame Umschlag des allzu mächtig zurückgedrängten Gefühles, das im höchsten Affekt ihren Blick zu dem eines ausdruckslosen toten Statuenauges schlug."[25]

Die körperliche Nähe und die Gewißheit des bevorstehenden Abschieds lösen eine extreme Affektsteigerung aus, die mit extremer Zurückhaltung – mit körperlicher Erstarrung sowie visueller und imaginärer Versteinerung – beantwortet wird.

Während die Statuenhaftigkeit im Erstlingsroman nur in jeder Hinsicht hervorragenden Persönlichkeiten zugeschrieben wird, erscheint sie in der *Schaukel* als ambivalentes Prinzip. In diesem Werk wird mehreren Gestalten Statuenähnlichkeit zugeschrieben. Es handelt sich um Frauen und Männer, die von der Erzählinstanz um ihrer Schönheit willen sehr bewundert werden. Die ausführlichste Personenbeschreibung ist einem Mann gewidmet, von dessen moralischer Skrupellosigkeit und außerordentlicher Schönheit die Erzählinstanz sich irritiert zeigt.

> „Erst achtundzwanzig Jahre alt, wirkte Lhombre durch seine ungemeine Sicherheit reif und irgendwie robust. Von ziemlicher Höhe, die Schultern ein wenig fallend und nicht eben breit, aber äußerst geschmeidig, war seine Gestalt an sich nicht außerordentlich, wurde aber gehoben, nahm, da keinerlei Mißverhältnis bestand, an der wunderbaren Ebenmäßigkeit der Züge teil. Sie hatten die festliche Glätte, die Ruhe und die Meißelung einer Plastik [...]."[26]

Der Mann, dessen Schönheit hier mit hymnischen Worten gefeiert wird, fesselt als Brautwerber jahrelang Gervaise, eine der schönen Protagonistinnen, an sich und weckt Hoffnungen, die er schließlich böswil-

---

[23] Kolb, *Das Exemplar*, S. 121.

[24] Mariclée verabschiedet sich von dem „Exemplar", indem sie seiner in leiser Besorgnis herbeigeeilten Frau die Hand reicht.

[25] Kolb, *Das Exemplar*, S. 248.

[26] Kolb, *Die Schaukel*, S. 116.

lig durchkreuzt.[27] Lhombre wird mit ähnlichen Mitteln beschrieben wie im Erstlingsroman der von der Protagonistin geliebte Mann, dessen Integrität nicht ernstlich bezweifelt wird. Die Standbildhaftigkeit – im *Exemplar* eine Superlativform der äußeren wie inneren Schönheit – ist in der zwanzig Jahre später verfaßten *Schaukel* etwas Anfechtbares; sie bietet keine Garantie mehr für guten Willen und für *constantia*. Auch hier kann die imaginäre Petrifizierung des schönen Mannes als Ausdruck des Widerstandes gegen die potentiell zerstörerische Entfaltung der Sexualität gedeutet werden. Anders als im Erstlingsroman kommt hier aber eine tiefe Enttäuschung über die Unzuverlässigkeit der Schönheit als Wertindikator zum Ausdruck. Die Desperatheit der geschilderten Protagonistinnen scheint sich im letzten Roman (stärker und dauerhafter als in den vorangehenden Werken) auch der Erzählinstanz zu bemächtigen.[28] Die schon früher erkannte Schwierigkeit, mit sprachlichen Mitteln Aussehen und Wesensart eines Menschen zu porträtieren, wird in der *Schaukel* verschärft und potenziert durch eine tiefe Skepsis gegenüber der eigenen Fähigkeit, Charaktere zutreffend einzuschätzen.[29] Ausführliche Beschreibungen der schönen, bewunderungswürdigen Protagonistinnen kommen im letzten Roman nicht vor. Zwar ist die Erzählinstanz nach wie vor den schönsten unter ihren Gestalten in Bewunderung zugetan, doch werden ihre Huldigungen an die Schönheit in *Die Schaukel* (noch) elegischer und fragmentarischer als in den früheren Werken. Von Roman zu Roman werden die dem Aussehen der Protagonisten gewidmeten Passagen kürzer. Dem-

---

27 Die Begebenheit hat einen familiengeschichtlichen Kern: Um Annette Kolbs Schwester Germaine bewarb sich ein potentieller Heiratsanwärter – laut Annette Kolb in der sadistischen Absicht, der Familie zu schaden, indem er jahrelang eine anderweitige Heirat des schönen jungen Mädchens aus nicht wohlhabendem Haus verhinderte. (Vgl. Brief Annette Kolbs vom 28.12.1932 an René Schickele, Deutsches Literaturarchiv, Marbach am Neckar.)

28 Vieles deutet darauf, daß zwischen den Ansichten der jeweiligen Erzählinstanz und den Überzeugungen der Schriftstellerin Übereinstimmung herrscht. So erhebt sich denn die Frage, was zur Verdüsterung von Annette Kolbs Menschenbild in den zwanziger und frühen dreißiger Jahren beigetragen haben könnte. Mitgespielt haben dürften die Durchkreuzung ihrer pazifistischen Bemühungen durch den Ausbruch wie auch die Folgen des Ersten Weltkrieges, die Bedrohlichkeit der politischen Situation im München der zwanziger Jahre – hierauf hat die Autorin mit ihrem Roman *Daphne Herbst* (1928) unmittelbar reagiert – und die Machtübernahme der Nationalsozialisten. (Annette Kolb ist bereits im Februar 1933 aus Deutschland geflüchtet, wenige Tage nachdem sie Hitlers Antrittsrede im Rundfunk gehört hatte [Annette Kolb, *Memento*, Frankfurt/Main 1960, S. 10-14].)

29 „Wir vermessen uns nicht, in seine letzten Tiefen und Verantwortlichkeiten einzudringen. [. . .] Wer kennt einen Menschen ganz? [. . .]." (Kolb, *Die Schaukel*, S. 117.)

gegenüber nehmen im letzten Roman *Karikaturen* von Randfiguren weit mehr Raum ein als früher; der zunehmenden Urteilsskepsis korrespondiert eine kompensatorische Tendenz zur (bewußt inszenierten) Verzerrung.

Nach 1934 hat Annette Kolb keinen Versuch mehr unternommen, einen Roman zu schreiben, doch hat sie noch in den Dreißigerjahren, im Pariser Exil, eine Biographie Mozarts[30] veröffentlicht und 1940, auf ihrer abenteuerlichen Flucht von Paris über Lissabon nach New York[31], eine *Schubert*-Biographie[32] fertiggestellt, der nicht anzumerken ist, unter welch schwierigen Umständen sie verfaßt worden ist. In ihrem *Mozart*-Buch läßt sie die Versuche, das Aussehen und die Persönlichkeit des porträtierten Musikers zu beschreiben, demonstrativ scheitern: Ausführlich kommentiert sie die überlieferten Gemälde von Mozart, stellt jedoch abschließend fest, daß sich daraus kaum etwas über Mozarts Persönlichkeit erfahren lasse: „Wie er ging, wie er stand, sein Blick, sein Gebaren, wer sich ein Bild davon machen kann, der melde sich zu Wort. [...] Wir wissen nicht, wie er aussah."[33] Die Schriftstellerin vermißt gerade diejenigen äußeren Merkmale der Persönlichkeit, die sie bei ihren Romanfiguren hervorzuheben pflegt: Gangart, „Standbildhaftigkeit", Blick und Gestik (resp. die Beweglichkeit der „Linien"). In der *Schubert*-Biographie geht sie noch sparsamer um mit Angaben über die Erscheinung; sie verzichtet auf die Kommentierung tradierter Abbildungen und unterläßt jeden Versuch, das Aussehen des Komponisten zu porträtieren.

Anscheinend wurde Annette Kolb im Laufe der Jahrzehnte ihres Lebens, in denen sie – oft unter Qualen – an Romanen und Biographien arbeitete, hinsichtlich der Personendarstellung immer skeptischer. Zwar blieben Individualität und Schönheit für sie bewunde-

30 Annette Kolb, *Mozart*, Wien 1937.

31 Vgl. Kolb, *Memento*.

32 Annette Kolb, *Franz Schubert. Sein Leben*, Stockholm 1941.

33 Annette Kolb, *Mozart*, Frankfurt/Main 1984, S. 14. – Bereits im *Versuch über Briand* (Berlin 1929) wird konstatiert, daß eine Diskrepanz festzustellen sei zwischen den Bildern – hier handelt es sich um Photographien – einer Person und der Wahrnehmung ihrer lebendigen Präsenz durch die Autorin als zeitgenössische Beobachterin (a.a.O., S. 88f.): „Ich hatte mir Briand anders vorgestellt, trotz der vielen Bilder, die ich von ihm kannte, die wohl seine Züge, den Fall seiner Schultern wiedergaben, aber dennoch trügten, weil sie ihn vereinfachten." – In *König Ludwig II. von Bayern und Richard Wagner* (Amsterdam 1947), wo häufig von besonders schön erscheinenden Menschen die Rede ist, begnügt sich Annette Kolb damit, die Schönheit mit Nachdruck zu *behaupten*, ohne sie detailliert zu beschreiben. Die Schriftstellerin legt keinen Wert darauf, ihre früher entwickelten Techniken der Personencharakterisierung zu verfeinern oder zu erneuern; sie begnügt sich mit – durch die Wiederholung zu Formeln erstarrenden – Hinweisen auf die Schulterlinie, auf die Beweglichkeit, auf Glanzlichter und auf Requisiten.

rungswürdige Ideale, doch wuchs der Bereich des Unaussprechlichen: *admirabile sed ineffabile.* In der diskreten Paradoxie ihres Schönheitsideals, in dem sich lebendige Beweglichkeit mit „Gesichtslosigkeit" und mit präventiver imaginärer Versteinerung verbindet, ist ihr Verstummen bei der literarischen Personenbeschreibung präfiguriert. Die Motive, die in den beiden späteren Romanen wie auch in den Biographien zu einer teilweisen Wandlung des Menschenbildes geführt haben, erwachsen freilich nicht allein aus der Persönlichkeitsstruktur der Autorin. Sie wurzeln unter anderem in einer – nicht nur für Annette Kolb typischen – zunehmenden Skepsis gegenüber den sprachlichen und intellektuellen Möglichkeiten des Menschen; sie sind mitbedingt von zeitgenössischen wie auch älteren kulturphilosophischen und anthropologischen Konzepten.[34]

[34] Dies hoffe ich in einer zur Zeit in Arbeit befindlichen Monographie über Annette Kolb in einem weiteren Kontext darlegen zu können.

Ueli Niederer, Basel/Winterthur

Vom halben zum ganzen Menschen

Zu Albin Zollingers Darstellung von Individualität

Albin Zollingers Novelle *Das Gewitter*, die als eines seiner letzten Werke im Sommer 1941 entstanden ist, kann als zusammenfassende Präsentation seiner Themen gelesen werden. Sie erzählt die Geschichte einer Tochter aus gutem Hause und eines Künstlers und ihrer Liebe auf den Umwegen des Lebens.[1] Sie zeigt damit die Entwicklung vom absoluten Anspruch auf das Vorrecht der eigenen Individualität zur – je eigenen, individuell gefüllten – Akzeptanz des Gesellschaftlichen.

Es sind vier Themen, die Zollinger hier nochmals aufnimmt, und eines, das ganz auffällig fehlt: die Zeitgeschichte. Die vorkommenden Themen sind:

- die Liebe und die Ehe zwischen einem Künstler und einer Frau, die aus einem ganz anderen sozialen Bereich kommt,
- der Künstler und seine Stellung zur Gesellschaft und zu ihren Werten,
- das Verhalten des Bürgertums zu diesen Fragen,
- und die Natur, ihre Bedeutung für die Menschen.

Diese Themen, die in allen Romanen Zollingers zu finden sind, sollen für *Das Gewitter* anhand einer kurzen Zusammenfassung und Interpretation vorgestellt werden. Das gibt die Basis ab, um den Themen auch in den Romanen nachzuspüren und die Entwicklung von Zollingers zentralen Figuren über die verschiedenen Erzähltexte hinweg zu verfolgen. Denn der Titel seines zweiten Romanes, *Der halbe Mensch*

[1] „Umwege des Lebens" stammt aus Zollingers *Die Russenpferde*, V,196. Albin Zollingers Werke werden alle nach der Ausgabe des Artemis-Verlages nur mit Band- und Seitenangabe zitiert: Albin Zollinger, *Werke* (Zürich; 1981-84): Band I (1981): *Biographie* (von Felix Müller), Band II (1983): *Die Gärten des Königs*; *Der halbe Mensch*; *Die grosse Unruhe*, Band III (1983): *Pfannenstiel*; *Bohnenblust*; *Der Fröschlacher Kuckuck*; *Die Narrenspur*, Band IV (1983): *Gedichte*; *Sternfrühe*; *Stille des Herbstes*; *Haus des Lebens*; *Gedichte aus dem Nachlass*, Band V (1984): *Erzählungen*; *Märchen*; *Dramatisches*, Band VI (1984): *Politische und kulturkritische Schriften*; *Kleine Prosa*. Als separater Band erschien 1987 *Briefe*, hrsg. von Silvia Weimar (zitiert als *Briefe* und Seitenzahl).

(1929), gilt als Programm zwar noch für die Hauptfigur des ersten Romans, *Die Gärten des Königs* (1921), aber nicht mehr für *Die grosse Unruhe* von 1939, und schon gar nicht mehr für *Pfannenstiel* (1941) und für *Bohnenblust* (postum 1942). In diesen letzten drei Romanen versucht Zollinger vielmehr, den Typus des umfassend lebenden Menschen zu zeichnen, und zwar nicht nur, wie er es in der Gegenwart der Erzählung ist, sondern auch, wie er dazu geworden ist. Die Frage, die den Blick durch Zollingers Romane leitet, könnte also lauten: Mit welchen erzählerischen Mitteln – und Anstrengungen – bringt der Autor seine zentralen Figuren vom Stand des halben in denjenigen des ganzen Menschen? Und um welchen Preis?

„wie die Klarheit nach einem Gewitter“ (V, 270)

Die Eltern Trümpi-Baumann sind gute Bürger, die sich in kleinstädtischen Verhältnissen so wohlanständig als möglich eingerichtet haben. Der Vater vor allem, Prokurist in einer Tuchfirma des Ortes, hat sich den bürgerlichen Habitus als eine so vollkommene Hohlform zugelegt, daß er darüber das Leben ganz vergessen hat. Sein Verhalten ist völlig bestimmt von den gesellschaftlichen Konventionen „des Bürgers“; er ist, könnte man mit einem Paradox formulieren, gerade in seiner apolitischen Zurückgezogenheit nur noch der citoyen des zwanzigsten Jahrhunderts, ganz auf die Erscheinungsform, auf die Anforderungen des gesellschaftlichen Kodexes bedacht – den homme hat er verloren. Seine Schilderung (V, 224-27) ist eine der wenigen unkommentierten Parodien, die bei Zollinger zu finden sind. Der Mutter hingegen, die selbst aus einer großbürgerlichen Familie kommt, sind die bürgerlichen Gewohnheiten selbstverständlicher.

Die Tochter mit dem etwas kühnen Namen Jenny beginnt nun, durch eine Liebe aufgeweckt, aus diesen leeren Formen auszubrechen. Sie hat sich in einen Dessinateur der Tuchfabrik, in der auch der Vater arbeitet, verliebt und lernt durch ihn zumindest die Perspektive eines anderen Lebens kennen. Die Liebe wächst bei den zahlreichen Spaziergängen in der Umgebung der Kleinstadt; die Natur, in der sie umherschweifen, wird zu deren Chiffre: „Auf unbeschreibliche Weise war alles ‚Er‘ geworden, die Landschaft war mehr als ihm ähnlich, sie hieß geradezu Condrau [...]“ (V, 231). Das ist möglich, weil Vital Condrau ihr die Natur durch seine unmittelbare Erlebnisfähigkeit, seine geradezu romantische Schwärmerei nahebringen kann.

Diese Natur spielt in allen Werken Zollingers, aber ganz besonders in der hier zur Diskussion stehenden Erzählung eine spezielle, oft beinahe mystisch überhöhte Rolle. Sie setzt sich immer wieder gegen die allzu zivilisierte Kultur der Menschen durch und zwingt sie gegen ihre eigenen Verwirrungen zu ihrem Glück.

Selbst Vital ist gegen solche Verwirrungen nicht geschützt. Zwar steht er der Natur besonders nahe, lebt in ihr und mit ihr und weiß sie zu lesen. Er ist auch nur zu gerne bereit, zugunsten eines Spazierganges auf die Arbeit zu pfeifen. Das ist ihm die Freiheit des Künstlers, als der er sich versteht, und er möchte sie sich sogar gegen die Liebe erhalten. Aber das, muss Condrau lernen, geht nicht: Auch größte Naturnähe entbindet nicht von Disziplin, von Verantwortung. Seine Skrupel gegen die Beziehung zu Jenny rühren überdies daher, daß er einige Jahre älter ist als sie und eine unglückliche, geschiedene Ehe hinter sich hat. Aus diesen Gründen schickt er Jenny schließlich weg, trotz allen Überschwanges ihrer beider Liebe.

Jenny ist allerdings schwanger geworden – hier macht die Natur sich zum erstenmal ans Werk, die Menschen zu ihrem Glück zu bringen: Auf einer Wanderung werden die beiden von einem Gewitter überrascht und flüchten sich in einen Heuschober. Und während sich auf der Bewußtseinsebene bereits Zweifel in ihrer Liebe einschleichen, weist die Natur mit dem Liebeslager im Heuschober den richtigen Weg für das spätere Glück. Zunächst jedoch bricht eine schwierige Zeit für Jenny an. Nachdem Condrau sie allein gelassen hat, sucht sie Zuflucht bei ihrer Großmutter. Diese, die weltkluge, selbstsichere Witwe eines ehedem weitherum geachteten Arztes, nimmt Jenny auf und bürdet sich damit auch den Kampf gegen die Eltern und den zu erwartenden Bruch auf. Sie scheut allerdings auch nicht den Kampf mit Jenny, was deren Haltung gegenüber Condrau angeht: Jenny plant ihr Kind allein aufzuziehen, weil ihr Stolz es nicht zuläßt, Condrau von ihrer Schwangerschaft auch nur zu unterrichten.

Condrau vernimmt trotzdem von seiner Vaterschaft und sucht Jenny auf. Seine Skrupel um seine Beziehung zu Jenny sind verflogen: „‚Den Haarspaltereien darüber hat ihn [Condrau spricht hier von sich – UN] ja nun das besserwisserische Schicksal mit seiner Verfügung enthoben [...] Jenny, du so wenig wie ich hast in der Sache noch zu wählen; die Majestät liegt beim Kindchen'" (V, 269). Schließlich gelingt es ihm, unter dem Beifall der Großmutter, Jenny zur Heirat zu überreden. Mit ihrer Hilfe beginnen sie ihr künftiges Leben in einem Landhaus in der Umgebung der Kleinstadt einzurichten – „[...] für die Zeit mit dem Kindchen wünschte das Paar sich ein wenig aus der Mitte der Menschen zu verziehen." (V, 270).

Condrau hat in praktischer Nutzung seiner künstlerischen Fähigkeiten das abgelegene Haus zu einem traulichen Heim ausgestaltet: „‚Ich zaubere [...] dir eine Grotte der Wohnlichkeit [...], und sieh nur, die Pflaumen da sind wie Flieder! Links hinab in den Wiesenumbruch kommen Bohnen, – ohne Hag, alles ohne Hag, und Eisenhut, Phlox und Malven.' " (V, 280f.). Malven und vor allem Phlox deuten im ganzen Werk Zollingers auf eine positiv besetzte Umgebung hin, die zudem meist ein sehnsuchtsvoll erstrebtes Zuhause signalisiert.[2] So auch hier. Aber ebenfalls deutlich wird die Rolle von Condraus Kunst, die vom Erzähler an dieser Stelle erstmals uneingeschränkt positiv bewertet wird, und zwar in der Rolle, in der sie der Vermittlung zwischen Natur und Mensch dient.

In dem Häuschen fühlen sich zum Schluss nicht nur Jenny und Condrau wohl. Sogar Jennys Eltern werden zu Bewunderung und Versöhnung angeregt, als sie, auf einer Wanderung von einem Gewitter überrascht, im neuen Heim ihrer Tochter Zuflucht zu nehmen gezwungen sind. Auch für die Eltern braucht es also ein Donnerwetter der Natur, um sie von ihrer beleidigten Verstocktheit abzubringen. Damit ist der letzte Konflikt, den die Erzählung eröffnet hat, überwunden; sie kann in allseitiger Versöhnung, in einer eigentlichen Idylle enden.

„,so wird er ein Mensch, ein Mensch!' " (V, 281)

Jenny und Condrau durchlaufen unterschiedliche Stationen der Anpassung ihrer individualistischen Persönlichkeit. Mit Blick auf Jenny zeigt die Erzählung das Erwachen aus der behüteten Kindheit, die „Redimensionierung" des hochfliegenden, ja überspannten Anspruchs auf die eigene Individualität. Zwar verhilft dieses Selbstbewußtsein Jenny dazu, sich zuerst über die ihrer Liebe anrüchige Tatsache hinwegzusetzen, daß Condrau bereits einmal verheiratet war. Es hilft ihr auch, sich nicht umzubringen, nachdem Condrau ihr die Liebe aufgekündigt hat und die Schwangerschaft feststeht, sondern den Gang zur Großmutter zu wagen. Aber gleichzeitig zeigt der Erzähler, daß dieses Selbstbewußtsein sie in Gefahr führt, sich selbst nicht nur zu überschätzen, sondern durch ihren Stolz zu falschen, sinnentleerten Lebensformen zu kommen. In der ersten Diskussion mit der Großmutter etwa macht diese deutlich, daß Moral und Ordnung nicht einfach gesellschaftliche Übel sind: „,Die Moralgesetze sind keine Willkür, die Natur ist es selbst, die sie gibt.' "(V, 265) Und was die große Liebe angehe, so weist die Großmutter nachdrücklich darauf hin, daß sie ohne Pflicht und Vernunft, ohne Einordnung, Geduld und Demut nicht überlebensfähig ist

---

[2] Vgl. etwa *Die Gärten des Königs*, II, 16, *Der halbe Mensch*, II, 168, *Die grosse Unruhe*, II, 334, 340, 396, dann vor allem *Pfannenstiel*, III, 58, 136, 153, 158, und *Bohnenblust*, III, 317, 361, 379. Auch in den Gedichten wären zahlreiche Stellen nachzuweisen. Die Konnotation zum ersehnten Zuhause wird in den zwei letzten Romanen zunehmend wichtiger; Zollinger selbst zog seit seiner Scheidung 1935 in Zürich rastlos von Wohnung zu Wohnung.

(V, 266, vgl. a. 268f.). Das gesteht Jenny auch gegenüber Condrau ein, nachdem er sie von der Ernsthaftigkeit seiner Heiratsabsicht hat überzeugen und ihren Widerstand überwinden können: „‚[...] so allein ist es doch ein gar zu verlegenes Witwentum'" (V, 271).

Vital Condrau hingegen ist der Künstler, der ebenso leidenschaftlich liebt wie er die Natur erlebt. Aber er ist ein gebranntes Kind, mit seiner gescheiterten Ehe, die er doch auch seiner Unfähigkeit zur Ehe zuschreibt. Zudem pflegt er einen wenig verantwortungsvollen Lebensstil, will sich nicht in geregelter Arbeit festlegen. Aber die Nachricht von seiner Vaterschaft bringt ihn sozusagen automatisch in die ‚richtigen' Bahnen: ‚„Der freundliche Schubs von der Hand des Schicksals war mir zur Entscheidung nötig'" (V, 271). „Der freundliche Schubs des Schicksals" also führt ihn zu den gleichen natürlichen Moralgesetzen, die die Großmutter so energisch verficht: Liebe ohne Pflicht, Demut, Einordnung gibt es nicht. Sein Gespräch mit Jenny, seine Übernahme der Pflicht als Vater sind nicht bloßes Lippenbekenntnis, wie der Erzähler nicht müde wird zu bezeugen durch allerhand Schliche: Ausbau des Hauses, Zurücknahme seiner vagen künstlerischen Unrast, durch die mehrfache explizite wie indirekte Betonung, wie selbstverständlich Condrau nun diese Ehe sei, wie groß und wie pflichtbewußt die Liebe zu Frau und Kind, und schließlich und vor allem durch die Hervorhebung von dessen Seßhaftigkeit auch am Arbeitsort – so, als ob die verantwortungsvolle Liebe nicht nur einen besseren Ehemann aus ihm mache, sondern auch einen besseren Arbeiter! Allerdings heißt das nicht, daß er dadurch nun, wie Vater Trümpi, zum citoyen der unpolitischen Art wird: Das Resultat seiner Entwicklung, so wird uns suggeriert, ist der vervollständigte homme, der im Einklang mit den guten Kräften der Natur steht. Das belegt etwa der positiv bewertete Rückzug aus der Gesellschaft mit dem Bezug des Hauses fern von der Kleinstadt. Dieser Rückzug steht in denkbar stärkstem Gegensatz zum citoyen, selbst zum citoyen, wie er als Karikatur noch bei Vater Trümpi wahrzunehmen ist.

„eine Art politisches Bekenntnis" (VI, 36)

Im Vergleich mit den früheren Werken Zollingers ist diese Erzählung erstaunlich: Ihr gelingt, was vor allem die Romane in immer neuen Anläufen erfolglos versuchen. Sie zeigt eine positive verlaufende und zu einem guten Abschluß kommende Entwicklung von zwei Personen zu umfassender Menschlichkeit, zu gleichwertiger Liebe, zur problemfreien Idylle.

Die vielseitige Entwicklung von Individuen ist in allen Romanen Zollingers das eigentliche Thema. Aber nur in seinem zweiten Roman, in *Der halbe Mensch* von 1929, ist diese Entwicklung nicht eng mit Zeitgeschichte verknüpft. *Das Gewitter* erwähnt Zeitgeschichte mit keinem Wort, weder als allgemeinen Hintergrund noch als Sorge einzelner Personen.

Schon in seinem ersten längeren Werk, dem historischen Roman *Die Gärten des Königs*, der 1921 veröffentlich worden war, setzt Zollinger einen empfindsamen, musisch veranlagten Menschen gegen die Politik. Zwar ist René Bonval, der Sohn der bei Louis XIV in Ungnade gefallenen Familie, kein Künstler, sondern ein linkischer und blauäugiger, intellektueller Dilettant. Es ist ihm, im Gegensatz zu seiner Mutter und vor allem seiner Schwester, in der ländlichen Verbannung sehr wohl. Erst als der König die Familie rehabilitiert und an den Hof zurückkommen läßt, gleichzeitig aber René für seine Truppen aufbietet, beginnen Renés Probleme. Er beschließt nach langen inneren Kämpfen, den König zu ermorden und damit das Land zu befreien. René ist jedoch kein Mensch der Tat: das Grübeln über seinen Plänen führt ihn langsam, doch sicher in den Wahnsinn, ohne daß er seine Tat hätte ausführen können.

Dieser erste Roman hat, bei aller Nähe des Erzählers zu seiner Hauptfigur, etwas merkwürdig Klinisches, Distanziertes. Vorgeführt wird nicht so sehr die Entwicklung eines Individuums, seziert werden vielmehr die Konsequenzen einer falschen Selbsteinschätzung: René hat sich selbst zu wichtig, zu groß genommen – das Individuum vermag nichts gegen den Staatsapparat. Der Wahnsinn Renés ist die erzähllogische Konsequenz, die wohl bewundernswert subtil und differenziert hergeleitet wird. Aber daß Zollinger von diesem Roman und vor allem von seiner Lösung nicht befriedigt war, kann angesichts seiner späteren Romane nicht verwundern.[3] Denn sein Interesse in den späteren Romanen gilt nicht einem irgendwie verhängnisvollen Miß-Verhältnis zwischen Individuum und abstrakter höherer Macht, sondern dem für ihn sehr konkreten Verhältnis zwischen dem Individuum, das seine umfassenden Ansprüche realisieren will, und den realen Kräften, die es daran hindern wollen. Zu diesen Kräften gehören nicht nur, aber auch politische Faktoren.

Politische und zeitgeschichtliche Elemente sind in *Der halbe Mensch* noch sehr nebensächlich. Wendelin Bach, der Primarlehrer, ist neben seiner Schulzeit auch als Schriftsteller tätig. Während einer Vikariats-Stelle verliebt er sich in eine seiner Schülerinnen. Diese Fern-Liebe,

[3] In seinen Briefen finden sich mehrere Stellen, an denen die zwiespältige Haltung Zollingers zu seinem Erstlingswerk deutlich wird. Und im nächsten Roman ist das alter ego Zollingers, Wendelin Bach, mit seinem ersten Werk höchst unzufrieden.

von der außer einer Lehrer-Kollegin niemand etwas weiß, konkurriert nun zunehmend mit dem Dienst an seiner Muse, seiner Imago. Die hauptsächliche Schwierigkeit, mit der Wendelin Bach kämpft, ist also die zwischen seiner dichterischen Berufung und seiner Liebe, ob nun deren Objekt seine Schülerin oder wie am Schluß eine Konzert-Bekanntschaft sei. Das ist ein Zwiespalt, der später immer wieder auftaucht, wenn auch nicht mehr in der Ausschließlichkeit des „halben Menschen". So findet sich Stapfer in *Pfannenstiel* vor allem in seiner Beziehung zu Tilly, der Mutter seines Kindes, in diesem Zwiespalt[4], und so argumentiert auch Byland in *Pfannenstiel* und in *Bohnenblust*, der sich ebenfalls als Lehrer in eine Schülerin verliebt und im Gegensatz zu Bach versucht, diese Liebe in gelebte Realität hinüberzuretten.[5] Aber gerade Bylands Beispiel macht deutlich (auch rückwirkend für Bach), daß für das Scheitern solcher Liebe nicht so sehr ein Sieg Imagos verantwortlich ist, sondern die zur Frau heranwachsende Schülerin, die aus der schwebenden Unbestimmtheit zwischen den Möglichkeiten zur Konkretion und Eigenständigkeit findet.[6] Das deutet auch Wendelin Bach an, aber noch verhüllt.[7]

Der halbe Mensch ist seinem Autor schon spürbar näher als René; kritische Distanz des Erzählers blitzt nur selten auf. Aber das Ende entspricht dieser Nähe gar nicht mehr: Der Erzähler läßt seine Hauptfigur vor seinen Problemen in die Ferne fliehen, da Heimweh verspüren, aber darüber in der friedlichen Natur einschlafen! (vgl. II, 319) Der Verdacht liegt auf der Hand, daß mit dieser radikalen Auflösung ein Roman sofort zu Ende gebracht werden soll, dessen Konzeption zur Darstellung von Fragen entworfen worden war, die jetzt nicht mehr aktuell sind. Die neuen Fragen müssen mithilfe einer neuen Konzeption gestellt und diskutiert werden. Dafür spricht auch, daß der folgende Roman, *Die grosse Unruhe*, den Zollinger sofort nach Beendigung von *Der halbe Mensch* beginnt, mit dem Motiv des Fliehenden einsetzt – wie denn oft die neuen Anfänge Zollingers nochmals das Ende des vorangehenden aufgreifen –: der nach Paris reisende Urban von Tscharner wird als „Flüchtling" bezeichnet (II, 323).

---

[4] Vgl. *Pfannenstiel*, III, 63, 69, 71 u.ö. Es ist ein Zwiespalt, der Zollinger selbst immer wieder umtrieb; vgl. etwa *Briefe*, 391ff.

[5] Vgl. *Bohnenblust*, III, 224f.

[6] Vgl. III, 225f., 254f.

[7] Vgl. II, 277f., 285f., und v.a. 307. Hier tritt übrigens auch zutage, daß Bach, wie verschiedene Figuren Zollingers, romantische, besser romantisierende Tendenzen hat: Seine Sache ist oft nicht so sehr eine bestimmte Liebe, sondern die Liebe an sich, eine Sehnsucht nach Liebe, deren Ziel nicht die Erfüllung ist, sondern die Sehnsucht selbst. Vgl. wieder Byland, III, 224ff.

In *Die grosse Unruhe*, diesem in mancherlei Hinsicht bemerkenswertesten Roman Zollingers[8], der 1939 erschien, wird die Zeitgeschichte bedeutend wichtiger. Zwar scheint es zunächst, als hätten sich die zahlreichen Figuren aus rein privaten Gründen gefunden. Allmählich wird spürbar, wie vor allem Urban von Tscharner, die wichtigste Figur im Roman, und Aristide Tayssèdre, eine weitere zentrale Figur und eine der Masken Zollingers, zunehmend stärker von Politik geprägt sind: Tayssèdre, der Sohn aus altem und reichen Haus, verzichtet auf seine unbesorgte Herkunft und versucht, ein Proletarier zu werden. Von Tscharner flüchtet nicht nur aus seiner Ehe, sondern auch aus der Enge der Schweiz (vgl. etwa II, 356). Seine Frau Mela flüchtet gleichfalls aus der Schweiz, in der sie nur noch rastlose Einsamkeit verspürte. In Berlin erlebt sie den deutschen Faschismus aus der Nähe; sie nimmt kein Blatt vor den Mund und muß so kurz nach der Machtergreifung zurück in die Schweiz fliehen. Fast mag es scheinen, als habe die Zeitgeschichte hier eine ähnliche Rolle wie die Natur in der Erzählung *Das Gewitter*. Sie verhilft den Figuren, zwingt sie manchmal gar, auf den richtigen Weg und zu ihrem Glück.

Am deutlichsten aber greift die Politik ins Romangeschehen ein am Schluß, als von Tscharner in die Schweiz und zu seiner Frau zurückkehrt. Seine Begründung für sein Weggehen und für seine Rückkehr begreift sowohl das Persönliche, die Ehe, mit ein als auch seine Heimat und die Zeitgeschichte:

> „‚Es war nicht anders zu machen, ich musste hindurch durch die Glaswand; es ist nichts, jenseits: ich fuhr aus der Ordnung hinaus wie ein Komet ins Leere. Da bin ich nun wieder, und doch nicht am selben Ort, hungrig auf dich und auf Arbeit.' " (II, 505)

Und später formuliert er in einer Tischrede als Quintessenz seines „Abenteuers" jene Sätze, die so sehr im Gegensatz zu dem stehen, was ihn vorher von der Schweiz weg- und in der Ferne umgetrieben hatte:

> „‚Der Mensch', sprach er, ‚ist zur moralischen Freiheit entweder zu gross oder zu klein. Der erste bindet sich freiwillig – das ist seine Freiheit – in Erkenntnis der Gesetze; die Mehrheit der andern gehorche dem Dogma. Wie der Leib sein Gerippe, braucht unser Seelisches den Halt einer Ordnung. Alle Form ist Auswahl unter Möglichkeiten, Verwirklichung immer Verzicht auf den Traum. Den Schöpfer kennzeichnet die Bescheidung. Die Gebärde des Faustischen ist nur genialisch, die Einordnung aber Genialität. Die Freiheit ist in der Welt mißverstanden, an Freiheit der Moral degeneriert der Mensch. [...] Das Dogma tut dem einzelnen Gewalt an im Gedanken an das Ganze, das nur auf dem Opfer bestehen bleibt.' " (II, 507)

---

[8] Vgl. den anregenden Aufsatz von Dominik Müller, ‚„Wandere durch das Land/Und vergiss es." Zum 50. Todestag von Albin Zollinger', in: *Schweizer Monatshefte*, 71, Heft 11 (November 1991), S. 929-940.

Dieser radikale Rückgriff auf eine dogmatische Moral der Ordnung ist selbst für den Umgekehrten allzu stark, um nur mit Umkehr erklärt zu werden. Er wird verständlicher vor der veränderten Situation der Schweiz und ihrer kulturpolitischen Grundbedingungen: Von Tscharner kehrt in eine Schweiz zurück, die sich gegen die äußeren Bedrohungen stärker als bisher zur Wehr setzen muß und dazu die Geistige Landesverteidigung zu einem allgemeinen Dachbegriff gemacht hat. Von Zollinger ist bekannt, daß er sich lange nicht für die Geistige Landesverteidigung erwärmen konnte; als er sie dennoch positiv zu bewerten begann, setzte er sich vehement dafür ein, daß sie nicht einfach in patriotischer Abschottung und Selbstbeweihräucherung sich erschöpfte. Er wollte sie vielmehr zur Selbstbesinnung nutzen, zur Reflexion darüber, was die Schweiz eigentlich erhaltenswert mache.[9]

Selbst in diesem Licht wirkt der Schluß von *Die grosse Unruhe*, dem eine Tendenz zur Idylle eignet, aufgesetzt, so aufgesetzt wie der Schluß von *Der halbe Mensch*. Zwar dienen nach von Tscharners auffallender Tischrede zwei Episoden zur Bestätigung von deren Inhalt. Aber die Entwicklung von Tscharners zum Ordnungstheoretiker ist unter Einbezug der Geistigen Landesverteidigung allenfalls verständlich, nicht glaubwürdiger. An diesem Schluß wird wiederum die hastige Arbeitsweise des Schriftstellers deutlich, die hier mit einem Hinweis auf die Biographie kurz verdeutlicht werden soll.

Es ist ein oben erwähntes Spezifikum von Zollingers Arbeitsweise, daß er einen Roman immer aus biographischer Betroffenheit beginnt, aber nie in derselben Betroffenheit zu Ende bringen kann – beim Ende eines Romans ist bereits eine ganz andere Thematik virulent. So war es schon beim Ende von *Der halbe Mensch*: die zarte, distanzierte Liebe, die genüßlich unerfüllt bleibende Liebe zu einer Schülerin ist gegenüber seiner realen Liebe, die bereits zur Eheschließung, zu seiner Tochter, aber auch zu den ersten Schwierigkeiten geführt hatte, gar nicht mehr wichtig. Genau diese Schwierigkeiten aber sind es, die ihn zu seiner neuen Romankonzeption bewegten: mit einem Kaleidoskop von Figuren will er den Zerfall der Zeit am Zerfall der persönlichen Beziehungen darstellen.

In den dreißiger Jahren überstürzte sich das Leben Zollingers: Zuerst erschien der erste Lyrikband, der ihn als einen der stärksten Lyriker in diesem Land auswies. Dann folgte 1935 die Scheidung von seiner Frau, ein Schritt, der ihn, obwohl die Ehe schon seit einiger Zeit stark krisenhaft war, noch lange tief beschäftigte und ihn in zahlreiche Aktivitäten trieb. 1936 schließlich kulminierte die publizistische Tätigkeit in

---

9 Vgl. verschiedene Aufsätze Zollingers, v.a. *Geistige Landesverteidigung* (VI, 41-44) und *Zum Thema* (VI, 44f.)

der Übernahme der Redaktion von *Die Zeit*, in der er sein Ideal einer schweizerischen Kulturzeitschrift zu realisieren versuchte. Mit einigem Erfolg, möchte man angesichts der offenen Diskussion, die über verschiedene Themen geführt wurde, und vor allem angesichts der offenen Beitragspolitik Zollingers[10] meinen. Aber leider hielt die ökonomische Basis nicht lange genug stand: Im Oktober 1937 schon mußte die Zeitschrift ihr Erscheinen einstellen. Ersatz bot ihm für kurze Zeit *Die Nation*. Darüber hinaus entstehen zahlreiche Erzählungen und Aufsätze, und Zollinger sammelt weitere Gedichte für zwei Bände Lyrik, die beide 1939 veröffentlicht werden können.

In diesen hektischen Tätigkeiten findet Zollinger noch Zeit, seinen Roman zu schreiben und zu überarbeiten. Allerdings haben sich bis zur Veröffentlichung, die ebenfalls ins Jahr 1939 fällt, die Voraussetzungen entscheidend gewandelt, sowohl die weltpolitischen als auch die privaten. Persönlich scheint Zollinger nun über die schlimmsten Scheidungsfolgen hinweggekommen zu sein, und die Probleme der Geistigen Landesverteidigung, des drohenden Krieges, aber auch der Stellung des Intellektuellen, des Künstlers in dieser Zeit beschäftigen ihn in ganz anderer Weise als ehedem. So muß der Abschluß des Romans, zu dem sich Zollinger nun noch zwingt, von weit her geholt scheinen – das ist er in der Tat: Weit weg vom Ausgang des Romans!

„Ungeborene Werke puffen uns" (Briefe, 387)

Sofort nach Abschluss von *Die grosse Unruhe* beginnt er die Arbeit an einem neuen Roman, in dem er die für ihn aktuellen Probleme aufgreifen kann. Der Anfang ist ein klassisches ‚rewrite': Der Roman nimmt das Ende des vorangehenden nochmals auf und gibt dem Geschehen eine ganz andere Richtung. Im *Pfannenstiel* kehren zwei Bildhauer aus Paris heim in die Schweiz und versuchen, auf ihre je eigene Weise ihre Kunst und ihr Leben zu finden. Während Krannig, der eine, mit seinen gefälligen Arbeiten bald Erfolg hat, vor allem in Deutschland, bleibt Stapfer hartnäckig und eigensinnig bei seiner Suche nach dem wahren künstlerischen Ausdruck, nach seinem Ideal. Der Erfolg stellt sich erst spät und überraschend ein. Neben allen privaten Schwierigkeiten tauchen bald politische Probleme auf: Stapfer erregt sich zusehends über das Klima der Enge, das er nicht nur in der Kulturpolitik wahrnimmt, sondern auch in der Tagespolitik. Im Lehrer, Historiker

---

10 *Die Zeit* enthält 1936/37 Beiträge u.a. von Paul Lang, Rolf Henne, Eugen Bircher, aber auch von Rudolf Jakob Humm, Jakob Bührer, Charles Ferdinand Vaucher, Hans Oprecht, Peter Merin ebenso wie von Siegfried Lang, Richard B. Matzig oder Regina Ullmann.

und Lyriker Byland findet er eine verwandte Seele; mit ihm legt er in eifrigen Diskussionen die gemeinsame Basis, die zur Gründung der Zeitschrift „Pfannenstiel“ führt. Die Zeitschrift bezieht mutig Stellung, scheut keine Auseinandersetzung – und bleibt trotzdem erfolglos und muß ihr Erscheinen nach kurzer Zeit wieder einstellen.[11]

Zollinger geht also das Problem, das in *Die grosse Unruhe* noch vergleichsweise privat und hintergründig blieb, neu und deutlicher an: Das Verhältnis des Intellektuellen zur Politik seiner Heimat in einer schwierigen Zeit. Während aber in *Die grosse Unruhe* die Hauptfiguren noch die verschiedensten intellektuellen Tätigkeiten ausübten, sind sie in *Pfannenstiel* Künstler. Die Einengung auf den Künstler ermöglicht die Präzisierung der Diskussion über die Kulturpolitik, über den Staat, über die Stellung des Künstlers in der Gesellschaft – diese Themen können umfassend und explizit erst in dem Moment behandelt werden, in dem die Hauptfigur Künstler wird.

Interessant ist, wie Zollinger die Diskussion auf verschiedene Figuren aufteilt: Die eine ist Stapfer, der Künstler. Sein Anspruch an die Politik ist ebenso hoch wie derjenige an seine Kunst oder an sein Privatleben. Der Anspruch ist zutiefst moralisch und gleichzeitig von einer Unabhängigkeit, die gefährlich sein kann: Noch am Ende des Romans, nach allen Kämpfen gegen die Enge in der Heimat und nach allen klaren Worten zum Krieg in Spanien, schätzt er die Weltlage noch allzu sehr als bloßen Aufbruch ein; er „beschönigte sie in dem Sinne, dass er die Aufgewühltheit der Zeit an sich als Errungenschaft hervorhob“ (III, 162). Die andere Figur ist Byland. Er ist im Verlauf des Romans zur zweiten Hauptfigur geworden, deutlicher noch als Stapfer ein alter ego Zollingers: er ist Lehrer, engagiert sich als Redaktor für die Zeitschrift und vertritt in Fragen der Politik eine kompromißlose Haltung, so sehr, daß sich darüber die Freunde in die Haare geraten (vgl. III, 169f.), daß er sogar dem Wahnsinn bedrohlich nahe kommt.[12] Eine weitere Position wird etwa von Krannig eingenommen: er verkörpert den apolitischen Menschen, der mit seiner Haltung den Barbaren zwar nicht auf den Leim kriecht, aber auch kein Interesse an der politischen Auseinandersetzung hat. – Die Frauenfiguren nehmen keine eigenständigen Positionen ein.

Wiederum ist das Ende des Romans erstaunlich: In der allgemein sich verdüsternden Weltlage, nach aller harschen Kritik der Pfannen-

[11] Über die ausbleibende Wirkung fallen in diesem Zusammenhang die Worte, die man ebensosehr mit Bezug auf *Die Zeit* verstanden hat: „Das Stillschweigen war wie Granit, war wie Gas.“ (III, 110).

[12] Vgl. III, 170. Das nimmt vorweg, was in *Bohnenblust* ausgeführt werden wird: Byland nimmt an der Tagespolitik soviel Anteil, daß er ernsthaft irre wird und sich in Behandlung begeben muß; vgl. III, 219.

stieler an der schweizerischen Kulturpolitik, steht die „Landi" prächtig da, und der Aktivdienst macht Stapfer und Byland noch auf der letzten Seite zu Soldaten. In Zollingers Darstellung gerät die Landesausstellung von 1939 ganz unvermutet zu einer Manifestation der Volksversöhnung, zu einer Versöhnung auch von Geist und Macht.[13] Und die letzte Szene, in der Stapfer von Elena, seiner Frau, und von seinem Söhnchen Abschied nimmt, vor dem Hintergrund der von den Höhen herabströmenden wehrhaften Männer, erinnert in ihrem unfreiwilligen Pathos an die Heldendarstellungen des 19. Jahrhunderts. Dieser Schluß bindet die Pfannenstieler endgültig in die Ordnung der Heimat ein: er gibt ihnen in ihrem kulturellen Engagement recht, aber er nimmt sie auch in die staatspolitische Pflicht. Wiederum haftet ihm etwas unverhofft Idyllisches, aber auch Überstürztheit[14] an.

In *Bohnenblust*, dem Roman, den Zollinger als Fortsetzung von *Pfannenstiel* in seinem letzten Lebensjahr niederschrieb, wird die Diskussion mit verteilten Rollen weitergeführt. Die Einbindung in die Ordnung der Heimat, mit der *Pfannenstiel* endete, wird aufgenommen und verstärkt. Allerdings sind die Akzente entschieden anders gelagert: Byland wird zur zentralen Figur, seinen Fährnissen wird vor allem nachgespürt. Ihm geschieht nun, was im *Pfannenstiel* erst angetönt war: sein Geist verwirrt sich. Zur Erholung geht er zu Bohnenblust, dem Erzieher; hier kann er sich mit sich und mit seinen Zukunftsperspektiven – er will Instruktionsoffizier werden[15], er tut sich schwer als Erzieher, und er hat sich von Vreneli, seiner jungen Braut, getrennt –, in Ruhe auseinandersetzen. „Zur Hauptfigur wird Byland, der sich in Schmerzen zur Bejahung der Welt durchringt" (*Briefe*, 382).

Die Titelfigur, der Lehrer Bohnenblust, ist Mentor und Leitfigur in einem, nicht nur für Byland. Mit ihr versucht Zollinger erstmals, eine Figur darzustellen, die sich nicht entwickeln muß, sondern bereits auf dem Höhepunkt der Entwicklung angelangt ist: Bohnenblust ist umfassender Mensch, geeignet, als Erzieher andere Menschen zu beeinflussen und ihnen als Vorbild zu dienen: „Bohnenblust, der Tätige" (*Briefe*, 382). Er ist auch die erste Figur Zollingers seit René Bonval,

---

13 Vgl. III, 173. – Das ist eine Funktion, die die „Landi" unmittelbar vor Ausbruch des Zweiten Weltkriegs für weiteste Kreise der Bevölkerung gehabt hat. In Zollingers Roman kommt diese versöhnte Darstellung aber doch sehr überraschend.

14 Überstürzt, weil dieses Einverständnis mit der Schweiz etwas schnell zustande kommt, überstürzt allerdings auch, weil, wie Wieland zeigt, einige der wichtigeren Spannungsbögen noch ungelöst sind: Stapfers künstlerisches Schaffen, das Schicksal Maries, Byland und Vreneli etc.; vgl. Georges Wieland, *Pfannenstiel und Bohnenblust, zwei Romane von Albin Zollinger*, Arbon 1972, S. 9f.

15 Interessant ist die Parallele dieser Konstellation zu Zollingers erstem Roman: In *Gärten des Königs* wird René ebenfalls wahnsinnig, nachdem der militärische Dienst einen bedeutend größeren Stellenwert einzunehmen beginnt.

die nicht aus der Stadt kommt: „[...] Sommerhimmel und Korn, der Greifensee und das Ried waren um ihn. Er war Lehrer irgendwo hinter dem Pfannenstiel [...]" (III, 181).

Und Stapfer? Seine Bildhauerei rückt deutlich in den Hintergrund – wie denn überhaupt künstlerische Tätigkeit weniger wichtig ist als früher –; wenn er aus Phasen des Aktivdienstes zurückkommt, stellt er seine bildhauerische Arbeit zurück, hilft auf den Höfen seines Dorfes mit und fühlt sich bei dieser handfesten Landwirtschaft ausgeprochen wohl. In dieser Phase sagt er von sich gar: „‚Jetzt bin ich ein Mensch geworden'" (III, 188). Zwar beklagt er im selben Atemzug, daß ihm durch den Dienst die Kunst verfremdet worden sei: „‚Meine Statuen [...] kommen mir vor wie eine graue starre Verschwörung. Der Dienst hat mich eingeebnet [...]'" (III, 188). Aber die Bildhauerei erlangt für ihn nie wieder die Bedeutung, die sie im *Pfannenstiel* hatte – eher geht er den Weg weg von ihr und in die Gemeinschaft der Menschen, indem er zum Beispiel sich aktiv an der Dorfpolitik beteiligt. Dienst an der Gemeinschaft leistet er nicht nur im Militär, sondern auch mit seiner Hilfe für Byland und für Marie, die aus dem kriegsversehrten Frankreich in die Schweiz flüchtet, auf der Flucht ihr Kind verliert und darüber dem Wahnsinn verfällt, schließlich auch für Seume, den Wanderer durch Europa, der in der kriegführenden Alten Welt keinen Platz mehr hat und auf den Pfannenstiel kommt, um zu sterben. Stapfer wird so neben Bohnenblust zum Exempel der tätigen Hilfsbereitschaft und damit des neuen Wertes der Gemeinschaft: „Das Glück ist eine Leistung zunächst deiner selbst, Treue und Ordnung, durch die du dem Ganzen dienst, aus der Ordnung des Ganzen strahlt es auf dich zurück." (III, 362)

Die Diskussionen um die Kulturpolitik werden praktisch nicht mehr geführt.[16] Sie sind abgelöst worden durch Gespräche über das Wesen der Kunst, in denen sich das neue Ideal auf seine Weise manifestiert, ein Ideal, das ebensosehr für das praktische Leben Gültigkeit beansprucht: das der Genialität der Geduld, der Demut, der Herzensbildung, der Einordnung, der Realität des Notwendigen. Der Gewährsmann für diese Werte heißt Stifter. *Nachsommer* und *Witiko* sind nun die Beispiele für diese neue „Moralgesetzlichkeit" der Ordnung (III, 233). Kunst wird nicht entwickelt aus der Gegenwart, um in der Gegenwart zu wirken, wie noch die Statue des Turners von Stapfer in *Pfannenstiel.*

> „‚Was hätte es schon für Aussichten, die Natur nachzuahmen! Die Kunst ist ein Trieb darüber hinaus zum Idealzustand, ein verbissener Ansporn, ihm entgegen-

---

[16] Das geht einher mit dem biographischen Fakt, daß Zollinger in seinen letzten zwei Lebensjahren kaum mehr publizistisch gearbeitet hat.

> zustreben; die Kunst ist Traumvision des Vollendeten. Das Verlangen darnach kann auch im Negativ, in der Demonstration des Unzulänglichen, Hässlichen gefördert werden; doch eignet solcher Kunst, wenn anders ich richtig sehe, etwas absichtlich Pädagogisches, also Außerkünstlerisches; die gültigen Werte ruhn in sich selber scheinbar sinnlos, schön und verträumt wie die Wolke, diese Wolke voll unsichtbarer Fruchtbarkeit.' " (III, 232)

Diese Auffassung von Kunst ist gegenüber den früheren Werken entschieden konservativer geworden, wie sich nicht nur an der diskutierten Auffassung der Kunst zeigt, sondern auch an der praktizierten Kunst Zollingers selbst. Das ist im übrigen verschiedentlich festgestellt worden.[17] Hier interessieren diese Konsequenzen allerdings nicht so sehr wie die Einwirkungen auf die Gestaltung der Figuren.

„... das Positive ist schwerer!" (*Briefe*, 382)

Daß das Positive schwerer darzustellen sei, schreibt Zollinger über seinen *Bohnenblust* an Georg Thürer.[18] Wie schwierig es ist, zeigt sich an Byland und Stapfer ebensosehr wie an Bohnenblust, an den Figuren, die aus dem früheren Roman übernommen werden wie an derjenigen, die für den zweiten neu geschaffen wird. Schwierig nicht nur, weil bei der „negativen", kritisierenden Darstellung die Vollmundigkeit weniger verdächtig ist als bei einer positiven, eine Erfahrung, die Zollinger gerade auch mit seinen journalistischen Arbeiten gemacht haben dürfte. Schwierig auch nicht nur, weil der Kontrast zwischen dem kritischen Grundton und den lyrisch schwelgenden Naturschilderungen wegfällt – was bleibt, ist fast zuviel des Schönen.

Schwierig vor allem, weil mit den positiven Figuren eine Entwicklung beinahe nicht mehr möglich ist – Bohnenblust ist einfach da, in aller Herzensgüte und Menschlichkeit, die er hat; er entwickelt sich keinen halben Zentimeter weiter. Es ist bemerkt worden, daß keine Figur in Zollingers Werk so sorgfältig eingeführt worden sei wie er,[19] und trotzdem bleibt er am Ende einfach weg, kommt nur noch durch eine Schüleraufführung vor, verschwindet sozusagen vor lauter Ritterlichkeit. Bohnenblust hätte eigentlich fast alles, was der ganze Mensch Zollingers braucht, aber er bleibt merkwürdig blaß, wenig konturiert; er wird keine der wenigen runden Figuren Zollingers.

---

[17] Vgl. Zollingers Bemerkungen zu *Die grosse Unruhe* (VI, 252ff., v.a. 255). Vgl. a. z.B. Thomke, Helmut, ‚Albin Zollinger' in: *Bürgerlichkeit und Unbürgerlichkeit in der Literatur der Deutschen Schweiz*, hrsg. von Werner Kohlschmidt, Bern & München 1978, S. 137-158, hier S. 151ff.

[18] Vgl. a. III, 331; Vgl. dagegen Paul Häfliger, *Der Dichter Albin Zollinger 1895-1941*, Fribourg 1954, S. 116.

[19] Vgl. Wieland a.a.O., S. 31.

Stapfer wiederum, der im *Pfannenstiel* mannigfache Kämpfe durchzustehen hat, solche mit den Frauen in seinen Beziehungen, solche durch seine Auffassung von der Moral als auch solche in der Kulturpolitik, kommt zu einem Punkt in seiner Entwicklung schon vor *Bohnenblust*. Am Ende von *Pfannenstiel* hat er sich als Bildhauer durchgesetzt, hat er nach manchen Irrungen seine Frau gefunden, hat er auch sein Haus fertig gebaut. Er als ganzer Mensch ist also schon im *Pfannenstiel* beinahe fertig – noch nicht ganz. In *Bohnenblust* wird er eigentlich außerhalb der Themen, die ihm im *Pfannenstiel* gesetzt worden sind, zum ganzen Menschen. Aber er gerät dabei etwas in den Hintergrund; er ist sozusagen nur noch dazu da, die Stifterschen Themen auch an einer alten Figur auszuprobieren.

Bleibt Byland. Er, der kritisierende Heißsporn aus dem *Pfannenstiel*, der sich nach seinen kulturpolitischen Erfahrungen schwer tut mit seiner Heimat: er weist ein reiches Potential für die Entwicklung zum ganzen Menschen auf. Daß er, am deutlichsten das alter ego Zollingers, der geistigen Verwirrung anheimfällt, erklärt sich zum einen wohl aus der Fülle dessen, was er sich vorgenommen hat. Zum anderen aber zeigt seine Verwirrung etwas von der Plötzlichkeit, mit der die umfassende Versöhnung rund um ihn herum geschehen ist: Die Menschen um ihn herum leben beständige Beziehungen – und bestünden sie wie bei Bohnenblust aus entsagender Liebe; nur er kommt mit seinem Vreneli nicht ins Reine. Die Männer rund um ihn herum haben einen Weg gefunden, auf dem sie mit ihrer Heimat, mit den Mitbürgern auskommen können. Nur ihm bleibt die Wahl des Weges unklar, nur er tut sich schwer mit dem Erziehen und den Bürgerpflichten. Die Menschen rund um ihn herum haben ihre Gefühle ganz ins Positive und Klare kehren können, mit Ausnahme von Marie – und ausgerechnet er, Byland, versteht sich besonders gut mit ihr ...

Sein Tod am Schluß kommt sehr plötzlich. Überraschend ist dieser Ausgang eigentlich nicht, obwohl Byland gerade erst begonnen hat, sich als Instruktionsoffizier wirkliche Lorbeeren zu verdienen. Aber abrupt ist dieser Romanschluß noch so sehr wie die früheren Romanschlüsse, auch wenn ihm alles Idyllische nun gänzlich fehlt. „Er bezeichnet ein eigentliches Fahrenlassen des Helden [...]",[20] desjenigen unter Zollingers Helden, der sich nach René Bonval am wenigsten anpassen konnte. Erzähllogisch gesehen, ist mit ihm eine Auflösung, wie sie sogar mit Stapfer gelang, nicht mehr denkbar.

20 Wieland a.a.O., S. 17.

Harmonie und Auflösung

Die Erzählung *Das Gewitter*, von der wir ausgegangen sind, ist geprägt von einem erstaunlich starken Drang nach Harmonie. In genretypischer Kürze schildert sie den Weg zum ganzen Menschen, einen Weg, den die Hauptfiguren erfolgreich zurücklegen. Damit ist auch die Erzählung selbst erfolgreich, in einem Maß, wie es bis anhin kein Roman Zollingers war. Auf einige Besonderheiten bleibt hinzuweisen: Hauptfigur ist auch hier der Mann, Condrau. Obwohl in den großen Romanen keine Frauenfigur derart stark im Vordergrund steht wie Jenny, keine Frauenfigur eine so detaillierte Entwicklung durchmacht wie Jenny, keine auch nur annähernd so stark und vergleichsweise selbständig ist, so daß in der Erzählung beinahe ein Gleichgewicht herrscht zwischen dem Mann und der Frau, ist er der Künstler, der nun eine mustergültige Ehe aufbaut, in erneuter Einlösung des hohen Anspruchs von Stapfer: „‚Dem Künstler, wenn ihm die Ehe gelingt, gelingt sie schöner als dem Bürger.'" (III, 42). Allerdings wird das Ideal der Ehe zunächst nicht vom Künstler entwickelt, sondern aus der reichen Erfahrung der Großmutter. Und was sie sagt, erinnert zum einen sehr an das, was Stapfer, Bohnenblust und Byland diskutieren, als sie über die Vorbildhaftigkeit Stifters sich einig werden.[21] Zum anderen aber ergibt sich eine Verbindungslinie bis zurück zum Schluß von *Die grosse Unruhe*: wenn die Großmutter vom „Leben der Ordnung" spricht (V, 265), klingt dahinter von Tscharners Rede von der Genialität der Einordnung (vgl. II, 507), liegt unmittelbar daneben die „Genialität der Geduld" (III, 232), die in *Bohnenblust* evoziert wird; wenn das traute Heim der jungen Condraus gepriesen wird (vgl. V, 293), sind die „Lampenabende", auf die von Tscharner nach seiner Rückkehr hofft (II, 505), ebenso nahe wie der „Lampenfriede" Stapfers (III, 187).

Hier wird vorgeführt die geglückte Entwicklung, die in den Büchern früher einfach nicht hat gelingen wollen. Interessant sind die Rahmenbedingungen: Im *Gewitter* ist zum einen der Künstler kein schwergewichtiger, kein ‚richtiger' Künstler mehr, sondern ein von der Gesellschaft akzeptierter, lohnabhängiger Dessinateur. Zwar wird auch Condrau als Künstler bezeichnet, aber in früheren Texten waren Künstler etwas anderes, konnte Kunst nicht in den ‚weltlichen' Dienst einer Sache genommen werden. So baut auch Stapfer sein Haus – aber da ist die Rede von der Handfertigkeit und dem guten Auge Stapfers; seine

---

[21] Stifter wird in dieser Erzählung nicht explizit erwähnt. Aber sie bringt die Absage von einem der wichtigsten frühen Bezugsdichter Zollingers: von J.P. Jacobsen. Jenny entspricht keineswegs dem Ideal der Jacobsen-Frauen, sondern ist, wie Condrau konstatiert, „lebenskräftiger" (V, 247). Dieses Kompliment verbindet sie aufs engste mit Condrau selbst, dessen Vorname durchaus Programm ist.

Kunst ist fremd im wohnlichen Haus (vgl. III, 188, 236). Und während sich Kunst bei Condrau in Künstlerallüren wie dem eigenmächtigen Umgang mit der Arbeitszeit erschöpft, ringt Stapfer in *Pfannenstiel* ernsthaft und hart um seine Kunst. In *Bohnenblust* wird das nicht mehr aufgenommen - die Bildhauerei wird nur noch sporadisch weitergeführt, und das Ringen hat einer heiter fragenden Abgeklärtheit Platz gemacht. Zum anderen ist er auch nicht in irgendeiner Weise Erzieher wie noch Stapfer oder wie Bohnenblust, auch kein Zerrissener wie Byland. Und zum dritten beginnt er nicht in der Stadt, sondern in einer Kleinstadt, und er zieht noch stärker aufs Land. Stapfer zieht ja ebenfalls aufs Land, an den Pfannenstiel, aber so, daß er der Stadt noch zugewandt bleibt. Nur Bohnenblust, dessen Entwicklung ja schon vor seinem Eintritt in die Romanhandlung abgeschlossen ist, wohnt noch hinter dem Pfannenstiel, in einer Landschaft, die derjenigen der Familie Condrau am ehesten gleicht. Seine Welt ist allerdings eine aus „Grossvätertagen" (III, 229).

So läßt sich also durch die großen Erzählwerke Zollingers ein Bestreben vom halben Menschen zum ganzen hin ausmachen. Aber diese Entwicklung wäre eine durchaus zwiespältige Angelegenheit, realisierbar nur im Verzicht auf das Künstlertum, in der Idylle, in der Traumvision aus Großvätertagen, nicht jedoch in der Gegenwart?

Silvia Henke, Basel

Le visage détruit. Ansichten und Selbstansichten in Marguerite Duras' Autobiographie *L'Amant*

1. Ein Gesicht, keine Geschichte

1984 erscheint Marguerite Duras erster explizit autobiographischer Text, *L'Amant*. Er erzählt aus einem Leben, dessen Geschichte, wie das autobiographische Ich auf den ersten Seiten erklärt, nicht existiert:

> „L'histoire de ma vie n'existe pas. Ça n'existe pas. Il n'y a jamais de centre. Pas de chemin, pas de ligne. Il y a de vastes endroits où l'on fait croire qu'il y avait quelqu'un, ce n'est pas vrai il n'y avait personne." (A 14)[1]

Wie beginnt eine Autobiographie, die ohne die Linien einer Geschichte auskommen muß?

Sie beginnt, wie der Titel erwarten läßt, mit einem anderen. Noch nicht mit dem Liebhaber, sondern einem anonymen Mann, dessen Blick auf die autobiographische Erzählerin ihre Anwesenheit im Text vermittelt. Vor diesem Blick liegt nichts. Was in ihm auftaucht, ist das Gesicht der Erzählerin und zwar: ihr altes Gesicht, das dem Unbekannten im Unterschied zu den meisten Leuten besser gefällt als ihr junges Gesicht: „... j'aimais moins votre visage de jeune femme que celui que vous avez maintenant, dévasté." (A 9)

Somit beginnt der Text mit einem Augenblick und dem Unterschied, den dieser entwirft, genauer: mit der Differenz von zwei Gesichtern, die sich in der kurzen ersten Sequenz des Textes übereinanderlegen. Und weil es in einer Autobiographie um Identität geht, exponiert der fremde Blick im selben Zug die Frage nach dem Identitätswert dieses Gesichts, vielmehr: die Frage nach dem wahren Gesicht. Denn anders als in allen früheren Texten von Duras, die zum Teil dieselben autobiographischen Elemente enthalten wie *L'Amant*, dort aber durch Namensänderungen deutlich als Fiktion gekennzeichnet sind[2], versucht dieser Text die Methoden der Authentifikation eines autobiographi-

---

[1] Alle Textzitate aus Marguerite Duras, *L'Amant*, Editions de Minuit 1987, sind im Folgenden mit der Sigel (A) versehen.

[2] Vor allem: *Un barrage contre le pacifique* (1950), *Le Vice-Consul* (1965), *L'Amour* (1971) und *La Femme du Gange* (1973). Nach Lejeune schließt die Nicht-

schen Ich. Zum Beispiel mit dem narzißtischen Blick auf das eigene Gesicht, das wie eine Identitätsakte in den ersten Seiten auftaucht. Wie aber kann ein Gesicht wahr scheinen?

Als Referenzpunkt autobiographischen Schreibens ist das Gesicht gleichzeitig einfacher und komplexer als das Herz, das für die Autobiographie in der Tradition Rousseaus der Anlaß von Selbstenthüllung ist: einfacher deshalb, weil das Gesicht eine sichtbare Synekdoche der Persönlichkeit ist, somit immer eine äußerliche Betrachtung finden kann, komplexer insofern, als seine Beschaffenheit der Lektüre mehr Widerstand leistet als das Herz – die Herzensschrift braucht sich nicht um die Struktur des Herzmuskels und die Proportionen der Herzkammern zu kümmern, ihr genügt die einfache Tatsache des Herzschlags.[3] Wenn das Gesicht der Schreibenden als Blickfang am Eingang des Textes figuriert, enthält es mehr als die Aussage ‚es gibt mich', wie sie etwa auch der Eigenname leistet, sondern gibt die Anweisung, hinzusehen: ‚seht her, es gibt mich'. Denn im Gesicht steht immer schon etwas geschrieben, das auf eine Enthüllung wartet: es ist immer Ausdruck von etwas[4], und dieses etwas muß sich in ihm eingetragen haben.

Angestiftet durch den fremden Blick, richtet das Ich des Textes nun den Blick auf das eigene Gesicht, um diese Geschriebenheit einer Lektüre zu unterziehen:

> „Très vite dans ma vie il a été trop tard. A dix-huit ans il était déjà trop tard. Entre dix-huit ans et vingt-cinq ans mon visage est parti dans une direction imprévue. A dix-huit ans, j'ai vieilli. [...] Ce vieillissement a été brutal. Je l'ai vu gagner mes traits un à un, changer le rapport qu'il y avait entre eux, faire les yeux plus grands, le regard plus triste, la bouche plus définitive, marquer le front de cassures profonds. Au contraire d'en être effrayé j'ai vu s'opérer ce vieillissement de mon visage avec l'intérêt que j'aurais pris par exemple au déroulement d'une lecture. [...] Ce visage-là, nouveau, je l'ai gardé. Il a été mon visage." (A 10)

Identität von Autor- und Figurennamen die Möglichkeit, einen Text als Autobiographie aufzufassen, aus. Vgl. Philippe Lejeune, *Le pacte autobiographique*, Editions du Seuil 1975, S. 28.

3 Rousseaus berühmte Formel der Selbstoffenbarung, mit der er seine *Confessions* eröffnet, wonach jedermann in seinem Herzen lesen solle – „je veux que tout le monde lise dans mon coeur" – erzeugt dagegen als rein metaphorisches Versprechen auf der Ebene der Textoberfläche eine eigentümliche Leere. Oder zumindest: eine weitgehende Unleserlichkeit.

4 Vgl. dazu Charles Grivel, ‚Die Identitätsakte bei Balzac. Prolegomena zu einer allgemeinen Theorie des Gesichts'. In: Gumbrecht/Stierle (Hrsg.), *Honoré de Balzac*, München 1980. Grivels Aufsatz ist ein methodisch sehr schön reflektierter Versuch, eine allgemein semiotische Theorie des Gesichts, wie sie sich in einer strukturalen Textanalyse Balzacs entwerfen läßt, mit einer Studie der historischen Voraussetzungen der Physiognomik lavaterianischer Ausprägung zu verbinden.

Auf der Folie eines anderen, vergangenen, ist ihr Gesicht also eigentümlich und unverkennbar geworden: mon visage. Zwar nicht das rousseausche „moi, moi seul"-Axiom, aber immerhin die Vermutung, daß ein Gesicht nicht jedermann sein kann: „Je ne sais pas, si c'est tout le monde" (A 10). Doch ist es keine physiognomische Beschaffenheit, die seine Identität ausmacht, sondern sein Gewordensein, die Folge eines gewaltsamen Wandels. Die Wahrheit des Gesichts läge also in seinem Gezeichnetsein, in den Spuren, die es nicht selbst hervorgebracht hat, sondern die das Leben, das heißt: die andern und die Zeit auf ihm hinterlassen haben. Sein Eins- und Einzigsein durch die Zeit beruht somit auf seinem Alter, das heißt: auf Zerstörung:

> „J'ai un visage lacéré de rides sèches et profondes, à la peau cassée. Il ne s'est pas affaissé comme certains visages à traits fins, il a gardé les mêmes contours mais sa matière est détruite. J'ai un visage détruit." (A 10)

Die Gesichtslektüre ist nicht auf ein charakteristisches Merkmal zentriert, sondern läuft auf einen definitiven Ausdruck hinaus, in einem Satz, der die ganze Entzifferung wie eine *subscriptio* retroaktiv festlegt: „J'ai un visage détruit." Als Ruine kann das Gesicht wie ein Denkmal Geschichte aufbewahren, Vergangenheit und Gegenwart zusammenschließen: „il a été mon visage" – „j'ai un visage détruit".

In dieser Selbstansicht nimmt das Gesicht den Platz der fehlenden Eigennamen, der ungewissen Daten („Un jour") und unpräzisen Ortsangaben („dans le hall d'un lieu public", A 9) ein: es tritt an die Stelle der nicht-existierenden Geschichte. Zunächst, weil seine Existenz nicht zu leugnen ist – obschon verschwiegen wird, ob die Erzählerin bei ihrer Gesichtslektüre in einen wirklichen oder imaginären Spiegel blickt – vor allem aber, weil es selbst eine Geschichte hat: es hat Geschichte und damit auch etwas zu erzählen. Seine narrative Funktion wird damit eine merkwürdig doppelte: wenn es einerseits die Erzählung begründet, verlangt es doch seinerseits, erzählt zu werden, und keine Beschreibung kann dieses Verlangen befriedigen – jedes Detail verlangt noch mehr Erzählung, weil jede Enthüllung ein Rätsel aufgibt: das Rätsel des ‚brutalen Alterns' mit achtzehn Jahren, das Rätsel des entschiedenen Mundes, des traurigen Blicks. So taucht das zerstörte Gesichtsmaterial als Antwort und Frage in einem auf.

Wenn das Gesicht in dieser Beschriebenheit als Vorzeichen und Voraussetzung der autobiographischen Erzählung auftaucht, stellt sich die Frage nach der hermeneutischen Projektion, die in jeder physiognomischen Semiotik wirksam ist, indem sie den zu erwartenden Sinn der enthüllenden Erzählung bereits in sich birgt. Denn gerade weil das Gesicht nicht ganz ausgesagt werden kann – und darin ist es dem Herz als Motor autobiographischen Schreibens wieder sehr ähnlich – , entwirft es ein Schema des ‚Sagen-Wollens'[5] und kann die Wahrheit, die man in ihm suchen möchte, immer nur versprechen, nie aber einlösen.

Der Erzählanfang von *L'Amant* leistet, indem er den selbstidentifizierenden Blick der Schreibenden einsetzt, diese genretypische Authentifikation, weil es nicht möglich ist, eine Gesichtsbeschreibung nicht als Ausdruck von Persönlichkeit aufzufassen, ihr keinen Sinn zuzusprechen, der die Lektüre orientiert. Und daß es genau die scharfe Gezeichnetheit des Gesichtes ist, die eine Persönlichkeit affirmiert, gehört sowohl zum ideologischen System der lavaterianischen Semiotik wie zur narrativen Logik Balzacs.[6] So ist es vielleicht auch nicht weiter erstaunlich, wenn eine Duras-Interpretin den Text in die Tradition des ‚aveu' und des balzacschen ‚tout-est-vrai'-Stils stellt.[7] Nun läßt sich kein Erzähltext des 20. Jahrhunderts ohne weiteres an den Balzacschen Realismus anschließen – und schon gar nicht der Text einer in der Fiktion so begabten Erzählerin wie Marguerite Duras. Wenn sie in ihrer Autobiographie die Mittel der Authentifikation über das Gesichtsbild erprobt, so entwirft sie mit denselben Mitteln auch eine Gegenstrategie. Dazu gehört zunächst die ruinöse Bilanz ihrer Gesichtsgenealogie, die jenes Maß an positiver Deformation übersteigt, das innerhalb eines ideologischen Bezugsrahmens der Physiognomik die moralische Integrität des Gesichtsträgers garantiert.[8] Als radikaler Schlußstrich am Anfang des Textes leistet der Satz vom zerstörten Gesicht mehr, als Interesse zu wecken für das Ich der Autobiographie. Die Absolutheit der Aussage überspannt die (ideologische) Analogie von äußerer Erscheinung und innerem Wesen insofern, als der Umkehrsatz ‚ich habe eine zerstörte Persönlichkeit' zwar nicht unmöglich, aber ein unwahrscheinliches Wagnis ist. Zudem – und das ist eine interessante Nuance – wird genau dieser absolute und prägende Ausdruck des Gesichts von der ersten Beschreibung durch den Fremden zur Selbstbeschreibung vari-

---

[5] Ein Schema, so Grivel, das man in jedem Gesicht entdecken muss, wenn man ihm seinen idealistischen Aussagewert, wonach sich jedem Zug ein Sinn zuordnen läßt, abspricht – eine Absage, die er als strukturaler Gesichtsleser leisten muß. Vgl. Grivel, a.a.O., S. 92 und 104.

[6] Grivel folgert aus den lavaterschen physiognomischen Regeln, daß ein positiver Zug eines Gesichts stets ein stark ausgeprägter ist: „Geringe Ausgeprägtheit des Zugs bezeichnet einen geringen Wert seines Trägers, und ein jungfräuliches Gesicht ist gleich null." a.a.O., S. 98.

[7] Carol J. Murphey, ‚Duras' *L'Amant*: Memories from an absent Photo', in: Sandford Scriber Ames, *Remains to be seen. Essays on Marguerite Duras*. New York – Bern – Frankfurt/Main – Paris 1988, S. 172f.

[8] Gemäss Regel 6 der *Physiognomischen Regeln* müßte es heißen: ‚wessen Gesicht zerstört, dessen Denkungsart und Charakter zerstört'. Lavater, *Vermischte physiognomische Regeln – ein Manuskript für Freunde*, o.O. 1802, S. 10. (Zitiert in Grivel, a.a.O. S. 100.)

iert: „votre visage [...] dévasté" (A 9), „J'ai un visage détruit" (A 10). Die semantische Differenz von ‚verwüstet' zu ‚zerstört' ist zwar gering, aber nicht unerheblich. ‚Dévasté' im figurativen Sinn gibt es nur für das Herz oder die Seele, im konkreten Sinn kann es eigentlich nur auf einen Unfall oder eine Katastrophe hinweisen. Was diese Beschreibungsvariante aber über die semantische Differenz hinaus aufzeigt: die Wahrheit des Gesichts ist eine Frage der Bezeichnung und somit eine bewegliche. Jeder Ausdruck, der in ihm abgelesen wird, wird ihm im selben Zug hineingeschrieben. Die Gesichtsoberfläche ist nicht anders als die Textoberfläche ein inauthentisches Zeichensystem, dessen Entzifferung durch keine innere Wesenheit gesichert ist. Wenn es erzählt wird, geht das Gesichtete dem Erfundenen nicht voran: „J'invente, je vois" – nicht umgekehrt sagt es der Erzähler von *Lol V. Stein.*[9]

2. Ein Photo ohne Alibi

Wenn jede (Selbst-)Ansicht wesenmäßig unvollständig ist und keine Projektion auf ein Inneres diese Unvollständigkeit zudeckt, kann ein einzelnes Bild immer nur Identität versprechen, nie aber erfüllen. Und so muß jedem Bild ein weiteres hinzugefügt werden. Darin entwickelt Duras in ihrem Erzählanfang die stärkste Gegenstrategie zur hermeneutischen Analogie von Innen und Außen: statt den Blick durch Reflexion zu ergänzen und ihn auf eine innere Wahrnehmung zu lenken, läßt sie ihn auf der Oberfläche abgleiten. Und fügt der Äußerlichkeit eine weitere Äußerlichkeit hinzu: dem Spiegelbild eine Photographie.

Das Photo heißt zuerst nur „une image", ein Bild, das sich schon ganz zu Beginn völlig unvermittelt zwischen die zwei Gesichtsbeschreibungen schiebt:

> „Je pense souvent à cette image que je suis seule à voir encore et dont je n'ai jamais parlé. Elle est toujours là dans le même silence, émerveillante. C'est entre toutes celle qui me plaît de moi-même, celle où je me reconnais, où je m'enchante." (A 9)

Ein noch nie gesehenes, nie besprochenes und nicht sprechendes Bild, das hier gar nicht zum Bild wird, sondern nur in seiner ganz privaten Wirkung erwähnt wird: es gibt zu erkennen, gefällt, bezaubert. Später ist von diesem Bild als von einer Photographie die Rede; es scheint zu einer Serie von Photos zu gehören, die verstreut im ganzen Text auftauchen und ihm ein Familienphotoalbum zugrunde legen, das damit Auslöser und Unterlage der Autobiographie wird.

Die Betrachtung einer Photographie ist neben dem Bild, das unter fremdem Blick auftaucht, und neben dem Blick des Ich in den Spie-

[9] Duras, *Le Ravissement de Lol V. Stein*, Editions Gallimard 1964, S. 56.

gel die dritte konkrete Motivation, in einer Autobiographie das eigene Gesicht auftauchen zu lassen. Anders als das Spiegelbild hat das photographierte Ich keine Gegenwart, es wird zu einem der Zeit entrissenen Fragment, das eine zeitliche Dissoziation in das Selbst der Erzählenden einführt: immer hat sich zwischen der Betrachtenden und der Betrachteten, zwischen Subjekt und Objekt etwas ereignet, und immer ist ganz gewiß, daß es – nach dem, was Roland Barthes das Interesse oder das Noèma der Photographie nennt – den photographischen Referenten gegeben hat:

> „Le nom du noème de la Photographie sera donc: ‚*Ça a été*', ou encore: L'Intraitable. En latin [...]: ‚*interfuit*': cela que je vois s'est trouvé là, dans ce lieu qui s'étend entre l'infini et le sujet (*operator* ou *spectator*); il a été là, et cependant tout de suite séparé; il a été absolument, irrécusablement présent, et cependant déjà différé. C'est tout cela que veut dire le verbe *intersum*."[10]

In der Gewissheit dieses Da-Gewesenseins verhilft die Photographie dem autobiographischen Ich zwar zu einer unbestreitbaren Anwesenheit, doch liefert sie auch gleichzeitig ein Selbst, das sich aus der Hand geben kann: ein Photo lässt sich im Unterschied zum Spiegelbild herzeigen. Es ist die rein deiktische Funktion der Photographie, ihr „voici"[11], mit dem die Erzählerin den Leser zum Zuschauer macht, wenn sie seine Aufmerksamkeit immer wieder auf dieselbe schweigsame Photographie lenkt:

> „Que je vous dise encore, j'ai quinze ans et demi. C'est le passage d'un bac sur le Mékong." (A 11)

Und später, zum selben Bild:

> „Sur le bac, regardez-moi. Je les ai encore. Quinze ans et demi." (A 24)

Es ist der Blick auf diesen Ausschnitt photographierter Existenz auf einem Schiff, einer Überfahrt, einem Zwischenraum von Existenz, den die Erzählerin zum kruzialen Moment ihres autobiographischen Vorhabens macht. Der autobiographische Pakt, so scheint es, wird mit diesem Bild passagerer Existenz über einen Dritten im Bund geschlossen: mit dem ersten Beobachter der Szene, einem, der die Erzählerin in diesem Moment erfaßt und abgelichtet hat, einem, der in der linien- und zentrumslosen Lebensgeschichte etwas Notables[12] herausgesehen hat.

---

[10] Roland Barthes, *La chambre claire. Note sur la photographie*, Editions de l'Etoile, Gallimard, Le Seuil, 1980, S. 120f.

[11] „La photographie n'est jamais qu'un chant alterné de ‚voyez', ‚vois', ‚voici'." Barthes, a.a.O., S. 16.

[12] Vielleicht habe die Photographie, so Barthes, einmal zuerst das Notable festgehalten, bald aber in einer Umkehrung, das zum Notablen gemacht, was sie photographiert hat. Barthes, a.a.O., S. 60.

Soviel zumindest könnte ein Photo als Mittel der Authentifikation leisten – wenn es denn existierte. Es ist ja aber gerade der Charme und die Schwierigkeit dieses Bildes, daß es niemand außer der Erzählerin gesehen hat – damit muß sie konsequenterweise die dokumentarische Sicherheit photographisch erfaßter Wirklichkeit im selben Moment, in dem sie sie beschwört, wieder verabschieden und das Bild im Konjunktiv der Fiktion belassen – ‚une photo qui aurait pu être prise':

> „C'est au cours de ce voyage que l'image se serait détachée, qu'elle aurait été enlevée à la somme. Elle aurait pu exister, une photographie aurait pu être prise, comme une autre, ailleurs, dans d'autres circonstances. Mais elle ne l'a pas été. L'objet était trop mince pour la provoquer. Qui aurait pu penser à ça?" (A 16f.)

Nicht, weil niemand zugegen war, um das Bild, mit dem die Geschichte der Schreibenden beginnen müßte, zu sichern, sondern: weil damals niemand daran *gedacht* hat, bleibt es als visuelles Bild in einem merkwürdigen Status zwischen Sein und Nicht-Sein. Das Leben ist kein Photoroman, in dem ein unsichtbarer Autor die wichtigen Ereignisse im voraus weiß und im richtigen Moment einen Photographen bestellen kann:

> „Elle n'aurait pu être prise que si on avait pu préjuger de l'importance de cet évènement dans ma vie, cette traversée du fleuve. Or, tandis que celle-ci s'opérait, on ignorait encore jusqu'à son existence. Dieu seul la connaissait. C'est pourquoi, cette image, et il ne pouvait pas être autrement, elle n'existe pas. Elle a été omise. Elle a été oubliée. Elle n'a pas été détachée à la somme. "(A 17)

Erst Lebensdokument, dann mögliches, aber ausgelassenes und zuletzt unmögliches Bild – „et il ne pouvait pas être autrement" – wird hier der Weg vom Authentischen zum Fiktionalen, vom visuellen zum Erinnerungsbild begangen. Nach der zerstörten Identitätsakte ‚Gesicht' wird mit dem fehlenden Photo jede überprüfbare Referenz der Schreibenden getilgt. Das Schreiben nimmt seinen Anfang nicht in einer historisch oder visuell beglaubigten Wirklichkeit, sondern genau im Fehlen derselben. Das einzige Alibi des Photos ist es, kein Alibi zu haben:

> „C'est à ce manque d'avoir été faite qu'elle doit sa vertu, celle de représenter un absolu, d'en être justement l'auteur." (A 17)[13]

Um in die Geschichte, die es zu erzählen gäbe, eingeschlossen zu sein und ihr Autor zu werden, darf das Bild sich nicht als Anschaubares konstituieren: das Absolute, das es damit repräsentiert, ist alles, was ihm fehlt, was noch nicht entwickelt, nur Bild eines Bildes ist. In andern Worten: Gerade das Fehlen des Bildes weckt die Erinnerung und damit den Wunsch nach einem Bild. Und dieser fordert die Erzählung

[13] Die absolute, nicht photographierte Photographie sollte ursprünglich dem Buch den Titel geben: ‚*L'image absolue*' – so Duras in einem Interview mit dem *Nouvel Observateur* Nr. 57, 28. September 1984, S. 52.

heraus. Während sich die Photographie in ihrem bestechenden Festhalten von Anwesenheit jeder weiteren Entwicklung und jeder narrativen Expansion entzieht[14], hilft sie dem Vergessen: „La photo aide à l'oubli", schreibt Duras in *La Vie Matérielle*[15]. Deshalb braucht das unentwickelte Bild die Erinnerung und die Schrift. Es ist nie ganz da, die Erzählerin läßt es immer wieder *beginnen* – „l'image commence..." (A 45) – und in seinem doppelten Status von erinnerter Wirklichkeit und visueller Fiktion verschiebt es das Wahrheits- und auch das Wahrscheinlichkeitsversprechen des autobiographischen Paktes: nicht wahr scheinen, sondern glauben, daß man als das erscheint, was man sein möchte:

> „Ce que je veux paraître, je le parais, belle aussi si c'est ce que l'on veut que je sois, belle ou jolie, jolie par exemple pour la famille, pas plus, tout ce que l'on veut de moi je peux le devenir. Et le croire." (A 26)

Wie mit der fehlenden Geschichte wird mit dem nicht photographierten Bild die Präsenz der Abwesenheit in den Text der Autobiographie eingelassen. Wenn sich weder die Gewißheit einer Geschichte noch die der Bilder vor dem Schreiben konstituiert haben, wird Sein zum Experiment und zur rein subjektiven Evidenz: glauben, man sei das, was man zu sein scheinen möchte. Mit dieser Form von Selbstbezug öffnet sich der autobiographische Text allen Möglichkeiten der literarischen Fiktion. Indem er sich zwischen So-Sein und So-Scheinen ansiedelt, thematisiert er nicht nur den Übergang von Wirklichkeit zur Fiktion, sondern enttarnt die erprobten Mittel der Authentifikation im autobiographischen Schreiben selbst als fiktional. Der Glaube an die Wahrsagung des zerstörten Gesichtes bleibt damit ebenso dem überlassen, der es dechiffriert – dem Leser als Zuschauer –, wie die Erzählerin es sich selbst überläßt, an die Schönheit ihres Gesichtes zu glauben. Es ist das sehende Gesicht, „le visage voyant", das im Unterschied zum gesehenen Gesicht den Blick auf das Experiment der Zeit richten kann:

> „Tout a commencé de cette façon pour moi, par ce visage voyant, exténué, ces yeux cernés en avance sur le temps, *l'expériment*." (A 16).

Die Erzählerin blickt auf die Erzählte zurück, die ihrerseits der Zukunft entgegenblickt. Die Blicke, die so gegeneinander konvergieren, restituieren gerade kein Objekt, sondern sein Auftauchen in der Erinnerung:

---

[14] „Ruse du vocabulaire: on dit ‚développer une photo'; mais ce que l'action chimique développe, c'est l'indéveloppable, une essence (de blessure), ce qui ne peut se transformer, mais seulement se répéter sous les espèces de l'insistance (du regard insistant). Ceci rapproche la photographie (certaines photographies) du Haïku. Car la notation du Haïku, elle aussi, est indéveloppable: tout est donné, sans provoquer l'envie ou même la possibilité d'une expansion rhétorique." Barthes, a.a.O., S. 81.

[15] *La Vie Matérielle*, P.O.L. Editions 1987, S. 100.

ein Objekt, das da und nicht da ist, exponiert und vergangen im gleichen Zug. Aber in dieser spezifischen Zeitlichkeit der Erinnerung als Anhaltspunkt von Identität ist auch die Erinnerung nie genau dort, wo das Schreiben stattfindet[16], und so muß es zu einer ständigen Passage zwischen Subjekt und Objekt kommen, zwischen ‚*je*' und ‚*elle*'. Diese Passage vollzieht sich zum ersten Mal während der Flußüberfahrt, die damit in mehrerer Hinsicht zur Metapher für einen Zwischenraum der Existenz wird: zwischen zwei Orten, zwischen den Jahreszeiten – „il n' y a pas de saisons dans ce pays-là" (A 11) –, zwischen Kind und Frau, zwischen Familie und Liebhaber, zwischen Vergangenheit und Vergegenwärtigung, zwischen Subjekt und Objekt: aus „je" wird „la petite", als der Fährmann – „le passeur" (A 30) – mit ihr zu sprechen beginnt, dann aber „la jeune fille", als der Mann aus der Limousine, ihr zukünftiger Liebhaber, der sie bis dahin nur angesehen hat, zu ihr kommt und sie anspricht (A 42). Als Angesprochene und Gemeinte verschafft sie sich sich selbst zum Objekt: „elle", „la petite", „la jeune fille", „l'enfant", „l'enfant blanche", aber meist nur „elle". Diesem Gleiten zwischen Erzählsubjekt und Erzählobjekt entspricht das Ineinandergleiten der Erzählzeiten, die sich bisweilen in einer Passage vom Präsens bis ins Plusquamperfekt überlagern:

> „Je caresse son corps dans ce bruit, ce passage. La mer, l'immensité qui se regroupe, s'éloigne, revient. Je lui avais demandé de le faire encore et encore. De me faire ça. Il l'avait fait." (A 55)

In solch zeitlichen Überblendungen wird die chronologische Abfolge von Ereignissen instabil und gleicht sich dem heterarchischen Ineinander von Gedächtnisinhalten an. Mit der „traversée" und der „passage", die sowohl Metapher im konkreten Wortsinn wie gleitende Bewegung ist, ist der Anfang der Erinnerungsarbeit des Schreibens bezeichnet: Übersetzung und Übertragung. Und wenn der Fluß eine traditionelle Metapher für das Leben ist, so liegt der Anfang des Schreibens nicht *im* Fluß des Lebens, sondern quer dazu: in der Überquerung des Flusses, einer Bewegung, die von keinem Standbild abgelichtet werden kann.

So wie sich das enthüllte und doch nicht zu Ende geschriebene Gesicht am Texteingang vom statischen „visage détruit" zum beweg-

[16] „Jeder von Ihnen der schreibt, versucht sich zu erinnern was er im Begriff ist zu schreiben und Sie werden sofort sehen wie leblos das Geschriebene wird, das ist warum erklärendes Schreiben so langweilig ist, weil alles erinnert, das ist warum Illustration so langweilig ist, weil man sich daran erinnert wie jemand aussah und man seine Illustration so aussehen läßt" so lautet diese Ansicht in den Worten Gertrude Steins. Zeit, Identität und Erinnerung seien zwar das, wovon jede schöpferische Tätigkeit spreche, doch genau darum dürfen diese Kategorien im Schreiben nicht als Gedanke vorkommen und eigentlich nicht existieren. Gertrude Stein, *Was sind Meisterwerke?* (1940), Zürich ^{2}1985, S. 59 und 63.

ten und bewegenden „visage voyant" transformiert, wird das Erinnerungsbild der ausgelassenen Photographie hier in Bewegung gesetzt. Ausdrücklich ist auch von der *Dauer* des Bildes die Rede – „L'image dure pendant toute la traversée du fleuve" – (A 11), womit, wie unter kinematographischem Blick, der Referent der Photographie ins Gleiten gerät. Während die Photographie in ihrer immobilen Eigenart als *tableau vivant* vollständig Bild ist und keine weitere Hinzufügung verlangt, driftet das bewegte – kinematographische – Bild unausgesetzt zu weiteren Ansichten: der Referent der bewegten Photographie krallt sich nicht wie ein Gespenst am Zuschauer fest, so Barthes: im Fluß der Bilder reklamiert er keine vorhergehende Existenz[17].

So verhilft der Einsatz des filmischen Blicks der Erzählung zum Sieg über die fixierbare Zeit und vermeintliche Identität der Erzählenden, welche der Text zu Beginn vorgibt. Die sequenz- und planartige Abfolge der Textparagraphen entfaltet ein zeitliches Auseinander, das die temporale Referenz der Narration punktuell tilgt. Sie wird selbst temporär und öffnet sich damit hin zum Raum. Wie im Film ist es im Fluß der Erzählung nicht möglich, ein Bild als einziges oder vollständiges zu behaupten und behalten, im Französischen: à le re-garder.

3. Zwischen Wunsch und Wissen

> „J'ai deux longues tresses par le devant de mon corps comme ces femmes du cinéma que je n'ai jamais vues mais ce sont des tresses d'enfant." (A 23)

Wieder heißt die Anordnung „j'invente, je vois", nicht umgekehrt, und niemand weiß, welche Frauen in welchem Film gemeint sein könnten. Wenn man aber an gewisse Filmbilder denkt, die man vielleicht selbst gesehen hat, dann weiß man nicht mehr, ob sie, die Fünfzehnjährige, wirklich Kinderzöpfe trägt oder wer hier eigentlich gemeint ist. Es wird an etwas erinnert, das dort gerade nicht ist, ein Ungesehenes – „que je n'ai jamais vues."

Um Nie-Gesehenes und Ungesehenes zu sehen zu geben, müssen sich Wissen und Fiktion, die sich in jeder Personenbeschreibung seit Balzac innigst vermählt haben, voneinander trennen. Es ist vielleicht nicht so sehr erstaunlich, daß Robbe-Grillet 1956 in seinem Entwurf für einen *Nouveau Roman* nochmals diese über hundert Jahre alte Romankonzeption Balzacs verabschiedet, als ob da nicht längst Flaubert, Proust, Breton und Bernanos dazwischen gekommen wären: „La seule conception romanesque qui ait cours aujourd'hui est, en fait, celle de Balzac", so Robbe-Grillet[18]. Warum? Weil es immer noch gelte,

---

17 Barthes, a.a.O., S. 140.

18 Alain Robbe-Grillet, *Pour un Nouveau Roman*, Editions de Minuit 1963, S. 15.

„les vieux myhtes de la ‚profondeur'" zu zerstören, die hartnäckig am Anfang und im Grunde jeder Beschreibung von Person oder Gesicht stehen und eine motivierte Verbindung von Mensch und Ding, Erscheinung und menschlicher Wahrheit vortäuschen.[19] Gestützt auf anthropologisches, psychologisches, physiognomisches, historisches und allgemein menschliches Wissen, hat Balzac der literarischen Beschreibung ein stummes System der Wahr-scheinlichkeit unterlegt, das jede Ambivalenz auf der Oberfläche des Beschriebenen zusammenschweißt, und so muß Robbe-Grillet weiterhin auf die „constructions romanesques futures" spekulieren, die es unternehmen werden, die Dinge da sein zu lassen, ohne daß sie schon *etwas* sind, das heißt: ohne etwas zu bedeuten.[20]

Wenn also die balzacsche Erzählanordnung, in der jede Ansicht als Schema eines Sagen-Wollens zwangsläufig immer weit mehr sagt, als sie zu sehen gibt, radikal in Frage gestellt sein soll, muß das Schreiben Ansichten entwerfen, die nichts beschreiben. Oder ohne die Suggestion eines Konkreten beschreiben. Marguerite Duras hat sich zwar nie der Theorie des *Noveau Roman* mit seiner Privilegierung der *narration* auf Kosten der *description* angeschlossen, doch hat sie gerade auch in *L'Amant* ein Verfahren von Erzählung gewählt, das keine determinierten Bezüge zu sich oder zur Welt herstellt. In *La Vie Matérielle*, den Gesprächsprotokollen von 1986, bezeichnet sie es als ein Verfahren, das die Unerzählbarkeit, die in jeder Erzählung liegt, in sich einschließt:

> „Ecrire ce n'est pas raconter des histoires. C'est le contraire de raconter des histoires. C'est raconter tout à la fois. C'est raconter une histoire et l'absence de cette histoire. C'est raconter une histoire qui en passe par son absence."[21]

Nichts, kein Anlaß, kein Gesicht, kein Photo, kein Bild kann diese Abwesenheit ersetzen und dem Schreiben zu einem Anfang verhelfen. Wenn die Erzählerin nun in ihrer Autobiographie den Ort einkreist, der am Anfang ihres Schreibens steht, dann gibt es nur die Erinnerung an den Wunsch zu schreiben, ein Wunsch nach Schreiben, der schon immer da war, der Fünfzehnjährigen bei ihrer Überfahrt über den Mékong ins Gesicht, genauer, in die Augen geschrieben:

> „Quinze ans et demi. [...] Je vois bien que tout est là. Tout est là et rien n'est encore joué, je le vois dans les yeux, que tout est déjà dans les yeux. Je veux écrire. Déjà je l'ai dit à ma mère: ce que je veux, c'est ça, écrire. Pas de réponse la première fois. Et puis elle demande: écrire quoi? Je dis des livres, des romans." (A 29)

---

[19] a.a.O., S. 22.
[20] a.a.O., S. 20.
[21] *La Vie Matérielle*, S. 31f.

Nicht etwas schreiben, sondern Bücher schreiben. Nicht mit dem Wissen um eine Geschichte, sondern mit dem Wunsch nach einem Text begegnet die Erzählerin ihrem ersten Liebhaber, den sie verlassen wird, um Bücher zu schreiben. Bücher, von welchen sie sagen wird, daß sie alle ihre Geschichte am Ort der Schwelle zum Schweigen haben: „le lieu au seuil de quoi le silence commence", daß sie, ohne je eine Geschichte zu erschließen, sich vor der verschlossenen Türe des Wissens um das Geschriebene, um die Liebe, um die Familie, um sich selbst befinden:

> „Je n'ai jamais écrit croyant le faire, je n'ai jamais aimé croyant aimer, je n'ai jamais rien fait qu'attendre devant la porte fermée." (A 34/35)

4. Das Sehen suchen

Wenn es das mehrdeutige *visage voyant* ist, das Anfang und Motor ihres Schreibens ist, dann vor allem deshalb, weil es auch das Gesicht des Begehrens ist:

> „J'avais à quinze ans le visage de la jouissance et je ne connaissais pas la jouissance. Ce visage se voyait très fort. Même ma mère devait le voir. Mes frères le voyaient. Tout a commencé de cette façon pour moi, par ce visage voyant [...]" (A 15f.)

Das begehrende Gesicht, mit dem alles beginnt, setzt wie das Schreiben immer den Ort eines anderen voraus. Es bedeutet ein Ausgesetzt-Sein in Richtung des anderen, des künftigen Liebhabers, ein Ausgesetzt-Sein, das ohne Wissen von ihm auskommt, ohne selbst den Inhalt des Begehrens, „la jouissance", zu kennen. Eine Hinwendung, die immer schon Abwendung von sich selbst braucht: elle, pas moi.

Im sehenden Gesicht der Erzählerin liegt vor jedem Objekt und jedem Bild, das sie in der Erinnerung entstehen lassen kann, der Blick. Alle Dinge tauchen auf, ohne schon irgendwo abgebildet zu sein, sie realisieren sich, indem sie vor ihren Augen passieren. Und weil ihr Blick ein begehrender ist, erzeugt er instabile Bilder und Selbstbilder, die wie die ungesehenen Frauen im Kino, wie die ungemachte Photographie da sind und auch nicht da sind. Die Bilder müssen in dieser Instabilität bleiben, weil es sein kann, daß sie als fertige Bilder das Begehren töten: „le désir est mort, tué par une image", sagt eine Stimme des Bandes von *Le navire Night*, „Histoire d'amour, Histoire sans images, Histoire d'images noires".[22]

---

[22] ‚Le navire Night', in: *Le navire Night – Césarée – Les mains négatives – Aurélia Steiner – Aurélia Steiner – Aurélia Steiner*, Mercure de France 1979, S. 52 und 24.

Bilder, die kein Objekt konstituieren, sondern ein Begehren wachhalten, können nicht vollständig sein. Oder sie müssen immer wieder aufhören. Zum Beispiel, wenn der Blick aussetzt. Zum Beispiel, wenn jemand die Augen schließt und die Bilder schwarz werden läßt – „images noires". Oder das Gesicht schwarz werden läßt wie die junge Frau in *Les yeux bleus, cheveux noirs*, die sich in all den Nächten, in all der Liebe mit ihrem Liebhaber das Gesicht immer wieder mit schwarzer Seide zudeckt, um ihn hinter geschlossenem Vorhang, aus dem Schwarzen weiter anzublicken.[23] Auch die Erzählerin von *L'Amant* gerät in dieses Dunkel, als sie ihren Liebhaber zum ersten Mal berührt, als ob der begehrte Körper nicht zu Gesicht zu bekommen sei:

> „Les yeux fermés, elle le fait. Lentement. [. . .] Elle ne le regarde pas au visage. Elle ne le regarde pas. Elle le touche. " (A 49f.)

Um Bilder daran zu hindern, das Begehren zu verhindern, braucht es einen anderen Status von Bild, einen anderen Bild- und Blickraum, das heißt einen Raum zwischen Blick und Bild. „J'enseigne que la vision se scinde entre l'image et le regard," sagt Lacan in Bezug auf das Schreiben von Duras – und unterrichtet damit, was sie ohne (sein) Wissen praktiziert: „Marguerite Duras s'avère savoir sans moi ce que j'enseigne."[24]

Über den Blick als Funktion des Begehrens lehrt Lacan – unter anderem: „D'une façon générale, le rapport du regard à ce qu'on veut voir, est un rapport de leurre. Le sujet se présente comme autre qu'il n'est, et ce qu'on lui donne à voir n'est pas ce qu'il veut voir. C'est par là que l'oeil peut fonctionner comme objet *a*, c'est-à-dire au niveau du manque (φ)."[25]

Indem Duras die Blicke selbst in Szene setzt, durchkreuzen sie die Bilder, die sie sehen wollen, lösen sie auf und führen zu den Rändern, an welchen Kenntlichkeit und Identität der Schauenden und des Geschauten zusammenbrechen. Und wo es möglich wird, bei klarstem Bewußtsein verrückt zu werden:

> „J'ai regardé ma mère. Je l'ai mal reconnue. Et puis, dans une sorte d'effacement soudain, de chute, brutalement je ne l'ai plus reconnue du tout. Il y a eu tout à coup, là, près de moi, une personne assise à la place de ma mère, elle avait son aspect, mais jamais elle n'avait été ma mère. [. . .] Rien ne se proposait plus pour habiter l'image. Je suis devenue folle en pleine raison." (A 105f.)

---

[23] Duras, *Les cheveux bleus, yeux noirs*, Editions de Minuit 1986, S. 108/109 und passim.

[24] Jacques Lacan, ‚Hommage fait à Marguerite Duras, du ravissement de Lol V. Stein', in: *Marguerite Duras par Marguerite Duras*, Jacques Lacan, Maurice Blanchot, Dionys Mascolo et al., Editions Albatros 1979, S. 133/134.

[25] Lacan, ‚Du regard comme objet petit a' (1964), in: ders., *Le Séminaire livre XI*, Editions du Seuil 1973, S. 96.

Wenn Bilder sich nicht mehr vom Blick bewohnen lassen, dann hängt dies nicht nur mit dem konstitutiven Mangel des Auges zusammen, sondern mit einer Maßlosigkeit des Sehens, das ebenso zum Geheimnis des Blicks wie zu dem des Begehrens gehört. Ein Geheimnis, das die durasschen Frauenfiguren bis zur Unerträglichkeit umgibt, eine Seh-Sucht, die die ganze Maßlosigkeit ihres Begehrens enthält. In dem Maße, daß Begehren (désirer) und Sehen (voir) für sie eins ist und sie fragen läßt, ob die Liebe an einem Gefühl oder nicht einfach nur an einem Blick hängt. Emily L.: „Je ne sais pas si l'amour est un sentiment. Parfois je crois qu'aimer c'est voir. C'est vous voir."[26]

Und Lol V. Stein, die in der ständigen Gefahr lebt, aus den Augen verloren zu gehen – „Tu sais qu'on peut cesser de me voir" –, die nur im ‚Blickfeuer' ihres Geliebten existiert, deren Wollen sich bisweilen ganz auf den Wunsch zu sehen richtet. Mit einem Begehren, das nicht sagt, was es will: „Mais qu'est-ce que vous voulez? Elle ne sait pas. – Je veux, dit-elle."[27]

Oder Agatha, die ihren Bruder verlassen wird, weil sich ihre Liebe nicht realisieren kann, weil das Inzestverbot nur das Begehren, nicht seine Erfüllung befördert. So daß sie nichts anderes mehr will als ihren Bruder zu sehen: „Je ne voulais pas dire que je vous quittais, non, je voulais vous voir je crois, rien d'autre, vous voir." Und wo dann aus dem Inzestverbot ein Blickverbot wird, so daß die beiden während ihres Gesprächs immer wieder die Augen schließen müssen und bei geschlossenen Augen noch das Begehren in den Augen des andern sehen:

„Ils ferment les yeux. Temps. – ELLE . – Quel désir de vos yeux."[28] Wie der Liebhaber, der den Körper der Geliebten mit geschlossenen Augen ansieht – „Il la regarde. Les yeux fermés, il la regarde encore" (A 121), weil der begehrte Körper mehr ist, als sich sehen läßt, und der Blick ihm nie Herr werden kann: „il n'est pas fini, dans la chambre il grandit encore, il est encore sans formes arrêtées, à tout instant en train de se faire, il n'est pas seulement là où il le voit, il est ailleurs aussi, il s'étend au-delà de la vue [...]" (A 121).

Nicht um das Begehren anzuhalten, sondern um es auszuhalten, müssen die blicksüchtigen Gestalten, deren Schauen wie das Blick gewordene Gesicht der Erzählerin des *Amant* das ganze Gewicht des Begehrens trägt, immer wieder die Augen schließen. Der passive, nichtherrische Blick eröffnet hinter geschlossenen Augen einen neuen op-

---

[26] Duras, *Emily L.*, Editions de Minuit 1987, S. 139.

[27] Duras, *Le Ravissement de Lol V. Stein*, Editions Gallimard 1964, S. 73/86/105 und 112.

[28] Duras, *Agatha*, Editions de Minuit 1981, S. 11 und 14.

tischen Raum, in dem nur noch Blick und reines Sehen ist, keine inneren Bilder, keine Objekte. Während diese zweite Szene des Sehens als ,image noire' oder „raideur effrayante"[29] zwar an den Grenzen des Sicht- und Repräsentierbaren liegt, jedoch noch in Worte gefaßt werden kann, gibt es eine andere Potenzierung des Blicks, die die Grenzen der Repräsentation übersteigt. Es ist das schlichte Faktum des Sich-Ansehens, das ganze einfache „ils se regardent", das im Blickspektakel der durasschen Figuren einen Narzißmus vorführt, für den es kein Objektiv gibt. Wenn zwei sich in den Augen liegen, die Blicke austauschen oder ineinander verschwimmen lassen, dann muß das, was zwischen ihnen liegt, als unendliche Spiegelung jeder Sagbarkeit, jeder Repräsentation entgehen, denn, so Derrida: „nie siehst Du den Blick der einen den Blick der andern, direkt in die Augen sehen, auch übrigens Deinen nicht. [...] nie wird ein dritter Blick das Von-Angesicht-zu-Angesicht zweier anderer überraschen".[30]

So ist das ,les-yeux-dans-les-yeux' der Liebenden gleichzeitig Ausblendung und Überbelichtung der Szene, die eine Erzählende oder eine Lesende in den Blick zu bekommen versucht. Es markiert ein Extrem, das sich in sich einkapselt, weil es weder abgebildet noch wiederholt werden kann. „Ohne Wiederholung keine Zeichen", schreibt Barthes und gibt damit vor, daß Blicke strenggenommen keine Zeichen sind. Oder aber sie sind unstete Zeichen, weil sie immer jemanden oder etwas suchen.[31]

In dem Sinne kann eine Autobiographie, die es unternimmt, die Schreibende in den Blick zu bekommen, nur bedeuten, daß sich darin ein Suchbild ans nächste reiht. Der Blick ist ihr immer nur auf der Spur, und was er zu sehen bekommt und zu sehen gibt, ist das Gegenteil jedes detektivisch identifizierenden Suchbilds. Es sind verschobene Gesichtspunkte, unergründliche Metonymien und Synekdochen: ein Männerfilzhut, ein abgewetztes Seidenkleid, das Haar, goldene Absätze (A 19), eine andere:

> „Soudain je me vois comme une autre, comme une autre serait vue, au-dehors, mise à la disposition de tous les regards, mise dans la circulation des villes, des routes, des désirs." (A 20)

Unmöglich sich in der ,circulation des désirs' mit den Bildern und dem, was am Körper hängt, zu identifizieren, es sind immer nur vorgetäuschte Ganzheiten und Personen, „pour ainsi dire personne de

---

29 „Silence. Les yeux sont fermés. Ils sont dans une raideur effrayante." Damit endet der Text von *Agatha*, a.a.O., S. 67.

30 Derrida, *Recht auf Einsicht*, Graz, Wien 1985, S. XXVI.

31 Barthes, ,Auge in Auge'. Anhang zu ,Die Schrift des Sichtbaren', in: *Der entgegenkommende und der stumpfe Sinn*, Kritische Essays III, Frankfurt/Main 1990, S. 315.

conséquent" heißt es für Lol V. Stein[32] – und darin ist das weibliche Subjekt des *Amant* ihre Verwandte. Die Überbelichtung oder Dunkelheit, die um die Erzählerin entsteht, wenn sie sich sehen sieht, hat eine Entsprechung in der eindringlich repetitiven Verwendung der Pronomen: je, il, elle. Weitaus am häufigsten: elle. Und die Frau, die namentlich eine grosse Rolle spielt in ihrem Leben, gehört so sehr zu dieser Zirkulation des Begehrens, daß ihr Name das Pronomen ‚elle' euphonisch mehrfach überblendet: „Elle. Hélène L. Hélène Lagonelle. Elle [...]" (A 90). Nur über den Umweg des Begehrens dieser anderen würde sie – mit oder ohne Rücksicht auf Lacan – das Begehren ihres Liebhabers definitiv erfahren, wobei das Definitive für das Begehren den Tod bedeutet:

> „Je voudrais donner Hélène Lagonelle à cet homme qui fait ça sur moi pour qu'il le fasse à son tour sur elle. Ceci en ma présence, qu'elle le fasse selon mon désir, qu'elle se donne là où moi je me donne. Ce serait par le détour du corps de Hélène Lagonelle, par la traversée de son corps que la jouissance m'arriverait de lui, alors définitve.
> De quoi en mourir." (A 92)

Doch zu diesem Schluß kommt es nicht. Die Erzählerin wird ihren Liebhaber verlassen, sie wird Hélène Lagonelle aus den Augen verlieren, gerade um das Begehren nicht zu schließen, um nichts zu vergessen. Es werden andere Liebschaften, Freundschaften und Bücher kommen, die nicht an Stelle jener ersten Liebe treten, sondern im Gegenteil deren Zukunft erhalten:

> „Des années après la guerre, après les mariages, les enfants, les divorces, les livres, il était venu à Paris avec sa femme. Il lui avait téléphoné. C'est moi. [...] Et puis il le lui avait dit. Il lui avait dit que c'était comme avant, qu'il l'aimait encore, qu'il ne pourrait jamais cesser de l'aimer, qu'il l'aimerait jusqu'à sa mort." (A 142)

Als Duras 1990 von seinem Tod erfährt, macht sie sich sofort daran, diese Liebe noch einmal zu beginnen und schreibt *L'Amant de la Chine du Nord* – das Buch des Buches *L'Amant*. Durch den Tod dieses „homme de peine" (A 92) ist es möglich geworden, die Figuren zu historisieren, ihnen ihre Geschichte zu geben:

> „J'ai écrit l'histoire de l'amant de la Chine du Nord et de l'enfant: elle n'était pas encore là dans *L'Amant*, le temps manquait autour d'eux."[33]

Die Stimme, die nun dort zu sprechen beginnt, ist weder auf ein Gesicht noch auf ein Photo oder einen fremden Blick angewiesen. Sie beginnt mit der Ansicht des schon geschriebenen Buches, mit der Er-

---

[32] Der Erzähler von *Lol V. Stein*: „Lol V. Stein n'est pour ainsi dire personne de conséquent", a.a.O., S. 161.

[33] Duras, *L'Amant de la Chine du Nord*, Editions Gallimard 1991, S. 11.

innerung an die geschriebene Liebe, an das geschriebene Leben, an die geschriebene Stimme. Ein Drehbuch mit blinden Stimmen, gesichtslos:

> „C'est un livre.
> C'est un film.
> C'est la nuit.
>
> La voix qui parle ici est celle, écrite, du livre.
> Voix aveugle. Sans visage.
> Très jeune.
> Silencieuse."[34]

[34] A.a.O., S. 17.

Adolf Muschg, Zürich

Der Vampir als Versucher der Literaturwissenschaft

Das wird ein kurzer Gruß an den Weggefährten, und kein allzu wissenschaftlicher. Ich hatte mir zu Deinem Geburtstag eine Frivolität vorgenommen – schon *als solche* ein deutlicher Kontrast zu Deiner Lebensarbeit, so weit ich sie überblicken kann. Ihr wird man eine Tendenz zum Runden nachsagen dürfen, ohne Dir nahezutreten. „Rund" im Sinn von humaner Plastik, die sich aus dem Willen zur Mehrseitigkeit der Gesichtspunkte, der Gegenstands-Richtigkeit, kurzum: der Gerechtigkeit ergibt. Gerechtigkeit, die mehr als guter Wille, die eine *Begabung* ist: praktisch zu bewähren an einem Gedicht, einem Thema, einer These. Die höchst-persönliche Leistung, die in dieser Gerechtigkeit steckt, macht von sich immer weniger her, als sie aus ihrem Gegenstand zu machen weiß. Eine schöne Klassizität des Kunstverstandes und der dazu passenden ausgleichenden Vernunft, die sich, aus Selbstachtung, keiner *ausschließenden* Methode verschreibt. Darin darf man umso lieber eine Erbschaft Deiner und meiner Zürcher Schule erkennen, als sie sich keineswegs nur den Vorzugsgebieten jener Schule widmet, sondern exterritoriale Irritationen nicht scheut, die ihr – im Wortsinn – zu schaffen machen. Aber wohin kämen Interpretation und Stilkritik, wenn sie nur zu begreifen wüßten, wovon unsere Ergriffenheit schon feststeht? Du bist der Schule dadurch treu geblieben, daß Du weiter gegangen bist – und bewiesen hast, daß sie weiter reicht, als ihre kunstfrommen Stifter ihr zutrauten; daß ihr die „Fremde des Lebens" so wenig fremd bleiben muß wie das halsbrecherische oder haarsträubende Kunst-Experiment.

Du hast Dir das Spiel, in das wir damals im Zürcher Kastalien eingeweiht wurden, nicht durch Berührungsängste verderben lassen – und bist darum ein bei aller Beweglichkeit ruhender Pol unseres unruhigen und gebeutelten Fachs geworden: nicht bereit, an jedem methodologischen Kletterfest den Narren zu fressen; auch nicht bereit, Dich von Untergangslitaneien zum Narren halten zu lassen. Das geprüfte, darum gelassene Subjekt bleibt in Deinen Untersuchungen erkennbar und strahlt so etwas wie Verläßlichkeit unter allen Umständen aus. Das soll mit „Rundheit" gemeint sein. Sie verträgt sich nicht nur mit einem schlanken Stil, sie ist daran gebunden. Deine Interpretation erfüllt, fast beiläufig, die Gesetze des (pardon) Wahren, Guten und Schönen auch dann, wenn sie diese Eigenschaften an seinem Gegenstand durchaus nicht feststellen kann – ohne ihn darum absprechend zu behandeln. Dann schlägt sie erst recht, die Stunde Deiner Billigkeit und gerechten, kunst-gerechten Behandlung. Und am Ende meint man die Dinge gar nicht mehr anders sehen zu können, als Du sie gezeigt hast.

Respekt.

Und Diskretion (= Wahrnehmung). Gerade weil sie bei Dir so gar nichts Stachliges hat, empfinde ich öfters Lust, dagegen zu löken – als verstecke sich darin doch auch ein Rest jener helvetischen Orthodoxie, dem in Deiner Gestalt zu opponieren einem wohl in den Sinn kommen kann. Nur hast Du dafür gesorgt, daß der Wille zum Aber, der mich zu unsern gemeinsamen Studienzeiten dunkel beseelte, sich nicht zum Aberwillen verdichten konnte, auch nicht bei bösestem Vorsatz. Die Lust, diesem ein wenig treu zu bleiben, kann also nur des Teufels sein – ich möchte sie mir doch nicht ganz nehmen lassen. Denn wahrlich: es gibt, für einen armen Schreibsünder ganz besonders, dem Vortrefflichen gegenüber noch andere Freiheiten als die Liebe. So möchte ich Dir zum Geburtstag, und angesichts der Trivialität der Gratulation (wie sollte sich jeder, der Dich kennt und liest, denn *nicht* zu Dir beglückwünschen!) einen Teufel an die Wand malen: in Gestalt des Vampirs, jener Kreatur, deren Schauder darin besteht, daß sie weder leben noch sterben kann. Und die es eben darum so unwiderstehlich zum Lebendigen zieht, daß sie sein Blut saugen muß, um sich das eigene Un-Leben noch etwas weiter zu fristen.

Du weißt, daß ich diesem Vampir einen paradoxen Entwicklungsroman ver-schrieben habe – mein (mir) wichtigstes Buch, und wie ich ohne Wehleidigkeit feststelle, das am wenigsten verstandene. Ihm dennoch Tragweite zu bescheinigen, ist der Autor natürlich kein schicklicher Zeuge. Seine Befangenheit springt in die Augen – soll sie! Davon handelt das Buch: wie sehr der Kunst-Anspruch (und der Vampir ist ja eine Kunst-Figur *par excellence*) ins Auge gehen kann. Er beschädigt den, der ihn erhebt, bis zur Einäugigkeit und Verblendung; es müßte ihn zum *Sozial*fall machen, wären diejenigen, die im Sozialen das letzte Wort beanspruchen (von der Invalidenversicherung bis zu den Spezialisten des „Engagements“) nicht durch Schauder oder Zimperlichkeit gehindert, es auch in dieser düsteren Figur auszumachen. Dabei tut er, bei Licht besehen (aber wer besieht einen Vampir bei Licht?), nichts anderes, als Gesellschaft zu suchen. Die schönen Frauen, die er anbeißt, sollen seine trostlose Nacht bevölkern und etwas bunter machen. Daß sie dabei seinesgleichen werden müssen, ist nur die eine Seite der Geschichte. Das Gerechtigkeitsgefühl muß auch die andere sehen: daß er *ihresgleichen* werden möchte, nämlich ein Mensch aus Fleisch und Blut. Das sieht man seinen Reißzähnen nicht gleich an. Seine Physiognomie macht den Betroffenen das Erlösen so sauer wie möglich; dabei ist er ein Dämon wie ein anderer: dafür geschaffen, um erlöst zu werden.

Gewiß: das ist nur die eine Seite des Vampirs. Die andere, buchstäblich zugkräftige, besteht in seiner Faszination. Er verführt seine Opfer zur Verworfenheit; dazu, sein böses, aber auch genußvolles Werk mit ihm zu teilen, dem verbürgerlichten Fleisch und Blut Recht widerfahren zu lassen – ein *anderes* Recht als das des Himmels und der Sittenlehre. Keiner wird des Teufels, der ihn nicht gerufen hat – je unbewußter, desto unzweideutiger. Eines *geschriebenen* Paktes bedarf nur der verzweifelte Kopf (wie der des Doktors Faust) – dem verzweifelten *Leib* genügt der eigene Saft auch ohne Feder und Papier. Trivial ist der Vampir nur als literarische Figur. Als reales Bedürfnis überwältigt er alle Hüter der Schwelle und holt sich im Dunkeln, was er braucht. Wir selbst wollen's dann nicht gewesen sein. Dafür haben wir ja ihn: als blinden Fleck unserer Wahrnehmung.

Von diesem blinden Fleck – (übermalt von der Figur mit den Fledermausflügeln) lebt *mehr* als die Literatur. An solchen schwarzen Löchern kann sich der Schreiber die Finger verbrennen – probatum est. Er hat es mit einer so diffusen Form von Leibhaftigkeit zu tun, daß er nicht einmal merkt, wann er sich ins eigene Fleisch schneidet. In der Gruft, die der Vampir hütet (wie sie ihn), wurzeln wir alle, und so vieles von uns. Da waltet das kollektive Unbewußte; da hat die Kategorie des Originalen ihr Recht verloren. Immerhin glaubte ich doch, mit einer vampirischen Lesart des Genres „Entwicklungsroman" etwas wie Neuland beschritten, Transsylvanien eine Provinz dazugewonnen zu haben – bis ich entdecken mußte, daß Vampire nicht nur im Sous-sol der schönen Literatur, sondern längst auch in der Bel-Etage der Literaturwissenschaft am Werk sind, und da, wie mein Saugtherapeut in Amsterdam, ihr blutiges Gewerbe einigermaßen respektabel treiben. Es fließt freilich nicht mehr allzuviel Blut dabei; der „besondere Saft" findet sich methodisch in Reagenzgläser abgefüllt und muß seine Geheimnisse nicht mehr der Hexenküche, sondern dem sterilisierten Labor preisgeben. Und dennoch: auch über ihm hängt noch ein Hauch des Gruselns und Grauens, und diesem verdankt es wohl seinen Zulauf.

Zuerst nahm ich die Witterung des akademischen Vampirs an einer Stelle auf, wo ich sie nicht gesucht hätte. Die Edition von Gottfried Kellers Jugenddramen (Ammann-Verlag 1990) führte mich in die Krypta seiner dichterischen Existenz, wo ihre unversöhnten Geister spuken, die toten Väter umgehen, die gefangenen Mütter locken, (noch) ungenügend bewacht von künstlerischer Zensur. Wahrlich ein quicklebendiger Totenacker, und der hier die Gespenster tanzen sah – oder tanzen ließ – war ein gewisser Laurence A. Rickels aus Santa Barbara, ein Doktor Helsing kalifornischer Spielart, der das Wimmern von Rosemary's Baby mühelos mit den letzten Schreien der Psychoanalyse und dem zurückgenommenen Gemurmel des Dekonstruktivismus zu mixen wußte.

Dieser Un-Totenbeschwörer konnte im tiefsten Keller Kellers so viel sehen, daß die Tarnung des Vampir-Forschers durchsichtig wurde – wie diejenige des Mephisto bei der Unterweisung des „Schülers". Natürlich war hier ein Vampir höchstselbst am Werk, und seine philologische Verkleidung diente nur dazu, den Leser mit seinem Biß anzustecken und in seine unterweltliche Gesellschaft zu ziehen. Dieser Eindruck verstärkte sich, als ich Herrn Rickels leibhaftig beim Germanistenkongreß in Tokyo weitere Schönheiten und Herz-Stücke der Literatur für seine Gruft akquirieren sah. In seiner Beleuchtung begannen die Denkmäler der Literatur wie Grabplatten zu flimmern; öffneten sich Kunstwerke wie Sargdeckel und ließen die tief, aber nie tief genug begrabenen Reste in geisterhafter Frische aus- und auftreten. Traf man nur das Zauberwort, begannen die begrabenen Hunde zu heulen. Und es zeigte sich: das blutsaugerische Verhältnis konstituierte nicht nur dasjenige zwischen dem Autoren-Ich und seinem Lebensrohstoff; es warf nicht nur aus verdunkelter Quelle so viel Überfluß ab, daß ganze Kohorten fiktiver Figuren sich davon speisen ließen – nein, auch der Philologe, der Leser war dem Universum dieser Erfindung wiederum vampirisch-transfundierend verbunden, bzw. ausgeliefert, so daß sich der Blutkreis zwischen Urbild und Sekundärprodukt, zwischen den Dämonen der Dichter und den Gespinst-Gespenstern der Interpreten schließen konnte. Es kam, auch hier, nur darauf an, in diesen Zirkel (bei Tageslicht hatte er noch: „der hermeneutische" geheißen) auf rechte Art hineinzukommen. Der Interpret wurde zum Adepten, den es, wie Vergils Schatten zur Blutsuppe, unwiderstehlich dahin zog, wo sich das Verschwiegene, Verschwiegenste einer Schöpferseele verbarg. Schöpferisch war sie ja allererst durch Verschweigen und Unterdrücken geworden, beziehungsweise durch dessen unvermeidliches Mißlingen; so daß sich nun über diesen Krypten ein verräterischer Dunst erhob und zu einer kompensatorischen Form ballte. Diese Werk-Gespenster aber waren nun durchsichtig zu machen auf die Figuren, die sie anzeigten. Und das mußte umso leichter gelingen, je tiefer sie der Künstler-Täter verscharrt wähnte. Die Geschwister zu früh, die Mutter zu spät verstorben – der künstlerische Diskurs selbst, der sie bannte, mußte ihnen, obwohl verstellt, seine Stimme leihen. Und ein zweiter Diskurs, der des Hermeneuten, entzerrte sie wieder zur Kenntlichkeit, hob die

Grabplatte der Zensur beiseite. Und siehe, da lagen sie frisch wie im Bergwerk von Falun, nur zu bereit, im Befreier den Verwandten zu begrüßen.

Es kam nur auf das rechte Zitat an, das, im Mund mit dem bewußten Zahn, den vollen Sinn der *Beschwörung* zurückgewann; und der Tanz der Vampire konnte beginnen, auf dem Boden der heiligsten Klassik ebenso wie in Stifters Rosenhaus. Und Transsylvanien wuchs und wuchs in die literarische wie in die germanistische Provinz hinein, öffnete überall ihre Grüfte, und wo Kühe und Katzen bisher nur grau gewesen waren, trugen sie jetzt eine phosphoreszierende Blutspur im Pelz. Objekt und Subjekt der Literaturwissenschaft vereinigten sich in einer Dritten Dimension, die der Erfinder des *Zauberbergs* ahnungsvoll als „Anatomie des Grabes" umschrieben hat – und zugleich hatte diese Bluthochzeit das gefahrlos-Amüsante jenes *Fun Rides*, auf den man sich im „Haunted House" des nicht weit entfernten Disneylands (Anaheim) begeben kann. Da gesellt sich zu zahlenden Gästen in der Kabine plötzlich ein ungebetener Dritter, oder noch lieber: eine anmutige Dritte: mitten im *Cyberspace* ein Gespenst aus Urgroßmutters Zeit, geklöppelt aus dem Feinsten an Laser-Effekten.

Es scheint lange her, lieber Karl, daß man in unserem Fach das Schaudern lernen konnte: können wir uns da leisten, mit unseren Methoden immer wählerischer zu werden? In jedem Wachsfigurenkabinett erfreut sich die Gruselkammer des kräftigsten Zuspruchs. Was hindert uns, die Totenstarre unserer klassischen Werke zu lösen, sie als Allegorien für das Un-Tote zu behandeln, das in ihnen steckt: so wahr ja doch kein Menschenwerk auf Erden, das künstlerische am wenigsten, ohne peinliche Reste abzugehen pflegt? Entdecken wir darin – und wär's auf Teufel komm raus – die versiegelte Botschaft! Bringen wir das Kunstwerk dazu, von dem zu reden, was es am gründlichsten verschweigt: und siehe da, starren uns dann nicht aus dem ästhetisch am stärksten gesicherten Werk (und daraus am liebsten) die Zähne des Vampirs entgegen? Warum soll er unserem Fach nicht den verlorenen Biß zurückgeben? Wie, wenn sich die Germanistik als Gespenstergeschichte erzählen ließe – oder weißt Du eine bessere Art, sie nicht nur wieder spannend zu machen, sondern auch noch populär? Das Saug-Verhältnis läßt ja den breitesten möglichen Fächer von Deutungen zu: von der infantilen über die feministische und sozialkritische (denn was ist Aussaugen anderes als eine Form der Ausbeutung) bis zur ästhetisch-subtilsten? Sind Mallarmés Schwäne und Blumen etwas anderes als kunstvoll ausgesaugte, um das letzte semantische Fluidum erleichterte Präparate – die aber nur darauf warten, sich unter dem Atem des Kenners zu beleben und dann sein Herzblut zu trinken? Und finden sich die zahllosen Pfeifensauger und Tabaktrinker unter den Germanisten auf diese Art nicht gewissermaßen in familiärer Blutsverwandtschaft zusammen mit den Corpora ihrer Beobachtung, den Leich-Namen ihres Interesses, ihrer tiefsten Faszination? Leihen wir uns den Zahn des Vampirs aus, wie Mephisto denjenigen der Phorkyas: und unserem Fach steht eine neue Klassik bevor – und wäre es nur diejenige der Walpurgisnacht!

Lieber Karl: bist Du geprüft genug? habe ich Deinen Sinn für Diskretion ausreichend strapaziert? Der Sirenengesang der Vampire – ich denke, es ist immer genug Odysseus an Dir, daß Du auch ihn bei Gelegenheit hörenswert findest. Denn die Stimme der Lust – auch der düstersten – weiß sich beim unerschrockenen Forscher Respekt zu verschaffen. So wirst Du Dir auch abenteuerliche Lieder, die unserem Fach gesungen werden, anhören, an den Mast gefesselt, wie Old Shatterhand am Marterpfahl, während germanistische Bootsgefährten, deren Ohren versiegelt sind, unverdrossen weiterrudern. „Die Lust zu versaufen" (mit Brecht zu reden) – darf einem Liebhaber der Seefahrt nicht ganz fremd sein – sie trägt gewissermaßen bei zur größeren Lust, „nicht unterzugehn". Bei Dir steht kaum zu befürchten, es locke Dich unwiderbringlich zu den Schädelstätten, die man hinter der Sirenenmusik der Vampire zu wittern hat. Ein Germanist unserer schweizerischen Herkunft kennt erbaulichere Vergnügen als den Tanz mit Lemuren; er setzt den Lotus nicht auf den Speisezettel, schnuppert vielleicht am Granatapfel, würdigt seine Form – und läßt ihn stehen. Er hält das Totenreich in schuldigen Ehren, will aber immer noch heim zu Weib und Kind, zu Penelope und Telemachos, aufs Land und in die Polis.

Du wirst, wie ich Dich kenne, fortfahren, Deine germanistische Heimkehr (pius Aeneas!) mit ehrlicheren Abenteuern zu schmücken: Rettungen der plastischen Vernunft vor dem Appetit der Gräber.

Ich wünsche Dir Glück dazu. (Wir werden es brauchen.)

Ingrid Hannich-Bode, Basel

Schriftenverzeichnis Karl Pestalozzi

1. Selbständig erschienene Schriften

Sprachskepsis und Sprachmagie im Werk des jungen Hofmannsthal. – Zürich : Atlantis-Verlag 1958. 130 S. (Zürcher Beiträge zur deutschen Sprach- und Stilgeschichte. Nr. 6).
Dissertation Zürich.

Die Entstehung des lyrischen Ich. Studien zum Motiv der Erhebung in der Lyrik. – Berlin: de Gruyter 1970. XIII, 364 S.
Habil. Schrift Berlin, Freie Universität 1968.

Sprachkritik und deutsche Literatur im 20. Jahrhundert. Rektoratsrede gehalten an der Jahresfeier der Universität Basel am 30. November 1990. – Basel : Helbing & Lichtenhahn 1990. 29 S. (Basler Universitätsreden. H. 86)

Basler Hofmannsthal-Beiträge. – Würzburg : Königshausen & Neumann 1991. 281 S.
Gemeinsam mit Martin Stern. – Enthält folgende Aufsätze: „Phantasie über ein Raimundsches Thema"; „Das Schrifttum als geistiger Raum der Nation"; „Dass Du nicht enden kannst, das macht dich gross ... "; La „Lettre de Chandos" dans le contexte de son époque; Der Mythos des erhöhten Augenblicks bei Hugo von Hofmannsthal; „Grossmutter und Enkel".

Zur Aufgabe der Geisteswissenschaften. Rektoratsrede gehalten an der Jahresfeier der Universität Basel am 29. November 1991. Basel : Helbing & Lichtenhahn 1991. 25 S. (Basler Universitätsreden. H. 87)

2. Herausgegebene Werke, Vorworte

Ludwig Tieck, Die verkehrte Welt. Ein historisches Schauspiel in 5 Aufzügen. Text und Materialien zur Interpretation besorgt von Karl Pestalozzi. – Berlin : de Gruyter 1964. 147 S. (Komedia. 7)

Literaturwissenschaft und Geschichtsphilosophie. Festschrift für Wilhelm Emrich. Hrsg. von Helmut Arntzen, Bernd Balzer, Karl Pestalozzi und Rainer Wagner. – Berlin, New York : de Gruyter 1975. IX, 602 S.

Viermal Wedekind. Methoden der Literaturanalyse am Beispiel von Frank Wedekinds Schauspiel Hidalla. 4 Vorträge von Helmut Arntzen, Ernst Nef, Volker Klotz und Wolfdietrich Rasch. Hrsg. von Karl Pestalozzi und Martin Stern. – Stuttgart : Klett 1975. 73 S.

Standard und Dialekt. Studien zur gesprochenen und geschriebenen Gegenwartssprache. Festschrift für Heinz Rupp zum 60. Geburtstag. Hrsg. von Heinz Löffler, Karl Pestalozzi und Martin Stern. – Bern, München : Francke 1979. 252 S.

Ulrich Bräker, Chronik. Auf der Grundlage der Tagebücher 1770-1798. Zusammengestellt und hrsg. von Christian Holliger, Claudia Holliger-Wiesmann, Heinz Graber, Karl Pestalozzi. – Bern, Stuttgart : Haupt 1985. 558 S., ill.

Vier deutsche Literaturen? Literatur seit 1945 – nur die alten Modelle? Medium Film – das Ende der Literatur? Hrsg. von Karl Pestalozzi, Alexander Bormann, Thomas Koebner. Akten des VII. Internationalen Germanistenkongresses Göttingen 1985. – Tübingen: Niemeyer 1986. X, 375 S.

John Hennig, Goethes Europakunde. Goethes Kenntnisse des nichtdeutschsprachigen Europas. Ausgewählte Aufsätze. Vorwort von Karl Pestalozzi. – Amsterdam : Rodopi 1987. 402 S. (Amsterdamer Publikationen zur Sprache und Literatur. 73)

Mazzino Montinari, Friedrich Nietzsche. Eine Einführung. Aus dem Italienischen übersetzt von Renate Müller-Buch. Vorwort Karl Pestalozzi. – Berlin, New York : de Gruyter 1991. XIV, 145 S.

Friedrich Nietzsche, Werke. Kritische Gesamtausgabe. Begründet von Giorgio Colli und Mazzino Montinari. Weitergeführt von Wolfgang Müller-Lauter und Karl Pestalozzi. – Berlin, New York: de Gruyter 1991ff.
Bd. VI,4.1991. – Bd. II,2.1993. – Bd. II,3.1993.

3. Beiträge in Zeitschriften und Sammelbänden

Ein reizendes Problemchen. In: Konturen. Zeitschrift aus dem Studentendorf der Freien Universität Berlin 1 (1960), Nr. 1, S. 19.
Über eine Aufführung von „Landschaft mit Figuren“ von Wolfgang Hildesheimer durch das Theater A 18.

Tod und Allegorie in C.F. Meyers Gedichten. In: Euphorion 56 (1962), S. 300-320.

Achim alias Täve Schur. Uwe Johnsons zweiter Roman und seine Vorlage. In: Sprache im technischen Zeitalter 1963, S. 479-486.

Zu Uwe Johnson, Das dritte Buch über Achim. – Wiederabgedruckt in: Uwe Johnson. Hrsg. von Rainer Gerlach und Matthias Richter. Frankfurt/M. 1984. S. 152-164. (Suhrkamp Taschenbuch. Materialien. 2061)

Alte Briefe. In: Neue Sammlung 3 (1963), S. 360-367.
Zu dem Buch „Deutsche Menschen". Eine Folge von Briefen. Ausgewählt und eingeleitet von Walter Benjamin. 1962. – Kaum veränderter Text eines Radiovortrags vom 22. Juni 1962, Studio Zürich, UKW.

Der Brief eines Lords. Kirchensprache und Sprachkrisis. In: Kirchensprache – Sprache der Kirche. Zürich, Stuttgart 1964. S. 56-89, Anmerkungen S. 178-180.
Gemeinsam mit Renate Böschenstein.

Rezension zu Brian Coghlan, Hofmannsthal's festival dramas. Jedermann. Das Salzburger grosse Welttheater. Der Turm. Cambridge 1964. In: AUMLA 1965, Nr. 24, S. 340-342.

Nachprüfung einer Vorliebe. Franz Kafkas Beziehung zum Werk Robert Walsers. In: Akzente 13 (1966), S. 322-344.

Friedrich Dürrenmatt. In: Deutsche Literatur im 20. Jahrhundert. 5. Aufl. Bd. 2. Bern, München 1967. S. 385-402.

Probleme der heutigen Germanistik in der Schweiz. Ein Diskussionsbeitrag. In: Neue Zürcher Zeitung vom 21. Februar 1971, Nr. 85, S. 49-50.
Vorabdruck von: Möglichkeiten und Grenzen einer Wissenschaft. Die Literaturwissenschaft in der Schweizer Germanistik. In: Fragen der Germanistik. Zur Begründung und Organisation des Faches. München 1971. S. 81-95. – Leicht überarbeiteter Text eines Referates vor der Jahresversammlung der akademischen Gesellschaft Schweizer Germanisten am 22. November 1970 in Bern.

Auf der Suche nach einem heutigen Helvetismus. In: Basler Schulblatt 33 (1972), H. 5, S. 144-146.

Der deutsche Germanistentag 1972 in Stuttgart. In: Wirkendes Wort 22 (1972), S. 281-285.

Dichtung und Wirklichkeit in der deutschen Literatur des 20. Jahrhunderts. In: Kunst und Realität. 6 akademische Vorträge. Basel 1973. S. 73-87. (Akademische Vorträge, gehalten an der Universität Basel. 8)

Hofmannsthals „Phantasie über ein Raimundsches Thema". Gerichtstag über die Sprachskepsis. In: Etudes Germaniques 29 (1974), S. 192-205.
Wiederabdruck in: Basler Hofmannsthal-Beiträge. 1991.

„Der grüne Heinrich" von Peter Handke aus gelesen. In: 43. Jahresbericht der Gottfried Keller-Gesellschaft 1974. Zürich 1975. 18 S.

Lavaters Utopie. In: Literaturwissenschaft und Geschichtsphilosophie. Festschrift für Wilhelm Emrich. Berlin 1975. S. 283-301.

Thomas Mann und „Der Brunnen der Vergangenheit". In: Annali-Studi Tedeschi 18 (1975) Nr. 2, S. 63-87.

Diskussionsbeitrag zum Podiumsgespräch „Die Auseinandersetzung in Ost- und Westdeutschland um das Verhältnis von Literatur und Gesellschaft und ihre Bedeutung für die Auslandsgermanistik". In: Akten des V. Internationalen Germanisten-Kongresses Cambridge 1975. Hrsg. von Leonard Forster und Hans-Gert Roloff. H. 4. Bern, Frankfurt/M. 1976. S. 360-364. (Jahrbuch für internationale Germanistik. Reihe A, Bd. 2)

Rezension zu H. Jürgen Meyer-Wendt, Der frühe Hofmannsthal und die Gedankenwelt Nietzsches. Heidelberg 1973. In: Nietzsche-Studien Bd. VI (1977), S. 329-333.

„Das Schrifttum als geistiger Raum der Nation" (1927). Arbeitskreis, Leitung Karl Pestalozzi. In: Vierte Tagung der Hugo von Hofmannsthal-Gesellschaft, 25.-28. August 1976 in St. Moritz/Schweiz. Freiburg i.Brsg. 1977. S. 95-110. (Hofmannsthal-Forschungen. Bd. 5)
Wiederabdruck in: Basler Hofmannsthal-Beiträge. 1991.

Tieck, Der gestiefelte Kater. In: Die deutsche Komödie. Hrsg. von Walter Hinck. Düsseldorf 1977. S. 110-126.

Bräker als Schriftsteller. In: Bräker, Die Tagebücher des Armen Mannes im Toggenburg als Geschichtsquelle. Hrsg. von Peter Wegelin. Flawil 1978. S. 9-16, Anmerkungen S. 47-50.
Entstanden aus einer Arbeitsgemeinschaft am Deutschen Seminar Basel, die sich seit Wintersemester 1975/76 mit Bräkers Tagebüchern beschäftigte unter Leitung von Karl Pestalozzi.

Nietzsches Baudelaire-Rezeption. In: Nietzsche-Studien Bd. VII (1978), S. 158-178; Diskussion S. 180-181; 183; 185.

Zur Germanistik in der Schweiz. In: Germanistik international, Vorträge und Diskussionen auf dem internationalen Symposium „Germanistik im Ausland" vom 23. bis 25. Mai 1977 in Tübingen. Hrsg.

von Richard Brinkmann u.a. Tübingen 1978. S. 143-156; Diskussion S. 157-159.

Dürrenmatts Dialog mit Brecht. In: Revue d'Allemagne 11 (1979), Nr. 1, S. 62-85.

Goethes „Iphigenie" als Antwort an Lavater betrachtet. In: Goethe-Jahrbuch 98 (1981), S. 113-130.

Laudatio auf Rolf Hochhuth. Anlässlich der Verleihung des Kunstpreises der Stadt Basel am 2. Dezember 1976. In: Kostbarkeiten. Hrsg. von Beatrice Steiner. Waldkirch i. Br. 1981. S. 37-41.

Dürrenmatts Komödie „Die Frist" – sein Abschied vom Theater. In: German Studies in India 6 (1982), S. 19-24.

Der Einfluss der Literatur Deutschlands auf die „Vorromantik" in der Schweiz. In: Préromantisme en Suisse? Vorromantik in der Schweiz? Hrsg. von Ernest Giddey. Fribourg 1982. S. 37-54.

Gottfried Kellers Ballade „Jung gewohnt, alt getan" – Versuch einer Rettung. In: Sprache im technischen Zeitalter 1982, S. 298-303.

Das Tagebuch als Mittel zur Introspektion. In: Sich selbst erkennen. Modelle der Introspektion. Hrsg. von Therese Wagner-Simon, Gaetano Benedetti. Göttingen 1982. S. 154-174.

„Dass Du nicht enden kannst, das macht dich gross ... ". Hofmannsthals Schwierigkeiten mit Dramenschlüssen. In: Hofmannsthal-Forschungen 7 (1983), S. 97-121.
Vortrag, gehalten am 23. August 1981 in Marbach a.N. – Wiederabdruck in: Basler Hofmannsthal-Beiträge. 1991.

Nietzsches Gedicht „Noch einmal eh ich weiter ziehe ... ". Auf dem Hintergrund seiner Jugendlyrik. In: Nietzsche-Studien Bd XIII (1984), S. 101-110.

Der Traum im deutschen Drama. In: Traum und Träumen. Traumanalysen in Wissenschaft, Religion und Kunst. Hrsg. von Therese Wagner-Simon und Gaetano Benedetti. Göttingen 1984. S. 81-101.

Zum Lavater-Porträt in Goethes „Dichtung und Wahrheit". In: Goethe im Kontext. Kunst und Humanität, Naturwissenschaft und Politik von der Aufklärung bis zur Restauration. Ein Symposium. Hrsg. von Wolfgang Wittkowski. Tübingen 1984. S. 283-297; Diskussion S. 297-299.

La „Lettre de Chandos" dans le contexte de son époque. In: Revue d'esthétique (Toulouse) NS 1985, Nr. 9, S. 93-103.
Wiederabdruck in: Basler Hofmannsthal-Beiträge. 1991.

„Von einem gern schreibenden Erden-Sohn". Ulrich Bräker – Schriftsteller und Chronist. In: Neue Zürcher Zeitung vom 21./22. Dezember 1985, Nr. 297, S. 57-58.

Rezension zu Hans Wysling (Hrsg.), Zürich im 18. Jahrhundert. Zum 150. Jahrestag der Universität Zürich. Zürich 1983. In: Arbitrium 3 (1985), S. 59-62.

Laudatio auf Mazzino Montinari. In: Deutsche Akademie für Sprache und Dichtung, Jahrbuch 1985. Darmstadt 1986. S. 51-55.

Anlässlich der Verleihung des Friedrich-Gundolf-Preises für Germanistik im Ausland 1985, Heidelberg 10.5.1985. – Wiederabdruck in: Nietzsche-Studien Bd XVIII (1989), S. 27-31.

Selbstgefühl dank Repression beim frühen Robert Walser. In: Autorität und Sinnlichkeit. Studien zur Literatur- und Geistesgeschichte zwischen Nietzsche und Freud. Hrsg. Karol Sauerland. Frankfurt/M., Bern 1986. S. 107-127. (Akten internationaler Kongresse auf den Gebieten der Ästhetik und der Literaturwissenschaft. Bd 2)
Eine internationale Tagung veranstaltet vom österreichischen Kulturinstitut in Bachotek/Polen, Oktober 1984.

Goethes „Faust" als Tragödie der Weltgestaltung. In: Weltbild und Weltgestaltung im Wandel der Zeit. Hrsg. von Werner Arber. Frankfurt/M., Basel 1987. S. 109-114.

Vortrag im Rahmen des Universitätsforums „Weltbild und Weltgestaltung im Wandel der Zeit" an der Universitat Basel vom 6./7.2.1987.

Emil Staiger zum Gedenken. In: Hofmannsthal-Blätter 1987, H. 35/36, S. 147-151.

Robert Walsers Verhältnis zu Gottfried Keller. In: „Immer dicht vor dem Sturze... ". Zum Werk Robert Walsers. Hrsg. von Paolo Chiarini und Hans Dieter Zimmermann. Frankfurt/M. 1987. S. 175-186.

Der Mythos des erhöhten Augenblicks bei Hugo von Hofmannsthal. In: Melancholie und Enthusiasmus. Studien zur Literatur-und Geistesgeschichte der Jahrhundertwende. Hrsg. von Karol Sauerland. Frankfurt/M., Bern 1988. S. 13-31. (Akten internationaler Kongresse auf den Gebieten der Ästhetik und der Literaturwissenschaft. Bd 5)
Eine internationale Tagung, veranstaltet vom österreichischen Kulturinstitut in Bachotek/Polen, Oktober 1985.- Wiederabdruck in: Basler Hofmannsthal-Beiträge. 1991.

Overbecks „Schriftchen" ‚Über die Christlichkeit unserer heutigen Theologie' und Nietzsches ‚Erste unzeitgemässe Betrachtung: David

Strauss. Der Bekenner und der Schriftsteller' In: Franz Overbecks unerledigte Anfragen an das Christentum. Hrsg. von Rudolf Brändle und Ekkehard W. Stegemann. München 1988. S. 91-107.
Für den Druck überarbeitete Vorträge eines Symposiums der Theologischen Fakultät der Universität Basel zum 150. Geburtstag von Overbeck, November 1987.

„Physiognomische Methodik". In: Germanistik aus interkultureller Perspektive. Articles réunies et publiés par Adrien Finck et Gertrud Gréciano en hommage de Gonthier-Louis Fink. Strasbourg 1988. S. 137-153.

Rezension zu Holger Böning, Ulrich Bräker. Der arme Mann aus dem Toggenburg. Leben, Werk und Zeitgeschichte. Königstein/Ts. 1985. In: Internationales Archiv für Sozialgeschichte der deutschen Literatur 13 (1988), S. 208-214.

„Grossmutter und Enkel". In: Seltene Augenblicke. Interpretations of poems by Hugo von Hofmannsthal. Ed. by Margit Resch. Columbia/ South Carolina 1989. S. 121-138.
Wiederabdruck in: Basler Hofmannsthal-Beiträge. 1991.

Metaphysische Klaustrophobie. Maeterlinck als Schlüssel zu Musils „Törless". In: Krisis der Metaphysik. Wolfgang Müller-Lauter zum 65. Geburtstag. Berlin, New York 1989. S. 498-520.

Ulrich Bräker. In: Grosse Schweizer und Schweizerinnen. Erbe als Auftrag. Stäfa 1990. S. 195-199.

Goethes Gretchen und Rousseaus Sophie. In: Neue Zürcher Zeitung vom 20./21. Oktober 1990, Nr. 244, S. 69-70.

Johann Caspar Lavater. In: Grosse Schweizer und Schweizerinnen. Erbe als Auftrag. Stäfa 1990. S. 205-211.

Die Universität ist mehr als eine höhere Berufsschule. Interview von Martin Hicklin und Urs Rist. In: Basler Zeitung vom 24. November 1990, Nr. 276, S. 31.

„Zwei Seelen wohnen, ach! in meiner Brust". In: Das Subjekt der Dichtung. Festschrift für Gerhard Kaiser. Hrsg. von Gerhard Buhr, Friedrich A. Kittler, Horst Turk. Würzburg 1990. S. 265-282.

Kellers Gedicht „Rosenglaube". In: Gottfried Keller. 1819-1890. London Symposium 1990. Hrsg. von John L. Flood und Martin Swales. Stuttgart 1991. S. 11-28. (Stuttgarter Arbeiten zur Germanistik. Nr. 256)

Vom Hören einer Karl Kraus-Platte. In: „Die in dem alten Haus der Sprache wohnen". Beiträge zum Sprachdenken in der Literaturgeschichte. Helmut Arntzen zum 60. Geburtstag. Hrsg. Eckehard Czucka. Münster 1991. S. 413-421.

„Wie eingeschränkt ist das Gebiet unseres Beredtseins“. Rilkes lyrisches „Fiasko“ vor den Kaschmir-Shawls. In: Begegnung mit dem „Fremden“. Akten des VIII. Internationalen Germanisten-Kongresses in Tokyo. Bd 9: Erfahrene und imaginierte Fremde. München 1991. S. 309-316.

Carl Jacob Burckhardt als Schriftsteller. In: Schweizer Monatshefte 72 (1992), S. 317-324.
Der Text entspricht der Rede zur Feier des 100. Geburtstags von C.J. Burckhardt.

Stadt und Universität bei Edgar Salin. In: Uni Nova (Mitteilungen aus der Universität Basel) 1992, 67, S. 36-40.
Begrüssungs- und Einführungsworte anläßlich des 100. Geburtstages.

www.ingramcontent.com/pod-product-compliance
Lightning Source LLC
LaVergne TN
LVHW010553300926
849162LV00002B/320